U0395800

现代专科护理临床指引

XIANDAI ZHUANKE HULI LINCHUANG ZHIYIN

姜玉萍　等　主编

上海科学普及出版社

图书在版编目（CIP）数据

现代专科护理临床指引／姜玉萍等主编. —上海：上海科学普及出版社，2023.8
ISBN 978-7-5427-8513-8

Ⅰ.①现… Ⅱ.①姜… Ⅲ.①护理学 Ⅳ.①R47

中国国家版本馆CIP数据核字（2023）第139481号

统　筹　张善涛
责任编辑　黄　鑫
整体设计　宗　宁

现代专科护理临床指引
主编　姜玉萍　等

上海科学普及出版社出版发行
（上海中山北路832号　邮政编码200070）
http://www.pspsh.com

各地新华书店经销　　山东麦德森文化传媒有限公司印刷
开本 787×1092 1/16　印张 30.25　插页 2　字数 774 000
2023年8月第1版　　2023年8月第1次印刷

ISBN 978-7-5427-8513-8　定价：198.00元
本书如有缺页、错装或坏损等严重质量问题
请向工厂联系调换
联系电话：0531-82601513

编委会

主　编

姜玉萍　杨　娜　谢洪霞　殷亚梅
李　剑　李　燕　王倩倩

副主编

冯茹茹　李玲玲　张　倩　汪　静
王艳芬　朱　霞　侯明超

编　委（按姓氏笔画排序）

王艳芬（济宁市中西医结合医院）

王倩倩（泰安八十八医院）

冯茹茹（山东中医药大学第二附属医院）

朱　霞（潍坊市人民医院）

李　剑（菏泽市第三人民医院）

李　燕（泰安市优抚医院）

李玲玲（东营市第二人民医院）

杨　娜（青岛市第八人民医院）

汪　静（菏泽市牡丹区人民医院）

张　倩（兖矿新里程总医院）

赵　沛（山东省淄博市中西医结合医院）

侯明超（潍坊市中医院）

姜玉萍（山东青岛中西医结合医院/青岛市第五人民医院）

殷亚梅（济宁市第二人民医院）

戚红美（济宁市兖州区中医院）

谢洪霞（济南医院）

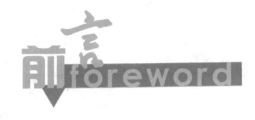

　　护理学是研究有关预防保健与疾病防治过程中的护理理论与技术的科学,是理论与实践紧密结合的学科。随着现代医学的不断发展、基础医疗知识的全民普及,国家和社会对在各级医疗机构从事临床护理及健康保健等工作的护理从业人员提出了更高的要求:除具备护理学基础理论、基本技能外,还需掌握最新的护理理念及实践操作标准。为适应现代护理理论与实践的新要求,帮助护理从业人员提升自身职业素养,更好地在临床护理及健康保健工作中进行护理评估、护理诊断,为患者缓解病痛、恢复健康,我们特组织具有丰富临床经验的编者团队归纳常见疾病护理要点,共同编写了《现代专科护理临床指引》一书。

　　本书首先对护理学绪论、生命体征的测量与护理、血液透析护理进行了介绍;然后阐述了神经内科、心内科、呼吸内科等科室常见疾病的护理,对各疾病的病因、临床表现、诊断等理论知识进行了简单概述,重点介绍每一种疾病的护理诊断、护理评估、护理措施及健康教育等与临床护理密切相关的知识。本书内容涵盖全面,操作性和实用性强,既重视护理人员必须掌握的护理技能,也注重基本理论和知识的阐述,同时参考了国内外大量护理医学资料,适合广大临床护理工作者、护理教育者参考使用。

　　本书在编写过程中虽几经修改和反复斟酌,但由于编者编写时间紧张和水平有限,书中难免有不足之处,希望广大读者能提出宝贵意见,以期进一步完善。

《现代专科护理临床指引》编委会

2023 年 4 月

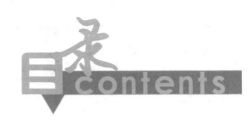

第一章
护理学绪论

第一节 护理学的形成与发展

一、护理活动的起源与发展历程

(一)远古时期

求生存是人类的本能,自从地球上有了人类就开始了原始的医疗和护理活动。远古人类为了保护自己,谋求生存,繁衍后代而寻求各种方法来应对自然界生老病死的客观现象。低等动物有自我医疗及照顾受伤同伴的本能。人类将观察到的鸟类及其他动物的母爱与互相照料现象加以效仿,比如:用舌头舔伤口,用清水冲洗血污,按压出血处等以达到预防伤口感染、防止伤口恶化及止血的目的。所以有人提出第一个医疗护理活动起源于观察动物的结果。也有学者认为"同情"或"需要"是古代医疗与护理的起源及发展的最初动机。

在原始社会里,人类以家族化的部落形式生活和劳动,由于慈爱的本性,母亲承担起哺育幼儿、照顾伤残病者及老人等具有护理性质的任务,并在生活实践中,逐步学会了伤口的包扎、止血、热敷和按摩等手段,形成了早期的医疗护理活动。对于一些轻微的受伤,人类能够理解并找出原因,但对于突发疾病及天灾人祸或一些自然现象却无法解释,就将之归因于"超自然"的力量,认为是神灵主宰或恶魔、鬼魂作祟所致,于是产生了迷信与宗教,巫师也应运而生。人们用祷告、念咒、祭祀、画符等方法祈求神灵的帮助,或用鸣锣击鼓、追打患者、冷热水浇浸、开颅等驱魔方法治疗患者,同时也有人应用草药或针灸等治疗方法治病。所以,此时的迷信、宗教与医药混在一起,医巫不分。

(二)公元前

古希腊:阿波罗之子埃斯克雷庇斯以其优良的医术而被称为"医神",他6个女儿中有2个女儿被认为是最早参加护理患者的妇女,一个名叫海吉娅(Hygeia)被称为"健康之神";另一个名叫波乃西亚(Panacea)被称为"恢复健康之神"。医学之父希波克拉底(Hippocrates,公元前460年—公元前377年)以朴素的唯物主义观点破除了鬼神恶魔致病学说,创立了"四体液病理学说",从此将医学引入科学的领域。他提出了患者中心论,主张用评估的技巧去收集患者资料,对症下药,并从人体解剖中寻找病因。他还强调了护理的重要性,要求给患者清洁的衣服,教导患者洗漱口腔,调节饮食,实行按摩,并用音乐治疗精神患者。《希波克拉底誓言》至今仍在西方国家被尊为

1

医学道德的规范,是医师们踏进医学领域的誓言。

古印度:公元前 1600 年左右,古印度婆罗门教的宗教经典《吠陀经》是当时人们生活戒律、道德规范和医学行为的准则。其中,在护理方面很重视个人卫生,要求人们有良好的卫生习惯,如每天刷牙、按时排便、保持室内空气清新等;要求助产士必须剪短头发,修剪指甲,每天沐浴。统一印度的国王阿索卡(Asoka,公元前 337-公元前 269)在北印度建立了最早的医院兼医学院,并培养从事医护工作的人员。由于当时妇女不能外出,医院的护士由男士担任,被视为"最早的护士",他们必须具备如下条件:身体健康,情绪乐观,动作敏捷,谦虚谨慎,专心工作。技术方面需具备药物和营养的常识,能够配药、配餐,并会按摩肢体、搬运患者及管理患者的清洁卫生。

古罗马:罗马帝国医学不发达,当时的医学理论及医师大多来自希腊。但是罗马人认为清洁可以延长人的寿命,非常重视个人卫生及环境卫生。他们建立公共浴室,修建上下水道,供应清洁饮水。恺撒(augusta Caesar)在位时曾在军中创立军医院,当时的护理工作则在教会指导下由修道院的修女担任。

(三)公元后

公元初期,欧洲大陆设立的医院只是基督教和天主教工作的组成部分。一些献身于宗教事业的妇女被尊为女执事,多系出名门、品德高尚且有学识。她们除参与教会工作外,还本着服务人群就是服务上帝的信念在教会医院进行老弱病残的护理工作,并且访问家庭中的贫苦患者。女执事们未受过护理训练,但是她们仁慈博爱,服务热忱,工作认真,爱护患者,在当时深受欢迎。她们从事的工作已经具备护理的雏形。

中世纪初期,欧洲各国建立了数以百计的大小医院,这些医院多由宗教控制,条件极差,各种患者混杂在一起,交叉感染的情况可想而知。在医院里担任护理工作的修女得不到任何训练。公元 1091-1291 年,西欧基督教与穆斯林教为争夺圣地耶路撒冷而发动了长达 200 年的十字军东征,战争导致大批伤员无人照顾,军中瘟疫、热病、麻风病等大肆横行,为此,基督教徒们组织了十字军救护团,男性也开始加入护理工作,被称为军队护理的开始。这对护理工作的发展起到了一定的促进作用。

文艺复兴时期,大约从公元 1400 年开始,意大利兴起了文艺复兴运动,并且风行欧洲。文艺复兴时期建立了许多大学院校、图书馆、医学院等,也出现了一批医学开拓者:瑞士的医师和化学家帕拉塞尔萨斯(Paracelsus,1400-1541 年)在药理学方面做出了贡献;比利时医师维萨里(Vesalius,1514-1561 年)写出了第一部《人体解剖学》;英国医师维廉哈维(Willian Harvey,1578-1675 年)发现了血液循环;法国人阿巴斯帕里(Ambroise Pare,1570-1590 年)由一名理发师成为一名外科医师。此期间医学有了长足的发展,而护理学却相对滞后,主要原因是当时重男轻女的封建思想没有改变,大学教育只收男生,贵族妇女多在家中聘请家庭教师授课,一般妇女很少有受教育的机会。到了 1517 年,宗教革命后,教会医院大量减少,私立医院迅速增加。由于新教会主张女性应该服从男性,在家相夫教子,在医院里担任护理工作的具有仁慈博爱精神的教会妇女停止了工作,取而代之的护理人员缺乏同情心,不学无术,言行粗鲁。她们多为谋生而来,或者是在代替服刑。护理质量大大降低,护理事业不但无法发展而且受到人们的鄙视,护理从此进入了长达近 200 年的黑暗时期。

文艺复兴后,由于慈善事业的发展,护理逐渐脱离了教会的控制,成为一种独立的事业,罗马天主教徒圣文森·保罗于 1663 年在巴黎创办了慈善姊妹会。他主张选择接受过教育的信徒为犯人、受迫害的奴隶和贫苦的患者服务,以减轻他们的痛苦。加入慈善会的妇女必须是教徒,但不是修女，不受修道院的约束。她们专职护理患者，为贫苦、病弱者服务。此后，不少类似的组织相继成立，从此护理开始走上独立职业的道路，但仍具有浓厚的宗教色彩。

（四）中国古代医药与护理

我国传统医学中，医、药、护三者不分，都由行医人一人承担，早在250万年前的原始社会里，我们的祖先在与大自然的搏斗和疾病的斗争中，不仅创造了灿烂的古文化，同时也创造了一些原始的治疗疾病方法，逐渐形成了我国古代的护理思想和实践。

扁鹊是春秋战国时期的杰出名医，《史记·扁鹊仓公列传》中记载了他如何指导学生对患者进行针刺、热敷等护理实践活动的资料。

成书于公元前1～2世纪的《黄帝内经》是我国古典医学名著，其中详细论述了疾病护理、饮食护理、服药护理、情志护理等方面的基本知识和辨证施护原则及推拿、针灸、导引、热熨、洗药等技术操作。如：在情志护理方面，《内经》分析了喜怒哀乐等精神因素在病因病理中的作用，并提出了以情胜情的护理方法，即"悲胜怒，怒胜思，思胜恐，恐胜喜，喜胜忧"，为中医精神护理奠定了基础。

东汉末年，著名医学家张仲景所著《伤寒杂病论》是一部集汉以前医学精华大成的临床医学百科全书。该书概括了中医理、法、方、药的精髓。他创立的辨证论治法则是中医学宝库中的璀璨明珠，也为临床辨证施护开了先河。该书对服药的护理论述得非常详细，对煎药的方法、注意事项、服药反应的观察等都做了明确的注解。如服用桂枝汤方注明要"啜稀粥一升余，以助药力"，同时加盖被子，使患者微有汗出，"不可令如水流漓，病必不除"。《伤寒杂病论》还记述了各种与护理有关的操作技术，如熏洗法、含咽法、灌耳法等。张仲景还首创了药物灌肠法、舌下给药法及胸外心脏按压术和人工呼吸法。

后汉名医华佗以发明"麻沸散"而闻名于世。他在手术中和手术后指导弟子和家属做了大量的护理工作，开始了我国最早的外科护理。同时，他倡导"五禽戏"保健法，即模仿虎、鹿、猿、熊、鸟5种动物的姿势进行体育锻炼，以助消化，疏通气血，增强体质，可以说是中国最早的保健护理方法。

到了隋唐五代时期，古代医学家人才辈出，举不胜举，中医学的发展取得了辉煌的成果，中医护理学也得到了进一步的充实与提高。隋朝巢元方的《诸病源候论》阐述了病源学的同时也充分论述了各种疾病的专科护理。唐代著名医学家孙思邈首创了用细葱管导尿术、蜡疗和热熨法；王焘在《外台秘要》中较为详细地论述了伤寒、肺痨、天花、霍乱等传染病的观察要点和护理措施及消渴患者的饮食疗法与禁忌、儿科食入异物的治疗与护理方法等。

宋代之后，随着造纸业和印刷术的发展，大量医学书籍得以整理和研究、推广，医学界百家争鸣，百花齐放，各抒医理，出现了著名的金元四大家及许多著名的医学著作。这一时期，妊娠前后护理、口腔护理、小儿喂养及护理等专科护理知识日益丰富，为中医护理学充实了许多新的内容。

明清医学进一步总结和发展了前人关于护理方面的知识。吴有性的《瘟疫论》在"论饮""论食""调理法"三篇文章里，详细地论述了护理疫病的原则和方法。叶天士在《临证指南医案》著作中对老年人的护理进行了深入的研究，在老年人预防保健方面做出了具体的指导。《侍疾要语》是一部护理学的专著，记载了民间广为流传的"十叟长寿歌"，介绍十位百岁老人延年益寿、防病抗老的经验。

二、南丁格尔与现代护理学

现代护理学的创始人弗洛伦斯·南丁格尔（Florence Nightingale，1820－1910年）是英国人，1820年5月12日生于意大利弗洛伦斯城，她父母以此城名为她取名。她自幼受到良好的教育，精通英语、德语、意大利语、希腊文和拉丁文等多种语言，在数学、哲学、统计学、社会经济学等方面也有很深的造诣。她在家庭主妇、文学家、护士三者之中选择了护士。

南丁格尔从小就立志从事救死扶伤的护理工作，经常照看附近村庄的病残者，并护理他们的亲属，以解除病者的痛苦。随家人周游世界时，她特别留意考察各地的孤儿院、医院和慈善机构，乐于帮助别人、接济贫困者、关心伤病员。父母反对她从事护士工作，认为有损家庭荣誉，但她最终冲破了封建意识和家庭的阻挠，于1851年参加了一个为期4个月的护理短训班，从此开始了她的护理生涯。1853年，她担任了伦敦妇女医院院长，并在伦敦成立了第一个看护所（或称护士院），表现出非常优秀的管理才能。同年10月，克里米亚战争爆发，英军伤亡惨重，她闻讯申请到战地去进行救护工作，于1854年10月21日带领38名优秀护士，离开伦敦，启程前往克里米亚战场。

在克里米亚，南丁格尔努力改善医院的治疗环境、卫生条件和士兵的营养状况，提高医院的管理水平。同时，南丁格尔非常重视伤员的心理支持，她亲切地安慰重伤者，督促士兵给家里写信并把剩余的钱寄给家里，以补助家庭生活。她还自己写了几百封信寄给死亡士兵的家属。夜深时，她经常手持油灯巡视病房，士兵们亲切地称她为"持灯女神"。她的精心护理挽救了许多士兵的生命，深受医务人员和士兵的爱戴。在短短半年的时间里，英军伤员的死亡率由原来的50％下降到2.2％。南丁格尔成为全国的传奇式人物。战争结束后，南丁格尔完成的《影响英军健康、效率与医院管理诸因素摘要》被认为是当时医院管理最有价值的文章。1858年和1859年，她又完成了《医院札记》和被认为是护士必读的《护理札记》，书中精辟地分析了护理工作的生物性、社会性和精神对身体的影响。她的护理观点被后人称为"环境理论"。1860年，南丁格尔在伦敦圣多马医院创办了第一所护士学校，将护理学提升到科学的高度，采用新的教育体制和方法培养护士，从此护理完全脱离了宗教的色彩，成为一门独立的科学。

南丁格尔女士以最崇高的奉献精神把一生献给了护理事业，她是当之无愧的护理学家和预防医学家。英国人把她看作是国家的骄傲，把她的大半身像印在英国10英镑纸币的背面（正面是英国女王伊丽莎白二世的半身像），并在伦敦树立了她的铜像。美国大诗人Longfellow（1807－1882年）为她作诗，赞美她是女界高贵的英雄。南丁格尔被列为世界伟人之一，为纪念她，国际护士会将她的生日5月12日定为国际护士节，并成立了南丁格尔国际基金会，用来奖励全世界各国的优秀护理人员。

三、西方现代护理学的发展与现状

自南丁格尔在英国圣多马医院创办第一所护士学校以来，世界各地培养护士的学校纷纷成立，护理教育不断提高，护理事业得到迅速发展，护理学逐渐形成为一门独立的学科。

（一）临床护理的发展

第二次世界大战结束后，科学技术的迅猛发展使护理实践发生了巨大变革，为了提高护理质量，护理人员开始对不同专科深入学习，积累经验，如肿瘤、烧伤、心脏直视手术、器官移植等各方面的护理。同时，护士开始参与医院的现代化管理，并应用先进仪器设备进行急、危、重症患者的监护工作。另外,护士还走出医院,进入社区,为妇女、儿童、老年人等特殊人群提供护理及预防保健服务。一些具有硕士及以上学位和较高专科护理水平、能够解决专科护理疑难问题的护理人员成为相应领域的护理专家。有些国家逐渐出现了独立进行护理工作的开业者。目前,护理专业分科越来越细,护理服务场所和范围不断拓宽,护士的专业角色不断扩展,护士不再只是床边护理服务的提供者,而且成为教育者、咨询者、管理者、研究者及合作者等。

(二)护理学术团体的发展

1896 年,美国与加拿大联合校友会成立,1911 年改名为美国护士会(American Nurses Association,简称 ANA)。1899 年,国际护士会(International Council Of Nurses,简称 ICN)在英国伦敦成立。1966 年该会迁至日内瓦。国际护士会对于世界各国护士进行国际间的学术交流和分享护理学术成果有着积极的促进作用。其他国家也纷纷建立了自己的护理专业学术团体及专科学术组织。至 1992 年,美国已有 50 多个护理学术团体。

(三)护士注册制度的建立

1903 年,美国四个州开始了护士注册考试,后推广至全国。1944 年大多数州联合起来制定考试标准并相互承认考试成绩。以后世界各国相继建立护士执业注册制度。这标志着护理专业走向自我管理的道路,同时也保证了护理实践的质量。

(四)护理理论的发展

南丁格尔被认为是最早的护理理论家,她虽然没有使用"理论""概念""模式"等词,但是她在论著中,对人、环境、健康与护理等护理学的基本概念及其相互间的关系进行了阐述。20 世纪60 年代后,美国的一些护理理论家开始检验与确立护理学的相关概念,并对护理专业的实质进行深入的探讨,逐步形成了独立的护理理论与模式。如罗伊(Roy)的适应模型;奥瑞姆(Orem)的自理缺陷护理理论;纽曼(Neuman)的系统模型;罗杰斯(Rogers)的整体人科学;培伯乐(Peplau)的人际间关系理论等。从此,护理由单纯的操作型、经验型转变为以科学理论为指导的综合型学科。护理知识体系得到进一步的发展与完善,护理学成为现代科学体系中的一门独立为人类健康服务的科学。

(五)护理研究的发展

至 20 世纪 50 年代,由于护理教育的发展,具有科研能力的护理工作者越来越多,人们逐步认识到科研的重要性。1955 年美国护士基金会成立,主要目的是支持护理科研项目的开发。20 世纪60 年代,随着护理理论的形成,一些护理人员开始围绕临床问题,独立进行科学研究。20 世纪80 年代,大学护理学院的教师和医院护理人员联合开展科研工作,使护理科研的范围更加广泛,科研方法由单纯的质性研究转变为量性与质性相结合的方法。科研质量大大提高。1985 年美国全国护理研究中心成立,以指导、支持和传播护理科研项目。1990 年后,护理科研展示出越来越高的学术水平,有些项目开始得到各种科研资金的支持,多数护理学院增设了科研中心。

四、中国现代护理学的发展与现状

(一)西方护理的引入

1803 年英国借天花流行派医师来华。1840 年鸦片战争前后,中国沦为充满屈辱和辛酸的半殖民地半封建社会国家,外国的传教士为使基督教能在中国传开,在全国各地兴建医院与学校,将西方的医疗和护理工作传入我国。1888 年,美国约翰逊女士在福州医院创办了我国第一所护士学校,使护理在中国成为一种职业。此后,北京、南京、广州、苏州等地也陆续开办了护校。并于 1900 年在江西牯岭成立了中国护士会。1912 年确立了护士学校的注册和护士的会考制度,1915 年,由中华护士会举办全国第一届护士会考,标志着护士的培养和从业走上正规职业管理道路。

(二)抗日战争及解放战争时期

1937 年 7 月 7 日,随着卢沟桥事变的发生,全民族的抗日战争爆发。在长达十四年抗战的岁月里,我国的护理前辈们和全国人民一道积极参加抗战,并克服种种困难,继续进行全国护士学校注册和护士会考工作,使我国的护理事业得以持续不断的发展。战争期间,护理工作受到了党中央和毛主席的高度重视,在 1941 年和 1942 年的"5·12 护士节"上,毛主席曾连续两次为护士做出"护士工作有很大的政治重要性"和"尊重护士,爱护护士"的题词。党中央的重视与关怀,推动了护理事业的发展,护士队伍逐渐扩大,护理质量不断提高。我国护理工作者在保卫根据地人民健康和救治前方战士中立下了卓越的功勋,为我国近代护理的发展写下了光辉的篇章。

(三)新中国成立后

新中国成立后,我国现代护理学的发展大致可以分为三个阶段。

1.1949—1966 年

新中国成立后,护理工作进行了系统的规划、整顿和发展。护理事业一片欣欣向荣。1950 年 8 月,卫生健康委员会在北京召开第一届全国卫生工作会议,确定了"面向工农兵""预防为主""团结中西医"三大卫生工作方针,明确了护理事业的发展方向。此次会议对护理工作的发展做出了统一的规划,将护理教育纳入正轨的教育体系。1954 年 5 月创办了《护理杂志》,1958 年护士协会成为中国科学技术协会成员,从此学会的工作进入了新阶段。20 世纪 50 年代,"三级护理"和"查对制度"的建立,标志着护理工作逐步走向规范化。同时,各专科护理也得到了深入的发展,我国第一例大面积烧伤患者邱财康的救治成活和王存柏断肢再植成功代表了这一时期护理专业发展的水平。

2.1966—1976 年

十年"文化大革命"中,医院规章制度被废除,护士学校停办,学会被迫停止工作,护理事业遭受了极大的灾难,造成了护理人员的缺编和护理质量的严重下降。

3.1976 年

党的第十一届三中全会以后,迎来了护理事业的春天。护理工作进入了全面恢复、整顿、再发展的新阶段。1979 年卫生健康委员会颁发了"关于加强护理操作的意见"和"关于加强护理教育工作的意见"两个通知,从宏观上加强了对护理专业的管理,促使护理工作在新形势下迅速发展,使护理教育、管理和科研等各个方面取得了显著的成绩。

(1)确立了护理学是一门独立的学科。1981 年 5 月 6 日,卫生健康委员会、中国科学技术协会、中华护理学会在北京联合召开首都护理界座谈会,许多国家领导人出席并发表了重要讲话。本次会议确立了护理学在自然科学中的地位。

(2)多层次的护理教育迅速发展,教育体制逐步完善。

(3)护理研究初步得到发展。随着高等护理教育的开展,一批高级护理人才走上了护理教育、管理和临床岗位,在各个领域里进行研究和创新,提高了护理的整体水平。目前,护理研究正处于快速发展阶段,研究范围越来越广泛,涉及临床护理、心理护理、护理教育和管理等诸多方面。科研成果极大地推动了护理学的发展。从各种杂志和学术交流会上发表的论文来看,护理研究水平在逐年提高,许多论文被美国的 IM 医学索引及 CD-ROM 光盘数据库收录。

（4）建立了技术职称序列和晋升考核制度。1979 年国务院批准卫生健康委员会颁发了《卫生技术人员职称及晋升条例(试行)》,其中明确规定护士的技术职称为"主任护师、副主任护师、主管护师、护师和护士(正规护校毕业生)",全国各地根据这一条例制定了护师晋升考核制度的具体方法和内容。

（5）建立执业考试和注册制度。1995 年 6 月 25 日,首次举行了全国性的护士执业考试,这标志着我国护士执业管理走上了法制化的轨道。凡是在我国从事护理工作的人员必须经过严格考核,才能申请护士执业注册,取得护士资格。

（6）护理专著、期刊、科普读物大量出版。各位护理学者、专家纷纷著书立说,各级护理教材比比皆是,临床护理指导用书内容充实、各具特色。各种护理专业期刊、杂志不断创刊,如《护师进修杂志》《当代护士》《山西护理杂志》《实用护理杂志》《护理学杂志》《国外医学护理学分册》《中华医学文摘护理学分册》等,打破了《中华护理杂志》自 1954 年创刊至 20 世纪 80 年代一统天下的局面。《中华护理杂志》分别于 2001 年和 2002 年连续两年荣获"中国百种杰出学术期刊",在 2002 年度收录于中国科技论文与引文数据库的 1 534 种中国科技论文统计源期刊中,《中华护理杂志》影响因子总排序位于第 25 位,被引频次总排序位于第 21 位。

（7）建立了良好的对外交流。国际间的护理学术交流日益扩大,护理人员不断出国参观、考察、进修。目前,美国、韩国、日本、加拿大、澳大利亚、泰国、新加坡等许多国家都与我国各省市的护理分会及单位建立了友好合作关系,互派进修,互赠期刊与书籍等,加速了我国护理与国际的接轨。

(四)现代中医护理学的发展

新中国成立后,在党的中医政策和"中国医药是一个伟大的宝库,应当努力发掘,加以提高"的精神指引下,全国大力开展对中医药的继承发扬和研究工作,各地相继建立了中医教学与科研的专门机构、中医医院及中医病房。医护有了明确的分工,中医专业护士有了专门的编制,她们独立履行中医护理职责,按中医学的特点进行整体护理和辨证施护,使中医护理学逐步形成自己独特的学科体系。

在长期实践的基础上,中医临床护理已经初步总结出一套从理论到实践的辨证施护原则和具有中医特色的操作技术。中医护士注重运用四诊八纲观察法,对不同的证型采用不同的护理方法。并注重运用针灸、推拿、外敷、按摩、熏洗、刮痧等中医传统方法,提高了护理质量,显示出中医护理学的特点和优势。

近年来各地中医院不再照搬西医病房护理管理要求,广泛开展中医整体护理,书写中医护理病历,开展中医护理查房和中医健康教育。中医护理病房管理已逐渐走向规范化、科学化和现代化。

为了培养发展中医事业专门护理人才,20 世纪 50 年代以来,全国各地相继开办中医护士学校及中医护理班,培养了大批的中医护理专业人才。目前,中医护理教育正迅速发展,多形式、多渠道的专业教育和在职教育已经形成规模。

1959 年,南京中医学院出版了《中医护病学》,填补了现代中医护理学专著的空白,标志着中医护理走向了新的时代。从此,中医护理学的各种专著相继问世,如《中医辨证护理学》《中医护理学》《中医基础护理学》《中医护理手册》等,展示了中医护理理论与实践的水平正在逐步提高。

1986年,在中华护理学会指导下,成立了"中医、中西医结合护理学术委员会",目的在于组织指导中医护理的学术研究。1989年,四川省的中医护理科研项目在国家中医药管理局科研招标中首次中标。目前,中医护理科学研究正在全国蓬勃发展,学术气氛日益浓厚,科研水平不断提高。

（姜玉萍）

第二节　护理学的定义、特性、任务与范畴

一、定义

我国著名护理学家、南丁格尔奖章获得者王琇瑛指出:"护理学属于生命科学范畴,是医药卫生科学的重要组成部分,是在自然科学和社会科学的理论和实践指导下发展起来的一门综合性应用科学。"

《现代护理学辞典》将护理学定义为:"护理学是一门在自然科学与社会科学理论指导下的综合性应用学科,是研究有关预防保健与疾病治疗康复过程中护理理论与技术的科学,属于医学科学的重要组成部分。"

目前我国的护理学相关书籍比较一致地表述护理学的定义是:护理学是医学科学领域中一门自然科学和社会科学相结合的独立的综合性应用科学,是研究护理现象及其发生发展规律的科学。护理的任务是促进健康,预防疾病,恢复健康,减轻痛苦。具体地说,就是帮助健康者保持和增进健康;患者减轻痛苦,增加舒适和恢复健康;伤残者达到最大限度的功能恢复;临终者得以安宁去世。分析该定义,含有四层意思:其一,指出护理学是医学科学领域中一门独立的学科。比较我国《科学技术辞典》给医学下的定义:"医学是指在保护和加强人类健康、预防疾病和治疗疾病的科学体系和实践活动。"不难看出护理学的任务是从医学的总体任务出发,但亦有自己特定的内容和范畴。因此,护理学是医学科学领域中一门独立的学科,护理学与临床医学、药学、公共卫生学等学科共同组成医学领域。其二,明确护理学具有自然科学和社会科学的双重属性。护理学的服务对象是人,人与自然科学和社会科学有着密切联系。护理学的学科体系既包含了物理学、生物化学、人体解剖学、生理学、药理学、微生物学等自然科学和医学知识,又包含了心理学、伦理学、管理学、美学、社会学等社会科学知识。其三,强调护理学是一门具有很强实践性的应用科学,护理学的主要实践内容是临床护理和社区护理,理论研究的目的是为了更好地指导实践。最后,界定了护理学的任务,以此区别医学科学领域中的其他学科。

护理学与人类健康密切相关,生老病死是生命过程中的自然现象,而人的生老病死离不开医疗和护理,自古以来"三分治七分护"的谚语,反映了人们对护理的需求和重视。现代社会中护理学作为医学的重要组成部分,其角色和地位更是举足轻重。不论是在医院抢救患者的生命、有效地执行治疗计划、进行专业的生活照顾、人文关怀和心理支持;还是在社区、家庭中对有健康需求的人群进行保健指导,预防疾病,护理学都发挥着越来越重要的作用。尤其是在2003年春季严重急性呼吸综合征(SARS,又称非典)疫情的重大灾难面前,护理工作者临危不惧,以舍生忘死的高尚情操和救死扶伤的职业行为,担当起阻击病魔的社会重担,给社会与患者以精神和意志的

支持。"把爱心和关怀奉献给患者,把温暖和阳光展示给人民",国务院副总理兼卫生健康委员会部长吴仪在致全国护理工作者的慰问信中的这两句话体现了党和国家对护理工作的高度肯定,充分显示了护理学在以"保障社会的安全与进步和促进人民的身心健康"为中心任务的卫生保健事业中具有不可取代的地位。随着社会经济的发展、医学技术的进步、人民群众对健康和卫生保健需求的日益增长,人们对护理学科的地位有了更新的认识。机遇和挑战给了护理学科发展的最好契机,21世纪将是护理学大有可为的世纪。

二、特性

(一)科学性

护理活动在相当长的历史时期中只是照顾患者的一种简单劳务,从事护理活动的人也无须经过培训。因此社会带有一种偏见,认为护理缺乏理论和技术,是伺候人的工作,否认护理是科学。现代护理学经过一百多年的发展,借助医学科学进步的巨大成果为理论基础,吸收了心理学、行为科学、社会学的理论和研究成果,形成了系统的护理理论和技术规范,并不断通过护理研究充实和完善护理学科。现在的护理学已成为医学科学领域中具有独特功能的重要组成部分,在为人类健康服务中发挥着越来越重要的作用。护士执业资格规定所有护理从业人员必须接受正规医学院校的专业基础教育,近几年的发展趋势更是逐步达到大学教育水平。护士角色由单纯的技术操作者及医师的助手向医师的合作者、健康咨询者、教育者、管理者、科研工作者和临床专家等多种角色方向转化,护理的科学性已不可否认。但必须看到,与医学等成熟学科相比,护理学还需要继续完善和发展,护理工作者任重而道远。这就要求护理专业的学生更重视理论学习,打下扎实的理论基础,在学习中培养独立思考,不断探索,敢于创新的精神,在将来的护理实践中为专业的发展做出我们的贡献。

(二)实践性

护理学是人类在长期与疾病斗争的实践中发展起来的科学理论和技术体系,因而必须在护理实践中加以应用和验证;而护理的功能是从护理的角度满足人们的健康需要,解决人们生理、心理和社会方面的各种健康问题,这些也必须通过护理实践才能实现。因此,可以说,没有护理实践,护理也就不复存在。目前我国护理实践的主要场所是医院,绝大多数护士从事的是临床护理工作。随着护理范围的扩展,护理正在逐步深入到社区和家庭。护理学的实践性和应用性特点对护理人员的业务素质提出很高的要求,不仅要具备合理的知识结构,还要求掌握熟练的护理技术操作,具有解决问题和做出决策的能力;及运用沟通技巧与患者和同事进行交往的能力。因此,护理专业的学生应特别重视实验室教学,重视临床实践教学和其他社会实践机会,加强技能训练,加强人际交往能力和解决实际问题能力的培养,为将来的护理实践做好准备。

(三)艺术性

护理的对象是人,人兼有自然和社会的双重属性,因此,护理学既要研究人的生物属性和结构,又要关注人的心理和社会属性。对于人的生理、心理和社会活动的整体本质的理解,需要从科学和艺术结合的角度去研究。正如南丁格尔指出的:"人是各种各样的,由于社会地位、职业、民族、信仰、生活习惯、文化程度的不同,所得的疾病与病情也不同,要使千差万别的人都能达到治疗或康复所需要的最佳身心状态,本身就是一项最精细的艺术。"

(四)服务性

护理活动的社会价值具有照顾、帮助和人道的内涵,护理作为医疗卫生保健服务的一部分,当然更是一种社会服务。护理人员与患者或护理对象之间存在一种服务和被服务的关系,患者有权利得到最好的护理服务,护理人员有责任提供使顾客满意的专业服务。长期以来,由于受生物医学模式影响,护理采用功能制工作方式,一切护理措施围绕消除疾病的病因和症状进行,忽视了疾病载体"人"的需要,对人的尊重和关心不够。护理迫切需要改变护理理念,提高护理服务质量。对护理人员的素质要求,除了需要具备扎实的理论基础,合理的知识结构,精湛的护理技术以外,更需要具备"以人为本"的服务意识和服务态度,需要加强自身职业道德修养。

三、任务与范畴

护理实践的范畴按工作性质可以分为临床护理、社区保健护理、护理管理、护理教育与护理研究五大类。

(一)临床护理

临床护理是护理实践的主要部分,护理的工作场所在医院,护理的对象是患者。临床护理包括基础护理与专科护理。

基础护理是临床各专科护理的基础,是护理人员用于满足患者的基本生理、心理、社会需要和进行基本治疗康复的护理学基本理论、基本知识和基本技能,主要内容有清洁卫生护理、体位护理、饮食护理、排泄护理、病情观察、各种给药技术、消毒隔离技术、心理护理、临终关怀等。

专科护理以护理学及医学等相关学科理论为基础,结合各专科患者的特点及诊疗要求进行护理。专科护理又分为内科护理、外科护理、妇产科护理、儿科护理、五官科护理、急诊科护理、重症监护等内容。

(二)社区保健护理

社区保健护理的对象是社区居民、家庭及老人院、学校、厂矿等社会团体,将公共卫生学和护理学的知识、技能相结合,开展疾病预防、妇幼保健、家庭康复护理、健康教育、健康咨询、预防接种、防疫隔离等工作。社区保健护理的目的是提高社区整个人群的健康水平。

(三)护理管理

运用管理学的理论和方法,对临床护理和社区保健护理等护理实践中的诸要素——人、物、财、时间和信息进行科学的计划、组织和控制,以提高护理的效率和质量。

(四)护理教育

护理教育以护理学和教育学理论为基础,有目的地培养护理人才,以适应医疗卫生服务和医学科学技术发展的需要。护理教育分为基础护理教育、毕业后护理教育和继续护理教育三大类。基础护理教育也称护理职业前教育,面向准备成为护理专业人员的高中或初中毕业生,包括中专教育、专科或高职教育、本科教育三个层次;毕业后护理教育包括研究生教育、岗前培训和新护士规范化培训,面向已经完成基础护理教育的毕业生;继续护理教育是为从事护理工作的在职人员提供以学习新理论、新知识、新技术、新方法为目的的终身教育。护理教育的目的是培养合格的护理人才。

(五)护理研究

护理研究是用科学的方法探索未知,回答和解决护理领域里的问题,直接或间接指导护理实践。护理研究是促进护理学科发展的重要途径。通过开展护理理论的研究、护理技术的提高和改进、护理设备的革新等,推动护理理念、理论、知识和技术的进步。

(姜玉萍)

第三节 护理工作模式

我们知道护理工作的完成实际上是由一定数量的护理人员组成的工作团队,利用所提供的物质资源按照一定的分配原则和工作程序实现的。其中合理的工作分配和组织原则是影响护理质量的重要因素之一。即使护理人员具有很高的业务水平及足够的人员配备,若工作分配不合理,势必影响工作的协调性,最终影响护理质量,甚至影响护理人员的成就感而失去对工作的兴趣。护理工作模式是一种为了满足护理对象的护理要求,提高护理工作质量和效率,根据护理人员的工作能力和数量,设计出来的不同结构的工作分配方式。在不同的历史时期,不同的社会文化背景,受不同护理理念的影响及工作环境、工作条件等的限制,相继出现了各种不同的护理工作模式。

一、个案护理

个案护理是指患者所需的护理完全由一位护理人员完成。此种工作模式适用于需特殊护理的患者,如大手术后、监护病房的患者等,一般由经验较为丰富的高年资护理人员承担,每个人专门护理 1~2 个患者,当班时负责患者的全部护理工作。

事实上,个案护理是一种最早出现的护理工作模式。最初,由于医院还无法提供必要的医疗服务,护理人员多以特别护士的身份在家庭中照顾患者,分两班制,一个星期工作 6~7 天,只照顾一位患者。后来随着患者主要住在医院,护理人员也回到医院。

(一)个案护理的优点

(1)能够对患者实施细致、全面的观察和护理,满足其各种不同的护理需求。

(2)有助于护患之间的沟通和良好护患关系的建立。

(3)护理人员的职责和任务明确,有助于增强护理人员的责任心。

(二)个案护理的缺点

(1)要求护理人员具有一定的临床工作经验和较高的专业知识和专业技能。

(2)所需人力较大,效率又低,因而人事费用较高。

(3)若患者住院期间每天由不同的护理人员进行护理,患者则无法获得连续性和整体性的护理,同时由于每位患者的护理是由病房的所有护理人员轮流完成的,没有人对患者的护理真正负责和进行协调,给患者提供什么样的护理完全在于护理人员本身的教育及理念,因而不同班次及每天所提供的护理差异很大,缺乏连贯性,势必使护理质量受到影响。

二、功能制护理

到了 20 世纪 50 年代,由于经济的大力发展,人们对疾病的治疗和护理的要求也发生了很大的改变,造成医院数量的不断增长和护理人员的严重不足。为了弥补这一矛盾,提高工作效率,护理专业将工业管理的研究成果,如流水线生产、动作与时间的关系及人员的综合利用,应用于护理管理,将护理服务划分为不同的工作种类,如打针、发药、大量静脉注射、治疗、换药及推送患者等。根据个人的能力及所受训练的不同,每个人负责不同的工作。这就形成了所谓的功能制护理(图 1-1)。

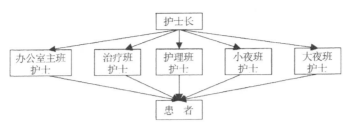

图 1-1　功能制护理

功能制护理所引用的是现代工业流水作业法,就是按工作内容分配护理人员,每组 1～2 个人承担特定的护理工作,如处理医嘱、生活护理、给药、治疗等。由于每个人负责全病房所有患者的少数几项护理工作,重复性高,可以熟能生巧,提高工作效率,节约人力资源,因此,适用于人力严重短缺或为降低人事成本时。

(一)功能制护理的优点

提高工作效率,节约人力,降低人力成本是功能制护理的突出特点。

(二)功能制护理的缺点

(1)由于每个护理人员只负责几项特定的工作,整个患者的护理工作被分成许多片段,护理人员对患者的病情及护理需求缺乏整体的概念。

(2)由于没有人对患者的护理需求进行整体的分析和考虑,每个护理人员忙于各自所负责的工作任务,对患者的护理缺乏主动性,往往表现为机械地完成医嘱,而患者的心理、社会方面的需要往往被忽视。

(3)护理人员每天都是重复的技术性工作,不能发挥其主动性和创造性,容易产生疲劳和厌倦情绪。

总之,功能制护理工作模式是特定历史时期、特定条件下的必然产物。然而,随着护理的发展,护理理念的改变,尤其是整体护理理念的提出,功能制护理所存在的弊端愈加突出。

三、小组制护理

随着护理人员的不断增加,人们开始思考如何克服功能制护理的弊端,充分发挥护理人员的能力,调动护理人员的积极性,提高护理服务的质量,提出了小组制护理的工作模式。理由是小组形式下各成员分工合作,可激发各成员的积极性、主动性和创造性,能更好地完成护理任务,实现护理目标。

小组制护理是将护理人员分成小组,每组由一位有经验的护理人员任组长,领导小组成员为一组患者提供护理。小组成员间分工合作,通过相互沟通,共同分析患者的需要,共同制定和实施护理计划,可充分发挥集体的力量,更好地完成护理任务。

(一)小组制护理的优点

(1)患者能得到连续性的、有计划的护理,有助于整体护理的实施。

(2)小组成员间通过共同合作,可集思广益,有助于护理质量的提高。

(3)小组成员由不同级别的护理人员组成,可充分发挥不同成员的水平和能力,通过共同参与、互相学习,有利于成员的业务水平和共同协作能力的提高。

(4)小组拥有较大的自主权,可激发小组成员的积极性和创造性,可产生较强的成就感。

（二）小组制护理的缺点

（1）对组长的业务水平、组织和领导能力要求较高。由于小组制护理模式下，护理的责任到组，而非责任到人，若小组缺乏凝聚力和共识，则会影响到小组成员的责任感，从而影响护理服务的质量。

（2）若人员配置不足或不合理，使小组成员没有时间和精力进行充分的沟通和有效的协作，则难以发挥小组护理的优势。

四、责任制护理

随着专业护理人员的增加，受教育层次的不断提高，以及"以患者为中心"的整体护理理念的提出等，护理人员希望能更多地接触患者，为患者提供直接的护理。正是在这种背景下，1968年美国明尼苏达大学医院，在 Marie Manthey 的指导下提出了全责护理的概念。1973年圣路克医学中心等在相关研究的基础上提出了责任制护理工作模式。该模式的主要目的是使护理人员能够有更多的时间和精力直接接触和照顾患者，使患者的护理具有连续性和整体性。

责任制护理是受生物-心理-社会医学模式影响，在整体护理理念的指导下所产生的一种临床护理工作制度。责任制护理是由具有一定临床经验的护理人员作为责任护士，每个患者从入院到出院都有责任护士负责，要求责任护士对其所负责的患者做到8小时在班，24小时负责。责任护士不在班时，其他护士按护理计划和责任护士的护嘱为患者实施护理。根据责任护士的能力和水平的不同，一般负责3～6位患者。这种工作模式与每个患者都有自己的主管医师的形式类似。责任制护理强调以患者为中心，以护理程序为手段，对患者的身心实施全面的、有计划的整体护理。

（一）责任制护理的优点

（1）有助于"以患者为中心"的整体护理理念的贯彻和实施。

（2）保证了患者护理的连续性。

（3）患者的护理责任到人，能激发责任护士的积极性、主动性和创造性，提高对工作的兴趣和满意度。

（4）能够更直接有效地满足患者的各种需要，增加了患者对护理的满意度。

（二）责任制护理的缺点

（1）对责任护士的专业知识和能力要求较高。

（2）对人力的需要量较大，增加了人力资源成本。

责任制护理可以说是一种较为理想的护理工作模式，但由于对护理人员的水平要求较高，加之需要有足够的人员配置等，目前尚难以广泛推广实施。

五、综合性护理

综合性护理是近年来发展的一种护理工作模式，它是将责任制护理和小组制护理结合起来，由一组护理人员为一组患者提供整体护理。护理小组由组长和助理护士组成，其中的组长相当于责任护士，助理护士主要执行患者日常的生活护理等。而护士长则扮演咨询者、协调者和激励者的角色。

综合性护理是在护理人员的水平及人员配置难以满足责任制护理需要的情况下的一种变通形式。

(一)综合性护理的优点

(1)以患者为中心,以整体护理理念为指导,以护理程序为基础,将护理工作的各个环节系统化,既提高了工作效率,又能满足整体护理的需要。

(2)护理人员与患者之间有较多的沟通交流机会,增进了双方的理解,既增强了护理人员的责任感和同情心,又提高了患者的满意度。

(二)综合性护理的缺点

(1)亦需要较多的护理人员。

(2)由于护理人员只固定于一单元中,当患者床位由一个单元转到另一单元时,就必须换由另一小组负责,此时必然影响到患者护理的连续性。

以上对不同的护理工作模式进行了简单的介绍,患者们可以在今后的学习和实践过程中逐渐明晰。从上述的介绍中不难看出,每一种护理工作模式的发展都有其历史背景和意义,各有优缺点。目前,由于不同地区的发展水平不同,不同情景下的具体情况和需要不同等,上述这些工作模式在临床中都有存在。我们应在了解不同模式的具体要求和特点的基础上,结合我国的国情、护理专业发展状况、本单位护理服务的宗旨、护理人员编制和人员素质及患者的需要等基础上,选择适宜的工作模式,只有这样,才能充分发挥护理工作模式的优点,尽量避免其缺点,达到充分发挥护理人员的能力和水平,满足患者的护理需求,提高护理工作质量。

(冯茹茹)

第二章

生命体征的测量与护理

第一节 体温测量

一、目的

（1）判断体温有无异常。

（2）动态监测体温变化，分析热型和伴随症状。

（3）协助诊断，为预防、治疗、康复和护理提供诊断依据。

二、评估

（一）评估患者

（1）双人核对医嘱。

（2）核对患者床号、姓名、病历号和腕带（请患者自己说出床号和姓名）。

（3）评估患者的病情、治疗情况、心理和意识状态、合作程度。

（4）向患者解释操作目的、方法，注意事项和指导患者配合。

（5）评估影响体温测量准确性的因素：患者有无进食、冷热饮、冷热敷、沐浴、灌肠等。

（6）评估测温部位情况：如腋下有无破损、伤口、有无出汗等情况（询问患者有无干毛巾）。

（二）评估环境

安静整洁，宽敞明亮。

三、操作前准备

（一）人员准备

仪表整洁，符合要求。洗手，戴口罩。

（二）物品准备

治疗车上层放置体温计、记录本、快速手消毒剂，以上物品符合要求，均在有效期内。治疗车下层放置医疗废物桶、生活垃圾桶。根据患者情况准备干毛巾或纸巾。

四、操作程序

(一)仔细核对信息

携用物推车至患者床旁,核对床号、姓名、病历号和腕带(请患者自己说出床号和姓名)。

(二)体温测量

1.口温

将口表水银端斜放于舌下窝,闭口勿咬,用鼻呼吸,3分钟后取出,读取测量数值,将数值告知患者。

2.腋温

(1)帮助患者解开衣扣,取干净的纸巾(毛巾)擦干腋下汗液,纸巾用后弃于生活垃圾桶。取出体温计再次检查其水银柱在35 ℃以下,将体温计水银端放于腋窝正中紧贴皮肤,指导患者屈臂过胸,夹紧。

(2)告知患者测量体温需要10分钟,嘱患者卧床休息。

(3)测量体温10分钟后,推车至患者床旁,取出体温计,读取测量数值,将数值告知患者。将体温计浸泡在75%乙醇盒(罐)内30分钟。

3.肛温

(1)体位:侧卧、俯卧、屈膝仰卧位,暴露测温部位。

(2)润滑肛表水银端,将肛温计轻轻插入肛门3~4 cm,3分钟后取出。用卫生纸擦净患者肛门处、用消毒纱布擦拭体温计。读取数值并告知患者。

(三)协助患者

协助患者穿好衣裤,取舒适体位,整理床单位。

(四)消毒双手

快速手消毒剂消毒双手,记录数值。

(五)消毒体温计

推车回治疗室,体温计收回后,根据不同的测量方法按要求进行消毒处理。

(六)记录

洗手,书写护理记录单。

五、注意事项

(1)体温计是否完好,水银柱在35 ℃以下。

(2)婴幼儿、意识不清或不合作的患者测体温时,应设专人守护。

(3)如有影响体温因素存在时,应当推迟30分钟测量。

(4)发现体温和病情不符时,应当复测体温。

(5)极度消瘦,腋下有创伤、手术、炎症,腋下出汗较多者不宜测腋温。

(6)当患者使用口表时,如不慎咬碎体温计,应当立即清除口腔内玻璃碎屑,再口服蛋清或者牛奶延缓汞的吸收。若病情允许,进食富含纤维食物以促进汞的排泄。

(冯茹茹)

第二节 脉 搏 测 量

一、目的

(1)测量患者的脉搏有无异常情况。

(2)监测脉搏变化,间接了解心脏情况。

(3)协助诊断,为预防、治疗、康复、护理提供依据。

二、评估

(一)评估患者

(1)双人核对医嘱。

(2)核对患者床号、姓名、病历号和腕带(请患者自己说出床号和姓名)。

(3)评估患者的病情、治疗情况、心理和意识状态、合作程度。

(4)向患者解释操作目的、方法,注意事项和指导患者配合。

(5)评估影响脉搏测量的因素,患者测量脉搏前有剧烈运动、紧张、恐惧、哭闹等。

(二)评估环境

安静整洁,宽敞明亮。

三、操作前准备

(一)人员准备

仪表整洁,符合要求。洗手、戴口罩。

(二)物品准备

治疗车上层放置表(有秒针)、记录本、快速手消毒剂,以上物品符合要求,均在有效期内。治疗车下层放置医疗废物桶、生活垃圾桶。

四、操作程序

(1)携用物推车至患者床旁,核对床号、姓名、病历号和腕带(请患者自己说出床号和姓名)。

(2)护士协助患者采取舒适体位,手臂放松置于床上,以示指、中指、环指指端按压桡动脉,力度适中,以能清楚测得桡动脉搏动为宜,正常脉搏测量 30 秒,乘以 2。脉搏异常患者测量 1 分钟。

(3)测量完毕,告知患者数值。根据脉搏情况告知注意事项。

(4)快速手消毒剂消毒双手,记录脉搏、呼吸数值。

(5)推车回治疗室,按要求整理用物。

(6)洗手,书写护理记录单。

五、注意事项

(1)如患者有紧张、剧烈运动、哭闹等需稳定 15～30 分钟再测量。

(2)脉搏短绌的患者,应由 2 名护士同时测量。一名护士测脉率,另一名护士听心率,计时应 1 分钟。

（冯茹茹）

第三节　呼 吸 测 量

一、目的

(1)判断呼吸有无异常。

(2)监测呼吸变化,了解患者呼吸功能。

(3)协助诊断,为预防、治疗、康复、护理提供依据。

二、评估

(一)评估患者

(1)双人核对医嘱。

(2)核对患者床号、姓名、病历号和腕带(请患者自己说出床号和姓名)。

(3)评估患者的病情、治疗情况、心理和意识状态、合作程度。

(4)评估影响测量呼吸因素,测量前如有无剧烈活动、情绪激动等。

(二)评估环境

安静整洁,宽敞明亮。

三、操作前准备

(一)人员准备

仪表整洁,符合要求。洗手,戴口罩。

(二)物品准备

治疗车上层放置表(有秒针)、记录本、快速手消毒剂,以上物品符合要求,均在有效期内。治疗车下层放置医疗废物桶、生活垃圾桶。

四、操作程序

(1)携用物推车至患者床旁,核对床号、姓名、病历号和腕带(请患者自己说出床号和姓名)。

(2)护士协助患者采取舒适体位,手臂放松置于床上,以示指、中指、环指指端按压桡动脉,力度适中,以能清楚测得桡动脉搏动为宜,眼睛观察患者胸部或腹部起伏,一起一伏为 1 次呼吸,测量时间 30 秒,异常者测 1 分钟。

(3)测量完毕,告知患者数值。根据呼吸情况告知注意事项。

(4)快速手消毒剂消毒双手,记录呼吸数值。

(5)推车回治疗室,按要求整理用物。

(6)洗手,书写护理记录单。

五、注意事项

(1)如患者有紧张、剧烈运动、哭闹等需稳定 20～30 分钟再测量。

(2)测量呼吸前不必解释,在测量过程中不使患者察觉,以免紧张,影响测量的准确性。

(3)危重患者呼吸微弱,可用少许棉花置于患者鼻孔前,观察棉花被吹动的次数,计时应 1 分钟。

(冯茹茹)

第四节　血　压　测　量

一、目的

(1)判断血压有无异常。

(2)动态监测血压变化,间接了解循环系统的功能状态。

(3)协助诊断,为预防、治疗、康复和护理提供依据。

二、评估

(一)评估患者

(1)双人核对医嘱。

(2)核对患者床号、姓名、病历号和腕带(请患者自己说出床号和姓名)。

(3)评估患者的病情、治疗情况、心理和意识状态、合作程度、基础血压值。

(4)向患者解释操作目的、方法,注意事项和指导患者配合。

(5)评估影响血压测量值的因素,患者 30 分钟内有无剧烈运动、沐浴、情绪波动等,有上述活动时需休息 20～30 分钟后再测量。患者肢体有无偏瘫、功能障碍,测量部位皮肤有无外伤。

(二)评估环境

安静整洁,宽敞明亮。

三、操作前准备

(一)人员准备

仪表整洁,符合要求。洗手,戴口罩。

(二)物品准备

治疗车上层放置血压计、记录本、快速手消毒剂,以上物品符合要求,均在有效期内。治疗车下层放置医疗废物桶、生活垃圾桶。

四、操作程序

(1)携用物推车至患者床旁,核对床号、姓名、病历号和腕带(请患者自己说出床号和姓名)。

(2)协助患者取卧位或坐位,打开血压计开关,保持血压计零点与被测肢体肱动脉和心脏处于同一水平位置,卧位时平腋中线,坐位时平第四肋。

(3)协助患者暴露被测量肢体,偏瘫、肢体外伤、手术患者测血压应选健侧肢体,以免影响所测血压的准确性,手掌向上,肘臂伸直,将袖带平整地缠绕于上臂中部,袖带下缘距肘窝 2～3 cm,袖带松紧以能放入一指为宜。

(4)将听诊器胸件放在肱动脉搏动最明显处,一手固定听诊器,另一手握加压气球关气阀门,匀速向袖带内充气至肱动脉搏动音消失后再升高 2.7～4.0 kPa(20～30 mmHg)。

(5)缓慢放气,速度以水银柱下降每秒 0.5 kPa(4 mmHg)为宜,注意水银柱刻度和肱动脉声音变化。

(6)当听诊器中出现第一声搏动音,此时水银柱所指刻度即为收缩压;搏动音突然变弱或消失,水银柱所指的刻度即为舒张压(如血压未听清或所测数值异常需要重复测时,应先将袖带内气体驱尽,待水银柱降到零点,稍停片刻,再重新测量)。

(7)测量完毕,取下袖带,整理好患者衣袖和床单位,协助患者取舒适卧位。告知患者数值,根据血压情况告知注意事项。

(8)放松血压计气门活塞,排尽袖带内气体,整理好放入盒内。将血压计向右倾斜 45°,使水银柱内的水银全部回流到水银槽内,关闭水银槽开关,盖好盒盖,将血压计和听诊器置于治疗车下层。

(9)快速手消毒剂消毒双手,记录血压数值。

(10)推车回治疗室,按要求整理用物,用含有效氯 500 mg/L 消毒液浸泡的小毛巾擦拭听诊器、血压计。

(11)洗手,脱口罩。书写护理记录单。

五、注意事项

(1)保持测量者视线与水银柱弯月面同一水平。视线低于水银柱弯月面读数偏高;反之,读数偏低。

(2)长期观察血压的患者,做到"四定":定时间、定部位、定体位、定血压计。

(3)按照要求选择合适袖带(成人、儿童)。若患者衣袖过紧或过多时,应脱掉衣服,以免影响测量结果。

(冯茹茹)

第三章

血液透析护理

第一节 血液透析技术与护理

一、对患者评估

(一)透析前评估

血液透析前对患者进行必要的评估,是防止透析中并发症的最重要的要素。透析前评估包括体重、血压和脉搏,对于静脉置管的患者还包括体温。

1.水负荷状况

查看患者前次透析记录,讨论以前透析中出现的问题,评估目前的水负荷状况并作出恰当的判断。需要记录患者的水肿、气短、高血压、体重、中心静脉压、病史、尿量、液体入量等情况。

2.血管通路

应认真评估、检查通路是否有感染和肿胀。

3.感染征象

检查穿刺部位有无感染,局部敷料清洁度等。如有感染征象,应做拭子培养;如有发生,应进行静脉血培养。更换敷料时必须执行无菌操作。

(二)透析后评估

(1)根据透析后体重、透析前体重和干体重来确定预定的超滤量是否实现,并调整干体重。

(2)通过观察患者全身情况和血压记录评估患者对超滤量的耐受情况。

(3)如实际超滤量与预定量不符,最可能原因有体重下降值计算错误、超滤控制错误、患者在透析过程中额外丢失液体、透析过程中静脉补液或进食水、透析前后称体重时的着装不一致及体重秤故障等。

二、血液透析技术规范

(一)超滤

1.确定超滤

患者确定超滤必须考虑超滤率和患者的生理状况及心血管并发症。如果透析过程中始终保持过高超滤率、耐受性差、透析期间容量增加较多的患者和血管再充盈差的患者,需个体化的超滤曲线。透析时体液的清除率可以是阶梯式或恒定式。

2.钠曲线

钠曲线即为调钠血液透析,指透析液钠浓度从血液透析开始至结束呈从高到低或从低到高或高低反复调整变化,而透析后血钠浓度恢复正常的透析方法。可以帮助达到超滤目标,但应注意钠超负荷的风险。

3.容量监测

通过超声或光电方式通过计算机反映患者血细胞比容和血红蛋白浓度,计算出相对血容量,防止超滤过多、过快引起的有效血容量减少,引起不良反应。协助医务人员为患者设定理想的干体重。

(二)透析液离子浓度的选择

应根据不同患者的个体差异或同一患者的病情变化选择合适的透析液成分。

(三)透析器的选择

(1)对慢性肾衰竭患者,透析器的选择应参考溶质分子清除、超滤率、透析时间、生物相容性、是否血液滤过和患者体重决定。

(2)对急性肾衰竭患者,透析器应根据患者的生化指标和体液平衡情况进行选择。

(四)血液透析机及管路的准备

(1)在治疗前彻底预冲透析器(按照不同透析器厂家说明进行预冲处理),并必须将所有的空气排出透析器,以避免治疗开始后回路中形成泡沫。

(2)预冲完毕,透析机即进入重复循环模式。

(3)在透析机上设定好目标脱水量、治疗时间、肝素剂量及任何需修改的治疗内容。

(五)开始透析

有两种方式可供选择。

(1)连接动脉管路和静脉管路,开启血泵至 100 mL/min。

(2)只连接动脉管,开启血泵至 100 mL/min,当血流到静脉端时接通管路。

(3)逐渐增加泵速到预定速度。

(4)患者进入透析治疗阶段后应确保患者:①动脉和静脉管路安全;②患者舒适;③机器处于透析状态;④抗凝已经启动;⑤悬挂 500 mL 生理盐水与血管通路连接以备急需;⑥已经按照程序设定脱水量;⑦完成护理记录;⑧用过的敷料已经丢掉;⑨如果看不到护士,确定患者伸手即可触及呼叫器。

(5)在整个透析过程中,应巡视、观察、记录患者的一般情况、血压、脉搏、静脉压、动脉压、超滤量、超滤率、肝素剂量等,对首次透析和急诊透析的患者应予以监护。

(6)透析时工作人员应时刻注意个人卫生和无菌操作,每次进行操作都应确保洗手、手套和工作服清洁、戴防血液或化学物质的面罩或对高危患者采取针对性预防措施等。

(六)结束透析

(1)透析结束时,透析机将发出听觉或视觉信号,提醒程序设定的治疗时间已经达到。为避免延迟下机,之前就应准备好下机所需物品,确定至少有 500 mL 的生理盐水可用于回输血液。

(2)血泵速度为 150 mL/min 时,要用 100～300 mL 的生理盐水才能使体外循环的血液回到患者循环中。

(3)测量患者血压,如血压无异常,当静脉管中的颜色呈现亮粉色时,即可以停止回输血液。

因为有空气栓塞的风险,不推荐用空气回血。

(4)动静脉内瘘和人工血管瘘患者下机处理:①在患者带瘘上肢下垫一块治疗巾作为无菌区,暂停血泵。②拔除动脉针,封闭动脉管。③无菌操作将动脉管与回水管连接,开启血泵,回输血液。④当血液完全回输到患者体内后,关闭血泵。⑤拔除针头,纱布加压穿刺点止血。⑥当出血停止,用纱布和敷料覆盖过夜。

(5)静脉置管患者下机处理:①在患者的置管上肢下垫一块治疗巾作为无菌区,戴无菌手套,采用非接触技术断开血管通路。②提前消毒导管接头,断开后用至少 10 mL 生理盐水冲洗导管,肝素封管(1 000～5 000 IU/mL,用量恰好充满而不溢出管腔),立即接上无菌帽。

(七)抗凝方法

(1)应个体化并且经常回顾性分析。其方法和剂量应参考活化凝血时间值、通路情况及透析后透析器和管路的清洁程度等。

(2)肝素是最常使用的抗凝剂,可以采取初始注射剂量、初始注射剂量加维持量、仅给维持量、间断给药等方式给药。还可以选择低分子肝素、局部用枸橼酸盐、前列环素或无肝素透析。

(3)急性肾衰竭患者肝素的用法应该参照患者整体状况和每次透析情况而定。

(4)尿毒症的患者可能有血小板功能异常和活动性出血,合并有创操作的患者应使用小剂量肝素或无肝素透析。

(5)在无肝素透析时,应保持较高血流速,每隔15～30分钟用盐水冲洗管路和透析器以防止血栓形成。冲洗盐水的量应在超滤量中去除。但目前很少使用无肝素透析,因为血栓形成将会引起整个管路血液损失。

(八)血标本采集方法

1.透析前

进针后立即从瘘管针采血样本,针不要预冲,如瘘管针预冲或通过留置导管透析先抽出10 mL血,再收集样本,以免污染。

2.透析后

考虑到电解质的反跳,样本再循环或回血生理盐水污染等,应在透析结束时,超滤量设置为零,减慢血流速至 50～100 mL/min。约 10 秒后,从动脉瘘管处采血留取标本。通常电解质反跳发生在透析结束后2～30分钟。

三、透析机报警原因及处理

(一)血路部分

1.动脉压(血泵前)

通常动脉压(血泵前)为 $-10.6 \sim -26.6$ kPa($-200 \sim -80$ mmHg),超过 -33.3 kPa(-250 mmHg)将发生溶血。如果血管通路无法提供足够的血流,动脉负压增大,产生报警,关闭血泵。血泵关闭后,动脉负压缓解,报警消除,血泵恢复运转直到再次产生负压报警,如此反复循环。

(1)负压过大的原因:①动脉针位置不当(针不在血管内或紧贴血管壁)。②患者血压降低(累及通路血流)。③通路血管痉挛(仅见于动静脉内瘘)。④吻合口狭窄(动静脉内瘘吻合口或移植血管动脉吻合口)。⑤动脉针或通路凝血。⑥动脉管道打结。⑦抬高手臂后通路塌陷(如怀疑,可让患者坐起,使通路低于心脏水平)。⑧穿刺针口径太小,血流量太大。⑨深静脉导管尖端位置不当、活瓣栓子形成或纤维阻塞。

（2）处理：①减少血流量，动脉负压减低，使报警消除。②确认动脉针或通路无凝血，动脉管道无打结。③测定患者血压，如降低，给予补液、减少超滤率。④如压力不降低则松开动脉针胶布，稍做前后移动或转动。⑤提高血流量到原先水平，如动脉压仍低，重复前一步骤。⑥若仍未改善，在低血流量下继续透析，延长透析时间，或另外打开动脉针透析（原针保留，肝素盐水冲洗，透析结束时才拔除）。如血流量需要大于 350 mL/min，一般需用 15G 针。⑦如换针后动脉低负压仍持续存在，则血管通路可能有狭窄。用两手指短暂加压阻断动脉针和静脉针之间的血流，如泵前负压明显加大，说明动脉血流部分来自下游，而上游通道的血流量不足。⑧检查深静脉导管是否扭结；改变颈或臂位置，或稍微移动导管；转换导管口。如无效，注射尿激酶或组织血浆酶原激活剂；放射学检查导管位置。

2.静脉压监测

通常压力为 6.6～33.3 kPa（50～250 mmHg），随针的大小、血流量和血细胞比容变化。

（1）静脉压增高的原因：①移植血管的静脉压可高达 26.6 kPa（200 mmHg），因移植血管的高动脉压会传到静脉血管。②小静脉针（16G），高血流量。③静脉血路上的滤器凝血，这是肝素化不充分的最早表现，也是透析器早期凝血的表现。④血管通路静脉端狭窄（或痉挛）。⑤静脉针位置不当或静脉血路扭结。⑥静脉针或血管通路静脉端凝血。

（2）静脉压增高的处理：①用生理盐水冲洗透析器和静脉滤器。如果静脉滤器凝血，而透析器无凝血（冲洗时透析器纤维干净），立即更换凝血的静脉管道，调整肝素剂量后重新开始透析。②对于静脉针或血管通路静脉端是否阻塞可以采用关闭血泵，迅速夹闭静脉血路，与静脉针断开，用生理盐水注入静脉针，观察阻力大小的方法判定。③用两手指轻轻加压阻断动脉针和静脉针之间的血流，如为下流狭窄引起静脉流出道梗阻，静脉压会因上流受阻而进一步增高。

3.空气探测

最容易发生空气进入血液循环的部位在动脉针和血泵之间，因为这部分为负压。常见于动脉针周围（特别是负压很大时）、管道连接处、泵段血管破裂及输液管。透析结束时用空气回血操作不当也会引起空气进入体内。许多空气栓塞是在因假报警而关闭空气探测器后发生的，应注意避免。因空气栓塞可能致命。处理方法见本节血液透析治疗常见急性并发症及处理之（五）空气栓塞。

4.血管路扭结和溶血

血泵和透析器之间的血管路扭结会造成严重溶血，这一段的高压通常测不出，因为动脉压监测器通常设在泵前，即使泵后有动脉压力监测器，如果扭结发生在探测器之前，此处的高压也无法被测出。

（二）透析液路

1.电导度

电导度增高最常见的原因是净化水进入透析机的管道扭结或低水压造成供水不足；电导度降低最常见的原因是浓缩液桶空；比例泵故障也可导致电导度增高或降低。当电导度异常时，将透析液旁路阀打开，使异常透析液不经过透析器而直接排出。

2.温度

温度异常通常是由加热器故障引起，但旁路阀可以对患者进行保护。

3.漏血

气泡、黄疸患者的胆红素或污物进入透析液均会引起假漏血报警。当透析液可能不出现肉眼可见的颜色改变时,需用测定血红蛋白尿的试纸检测流出透析器的透析液来判断漏血报警的真伪。如果确定漏血,透析液室压力应设置在 6.6 kPa(−50 mmHg)以下,以免细菌或细菌产物从透析液侧进入血液。空心纤维型透析器轻微漏血有时会自行封闭,可继续透析,但一般情况下应回血,更换透析器或停止透析。预防:①预冲时进行透析器漏血检测。②透析中避免跨膜压过高,如有凝血、静脉回路管弯曲打折等发生立即处理。③透析中跨膜压不能超过透析器的承受力。

四、血液透析治疗常见急性并发症及处理

(一)低血压

低血压为最常见,发生率可达 50%~70%。

1.原因

有效血容量减少、血管收缩力降低、心源性及透析膜生物相容性差、严重贫血及感染等。

2.临床表现

典型症状为出冷汗、恶心、呕吐,重者表现为面色苍白、呼吸困难、心率加快、一过性意识丧失,甚至昏迷。

3.处理

取头低足高位,停止超滤,给予吸氧,必要时快速补充生理盐水 100~200 mL 或葡萄糖溶液20 mL,输血浆和清蛋白,并结合病因,及时处理。

4.预防

预防措施:①用容量控制的透析机,使用血容量监测器。②教育指导患者限制盐的摄入,控制饮水量。③避免过度超滤。④透析前停用降压药,对症治疗纠正贫血。⑤改变透析方法如采用碳酸氢盐透析、血液透析滤过、钠曲线和超滤曲线、低温透析等。⑥有低血压倾向的患者避免透析期间进食。

(二)失衡综合征

失衡综合征发生率为 3.4%~20.0%。

1.原因

血液透析时血液中的毒素迅速下降,血浆渗透压下降,而由于血-脑屏障使脑脊液中的尿素等溶质下降较慢,以致脑脊液的渗透压大于血液渗透压,水分由血液进入脑脊液形成脑水肿。这也与透析后脑脊液与血液之间的 pH 梯度增大,即脑脊液中的 pH 相对较低有关。

2.临床表现

轻者头痛、恶心、呕吐、困倦、烦躁不安、肌肉痉挛、视力模糊、血压升高;重者表现为癫痫发作、惊厥、木僵甚至昏迷。

3.处理

轻者不必处理;重者可减慢透析血流量,以降低溶质清除率和 pH 改变,但透析有时需终止。可给予 50%葡萄糖溶液或 3%氯化钠 10 mL 静脉推注,或静脉滴注清蛋白,必要时给予镇静药及其他对症治疗。

4.预防

预防措施:①开始血液透析时采用诱导透析方法,透析强度不能过大,避免使用大面积高效透析器,逐步增加透析时间,避免过快清除溶质。②长期透析患者则适当提高透析液钠浓度。

(三)肌肉痉挛

发生率为10%~15%,主要部位为腓肠肌和足部。

1.原因

常与低血压同时发生,可能与透析时超滤过多、过快,低钠透析等有关。

2.临床表现

多发生在透析的中后期,老年人多见。以肌肉痉挛性疼痛为主,一般持续约10分钟。

3.处理

减慢超滤速度,静脉输注生理盐水100~200 mL、高渗糖水或高渗盐水。

4.预防

预防措施:①避免过度超滤。②改变透析方法,如采用钠曲线和超滤曲线等。③维生素E或奎宁睡前口服。④左旋卡尼汀透析后静脉注射。

(四)发热

常发生在透析中或透析后。

1.原因

感染、致热源反应及输血反应等。

2.临床表现

若为致热源反应通常发生在透析后1小时,主要症状有寒战、高热、肌痛、恶心、呕吐、痉挛和低血压。

3.处理

静脉注射地塞米松5 mg,通常症状在几小时内自然消失,24小时内完全恢复;若有感染存在应及时与医师沟通,应用抗生素。

4.预防

预防措施:①严格执行无菌操作。②严格消毒水处理设备和管道。

(五)空气栓塞

1.原因

血液透析过程中,各管路连接不紧密、血液管路破裂、透析器膜破损及透析液内空气弥散入血,回血时不慎等。

2.临床表现

少量无反应,如血液内进入空气5 mL以上可出现呼吸困难、咳嗽、发绀、胸部紧迫感、烦躁、痉挛、意识丧失甚至死亡。

3.处理

一旦发生空气栓塞应立即夹闭静脉通路,并关闭血泵。患者取头低左侧位,通过面罩或气管吸入100%氧气,必要时做右心房穿刺抽气,同时注射地塞米松,严重者要立即送高压氧舱治疗。

4.预防

(1)透析前严格检查管道有无破损,连接是否紧密。

(2)回血时注意力集中,气体近静脉端时要及时停止血泵转动。

（3）避免在血液回路上输液，尤其泵前负压部分。

（4）定期检修透析机，确保空气探测器工作正常。

（六）溶血

1.原因

透析液低渗、温度过高；透析用水中的氧化剂和还原剂（氯胺、酮、硝酸盐）含量过高；消毒剂残留；血泵和管道内红细胞的机械损伤及血液透析中异型输血等。

2.临床表现

急性溶血时，患者有胸部紧迫感、心悸、心绞痛、腹背痛、气急、烦躁，可伴畏寒、血压下降、血红蛋白尿甚至昏迷；大量溶血时患者可出现高钾血症，静脉回路血液呈淡红色。

3.处理

立即关闭血泵，停止透析，丢弃体外循环血液；给予高流量吸氧，明确溶血原因后应尽快开始透析；贫血严重者应输入新鲜全血。

4.预防

预防措施：①透析中防止凝血。②保证透析液质量。③定期检修透析机和水处理设备。④患者输血时，认真执行查对制度，严格遵守操作规程。

五、透析器首次使用综合征

在透析时因使用新的透析器发生的临床症状，称为首次使用综合征，分为 A 型首次使用综合征和 B 型首次使用综合征。

（一）A 型首次使用综合征

此型又称超敏反应型。多发生于血液透析开始后 5～30 分钟内。主要表现为呼吸困难、全身发热感、皮肤瘙痒、麻疹、咳嗽、流泪、流涕、打喷嚏、腹部绞痛、腹部痉挛，严重者可心跳骤停甚至死亡。

1.原因

主要是患者对环氧乙烷、甲醛等消毒液过敏或透析器膜的生物相容性差或对透析器的黏合剂过敏等，使补体系统激活和白细胞介素释放。

2.处理原则

（1）立即停止透析，勿将透析器内血液回输体内。

（2）按抗变态反应常规处理，如应用肾上腺素、抗组胺药和激素等。

3.预防措施

（1）透析前将透析器充分冲洗（不同的透析器有不同的冲洗要求），使用新透析器前要仔细阅读操作说明书。

（2）认真查看透析器环氧乙烷消毒日期。

（3）部分透析器反应与合并应用血管紧张素转化酶抑制剂有关，应停用。

（4）对使用环氧乙烷消毒透析器过敏者，可改用 γ 射线或蒸气消毒的透析器。

（二）B 型首次使用综合征

此型又称非特异型。多发生于透析开始后数分钟至 1 小时，主要表现为胸痛，伴有或不伴有背部疼痛。

1.原因

目前尚不清楚。

2.处理原则

(1)加强观察,症状不明显者可继续透析。

(2)症状明显者可予以吸氧和对症治疗。

3.预防措施

(1)试用不同的透析器。

(2)充分冲洗透析器。

六、血液透析突发事件应急预案

(一)透析中失血

1.原因

管路开裂、破损,接管松脱和静脉针脱落等。

2.症状

出血、血压下降,甚至发生休克。

3.应急预案

(1)停血泵,查找原因,尽快恢复透析通路。

(2)必要时回血,给予输液或输血。

(3)心电监护,对症处理。

4.预防

(1)透析前将透析器管路、管路针等各个接头连接好,预冲时要检查是否有渗漏。

(2)固定管路时,应给患者留有活动的余地。

(二)电源中断

1.应急预案

应急预案:①通知工程师检查稳压器和线路,电话通知医院供电部门。②配备后备电源的透析机,停电后还可运行20～30分钟。③若没有后备电源的透析机,停电后应立即将动静脉夹打开,手摇血泵,速度每分钟100 mL左右。④若15～30分钟内恢复供电可不回血。若暂时仍不能恢复供电可回血结束透析,并尽可能记录机器上的各项参数。

2.预防

预防措施:①保证透析中心为双向供电。②停电后15分钟内可用发电机供电。③给透析机配备后备电源,停电后可运行20～30分钟。

(三)水源中断

1.应急预案

应急预案:①机器报警并自动改为旁路。②通知工程师检查水处理设备和管路。电话通知医院供水部门。③1～2小时不能解除,终止透析,记录机器上的各项参数。

2.预防

预防措施:①保证透析中心为专路供水。②在水处理设备前设有水箱,并定期检修水处理设备。

(李玲玲)

第二节 血管通路技术与护理

血管通路是血液透析关键环节之一，通路问题常会影响患者有效透析治疗，导致透析不充分。血液透析护士是血管通路的使用者，在血管通路护理中血液透析护士需掌握正确的方法解决通路问题，才能更好地维护血管通路的功能。

建立一条有效而通畅的血管通路是血液透析患者得以有效透析、长期存活的基本条件，血管通路也是血液透析患者的生命线。

一、血管通路的特点及分类

建立能够反复使用的血管通路是维持性血液透析患者保证长期透析质量的重要环节。无论选择何种方式建立的血管通路，都应该具备以下几个特征：①易于反复建立血液循环。②血流量充分、稳定。③能长期使用。④没有明显的并发症。⑤可减少和防止感染。⑥不影响和限制患者活动。⑦使用安全，能迅速建立。

根据血管通路使用的时间，临床将血管通路分为两大类：临时性血管通路和永久性血管通路。临时性血管通路包括：动静脉直接穿刺、中心静脉留置导管；永久性血管通路包括：动静脉内瘘、移植血管内瘘。目前临床常用的血管通路有动静脉内瘘、中心静脉留置导管、聚四氟乙烯人造血管通路等。

二、临时性血管通路及护理

临时性血管通路指建立迅速，能立即使用，包括动静脉直接穿刺、中心静脉留置导管。临时性血管通路主要适用于急性肾衰竭；慢性肾衰竭还没建立永久性血管通路，内瘘未成熟或因阻塞、流量不足、感染等暂时不能使用者或出现危及生命的并发症，如高血钾、急性左心衰竭或酸碱平衡紊乱需紧急透析或超滤者；中毒抢救、腹膜透析、肾移植术后紧急透析；其他疾病需行血液净化治疗，如血液灌流、免疫吸附、血浆置换、连续性血液净化治疗等。

（一）直接动脉穿刺

直接动脉穿刺操作简便，血流量大，可以立即使用，适用于各年龄组，常用穿刺部位有桡动脉、足背动脉、肱动脉。其缺点是透析中和透析后并发症较多，如早期的血肿和大出血；后期的假性动脉瘤；透析中活动受限，透析后止血困难；反复穿刺易导致血管损伤，与周围组织粘连，对慢性肾功能不全的患者影响永久性血管通路——动静脉内瘘的建立，因此临床的使用受到严格的限制。

1.穿刺方法

（1）穿刺前评估患者，包括神志、皮肤黏膜有无出血、需选用的穿刺部位、动脉搏动强弱、患者合作性及对疼痛耐受性。

（2）充分暴露血管，摸清血管走向。

（3）让患者采用舒适体位，做好穿刺肢体的固定，以免透析中患者体位不适影响血流量。

（4）连接好血液管路与穿刺针，常规消毒后穿刺针先进入皮下，摸到明显搏动后沿血管壁进入血管。

（5）见有冲击力的回血和搏动后固定针翼。

2.护理

（1）不宜反复进行穿刺,反复穿刺容易引起出血、血肿。穿刺尽量做到"一针见血"。

（2）穿刺后血流量不足,多受疼痛导致血管痉挛的影响,此时不调节穿刺针位置,只要穿刺针在血管内,随疼痛缓解血流量会逐渐改善。如仍不足,可另穿刺一条浅表动脉或静脉,用无过滤器的输液管连接穿刺针,另一端接泵前侧动脉侧管,形成两条引血通道的闭式循环通路,保证血流量。

（3）透析过程中加强巡视,穿刺肢体严格制动,发现针体移位致血肿或渗血应及时处理。

（4）透析结束后穿刺点做好局部止血,先指压30分钟,再用纸球压迫弹力绷带固定2～4小时后逐渐放松,同时观察有无出血。

（5）透析结束后做好患者宣传教育,教会患者对局部穿刺点出血、血肿的观察,出现出血处理方法的要点及措施,如出现出血先指压出血部位,再寻求帮助,出现血肿当天（24小时内）进行冷敷,次日（24小时后）开始热敷或用多磺酸黏多糖软膏局部敷,保持局部清洁,预防感染。

（6）由于动脉直接穿刺有损伤血管、出血、血肿及影响以后内瘘建立等缺点,故有条件应尽量选择中心静脉置管。

（二）中心静脉留置导管通路

1.中心静脉导管的种类

（1）不带涤纶套的中心静脉导管:最早的临时性血液通路是动静脉套针穿刺,后来被单腔或单针双腔静脉导管取代,如图3-1。随着材料的改进,一种外形设计统一的单针双腔导管被普遍采用。该导管尖部的侧孔作为出血的通路,即动脉出口、端口作为回血通路,即静脉入口。为减少血液透析时重复循环,端孔与侧孔的距离相距2～3 cm。用聚氨基甲酸乙酯或聚乙烯材料制成的导管在室温下相对较韧,在不用鞘管的情况下即可轻松插入静脉内。进入静脉后,由于体温及血流的作用,导管变得较柔软,这样便减少了对血管的机械损伤。由于不带涤纶套,在插管时不需要做皮下隧道,因此操作过程快捷、损伤小,在床旁及无X线透视条件下即可进行。

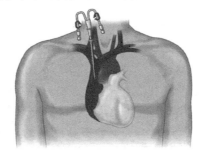

图 3-1　置于颈内静脉的不带涤纶套的中心静脉导管

（2）带涤纶套的中心静脉导管:带涤纶套的中心静脉导管是1987年开始应用。这种导管是由硅胶材料制成,其硬度比普通双腔导管小,需要采用Seldinger技术并在撕开式鞘管帮助下插入静脉,做皮下隧道并将涤纶套埋入皮下导管出口处,如图3-2。由于涤纶套与皮下组织紧密粘贴,从而阻止了致病菌进入隧道引起感染。该种导管口径粗,且质地柔软,可以在X线下将导管尖端放置于心房内,因此具有较高的血流量。

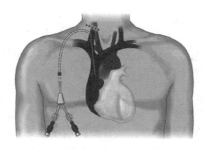

图 3-2　置于颈内静脉的带涤纶套的中心静脉导管

2.中心静脉导管插管部位

中心静脉(如颈内静脉、锁骨下静脉和股静脉)具有血流量充足、操作简单易行、不损害血管和可以反复使用等优点,已成为最常用的临时性血管通路,中心静脉置管可立即行血液透析,并保证透析充分,是一种安全、迅速和可靠的血管通路。通常置管部位有股静脉、锁骨下静脉及颈内静脉,在不同的临床情况下有各自不同的优缺点,见表 3-1。

表 3-1　中心静脉插管部位优缺点比较

置管部位	优点	缺点	患者选择
股静脉	置管技术要求低 致命性并发症罕见	留置时间短、易感染 活动受限	ICU 有心脏和呼吸支持患者
颈内静脉	留置时间长 中心静脉狭窄发生率低、活动不受限	置管技术要求高 对气管插管有影响	除气管切开和气管插管患者
锁骨下 静脉	留置时间长 舒适、易固定	置管技术要求高 已发生严重并发症	上述通路无法选择时

颈内静脉插管手术较易,并发症少,且能提供较高的血流量,一般作为插管首选途径。右侧颈内静脉较粗且与头静脉、上腔静脉几乎成一直线,插管较易成功;左侧颈内静脉走行弯曲,手术难度相对较大,一般应选择右侧颈内静脉。锁骨下静脉插管手术难度和风险大、易出现血气胸等并发症,一般情况下不提倡锁骨下静脉插管。股静脉插管手术简单、操作简便、安全有效,不易发生危及生命的严重并发症,但由于位置原因,较颈内静脉容易发生感染,血栓,血流量差,留置时间短,且给患者行动带来不便。故股静脉插管只适于卧床患者的短期透析或颈部无法建立临时性血管通路的患者。

3.中心静脉留置导管的护理

(1)中心静脉留置导管的常规护理。

治疗前取下置管部位覆盖敷料,检查导管固定翼缝线是否脱落,置管口有无渗血、渗液、红肿或脓性分泌物,周围皮肤有无破溃、皲裂等过敏现象,如无特殊,采用常规消毒置管部位、更换无菌敷料。

取下导管外延端敷料,铺无菌治疗巾,取下肝素帽,消毒导管口两次后用 5 mL 注射器回抽出导管内的封管肝素液及可能形成的血凝块,回抽腔内容量在导管腔容量基础上增加 0.2～0.3 mL,以避免增加患者失血过多。

从静脉导管端注入首次量抗凝剂,连接血管通路管,开启血泵进行透析。透析管路与留置导管连接处用无菌治疗巾覆盖。

做好透析管路的固定。固定血管通路管时注意给患者留有活动长度,最好固定在患者身上某个部位(根据留置导管置管部位决定),以免患者翻身或移动时将导管带出。

透析结束后常规消毒导管口,用 20 mL 生理盐水冲洗导管动脉端管腔,按常规回血后再注入相应导管腔容量的肝素封管液于动、静脉导管腔内。肝素封管液的浓度采用个体化进行封管,推注肝素时速度应缓慢,在注入管腔等量肝素封管液的同时立即夹闭导管,使导管腔内保持正压状态,然后拧紧消毒的肝素帽。导管外延端用无菌敷料包扎并妥善固定。

严格无菌操作,避免感染;抗凝剂封管液量应视管腔容量而定;肝素帽应于下次透析时更换。

指导留置导管患者每天监测体温,体温异常应及时告知医务人员,以便做进一步处理。

(2)中心静脉留置导管并发症的护理:中心静脉导管相关并发症主要有插管手术相关并发症和导管远期并发症。

与插管相关并发症的护理:与留置导管技术相关的并发症有气胸、血胸、心律失常、相邻的动脉损伤、空气栓塞、纵隔出血、心脏压塞、臂丛神经损伤、血肿、穿刺部位出血等。除外血肿、穿刺部位出血的上述技术并发症,均需紧急处理,必要时通过手术拔管,并进行积极抢救。①穿刺部位出血及护理:穿刺部位出血是常见的并发症之一,多由于反复穿刺造成静脉损伤较重或损伤了穿刺路径上的血管造成。置管后,全身使用抗凝剂或对置管处的过度牵拉,也可能导致出血。局部压迫止血是有效而简便的方法,如指压 20~30 分钟。应用云南白药或凝血酶局部加压包扎或冰袋冷敷时应注意伤口的保护。嘱患者穿刺部位不能剧烈运动,静卧休息。如透析过程中出血,可适当减少肝素用量,用低分子量肝素或无抗凝透析;如透析结束后出血仍未停止,可经静脉注入适量鱼精蛋白中和肝素的作用。②局部血肿形成的护理:局部血肿也是较常见并发症,多与穿刺时静脉严重损伤、损伤邻近动脉或误入动脉造成。一旦形成血肿,尤其出血量较多时应拔管,同时用力压迫穿刺部位 30 分钟以上,直至出血停止,之后局部加压包扎。并严密观察血肿是否继续增大,避免增大血肿压迫局部重要器官造成其他严重后果。

(3)置管远期并发症的护理:留置导管使用过程中的远期并发症如血栓形成、感染、静脉狭窄、导管功能不良、导管脱落等可直接影响到患者血液透析是否顺利进行及透析的充分性,预防留置导管使用过程中的远期并发症的发生是血液透析护士的主要职责。

血栓:留置导管因使用时间长,患者高凝状态,抗凝剂的使用量不足、封管时肝素用量不足或封管操作时致管腔呈负压状、或有部分空气进入或管路扭曲等原因易引起血栓形成。与导管相关的血栓形成可分为导管腔内血栓、导管外尖部血栓、静脉腔内血栓和附壁血栓。导管腔内血栓多由注入封管肝素量不足,肝素液流失或血液反流入导管腔内所致。导管尖部血栓因封管后肝素封管液从导管侧孔流失而不能保留在尖部引起微小血栓形成。

在护理中应首先重视预防:每次透析前应认真评估通路的通畅情况,在抽吸前次封管液时应快速抽出,若抽出不畅时,切忌向导管内推注液体,以免血凝块脱落而致栓塞。如有血栓形成,可采用尿激酶溶栓。具体方法:5 万~15 万 U 尿激酶加生理盐水 3~5 mL 分别注入留置导管动静脉腔内,保留 15~20 分钟,回抽出被溶解的纤维蛋白或血凝块,若一次无效可重复进行。局部溶栓治疗适用于早期新鲜血栓,如果血栓形成时间比较长,则不宜采用溶栓治疗。反复溶栓无效则予以拔管。

感染:感染是留置导管的主要并发症。根据导管感染部位不同可将其大致分为三类:①导管出口处感染。②皮下隧道感染。③血液扩散性感染。引起导管感染的影响因素有很多:如导管保留时间、导管操作频率、导管血栓形成、糖尿病、插管部位、铁负荷过大、免疫缺陷、皮肤或鼻腔带菌等。许多研究表明,股静脉置管感染率明显高于颈内静脉或锁骨下静脉插管。带涤纶套的导管比普通导管菌血症的发生率低。

减少留置导管感染的护理重在预防,加强置管处皮肤护理。①置管处的换药:每天 1 次。一般用安尔碘由内向外消毒留置导管处皮肤两遍,消毒范围直径大于 5 cm,并清除局部的血垢,覆盖透气性好的无菌纱布并妥善固定;换药时应注意观察置管部位或周围皮肤或隧道表面有无红、肿、热或脓性分泌物溢出等感染迹象。可疑伤口污染应随时换药。随着新型伤口敷料的临床应用,局部换药时间已逐渐延长,一般仅需在透析时进行伤口护理。②正确封管:根据管腔容量采用纯肝素封管,保留时间长,可减少封管次数,减少感染的机会;尽量选用颈内静脉,少用股静脉。③感染的监测:每天监测患者体温变化;透析过程中注意观察导管相关性感染的临床表现;患者血液透析开始 1 小时左右,患者出现畏寒、重者全身颤抖,随之发热,在排除其他感染灶的前提下,应首先考虑留置导管内细菌繁殖致全身感染的可能;导管出口部感染是局部感染,一般无全身症状,普通透析导管可拔出并在其他部位插入新导管;对于带涤纶套的导管应定时局部消毒换药、局部抗生素应用或口服抗生素,以供继续使用。隧道感染主要发生于带涤纶套的透析导管,一旦表现为隧道感染应立即拔管,使用有效抗生素 2 周。若需继续透析在其他部位入新导管。血液扩散性感染时应予以拔管,并将导管前端剪下做细菌培养,根据细菌对药物的敏感情况使用抗生素。

导管功能障碍:导管功能障碍主要表现为导管内血栓形成、血流不畅、完全无血液引出或单向阻塞,不能达到透析要求的目标血流量。置管术后即血流不佳,通常是导管尖端位置或血管壁与导管侧孔相贴造成“贴壁”,后期多是由于血栓形成引起的。可先调整导管位置至流出通畅;随着使用时间的延长和患者活动,虽然导管借助固定翼和皮肤缝合,导管位置也会发生不同程度改变,血液透析过程中突然出现血流不畅或完全出血停止,有时触及导管震颤感,护士应首先考虑是否是导管动脉开口处吸附管壁,立即给予置管创口处导管外延部和局部皮肤消毒,必要时停止血泵,小角度旋转导管或调整导管留置深度即可恢复满意血流量。当导管动脉端出现功能障碍而静脉端血流量充足时,可将两端对换使用,静脉导管作为引血、动脉导管作为静脉回路,这种处理方法的缺陷是导管血栓在泵压力下有可能进入体内循环,同时也和动脉端开口于侧壁型导管的使用设计原理相矛盾,其再循环率及透析的充分性受到影响。如导管一侧堵塞而另一侧通畅,可将通畅一侧作为引血,另行建立周围静脉作回路。

导管脱落:临时性静脉留置导管因保留时间长,患者活动多,造成固定导管的缝线断裂;或人体皮肤对异物(缝线)的排斥作用,使缝线脱离皮肤;或在透析过程中由于导管固定不佳,由于重力牵拉作用等导致导管滑脱。为防止留置导管脱出,应适当限制患者活动,换药、封管及透析时注意观察缝线是否断裂,置管部位是否正常,一旦缝线脱落或断裂应及时缝合固定好插管。当发生导管脱出时,首先判断插管是否在血管内,如果插管前端仍在血管内,插管脱出不多,在插管口无局部感染情况下可进行严格消毒后重新固定,并尽快过渡到永久通路。如果前端已完全脱出血管外,应拔管并局部压迫止血,以防局部血肿形成或出血。

(4)中心静脉留置导管拔管的护理:中心静脉留置导管拔管时先消毒局部皮肤,拆除固定翼缝线,用无菌敷料按压插管口拔出导管,局部指压 30 分钟后观察局部有无出血现象。患者拔管采取卧位,禁取坐位拔管,以防静脉内压力低而产生气栓,拔管后当天不能沐浴,股静脉拔管后应卧床 4 小时。

(5)中心静脉留置导管自我护理及卫生宣传教育。

置管术后避免剧烈活动,以防由于牵拉致导管滑脱。

做好个人卫生,保持局部清洁干燥,如需淋浴,应先将导管及皮肤出口处用无菌敷贴封闭,以免淋湿后导致感染,淋浴后及时更换敷贴。

每天监测体温变化,观察置管处有无肿、痛等现象,如有体温异常、局部红、肿、热、痛等症状应立即告知医务人员,及时处理。

选择合适的卧位休息,以平卧位为宜。避免搔抓置管局部,以免导管脱出。

股静脉留置导管者应限制活动,颈内静脉、锁骨下静脉留置导管运动不受限制,但也不宜剧烈运动,以防过度牵拉引起导管滑脱,一旦滑出,立即压迫局部止血,并立即到医院就诊。

留置导管者,在穿脱衣服时需特别注意,避免将导管拔出,特别是股静脉置管者,颈内静脉或锁骨下静脉置管应尽量穿对襟上衣。

中心静脉留置导管是患者透析专用管路,一般不作其他用途,如输血、输液、抽血等。

三、动静脉内瘘的护理

动静脉内瘘是指动脉、静脉在皮下吻合建立的一种安全并能长期使用的永久血管通路,包括直接动静脉内瘘和移植血管内瘘。直接动静脉内瘘是利用自体动静脉血管吻合而成的内瘘,其优点是感染发生率低,使用时间长;其缺点是等待"成熟"时间长或不能成熟,表现为早期血栓形成或血流量不足,发生率在9%~30%,如超过3个月静脉仍未充分扩张,血流量不足,则内瘘失败,需重新制作。

动、静脉吻合后静脉扩张、管壁肥厚即为"成熟",一般需要4~8周,如需提前使用至少应在2~3周以后,NKF-DOQI推荐内瘘成型术后1个月使用。我国的透析通路使用指南建议术后2~3个月后使用。

(一)制作动静脉内瘘部位及方法

自体动静脉内瘘常见手术部位:①前臂内瘘。桡动脉-头静脉(图3-3)、桡动脉-贵要静脉、尺动脉-贵要静脉和尺动脉-头静脉,此外还可以采用鼻烟窝内瘘。②上臂内瘘。肱动脉-上臂头静脉、肱动脉-贵要静脉、肱动脉-肘正中静脉。③其他部位,如踝部、小腿部内瘘、大腿部内瘘等,临床上很少采用。

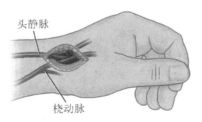

图 3-3　上肢桡动脉与头静脉的动静脉血管内瘘

动静脉内瘘吻合方式包括端端吻合法、端侧吻合法、侧侧吻合法。吻合口径大小与血流量密切相关,一般为5~7 mm。吻合口径小于3 mm时,血流量常小于150 mL/min,此时透析效果差或透析困难。如吻合口大于7 mm或血流量大于300 mL/min时影响心脏功能,增加心脏负荷。进行血管吻合的方法有两种。①缝合法:可采用连续缝合或间断缝合。②钛轮钉法:动静脉口径相差比较小的患者很适合钛轮钉吻合法,一般采用直径2.5~3 mm的钛轮钉。采用钛轮钉法手术损伤小,内膜接触良好,吻合口大小恒定,不会因吻合口扩张而导致充血性心力衰竭;吻合后瘘管成熟相对比较快;钛金属组织相容性好,体内可长期留置。其缺点容易造成远端组织缺血;动静脉口径不一致、血管与钛钉口径不一致时,血管壁易造成撕裂或损伤。

(二)动静脉内瘘制作应遵循的原则

动静脉内瘘是维持血液透析患者的生命线,制作时应根据患者的血管条件最大限度地利用最合适的血管。选择内瘘血管应遵循的原则:①由远而近,从肢体的最远端开始,逐渐向近端移行。②从左到右,选择非惯用性上肢造瘘,以方便患者的生活和工作。③先上后下,上肢皮下浅静脉多,血液回流阻力小,关节屈曲对血液循环影响较少;而下肢动静脉位置较深,两者间距大,吻合后静脉充盈不良不利于穿刺,且下肢蹲、坐站立影响下肢静脉回流,易形成血栓,感染率也高,故应选择上肢做内瘘。④先自身血管后移植血管。

(三)动静脉内瘘制作的时机及功能评估

终末期肾病患者都应由肾科医师作出早期治疗安排,包括药物、饮食疗法及最终的治疗方式(如腹膜透析、血液透析、肾移植);对于准备行血液透析的患者应保护好静脉血管,避免在这些静脉上行穿刺或插管,特别是上肢静脉血管;有预期血液透析的患者在透析前 2～3 个月、内生肌酐清除率小于 25 mL/min 或血清肌酐大于 400 mmol/L 时建议制作动静脉血管内瘘,这样可有充足时间等待瘘管成熟,同时如有失败也可有充足时间进行另一种血管通路的建立,减少患者的痛苦。

除了选择合适的时机、选择最佳的方法和理想的部位制作血管通路外,要保持血管通路长久使用,采用正确的方法解决血管通路并发症,需要对血管通路建立前、使用过程及处理并发症之后进行功能评价,血管通路建立前评估见表 3-2。

表 3-2　血管通路建立前患者评价

病史	影响
是否放置过中心静脉导管	可能致中心静脉狭窄
是否放置心脏起搏器	可能导致中心静脉狭窄
患者惯用的上臂	影响患者生活质量
是否有心力衰竭	血管通路可能改变血流动力学及心排血量
是否有糖尿病	患者血管不利于血管通路的通畅
是否使用过抗凝剂或有凝血方面的问题	可能较易使血管通路产生血栓或不易止血
是否有建立血管通路的历史	失能的血管通路使自身上能为血管通路的地方减少
是否进行肾移植	临时性血管通路即可
是否有手臂、颈部、胸腔的受伤史或手术史	可能有血管受损时使其不适合做血管通路

血管通路使用过程的功能评估主要有物理检查、超声和影像学检查。临床常用观察瘘管外部情况、触诊震颤和听诊杂音来判断瘘管功能,此方法既简单、方便、也很有价值。每天定期的物理检查能够早期发现通路狭窄及手臂渐进性水肿等异常。自体动静脉内瘘局部动脉瘤的形成、定点穿刺造成的静脉流出道狭窄也可以早期发现,并提醒护士改变穿刺方式;通路中出现局部硬结和疼痛大多数提示血栓早期形成或局部血栓性静脉炎;如果内瘘出现高调杂音,表明存在狭窄。肩周和前胸壁的侧支静脉显露提示中心静脉狭窄或同侧上臂内瘘分流过大。

(四)动静脉内瘘的护理

1.动静脉内瘘术前宣传教育及护理

动静脉内瘘是透析患者的生命线,维持一个功能良好的动静脉内瘘,须得护患双方的共同努力。手术前心理护理如下。

(1)术前向患者介绍建立内瘘的目的、意义,解除患者焦虑不安、恐惧的心理,积极配合手术。

(2)告知患者手术前配合的具体事项,如:准备做内瘘的手臂禁做动静脉穿刺,保护好皮肤勿破损,做好清洁卫生,以防术后发生感染。

(3)手术前进行皮肤准备,肥皂水彻底清洗造瘘肢皮肤,剪短指甲。

(4)评估制作通路的血管状况及相应的检查如外周血管脉搏、双上肢粗细的比较、中央静脉插管史、外周动脉穿刺史;超声检查血管,尤其是需要吻合的静脉走行、内径和通畅情况,为内瘘制作成功提供依据。

2.动静脉内瘘术后护理

(1)内瘘术后将术侧肢体抬高至水平以上30°,促进静脉回流,减轻手臂肿胀。术后72小时密切观察内瘘通畅及全身状况。观察指标:①观察患者心率、心律、呼吸,询问患者有无胸闷、气紧,如有变化及时向医师汇报并及时处理。②观察内瘘血管是否通畅,若于静脉侧扪及震颤,听到血管杂音,则提示内瘘通畅,如触摸不到或听不到杂音,应查明是否局部敷料缚扎过紧致吻合口静脉侧受压,并及时通知医师处理。③观察吻合口有无血肿、出血,若发现渗血不止或内瘘侧手臂疼痛难忍,应及时通知医师处理。④观察内瘘侧手指末梢血管充盈情况,如手指有无发麻、发冷、疼痛等缺血情况。

(2)定期更换敷料:内瘘术后不需每天更换敷料,一般在术后5~7天更换;如伤口有渗血应通知医师检查渗血情况并及时更换敷料,更换时须严格无菌技术操作,创口用安尔碘消毒待干后包扎敷料,敷料包扎不宜过紧,以能触摸到血管震颤为准。

(3)禁止在造瘘肢进行测血压、静脉注射、输液、输血、抽血等操作,以免出血造成血肿、药物刺激导致静脉炎等因素所致内瘘闭塞。

(4)指导患者内瘘的自我护理:①保持内瘘肢体的清洁,并保持敷料干燥,防止敷料浸湿,引起伤口感染。②防止内瘘肢体受压,衣袖要宽松,睡眠时最好卧于健侧,造瘘肢体不可负重物及佩戴过紧饰物。③教会患者自行判断内瘘是否通畅,每天检查内瘘静脉处有无震颤,如扪及震颤则表示内瘘通畅。反之则应马上通知医师进行处理。

(5)内瘘术后锻炼:术后24小时可做手指运动,3天即可进行早期功能锻炼:每天进行握拳运动,1次15分钟,每天3~4次,每次10~15分钟。术后5~7天开始进行内瘘的强化护理:用另一手紧握术肢近心端,术肢反复交替进行握拳松拳或挤压握力球锻炼,或用止血带压住内瘘手臂的上臂,使静脉适度扩张充盈,同时进行捏握力健身球,一分钟循环松压,每天2~3次,每次10~15分钟,以促进内瘘的成熟。

(6)内瘘成熟情况判断:内瘘成熟指与动脉吻合后的静脉呈动脉化,表现为血管壁增厚,显露清晰,突出于皮肤表面,有明显震颤或搏动。其成熟的早晚与患者自身血管条件、手术情况及术后患者的配合情况有关。内瘘成熟一般至少需要1个月,一般在内瘘成形术后2~3个月开始使用。

3.内瘘的正确使用与穿刺护理

熟练正确的穿刺技术能够延长内瘘的使用寿命,减少因穿刺技术带来的内瘘并发症。新建内瘘和常规使用的内瘘在穿刺技术上有些不同,需要血液透析护士认真把握。

（1）穿刺前评估及准备。

首先检查内瘘皮肤有无皮疹、发红、淤青、感染等,手臂是否清洁。

仔细摸清血管走向,感觉震颤的强弱,发现震颤减弱或消失应及时通知医师。

穿刺前内瘘手臂尽量摆放于机器一侧,以免因管道牵拉而使穿刺针脱落;选择好合适的体位同时也让患者感觉舒适。

工作人员做好穿刺前的各项准备,如洗手、戴口罩、帽子、手套及穿刺用物品。

（2）选择穿刺点。

动脉穿刺点距吻合口的距离在 3 cm 以上,针尖呈离心或向心方向穿刺。

静脉穿刺点距动脉穿刺点间隔在 5～8 cm,针尖呈向心方向穿刺。

如静脉与动脉在同一血管上穿刺相距 8～15 cm,以减少再循环,提高透析质量。

注意穿刺部位的轮换,切忌定点穿刺。沿着内瘘血管走向由上而下或由下而上交替进行穿刺,每个穿刺点相距 1 cm 左右,此方法优点在于:①由于整条动脉化的静脉血管受用均等,血管粗细均匀,不易因固定一个点穿刺或小范围内穿刺而造成受用多的血管处管壁受损,弹性减弱,硬结节或瘢痕形成及严重时形成动脉瘤,减少未受用的血管段的狭窄而延长瘘管使用寿命。②避免定点穿刺处皮肤变薄、松弛,透析时穿刺点渗血。此方法的缺点是不断更换穿刺点,将增加患者每次穿刺时的疼痛,需与患者沟通说明此穿刺方法的优点,从而取得患者的配合。

（3）进针角度:穿刺针针尖与皮肤成 30°～40°,针尖斜面朝左或右侧进针,使针与皮肤及血管的切割面较小,减轻穿刺时患者疼痛,保证穿刺成功率及治疗结束后伤口愈合速度。

（4）新内瘘穿刺技术的护理:刚成熟的内瘘管壁薄而脆,且距吻合口越近血液的冲击力就越大,开始几次穿刺很容易引起皮下血肿。因此在最初几次穿刺时应由骨干层护士操作。操作前仔细摸清血管走向后再行穿刺,以保证一针见血。穿刺点一般暂时选择远离造瘘口的肘部或接近肘部的"动脉化"的静脉做向心或离心方向穿刺作动脉引血端,另择下肢静脉或其他小静脉作静脉回路,待内瘘成熟后,动脉穿刺点再往下移。这样动脉发生血肿的概率就会减少。针尖进皮后即进血管,禁止针尖在皮下潜行后再进血管。首次使用时血流量在 150～250 mL/min,禁止强行提高血流量,以免造成瘘管长时间塌陷。在血液透析过程中避免过度活动,以免穿刺针尖损伤血管内膜,引起血栓形成。透析结束后应由护士负责止血,棉球按压穿刺点的力度宜适当,不可过重,同时注意皮肤进针点与血管进针点是否在同一部位。穿刺点上缘及下缘血管亦需略施力压迫,手臂略微举高,以减少静脉回流阻力,加快止血。

（5）穿刺失败的处理:新内瘘穿刺失败出现血肿应立即拔针压迫止血,同时另建血管通路进行透析,血肿部位冷敷以加快止血,待血肿消退后再行穿刺。

作为动脉引血用的血管在穿刺时发生血肿,应首先确认内瘘针在血管内,当血肿不大时,可在穿刺处略加压保护,同时迅速将血液引入体外循环血管通路管内以减轻患者血管内压力,通常可维持继续透析。但如血肿明显增大,应立即拔出,加压止血,在该穿刺点以下(远心端)再做穿刺(避开血肿);如重新穿刺有困难,可将血流量满意的静脉改为动脉引血,另择静脉穿刺做回血端继续透析。如静脉回路发生血肿应立即拔针,局部加压止血。透析未结束,应为患者迅速建立静脉回路继续透析,如选择系同一条血管再穿刺时,应在前一次穿刺点的近心端或改用其他外周静脉穿刺。

（6）内瘘拔针后的护理:内瘘拔针后的护理内容主要包括正确止血方法应用及维持内瘘的良

好功能。拔针前用无菌止血贴覆盖针眼,拔针时用 1.5 cm×2 cm 大小的纸球或纱球压迫穿刺部位,弹性绷带加压包扎止血,按压的力量以既能止血又能保持穿刺点上下两端有搏动或震颤,20～30 分钟后缓慢放松,2 小时后取下纸球或纱球,止血贴继续覆盖在穿刺针眼处 12 小时后再取下。同时注意观察有无出血发生,如出血再行局部穿刺部位指压止血 10～15 分钟,同时寻求帮助。术后按压过轻或过重都会造成皮下血肿,损伤血管,影响下次穿刺或血流量不足,严重血肿可致血管硬化、周围组织纤维化及血栓形成等,造成内瘘闭塞。

(7)内瘘患者的自我护理指导:良好正确的日常护理是提高动静脉内瘘使用寿命的重要环节,因此如何指导患者正确地进行自我护理是透析护理工作者一项重要工作。

提高患者自护观念,让其了解内瘘对其生命的重要性,使患者主动配合并实施保持内瘘良好功能状态的措施。

保持内瘘皮肤清洁,每次透析前彻底清洗手臂。

透析结束当日穿刺部位不能接触水及其他液体成分,保持局部干燥清洁,用无菌敷料或创可贴覆盖 12 小时以上,以防感染。提醒患者尽早放松止血带,如发生穿刺处血肿或出血,立即按压止血,再寻求帮助;出现血肿在 24 小时内先用冰袋冷敷,24 小时后可热敷,并涂搽喜疗妥消肿,如有硬结,可每天用喜疗妥涂搽按摩,每天 2 次,每次 15 分钟。

造瘘肢手臂不能受压,衣袖要宽松,不佩戴过紧饰物;夜间睡觉不将造瘘肢手臂压垫于枕后,尽量避免卧于造瘘侧,不可提重物。

教会患者自我判断动静脉内瘘通畅的方法。

适当活动造瘘手臂,可长期定时进行手握橡皮健身球活动。

避免造瘘手臂外伤,以免引起大出血。非透析时常戴护腕,护腕松紧应适度,过紧易压迫动静脉内瘘导致内瘘闭塞。有动脉瘤者应用弹性绷带加以保护,避免继续扩张及意外破裂。

(8)内瘘并发症的护理。

出血:主要表现为创口处渗血及皮下血肿。皮下出血如处理不当可致整个手中上臂肿胀。

原因:①术后早期出血,常发生于麻醉穿刺点及手术切口处。②内瘘未成熟,静脉壁薄。③肝素用量过大。④穿刺失败导致血肿。⑤压迫止血不当或时间过短。⑥内瘘手臂外伤引起出血。⑦透析结束后造瘘肢体负重。⑧迟发性出血见于动脉瘤形成引起破裂出血及感染。

预防和护理:①术前准备应充分,操作细心,术后密切观察伤口有无渗血。②避免过早使用内瘘,新建内瘘的穿刺最好由有经验的护士进行。③根据患者病情合理使用抗凝剂。④提高穿刺技术,力争一次穿刺成功。⑤止血力度适当,以不出血为准,最好指压止血。⑥避免同一部位反复穿刺,以防发生动脉瘤破裂。⑦指导患者放松止血带时观察有无出血及出现出血的处理方法。

感染:瘘管局部表现为红、肿、热、痛,有时伴有内瘘闭塞,全身症状可见寒战、发热,重者可引起败血症、血栓性静脉炎。

原因:①手术切口感染。②未正确执行无菌技术操作,穿刺部位消毒不严或穿刺针污染。③长期使用胶布和消毒液,致动静脉穿刺处皮肤过敏,发生破损、溃烂或皮疹,用手搔抓引起皮肤感染。④透析后穿刺处接触污染液体引起的感染。⑤穿刺不当或压迫止血不当致血肿形成或假性动脉瘤形成引起的感染。⑥内瘘血栓切除或内瘘重建。

预防和护理:①严格执行无菌技术操作,穿刺部位严格消毒,及时更换可疑污染的穿刺针。②避免在有血肿、感染或破损的皮肤处进行通路穿刺,提高穿刺技术,避免发生血肿。③内瘘有感染时应及时改用临时性血管通路,并积极处理感染情况:局部有脓肿时应切开引流,并全身使用抗生素;发生败血症者应用有效抗生素至血细菌培养阴性后2周。④做好卫生宣传教育,让患者保持内瘘手臂皮肤清洁、干净,透析后穿刺处勿沾湿、浸液。

血栓形成及预防。

原因:①早期血栓多由于手术中血管内膜损伤、血管外膜内翻吻合、吻合时动静脉对位不良、静脉扭曲、吻合口狭窄旋转等及内瘘术后包扎过紧,内瘘受压。②自身血管条件差,如静脉炎、动脉硬化、糖尿病血管病变、上段血管已有血栓。③患者全身原因,如高凝状态、低血压、休克、糖尿病等。④药物影响,如促红细胞生成素的应用,使血细胞比容上升,增加了血栓形成的危险。⑤反复低血压发生。⑥反复定点穿刺导致血管内膜损伤。⑦压迫止血不当,内瘘血管长时间受压。

临床表现:患者动静脉内瘘静脉侧搏动、震颤及杂音减弱,患者主诉内瘘处疼痛。部分堵塞时透析引血时血流量不足,抽出血为暗红色,透析中静脉压升高。完全阻塞时搏动震颤及杂音完全消失,不能由此建立血液通路进行透析。

预防和护理:①严格无菌技术,正确手术方法、规范术后护理;避免过早使用内瘘,一般内瘘成熟在6~8周,最好在内瘘成熟后再使用。②计划应用内瘘血管,切忌定点穿刺,提高内瘘穿刺成功率,力争一次穿刺成功,避免反复穿刺引起血肿形成。③根据患者情况,指导患者用拇指及中指指腹按压穿刺点,注意按压力度,弹力绷带不可包扎过紧。④避免超滤过多引起血容量不足、低血压。⑤做好宣传教育工作,内瘘手臂不能受压,夜间睡眠时尤其要注意。⑥高凝状态的患者可根据医嘱服用抗凝药。⑦穿刺或止血时发生血肿,先行按压并冷敷,在透析后24小时热敷消肿,血肿处涂搽喜疗妥并按摩。早期血栓形成,可用尿激酶25万~50万单位溶于20 mL生理盐水中,在动静脉内瘘近端穿刺桡动脉缓慢注入。若无效,则应通知医师,行内瘘再通或修补术。

(9)血流量不足及处理。

原因:①反复定点穿刺引起血管壁纤维化,弹性减弱,硬结、瘢痕形成,管腔狭窄,而未使用的血管因长期不使用也形成狭窄。②内瘘未成熟过早使用。③患者本身血管条件不佳,造成内瘘纤细,流量不足。④穿刺所致血肿机化压迫血管。⑤肢体受冷致血管痉挛、动脉炎症、内膜增厚。⑥动静脉内瘘有部分血栓形成。

临床表现:主要表现血管震颤和杂音减弱,透析中静脉端阻力增加而动脉端负压上升;血流量增大时,可见血管明显塌陷,患者血管处有触电感,静脉壶滤网上血流量忽上忽下,同时有大量泡沫析出,并伴有静脉压、动静脉压的低压报警。

预防及护理:①内瘘成熟后有计划地使用内瘘血管。②严格执行正确的穿刺技术,切忌反复定点穿刺。③提高穿刺技术,减少血肿发生。④嘱患者定时锻炼内瘘侧手臂,使血管扩张。⑤必要时手术扩张。

(10)窃血综合征。

原因:桡动脉-头静脉侧侧吻合口过大,前臂血流大部分经吻合口回流,引起肢体远端缺血;血液循环障碍,如糖尿病、动脉硬化的老年患者。

临床表现:①轻者活动后出现手指末梢苍白、发凉、麻木疼痛等一系列缺血症状,患者抬高时手指隐痛。②严重者休息时可出现手痛及不易愈合的指端溃疡,甚至坏死,多发生于桡动脉和皮下浅静脉侧侧吻合时。

预防及护理:定期适量活动患肢,以促进血液循环。

手术治疗:将桡动脉-头静脉侧侧吻合改为桡动脉-头静脉端端吻合,可改善症状。

(11)动脉瘤:由于静脉内压力增高,动脉化的静脉发生局部扩张并伴有搏动,称为真性动脉瘤;穿刺部位出血后,在血管周围形成血肿并与内瘘相通,伴有搏动称为假性动脉瘤。动脉瘤的形成一般发生在术后数月至数年。

原因:①内瘘过早使用,静脉壁太薄。②反复在同一部位进行穿刺致血管壁受损,弹性差或动脉穿刺时离吻合口太近致血流冲力大。③穿刺损伤致血液外渗形成血肿,机化后与内瘘相通。

临床表现:内瘘局部扩张明显,局部明显隆起或呈瘤状。严重扩张时可增加患者心脏负担和回心血量,影响心功能。

预防及护理:有计划地使用内瘘血管,避免反复在同一部位穿刺,提高穿刺技术,穿刺后压迫止血力度适当,避免发生血肿,若内瘘吻合口过大应注意适当加以保护,减少对静脉和心脏的压力。小的血管瘤一般不需手术,可用弹力绷带或护腕轻轻压迫,防止其继续扩大,禁在血管瘤处穿刺。如果血管瘤明显增大,影响了患者活动或有破裂危险,可采用手术处理。

(12)手肿胀综合征:常发生于动静脉侧侧吻合时,由于压力差的原因,动脉血大量流入吻合静脉的远端支,手臂处静脉压增高,静脉回流障碍,并干扰淋巴回流,相应的毛细血管压力也升高而产生肿胀。主要的临床表现为手背肿胀,色泽暗红,皮肤发痒,或坏死。早期可以通过握拳和局部按压促进回流,减轻水肿,长期肿胀可通过手术结扎吻合静脉的远侧支,必要时予以重新制作内瘘。

(13)充血性心力衰竭:当吻合口内径过大,超过 1.2 cm,分流量大,回心血量增加,从而增加心脏负担,使心脏扩大,引发了心力衰竭。主要临床表现为心悸、呼吸困难、心绞痛、心律失常等。一旦发生,可用弹力绷带加压包扎内瘘,若无效则采用外科手术缩小吻合口内径。

(李玲玲)

第三节 血浆置换技术与护理

一、概述

(一)血浆置换(plasma exchange,PE)

血浆置换是一种用来清除血液中大分子物质的体外血液净化学治疗(简称化疗)法,指将患者的血液引出体外,经离心法或膜分离法分离血浆和细胞成分,迅速地选择性地从循环血液中去除病理血浆或血浆中的病理成分(如自身抗体、免疫复合物、副蛋白、高黏度物质和蛋白质结合的毒物等),而将细胞成分及补充的等量的平衡液、血浆、清蛋白溶液回输入体内,达到清除致病物质的目的,从而治疗一般疗法无效的多种疾病。

(二)每次血浆交换量

尚未标准化,每次交换 2~4 L。一般来说,若该物质仅分布于血管内,则置换第 1 个血浆容量可清除总量的 55%,如继续置换第 2 个血浆容量,却只能使其浓度再下降 15%。因此每次血浆置换通常仅需要置换 1 个血浆容量,最多不超过 2 个。

（三）置换频度

要根据基础疾病和临床反应来决定。每次血浆交换后，未置换的蛋白浓度重新升高，通过从血管外返回血管内和再合成这2个途径。血浆置换后血管内外蛋白浓度达到平衡需1～2天。因此，绝大多数血浆置换疗法的频度是间隔1～2天，连续3～5次。

（四）置换液

为了保持机体内环境的稳定，应维持有效血容量和胶体渗透压。

1.置换液种类

（1）晶体液，如生理盐水、葡萄糖生理盐水、林格液，用于补充血浆中各种电解质的丢失。

（2）胶体液，如血浆代用品，主要有中分子右旋糖酐、右旋糖酐-40、羟乙基淀粉，三者均为多糖，能短时有效地扩充和维持血容量；血浆制品，最常用的有5％清蛋白、新鲜冰冻血浆，后者是唯一含枸橼酸盐的置换液。

2.置换液的补充原则

（1）等量置换。

（2）保持血浆胶体渗透压正常。

（3）维持水、电解质平衡。

（4）适当补充凝血因子和免疫球蛋白。

（5）减少病毒污染机会。

（6）无毒性，没有组织蓄积。

二、血浆置换的并发症及应对

（一）变态反应

1.原因

在血浆置换治疗过程中，由于弃去了含有致病因子的血浆，为了保持血浆渗透压稳定和防止发生威胁生命的体液平衡紊乱，在分离血浆后要补充等容量液体。新鲜冰冻血浆含有凝血因子、补体和清蛋白，其成分复杂，常可诱发变态反应。据文献报道，变态反应的发生率小于12％。

2.预防

在应用血浆前静脉给予地塞米松5～10 mg或10％葡萄糖酸钙20 mL；应用血浆时减慢置换速度，逐渐增加置换量。同时应选择合适的置换液。

3.护理措施

治疗过程中要严密观察，如出现皮肤瘙痒、皮疹、寒战、高热时，不可让患者随意搔抓皮肤，应及时给予激素、抗组胺药或钙剂，可为患者摩擦皮肤缓解瘙痒。另外，治疗前认真执行三查七对，核对血型，血浆输注速度不宜过快。

（二）低血压

1.原因

置换与滤出速度不一，滤出过快、置换液补充过缓；体外循环血量多，有效血容量减少；疾病原因引起，如应用血制品引起变态反应；补充晶体液时，血渗透压下降。

2.预防

血浆置换术中血浆交换应等量，即血浆出量应与置换液入量保持平衡，当患者血压下降时可先置入胶体，血压稳定时再置入晶体，避免血容量的波动。其次，要维持水、电解质的平衡，保持血浆胶体渗透压稳定。

3.护理措施

密切观察患者生命体征,每30分钟监测生命体征1次。出现头晕、出汗、恶心、脉速、血压下降时,立即补充清蛋白,加快输液速度,减慢血浆出量,延长血浆置换时间。一般血流量应控制在50～80 mL/min,血浆流速为25～40 mL/min,平均置换血浆1 000～1 500 mL/h,血浆出量与输入血浆和液体量平衡。

(三)低钙血症

1.原因

新鲜血浆含有枸橼酸钠,输入新鲜血过多、过快容易导致低钙血症,患者出现口麻、腿麻及小腿肌肉抽搐等低钙血症表现,严重时发生心律失常。

2.预防

治疗中常规静脉注射10%葡萄糖酸钙10 mL。

3.护理措施

严密观察患者有无低钙血症表现及血液生化改变,如出现低钙血症表现可给予热敷、按摩或补充钙剂等对症处理。

(四)出血

1.原因

血浆置换过程中血小板破坏、抗凝剂输入过多及疾病本身导致。

2.预防

治疗前常规检测患者的凝血功能,根据情况确定抗凝剂剂量及用法。

3.护理措施

治疗中严密观察皮肤及黏膜有无出血点;进行医疗护理操作时,动作轻柔、娴熟,熟练掌握静脉穿刺技巧,尽量避免反复穿刺;一旦发生出血,立即通知医师采取措施,治疗结束时用鱼精蛋白中和肝素,用无菌纱布加压包扎穿刺点,术后6小时注意观察穿刺部位有无渗血。

(五)感染

1.原因

置换液含有致热源;血管通路感染;疾病原因引起的感染。

2.预防

严格无菌操作。

3.护理措施

血浆置换是一种特殊的血液净化疗法,必须严格无菌操作;患者必须置于单间进行治疗,治疗室要求清洁,操作前紫外线照射30分钟,家属及无关人员不得进入治疗场所;操作人员必须认真洗手、戴口罩和帽子,配置置换液时需认真核对、检查、消毒,同时做到现配现用。

(六)破膜

血浆分离的滤器因为制作工艺而受到血流量及跨膜压的限制,如置换时血流量过大或置换量增大,往往会导致破膜,故血流量应为100～150 mL/min,每小时分离血浆1 000 mL左右,跨膜压控制为50.0 kPa(375 mmHg)。预冲分离器时注意不要用血管钳敲打排气,防止破膜的发生。

(李玲玲)

第四节　血液灌流技术与护理

一、概述

(一)血液灌流

血液灌流是指将患者的血液引出体外并经过具有光谱解毒效应的血液灌流器,通过吸附的方法来清除体内有害的代谢产物或外源性毒物,最后将净化后的血液回输患者体内的一种血液净化疗法。在临床上被广泛地用于药物和化学毒物的解毒,尿毒症、肝性脑病及某些自身免疫性疾病等的治疗。

(二)吸附剂

经典的吸附剂包括活性炭和树脂。

1.活性炭

活性炭是一种非常疏松多孔的物质,其来源相当多样,包括植物、果壳、动物骨骼、木材、石油等,经蒸馏、炭化、酸洗及高温、高压等处理后变得疏松多孔。活性炭吸附力强的主要原因就在于多孔性,无数的微孔形成了巨大的比表面积。活性炭的特点是大面积(1 000 m/g 以上)、高孔隙和孔径分布宽,它能吸附多种化合物,特别是极难溶于水的化合物,对肌酐、尿酸和巴比妥类药物具有良好的吸附性能。

2.树脂

树脂是一类具有网状立体结构的高分子聚合物,根据合成的单体及交联剂的不同分为不同的种类。血液净化吸附剂采用吸附树脂,吸附树脂又分为极性吸附树脂和非极性吸附树脂。XAD-4、XAD-7 等对有机毒物、脂溶性毒物的吸附作用大;XAD-2 树脂,对疏水集团毒素(如有机磷农药、地西泮等)的吸附力大;XAD 系列树脂的解毒作用优于活性炭,其吸附的毒物分子量为500～20 000 D。一般认为血液灌流的吸附解毒作用优于血液透析。如对苯巴比妥钠等镇静安眠药、解热镇静剂、三环类抗忧郁药、洋地黄、地高辛、茶碱、卡马地平、有机氯、百草枯等的解毒作用优于血液透析。对脂溶性高、分布容积大、易与蛋白结合的毒物解毒作用也优于血液透析。

(三)理想的血液灌流吸附必须符合以下标准

(1)与血液接触无毒无变态反应。

(2)在血液灌流过程中不发生任何化学反应和物理反应。

(3)具有良好的机械强度,耐磨损,不发生微粒脱落,不发生变形。

(4)具有较高的血液相容性。

(5)易消毒清洗。

二、血液灌流的方法、观察及护理

(一)方法

进行血液灌流时,应将吸附罐的动脉端向下,垂直立位,位置高度相当于患者右心房水平,用5％葡萄糖溶液 500 mL 冲洗后,再用肝素盐水(2 500 U/L 盐水)2 000 mL 冲洗,将血泵速度升至 200～300 mL/min 冲洗灌流器,清除脱落的微粒,并使碳颗粒吸水膨胀,同时排尽气泡。冲洗过程中,可在静脉端用止血钳反复钳夹血路以增加血流阻力,使冲洗液在灌流器内分布更均匀。灌流时初始肝素量为 4 000 U 左右,由动脉端注入,维持量高,总肝素量为每次 6 000～8 000 U,较常规血液透析量大,因活性炭可吸附肝素,要求部分凝血活酶时间、凝血酶时间及活化凝血时间达正常的 1.5～2.0 倍。

(二)血管通路

应用临时血管通路。首选股静脉、颈内静脉及锁骨下静脉。也可采用桡动脉-贵要静脉,足背动脉-大隐静脉。个别情况下也可使用内瘘或外瘘。血流量以 50 mL/min 开始,若血压、脉搏和心率稳定可提高至 150～200 mL/min。

(三)观察

每次血液灌流 2 小时,足以有效地清除毒物。如果长于 2 小时,吸附剂已被毒物饱和而失效。如果1 次灌流后又出现反跳时(组织内毒物又释放入血液),可再进行第 2 次灌流,但 1 次灌流时间不能超过2 小时。血液灌流如与血液透析联合治疗,则灌流器应装于透析器之前;结束时把灌流器倒过来,动脉端在上,静脉端在下,用空气回血,不能用生理盐水,以免被吸附的物质重新释放入血。

(四)不良反应

1.血小板减少

临床上较多见。另外活性炭也可吸附纤维蛋白原,这是造成出血倾向的原因之一。

2.对氨基酸等生理性物质的影响

血液灌流能吸附氨基酸,尤其对色氨酸、蛋氨酸等芳香族氨基酸吸附量最大,但一般机体有代偿功能,若长期使用,应引起警惕。

3.对药物的影响

因能清除许多药物,如抗生素、升压药等,药物治疗时应注意调整剂量。

4.低体温

常发生于冬天使用简易无加温装置血液灌流时。

(五)护理措施及注意事项

(1)密切观察患者的生命体征、神志变化、瞳孔反应等,保持呼吸道通畅。呼吸道分泌物过多的昏迷患者,应将头侧向一边,并及时减慢血流速度,去枕平卧。使用升压药,扩充血容量,如补液及输血、清蛋白、血浆等。但药物应在血路管的静脉端注入,或经另外的补液途径注入,否则药物被灌流器吸附,达不到有效浓度。若患者在灌流之前血压已很低,则可将充满预冲液的管路直接与患者的动静脉端相连接。

(2)血液灌流前大多数患者由于药物影响处于昏迷状态,随着血液灌流的作用,药物被灌流器逐渐吸附,1～1.5 小时后患者逐渐出现躁动、不安,需用床挡加以保护,以防坠床;四肢和胸部可用约束带进行约束,但不能强按患者的肢体,防止发生肌肉撕裂、骨折或关节脱位;背部应垫上软垫防止背部擦伤和椎骨骨折;必要时用包有纱布的压舌板垫在患者的上下齿之间,防止咬伤舌头,并注意防止舌后坠。

(3)保持体外循环通畅。导管应加以固定,对躁动不安的患者适当给予约束,必要时给予镇静剂。防止因剧烈活动而使留置导管受挤压变形、折断、脱出,管道的各个接头须紧密连接,防止滑脱出血或空气进入导管引起空气栓塞。

(4)严密观察肝素抗凝情况,若发现灌流器内血色变暗、动脉和静脉壶内有血凝块,则应调整肝素剂量,必要时更换灌流器及管路。

(5)如用简易的血泵做血液灌流,没有监护装置,则必须严密观察是否有凝血、血流量不足和空气栓塞等情况。如出现动脉除泡器凹陷,则提示血流量不足,应考虑动脉穿刺针是否位置不当、动脉管道是否扭曲折叠、血压是否下降;若动脉除泡器变硬、膨胀,血液溢入除泡器的侧管,提示动脉压过高,灌流器凝血;若同时伴有静脉除泡器液面下降,则应适当增加肝素的用量;在无空气监测的情况下,一旦空气进入体内将会发生严重的空气栓塞,因此要密切注意各管道的连接,严防松脱,注意动静脉除泡器和灌流器的安全固定。

(6)维持性血液透析患者合并急性药物或毒物中毒需要联合应用血液透析和血液灌流时,灌流器应置于透析器之前,有利于血液的加温,以免经透析器脱水后血液浓缩,使血液阻力增大,导致灌流器凝血。

(7)患者有出血倾向时,应注意肝素的用法,如有需要,可遵医嘱输新鲜血或浓缩血小板。

(8)若患者在灌流1小时左右出现寒战、发热、胸闷、呼吸困难等反应,可能是灌流器生物相容性差所致,可静脉注射地塞米松,给予吸氧,但不要盲目终止灌流,以免延误抢救。

(9)观察反跳现象:血液灌流只是清除了血中的毒物,而脂肪、肌肉等组织已吸收的毒物的不断释放、肠道中残留毒物的再吸收等,都会使血中毒物浓度再次升高而再度引起昏迷,会出现昏迷—灌流—清醒—再昏迷—再灌流—再清醒的情况。因此,对脂溶性药物如有需要,应继续多次灌流,直至病情稳定为止。如有条件,应在灌流前后采血做毒物、药物浓度测定。

(10)血液灌流只能清除毒物本身,不能纠正毒物已经引起的病理生理的改变,故中毒时一定要使用特异性的解毒药。如有机磷农药中毒时,血液灌流不能恢复胆碱酯酶的活性,必须使用解磷定、阿托品治疗。

(11)应根据病情采取相应的治疗措施,如洗胃、导泻、吸氧、呼吸兴奋剂、强心、升压、纠正酸中毒、抗感染等。

(12)做好心理护理。多数药物中毒患者都是因对生活失去信心或与家庭成员、同事发生矛盾而服药,故当患者神志逐渐清楚时,护士要耐心劝解、开导、化解矛盾,使患者情绪稳定,从而积极配合治疗。

(李玲玲)

第五节　患儿血液透析的护理

一、适应证

(一)急性肾衰竭

利尿剂难治的液体超负荷导致高血压或充血性心力衰竭,高分解状态或因为支持循环需要大量肠外补充液体,以上情况合并持续少尿状态时需要透析。

(二)慢性肾衰竭

小儿慢性肾衰竭的年发病率为(2～3.5)/100万人口,病因与第一次检出肾衰竭时小儿的年龄密切相关,5 岁以下的慢性肾衰竭常是先天性泌尿系统解剖异常的结果;5 岁以上的慢性肾衰竭以后天性肾小球疾病为主。对慢性肾衰竭来说生化指标的改变比临床症状更重要,当小儿肾小球滤过率将为 5 mL/(min·1.73 m²)时,就相当于年长儿童血浆肌酐 884 mmol/L。慢性肾衰竭小儿透析指征见表 3-3。

表 3-3　慢性肾衰竭小儿开始透析的指征

1.血肌酐:年长儿童大于 884 mmol/L,婴儿大于 442 mmol/L

2.血清钾大于 6.0 mmol/L

3.CO_2CP 小于 10 mmol/L 或血磷大于 3.23 mmol/L

4.药物治疗难以纠正的严重水肿、高血压、左心衰竭

5.保守治疗伴发严重肾性骨病、严重营养不良及生长发育迟缓者

凡具备以上任何一项都应开始透析,有条件时尽量提前建立动静脉内瘘,早期、充分透析可以预防出现严重并发症,如左心衰竭、致死性高血钾、心包炎等,有助于纠正营养不良及生长发育迟缓。

二、小儿血液透析特点

近 10 年由于血液透析新技术的应用使小儿血透更加安全,如血管通路的建立、专用的小儿透析材料和设备等,但是在不同国家和地区之间,小儿透析的开展还是有很大的差距。

(一)血管通路

良好的血液通路是小儿血液透析的关键。由于小儿透析患者血管细,合作不好,建立有效的血管通路是血透成功的关键。

1.经皮穿刺中心静脉置管

目前小儿临时血透血管通路以采用经皮中心静脉穿刺插管为主,穿刺部位常用股静脉、颈内静脉及锁骨下静脉,婴幼儿多选用穿刺技术简便又安全的股静脉,缺点是限制患儿活动,并易发生感染,导管留置时间不宜超过 1 个月,较大儿童能够合作可选择颈内静脉或锁骨下静脉,不影响患儿活动,导管留置时间较长,可达 3 个月,但穿刺技术要求高,要求患儿能够很好地配合,可考虑应用短效的静脉麻醉剂,并发症为误穿动脉、误穿腹膜等。

2.动静脉内瘘

用于需慢性血透的患儿,最常用的部位是上肢的桡动脉与头静脉。体重 5~10 kg 的小儿可利用大隐静脉远端和股动脉侧壁建立隐静脉襻内瘘,血管条件差者可行移植血管建立动静脉搭桥。由于小儿血管细,常需要应用显微外科技术建立动静脉内瘘,术后内瘘成熟期应足够长(1~6 个月),在成熟期内患儿应在医护人员指导下做一些有助于扩张血管的锻炼。过早使用动静脉内瘘易发生血肿或假性动脉瘤。

(二)透析器及血液管道

选择透析器型号和血液管道容量应依据患儿年龄和体重的不同而有所差异。透析器和血液管道总容量不应超过患者总血容量的 10%,小儿血容量为 80 mL/kg,即透析器和血液管道总容量不应超过体重的 8%,最好选用小血室容量和低顺应性透析器,如中空纤维型、小平板型,而具有大血室容量和高顺应性的蟠管型就不适合。为防止透析后失衡综合征,首次透析选择透析器为尿素清除率不超过 3 mL/(min·kg),以后的规律透析也选择尿素清除率在 6~8 mL/(min·kg)。一

般情况下体重小于 20 kg 者选 0.2～0.4 m² 膜面积的透析器,20～30 kg 者选 0.4～0.8 m² 膜面积的透析器,30～40 kg 者选 0.8～1.0 m² 膜面积的透析器,体重超过 40 kg 者可选用成人透析器和血液管道。

小儿的血液管道容量为 13～77 mL,用直径 1.5～3 mm 的管道可限制血流量在 30～75 mL/min,如用大流量透析可选用短和直径大的管道,以减少体外循环血容量。

(三)血透方案设计

血透初期遵循频繁短时透析的原则,避免血浆渗透压剧烈改变。低蛋白血症患儿可在透析中输清蛋白 1～2 g/kg。

1.血流量

3～5 mL/(min·kg)。体重超过 40 kg 者可使血流量达250 mL/min。

2.抗凝剂

常规应用肝素,首次用量 25～50 U/kg,维持量 10～25 U/(kg·h),透析结束前 30 分钟停用。低分子肝素平均剂量为:体重低于 15 kg 者用 1 500 U,体重 15～30 kg 者用 2 500 U,体重 30～50 kg 者用5 000 U。有出血倾向者应减少肝素用量或无肝素透析。

3.透析液

为避免醋酸盐不宜耐受,主张全部应用碳酸氢盐透析液,钠浓度 140～145 mmol/L,透析液流量500 mL/L,婴幼儿血流量小,则透析液流量减少到 250 mL/L。

4.透析频率

一般每周 2～3 次,每次 3～4 小时,婴幼儿因高代谢率和对饮食适应性较差,有时需每周透析 4 次或隔天透析,透析充分性指标应高于成人透析患者,建议维持 Kt/V 在 1.2～1.6。

三、小儿透析组织机构和人员设置

建议专为肾衰竭儿童设置肾病中心,包括小儿透析中心、儿科病房,透析中心除了成人透析中心应该配备的工作人员外,还应配备专门培训过的相应专业人员,如营养师、教师及心理医师等,这才能很好地控制小儿饮食等各方面,有助于教育和纠正患儿的心理障碍。

四、血液透析的护理

(一)一般护理

(1)做好透析患儿的心理护理。医务人员穿着白色服装,每次透析都由护士做血管穿刺等,血液透析的不舒适及透析中没有家长的陪伴,这些往往使患儿感到恐惧、紧张,作为医务人员可以通过与透析患儿交谈,努力成为他们的朋友,用温柔的言语和娴熟的技能缓解患儿的恐惧、紧张的心理。通过做好生活护理,及时发现和满足患儿的需求,拉近与患儿的距离,提高患儿在透析过程中的依从性。另外,要做好患儿家属及年龄较大患儿的宣教工作,告诉他们疾病的相关知识,透析间期血管通路的护理及饮食控制的知识,以及自我护理对疾病预后的重要性。

(2)小儿一般选择容量控制型的透析机,调节血流量和透析液流量,控制超滤量,降低透析失衡综合征和低血压的发生。应根据患儿的情况采用不同的透析处方,包括透析方式、透析液的温度和浓度。了解患儿的一般情况,如体重、年龄、血压、体温、有无出血倾向、有无并发症等,确定使用抗凝剂的种类及剂量,决定选用的透析器型号、超滤量及透析时间。回血时控制生理盐水的入量,以不超过 100 mL 为宜。

（3）患儿的血管条件较成人差,穿刺技术不佳可以引起血肿,诱发动静脉内瘘闭塞,加重患儿对血液透析的恐惧,不利于治疗。因此要求护士操作技术规范、娴熟,可以由资深的护士进行血管穿刺,做到"一针见血",提高穿刺的成功率,有利于动静脉内瘘的成熟,并减轻患儿的恐惧心理。

（4）在透析过程中加强观察,包括:①穿刺处有无渗血;管道安置是否妥当,有无扭曲或折叠。②透析机运转是否正常。③管路内血液的颜色是否正常。④血流量是否正常。⑤血液、脉搏和体温情况。应经常询问患者有无抽筋、头痛、头晕和胸闷等不适。患儿年龄小,往往对不良反应敏感度较低,不能做到出现不适时及时告知医护人员,因此应通过对生命体征的密切观察,以及早发现一些不良反应的早期征象,及时处理。

（5）对于有低蛋白血症的患儿,可以:①在透析过程中通过使用人血清蛋白或输注血浆提高血浆胶体渗透压。②对于严重低血压或严重贫血的患儿,可以增加预冲液量或使用新鲜血预冲体外循环系统,或在透析中使用升压药。③对于因体重增长过多使心脏前负荷过重或伴有急性肺水肿的患儿,应减少预冲液量。④对急性左心衰竭但不伴有高钾血症的患儿可以先行单纯超滤。⑤对合并高钾血症的患儿可以先用降钾药物,使高钾血症有所缓解,再行透析。

（6）保持呼吸道通畅,防止窒息;指导和督促患儿按时服药,定期注射重组人红细胞生成素,定期检查血液分析等各项检查。

（二）营养管理

小儿处于生长发育期,其代谢速度较成人快,活动量大,营养要求也高,但因疾病等原因,患儿食欲较差,且由于饮食控制使食物过于单调,加之透析丢失营养物质,因此患儿容易发生营养不良。因此可选择患儿喜爱的食物,经常变换烹饪方法,以保证患儿的营养需求。血液透析的患儿营养需求如下:优质高蛋白饮食,蛋白质摄入量为 1.0～1.2 g/(kg·d),男性患儿热量摄入为 251 kJ/(kg·d)[60 kcal/(kg·d)],女性患儿为 201 kJ/(kg·d)[48 kcal/(kg·d)],要求其中 35％来自碳水化合物。

（三）并发症及其护理

许多成人透析的远期并发症,如肾性骨营养不良、贫血、高血压、心包炎、周围神经病变等,也同样发生于慢性透析的小儿患者。因为小儿处于生长发育期,透析中低血压、失衡综合征、"干体重"的监测方面有其特殊性,且并发症中肾性骨营养不良和贫血的治疗尤其重要。此外慢性透析小儿还受生长发育迟缓、性成熟延迟、心理障碍的困扰等。

1.“干体重”的监测

小儿自我管理能力较差,对水、盐不能很好限制,透析间期食欲不佳,常并发营养不良,加之处于生长发育时期,随年龄增加或肌肉增长等"干体重"都会随之变化,每次透析都应精确计算脱水量,防止容量负荷过高,在血透过程中实时监测血细胞比容可防止透析中血液下降,定期根据心胸比等有关指标确定"干体重",注意防止因脱水过多导致血压降低或脱水不足导致心力衰竭。

2.透析中低血压

小儿对血流动力学改变非常敏感,每次透析应遵循出水少于体重的 5％,婴幼儿小于 3％或除水速度小于 10 mL/(kg·h)的原则。体重不足 30 kg 的患者,每周血透 3 次,每次 4 小时,65％的病例出现循环衰竭、腹痛、恶心、呕吐等因急速除水引起的症状。体重 30 kg 以上的患者,只有 20％的病例出现这些症状。发生这些症状主要与除水有关,其他原因还有选用大血室容量透析器或血液管道,非常仔细地观察透析当中生命体征,透析中最好配备血容量监控装置,回血时生理盐水不能过多(尽量不超过 100 mL)。当患儿血容量相对或绝对不足时,如重度贫血、低蛋白血症或较低体重(小于 25 kg),血透时没有相适应的小透析器而只能用较大透析器时,在透析前预冲血液或血制品(如血浆或清蛋白)于透析器和透析管道中可预防低血压的发生。透析中低血压的处理主要是输注生理盐水或清蛋白。

3.失衡综合征

若透析前尿素氮明显升高,超过 35.7 mmol/L(100 mg/dL)或使用大面积高效能透析器都易发生失衡综合征,常表现为头痛、恶心、呕吐或癫痫样发作,处理可静脉滴注甘露醇 1 g/kg,30%在透析开始1小时内滴入,其余在透析过程中均匀滴入,若频繁或大量使用,应注意对残余肾功能的影响,也可提高透析液葡萄糖浓度。若透析前尿素氮超过 71.4 mmol/L 就应频繁短时间的透析。

4.心理和精神障碍

透析小儿不仅要接受长期依赖透析生存的现实,还得应付一些透析治疗带来的问题,如穿刺的疼痛、透析过程中的不适、饮食的限制、与同龄儿童的隔阂及死亡的恐惧等,这些常常导致小儿情绪低落,精神抑郁,加重畏食。鼓励这些儿童建立生活信心,需要心理医师、护士、家长及学校教师共同配合。对这类儿童更要强调生活质量,主张回归社会,尽可能参加体育运动,应帮助患儿合理安排透析时间,与同龄儿童一样入学校完成学业。

总之,在小儿透析过程中,早发现、早处理是防治血液透析急性并发症的关键,加强对患儿及家属的宣教工作,做好饮食管理及采用个体化透析,是防治远期并发症、提高透析患儿的存活率和生活质量的前提。医务人员高超的透析技术、穿刺技术在缓解小儿不良心理情绪方面起着至关重要的作用。

从长远观点看,终末期肾衰竭患儿长期血透并非上策,因为它对患儿生活质量影响较大,故在接受一段时间透析后最终行肾移植。北美儿童肾移植协作组资料显示,12 岁以前肾移植有利于生长发育,13 岁以后肾移植未见预期的青春期加快生长,强调在青春期前进行肾移植有利于生长和性发育,与透析治疗比较,肾移植具有可以获得正常生活、较好职业的优点。

(李玲玲)

第四章

神经内科护理

第一节 短暂性脑缺血发作

一、疾病概述

（一）概念和特点

短暂性脑缺血发作是指因脑血管病变引起的短暂性、局限性脑功能缺失或视网膜功能障碍，临床症状一般持续 10～20 分钟，多在 1 小时内缓解，最长不超过 24 小时，不遗留神经功能缺损症状。凡临床症状持续超过 1 小时且神经影像学检查有明确病灶者不宜称为短暂性脑缺血发作。

我国短暂性脑缺血发作的人群患病率为每年 180/10 万，男：女约为 3：1。短暂性脑缺血发作的发病率随年龄的增加而增加。

（二）相关病理生理

发生缺血部位的脑组织常无病理改变。主动脉弓发出的大动脉、颈动脉可见动脉粥样硬化改变、狭窄或闭塞。颅内动脉亦可有动脉硬化改变，或可见动脉炎性浸润。还可有颈动脉或椎动脉过长或扭曲。

（三）病因与诱因

1.血流动力学改变

各种原因如动脉炎和动脉硬化等所致的颈内动脉系统或椎-基底动脉系统的动脉严重狭窄，在此基础上血压的急剧波动导致原来靠侧支循环维持的脑区发生一过性缺血。

2.微栓子形成

微栓子主要来源于动脉粥样硬化的不稳定斑块或附壁血栓的破碎脱落、瓣膜性或非瓣膜性心源性栓子及胆固醇结晶等。

3.其他因素

如锁骨下动脉盗血综合征，某些血液系统疾病，如真性红细胞增多症、血小板增多、各种原因所致的严重贫血和高凝状态等，也可参与短暂性脑缺血发作的发病。

（四）临床表现

1.一般特点

短暂性脑缺血发作好发于 50～70 岁中老年人，男性多于女性，患者多伴有高血压、动脉粥样硬化、糖尿病、高血脂和心脏病等脑血管疾病危险因素。突发局灶性脑或视网膜功能障碍,持续时间短暂,多在 1 小时内恢复,最长不超过 24 小时,恢复完全,不留后遗症状,可反复发作,且每次发作症状基本相似。

2.颈内动脉系统短暂性脑缺血发作

大脑中动脉供血区的短暂性脑缺血发作,病灶对侧肢体单瘫、偏瘫、面瘫和舌瘫,可伴有偏身感觉障碍和对侧同向偏盲,优势半球受累可有失语;大脑前动脉供血区的短暂性脑缺血发作,病灶对侧下肢无力,可伴有人格和情感障碍;颈内动脉主干短暂性脑缺血发作,病灶侧 Horner 征、单眼一过性黑蒙或失明、对侧偏瘫及感觉障碍。

3.椎-基底动脉系统短暂性脑缺血发作

最常见的症状是眩晕、恶心、呕吐、平衡失调、眼球运动异常和复视。可能出现的症状是吞咽功能障碍、构音障碍、共济失调(小脑缺血)、交叉性瘫痪(脑干缺血)。

(五)辅助检查

1.影像学

CT 或 MRI 检查大多正常,部分病例(发作时间＞60 分钟者)于弥散加权 MRI 和正电子发射体层成像可见片状缺血灶。CT 血管成像、磁共振血管造影检查可见血管狭窄、动脉粥样硬化斑,数字减影血管造影可明确颅内外动脉的狭窄程度。

2.彩色经颅多普勒

可见颅内动脉狭窄、粥样硬化斑等,并可进行血流状况评估和微栓子监测。

3.其他

血常规、血流变、血脂、血糖和同型半胱氨酸等。

(六)治疗原则

消除病因、减少及预防复发、保护脑功能。

1.病因治疗

高血压患者应控制高血压,使血压＜18.7/12.0 kPa(140/90 mmHg),有效地治疗糖尿病、高脂血症、血液系统疾病、心律失常等。

2.预防性药物治疗

(1)抗血小板聚集药物:常用的药物有阿司匹林、双嘧达莫、噻氯匹定、氯吡格雷和奥扎格雷等。

(2)抗凝药物:临床伴有心房颤动、频发短暂性脑缺血发作且无出血倾向、严重高血压、肝肾疾病和消化性溃疡患者,可行抗凝治疗。常用药物有肝素、低分子肝素和华法林。

(3)钙通道阻滞剂:防止血管痉挛,增加血流量,改善循环。常用的药物有尼莫地平和盐酸氟桂利嗪等。

(4)中药:对老年短暂性脑缺血发作并有抗血小板聚集剂禁忌证或抵抗性者可选用活血化瘀的中药制剂治疗,常用的中药有川芎嗪、丹参、红花、三七等。

3.手术和介入治疗

对有颈动脉或椎-基底动脉严重狭窄(＞70％)的短暂性脑缺血发作患者,经药物治疗效果不佳或病情有恶化趋势者,可酌情选择动脉血管成形术和颈动脉内膜切除术。

二、护理评估

（一）一般评估

1.生命体征

体温升高常见于继发感染、下丘脑或脑干受损引起的中枢性高热。合并有心脏疾病时常有脉搏的改变。患者多伴有高血压,在脑动脉粥样硬化或管腔狭窄的基础上,当测得患者血压偏低或波动较大时,脑部一过性缺血极易诱发短暂性脑缺血发作。

2.患者主诉

（1）诱因:发病前有无剧烈运动或情绪激动。

（2）发作症状:发作时有无意识障碍、时间和地点的定向障碍、记忆丧失,有无眩晕、恶心、呕吐、平衡失调,有无吞咽、语言、视觉、运动功能障碍。

（3）发病形式:是否急性发病,持续时间及复发的时间,症状的部位、范围、性质、严重程度等。

（4）既往检查、治疗经过及效果,是否有遵医嘱治疗。目前情况包括使用药物的名称、剂量、用法和有无不良反应。

3.相关记录

患者年龄、性别、体重、体位、饮食、睡眠、皮肤、出入量、NIHSS 评分、GCS 评分、Norton 评分、吞咽功能障碍评定等记录结果。

（二）身体评估

1.头颈部

患者意识是否清楚,睁眼运动是否正常。两侧瞳孔是否等大、等圆、瞳孔对光反射是否灵敏;角膜反射是否正常。头颅大小、形状,注意有无头颅畸形。面部表情是否淡漠、颜色是否正常,有无畸形、面肌抽动、眼睑水肿、眼球突出、眼球震颤、巩膜黄染、结膜充血,额纹及鼻唇沟是否对称或变浅,鼓腮、示齿动作能否完成,伸舌是否居中,舌肌有无萎缩。有无吞咽困难、饮水呛咳,有无声音嘶哑或其他语言障碍。注意头颅有无局部肿块或压痛。咽反射是否存在或消失。有无头部活动受限、不自主活动及抬头无力;颈动脉搏动是否对称。脑膜刺激征是否阳性,颈椎、脊柱、肌肉有无压痛。颈动脉听诊是否闻及血管杂音。

2.胸部

脊柱有无畸形,心脏及肺部听诊是否异常。

3.腹部

腹壁反射、提睾反射是否存在,病理反射是否阳性。

4.四肢

四肢有无震颤、抽搐、肌阵挛等不自主运动或瘫痪,患者站立和行走时步态是否正常。肱二、三头肌反射,桡反射、膝腱反射、跟腱反射是否阳性。

（三）心理-社会评估

1.疾病知识

患者对疾病的性质、过程、防治及预后知识的了解程度。

2.心理状况

了解疾病对其日常生活、学习和工作的影响,患者能否面对现实、适应角色转变,有无焦虑、恐惧、抑郁、孤僻、自卑等心理反应及其程度;性格特点如何,人际关系和环境的适应能力如何。

3.社会支持系统

了解家庭的组成、经济状况、文化教育背景;家属对患者的关心、支持以及对患者所患疾病的认识程度;了解患者的工作单位或医疗保险机构所能承担的帮助和支持情况;患者出院后的继续就医条件,居住地的社区保健资源或继续康复治疗的可能性。

(四)辅助检查结果评估

部分病例(发作时间>60分钟者)于弥散加权 MRI 可见片状缺血灶。CTA、MR 血管成像及数字减影血管造影检查可见血管狭窄、动脉粥样硬化斑。数字减影血管造影检查可明确颅内外动脉的狭窄程度,经颅超声多普勒检查可发现颅内动脉狭窄,并可进行血流状况评估和微栓子监测。血常规和血生化等也是必要的,神经心理学检查可能发现轻微的脑功能损害。

(五)常用药物治疗效果的评估

1.应用抗血小板聚集剂评估

(1)用药剂量、时间、方法的评估与记录。

(2)胃肠道反应评估:观察并询问患者有无恶心、呕吐、上腹部不适或疼痛。

(3)出血评估:抗血小板药物可致胃肠溃疡和出血。患者服药期间,应定期检测血常规和异常出血的情况,对肾功能明显障碍者应定期检查肾功能。

2.应用抗凝药物评估

(1)详细询问患者的过敏史和疾病史,有无严重肝肾功能不全,急性胃十二指肠溃疡,脑出血,严重凝血系统疾病等。

(2)凝血功能监测:用药过程中,抽血检查患者血小板计数,凝血功能,观察局部皮肤有无出血及全身各系统有无出血倾向及其他不良反应,观察患者牙龈及大小便有无出血。皮下注射抗凝药物,应观察注射部位皮肤有无瘀斑、硬结及其大小,询问患者有无疼痛。

3.应用钙通道阻滞剂评估

观察患者有无低血压表现,严密监测患者血压变化。注意观察患者有无一过性头晕、头痛、面色潮红、呕吐等。

4.应用中药评估

(1)注意用药制剂、剂量、用药方法、疗程的评估和记录。

(2)观察中药对患者的不良反应。

三、主要护理诊断/问题

(一)跌倒的危险

与突发眩晕、平衡失调和一过性失明有关。

(二)知识缺乏

缺乏疾病的防治知识。

(三)潜在并发症

脑卒中。

四、护理措施

(一)休息与运动

指导患者卧床休息,枕头不宜太高(以 15°～20°为宜),以免影响头部供血。仰头或摇头幅度不要过大,注意观察有无频繁发作,记录每次发作的持续时间、间隔时间和伴随症状。避免重体力劳动,进行散步、慢跑等适当的体育锻炼,以改善心脏功能,增加脑部血流量,改善脑循环。

(二)合理饮食

指导患者进低盐、低脂、低糖、充足蛋白质和丰富维生素的饮食,多吃蔬菜水果,戒烟酒,忌辛辣油炸食物和暴饮暴食,避免过分饥饿。

(三)用药护理

指导患者正确服药,不可自行调整、更换或停用药物。注意观察药物不良反应,例如抗凝治疗时密切观察有无出血倾向,使用抗血小板聚集剂治疗时,可出现可逆性白细胞和血小板减少,应定期查血常规。

(四)心理护理

详细告诉患者本病的病因、常见症状、预防、治疗知识及自我护理方法。帮助患者了解本病的危害性,帮助患者寻找和去除自身的危险因素,积极治疗相关疾病,改变不良生活方式,建立良好的生活习惯。

(五)皮肤护理

观察患者肢体无力或麻木等症状有无减轻或加重,有无头痛、头晕等表现,给予肢体按摩、被动运动,长时间卧床时,给予功能卧位,加强翻身拍背,避免压疮的发生。

(六)健康教育

1.疾病预防指导

向患者和家属说明肥胖、吸烟、酗酒及不合理饮食与疾病发生的关系。指导患者选择低盐、低脂、足量蛋白质和丰富维生素的饮食。多食入谷类和鱼类、新鲜蔬菜、水果、豆类、坚果等,限制钠盐摄入量每天不超过 6 g。少摄入糖类和甜食,忌辛辣、油炸食物和暴饮暴食;戒烟、限酒。告知患者心理因素与疾病的关系,使患者保持愉快心情,注意劳逸结合,培养自己的兴趣爱好,多参加有益于身心的社交活动。

2.疾病知识指导

告知患者和家属本病是脑卒中的一种先兆和警示,未经正确和及时治疗,约 1/3 患者数年内可发展为脑卒中。应评估患者和家属对疾病的认知程度。

3.就诊指标

出现肢体麻木、无力、眩晕、复视等症状及时就诊;定期门诊复查,积极治疗高血压、高血脂、糖尿病等疾病。

五、护理效果评估

(1)患者眩晕、恶心、呕吐、肢体单瘫、偏瘫和面瘫、单肢或偏身麻木等症状好转。

(2)患者一过性黑蒙或失明症状消失,视力恢复。

(3)患者记忆力恢复,对时间、地点定向力均无任何障碍。

(4)患者症状无反复发作。

(5)患者对疾病知识、自身病情有一定了解,无焦虑、抑郁等心理情绪。

(谢洪霞)

第二节　脑　出　血

一、疾病概述

(一)概念和特点

脑出血又称出血性脑卒中,是指原发性非外伤性脑实质内出血,是发病率和病死率都很高的疾病。可分为继发性和原发性脑出血。继发性脑出血是由于某种原发性血管病变如血液病、结缔组织病、脑肿瘤、脑血管畸形等引发的脑出血。原发性脑出血是指在动脉硬化的基础上,脑动脉破裂出血。

(二)相关病理生理

绝大多数高血压性脑出血发生在基底节区的壳核和内囊区,约占脑出血的70%。脑叶、脑干及小脑齿状核出血各占约10%。壳核出血常侵入内囊,如出血量大也可破入侧脑室,使血液充满脑室系统和蛛网膜下腔;丘脑出血常破入第三脑室或侧脑室,向外也可损伤内囊;脑桥或小脑出血则可直接破入蛛网膜下腔或第四脑室。脑出血血肿较大时,可使脑组织和脑室变形移位,形成脑疝;幕上的半球出血,可出现小脑幕疝;小脑大量出血可发生枕大孔疝。

(三)病因与诱因

最常见的病因为高血压合并细小动脉硬化,其他病因包括脑动脉粥样硬化,颅内动脉瘤和动静脉畸形、脑动脉炎、血液病(再生障碍性贫血、白血病、特发性血小板减少性紫癜、血友病等)、梗死后出血、脑淀粉样血管病、脑底异常血管网病、抗凝及溶栓治疗等。

(四)临床表现

1.一般表现

脑出血好发年龄为50~70岁,男性稍多于女性,冬春季发病率较高,多有高血压病史。情绪激动或活动时突然发病,症状常于数分钟至数小时达到高峰。

2.不同部位出血的表现

(1)壳核出血:最常见,占脑出血的50%~60%,为豆纹动脉破裂所致,可分为局限型(血肿局限于壳核内)和扩延型(血肿向内扩展波及内囊外侧)。患者常有病灶对侧偏瘫、偏身感觉缺失和同向性偏盲,还可出现眼球向病灶对侧同向凝视不能,优势半球受累可有失语。

(2)丘脑出血:约占脑出血的20%,为丘脑穿通动脉或丘脑膝状体动脉破裂所致,分为局限型(血肿局限于丘脑)和扩延型(出血侵及内囊内侧)。患者常有"三偏征",通常感觉障碍重于运动障碍,深浅感觉均受累,但深感觉障碍更明显。可有特征性眼征,如上视不能或凝视鼻尖、眼球偏斜或分离性斜视等。优势侧出血可出现丘脑性失语(言语缓慢不清、重复语言、发音困难等);也可出现丘脑性痴呆(记忆力减退、计算力下降、情感障碍和人格改变等)。

(3)脑干出血:约占脑出血的10%,绝大多数为脑桥出血,系基底动脉的脑桥分支破裂所致。偶见中脑出血,延髓出血罕见。脑桥出血患者常表现为突发头痛、呕吐、眩晕、复视、交叉性瘫痪或偏瘫、四肢瘫等。大量出血(血肿>5 mL)者,患者立即昏迷、双侧瞳孔缩小如针尖样、呕吐咖啡色胃内容物、中枢性高热、呼吸衰竭和四肢瘫痪,多于48小时内死亡。出血量小可无意识障碍。中枢性高热由于下丘脑散热中枢受损所致,表现为体温迅速升高,达 39 ℃ 以上,解热镇痛剂无效,物理降温有效。

(4)小脑出血:约占脑出血的 10%,多由小脑上动脉破裂所致。小量出血主要表现为小脑症状,如眼球震颤、病变侧共济失调、站立和步态不稳等,无肢体瘫痪。出血量较大者,发病 12～24 小时内颅内压迅速升高、昏迷、双侧瞳孔缩小如针尖样、呼吸节律不规则、枕骨大孔疝形成而死亡。

(5)脑室出血:占脑出血的 3%～5%,分为原发性和继发性。原发性脑室出血为脉络丛血管或室管膜下动脉破裂所致,继发性脑室出血为脑实质内出血破入脑室。出血量较少时,仅表现为头痛、呕吐、脑膜刺激征阳性。出血量较大时,很快昏迷、双侧针尖样瞳孔、四肢肌张力增高。

(6)脑叶出血:占脑出血的 5%～10%,常由淀粉样脑血管疾病、脑动脉畸形、高血压、血液病等所致。出血以顶叶最为常见,其次为颞叶、枕叶及额叶。临床表现为头痛、呕吐等,肢体瘫痪较轻,昏迷少见。额叶出血可有前额痛、呕吐、对侧偏瘫和精神障碍,优势半球出血可出现运动性失语。顶叶出血偏瘫较轻,而偏侧感觉障碍显著,优势半球出血可出现混合型失语。颞叶出血表现为对侧中枢性面舌瘫及以上肢为主的瘫痪,优势半球出血可出现感觉性或混合性失语。枕叶出血表现为对侧同向性偏盲,可有一过性黑蒙和视物变形,多无肢体瘫痪。

(五)辅助检查

1.头颅 CT

头颅 CT 是确诊脑出血的首选检查方法,可清晰、准确的显示出血的部位、出血量、血肿形态、脑水肿情况及是否破入脑室等。发病后立即出现边界清楚的高密度影像。

2.头颅 MRI

对检出脑干、小脑的出血灶和监测脑出血的演进过程优于 CT。

3.脑脊液

脑出血患者需谨慎进行腰椎穿刺检查,以免诱发脑疝。

4.数字减影血管造影

脑出血患者一般不需要进行数字减影血管造影检查,除非疑有血管畸形、血管炎或脑底异常血管网病有需要外科手术或介入手术时才考虑进行。

5.其他检查

其他检查包括血常规、血液生化、凝血功能、心电图检查。

(六)治疗原则

治疗原则为脱水降颅压、调整血压、防止继续出血、减轻血肿所致继发性损害、促进神经功能恢复、加强护理防治并发症。

1.一般治疗

卧床休息,密切观察生命体征,保持呼吸道通畅,吸氧,保持肢体功能位,鼻饲,预防感染,维持水电解质平衡等。

2.脱水降颅压

积极控制脑水肿、降低颅内压是脑出血急性期治疗的重要环节。可选:20% 甘露醇 125～250 mL,快速静滴,1 次用时 6～8 小时;呋塞米(速尿)20～40 mg 静脉推注,2～4 次/天;甘油果糖 500 mL 静脉滴注,3～6 小时滴完,1～2 次/天。

3.调控血压

脑出血患者血压过高时,可增加再出血的风险,应及时控制血压,常用的药物有苯磺酸氨氯地平、硝普钠等。血压过低时,应进行升压治疗以维持足够的脑灌注,常用的药物有多巴胺、去甲肾上腺素等。

4.止血和凝血治疗

仅用于并发消化道出血或有凝血障碍时,对高血压性脑出血无效。常用的药物有6-氨基己酸、对羧基苄酸、氨甲环酸等。应激性溃疡导致消化道出血时,可应用西咪替丁、奥美拉唑等药物。

5.外科治疗

有开颅血肿清除、脑室穿刺引流、经皮钻孔血肿穿刺抽吸等手术治疗。

6.亚低温治疗

脑出血的新型辅助治疗方法,越早应用越好。

7.康复治疗

早期将患肢置于功能位,病情稳定时,尽早行肢体、语言、心理康复治疗。

二、护理评估

(一)一般评估

1.生命体征

脑出血患者可有发热,评估是否为中枢性高热;脉率可加快、减慢或有心律不齐;注意观察呼吸频率、深度和节律(潮式、间停、抽泣样呼吸等)的异常;血压过高易致再出血,诱发脑疝,血压过低常提示病情危重,也可能是失血性休克表现。

2.患者主诉

询问患者既往有无高血压、动脉粥样硬化、血液病和家族性脑卒中史;是否遵医嘱进行降压、抗凝等治疗和治疗效果及目前用药情况;了解患者的性格特点、生活习惯与饮食结构。了解患者是在活动还是安静状态下起病,起病前有无情绪激动、活动过度、疲劳、用力排便等诱因和头晕、头痛、肢体麻木等前驱症状;发病时间及病情进展速度。

3.相关记录

生命体征、体重、体位、饮食、皮肤、出入量、GCS评分、NIHSS评分等记录结果。

(二)身体评估

1.头颈部

患者意识是否清楚,睁眼运动是否正常。两侧瞳孔是否等大等圆、瞳孔对光反射是否灵敏、角膜反射是否正常。是否存在剧烈头痛、喷射性呕吐、视盘水肿等颅内压增高的表现。有无面色苍白、口唇发绀、皮肤湿冷、烦躁不安,是否存在吞咽困难和饮水呛咳,有无声音嘶哑或其他语言障碍。注意头颅有无局部肿块或压痛,咽反射是否存在或消失。有无头部活动受限、不自主活动及抬头无力。颈动脉听诊是否闻及血管杂音。

2.胸部

脊柱有无畸形,心脏及肺部听诊是否异常。

3.腹部

上腹部有无疼痛、饱胀,肠鸣音是否正常。有无大、小便失禁,并观察大小便的颜色、量和性质。

4.四肢

四肢肌肉有无萎缩,皮肤是否干燥。脑膜刺激征是否阳性,颈椎、脊柱、肌肉有无压痛。肢体有无瘫痪及其类型、性质和程度。肱二、三头肌反射,桡反射、膝腱反射、跟腱反射是否阳性。

(三)心理-社会评估

了解患者是否存在因突发肢体残疾或瘫痪卧床,生活需要依赖他人而产生的焦虑、恐惧、绝望等心理反应;患者及家属对疾病的病因和诱因、治疗护理经过、防治知识及预后的了解程度;家庭成员组成、家庭环境及经济状况和家属对患者的关心和支持程度等。

(四)辅助检查结果评估

1.头颅 CT

有无高密度影响及其出现时间。

2.头颅 MRI 及数字减影血管造影

有无血管畸形、肿瘤及血管瘤等病变的相应表现。

3.脑脊液

颜色和压力变化。

4.血液检查

有无白细胞、血糖和血尿素氮增高及其程度等。

(五)常用药物治疗效果的评估

1.应用脱水药的评估

(1)用药剂量、方法、时间、疗程的评估与记录。

(2)观察患者瞳孔的变化,询问患者头痛、恶心等症状的变化。

(3)准确记录 24 小时出入量,用药期间监测水、电解质、酸碱平衡,注意补充氯化钠和氯化钾,以免造成低钠、低氯、低钾血症。

(4)观察局部皮肤情况,药物不能外渗入皮下,以免引起皮下组织坏死。

2.应用血管活性药物的评估

(1)脑出血患者密切监测血压变化,血压 26.6/14.6 kPa(≥200/110 mmHg)时,应采取降压治疗,使血压维持在 23.9/14.0 kPa(180/105 mmHg)左右。收缩压在 23.9/26.6 kPa(180～200 mmHg)或舒张压在 13.3/14.6 kPa(100～110 mmHg)时暂不应用降压药物。

(2)脑出血患者血压降低速度和幅度不宜过快、过大,以免造成脑低灌注;血压过低时,应进行升压治疗以维持脑足够的脑灌注。急性期血压骤降提示病情危重,脑出血恢复期应将血压维持在正常范围。

3.应用止血和凝血药物的评估

(1)高血压性脑出血应用止血药物无效。

(2)并发上消化道出血时和凝血功能有障碍时,应用止血和抗凝药物。

三、主要护理诊断/问题

(一)有受伤的危险

与脑出血导致脑功能损害、意识障碍有关。

(二)自理缺陷

与脑出血所致偏瘫、共济失调或医源性限制(绝对卧床)有关。

（三）有失用综合征的危险

与脑出血所致意识障碍、运动障碍或长期卧床有关。

（四）潜在并发症

脑疝、上消化道出血。

四、护理措施

（一）休息与运动

绝对卧床休息2～4周，抬高床头15°～30°，减轻脑水肿。病室安静，减少探视，操作集中进行，减少刺激。躁动患者适当约束，必要时应用镇静剂，便秘患者应用缓泻剂。

（二）饮食护理

给予高蛋白、高维生素、清淡、易消化、营养丰富的流质或半流质饮食，补充足够的水分和热量。昏迷或有吞咽功能障碍的患者发病第2～3天遵医嘱予鼻饲饮食。食物应无刺激性，温度适宜，少量多餐，并加强口腔护理，保持口腔清洁。

（三）用药护理

脑出血患者抢救时，遵医嘱快速静滴甘露醇或静脉注射呋塞米，甘露醇应在15～30分钟内滴完，避免药物外渗。注意甘露醇的致肾衰不良反应，观察尿液的颜色、量和性质，定期复查电解质。上消化道出血患者用药，应观察药物疗效和不良反应，如奥美拉唑可致转氨酶升高、枸橼酸铋钾引起大便发黑等。

（四）心理护理

详细告诉患者本病的原因、常见症状、预防、治疗知识及自我护理方法。帮助患者了解本病的危害性，帮助患者寻找和去除自身的危险因素，积极治疗相关疾病。安慰患者，消除其紧张情绪，创造安静舒适的环境，保证患者休息。

（五）皮肤护理

加强皮肤护理和大小便护理，每天床上擦浴1～2次，每2～3小时应协助患者变换体位一次，变换体位时，尽量减少头部摆动幅度，以免加重脑出血。注意保持床单整洁和干燥，应用气垫床或自动减压床，预防压疮。将患者瘫痪侧肢体置于功能位，指导和协助患者进行肢体的被动运动，预防关节僵硬和肢体挛缩畸形。

（六）健康教育

1.疾病预防指导

指导高血压患者避免情绪激动，保持心态平和；建立健康的生活方式，保证充足的睡眠，适当的运动，避免体力或脑力过度劳累和突然用力；低盐、低脂、高蛋白、高维生素饮食；戒烟限酒，养成定时排便的习惯，保持大便通畅。

2.用药指导与病情监测

告知患者和家属疾病的基本病因、主要危险因素和防治原则，遵医嘱服用降压药等。教会患者测量血压、血糖，并会鉴别早期疾病表现，发现剧烈头痛、头晕、恶心、肢体麻木、乏力、语言障碍等症状时，应及时就医。

3.康复指导

教会患者和家属自我护理方法和康复训练技巧，并使其认识到坚持主动或被动康复训练的意义。

4.就诊指标

出现肢体麻木、无力、头痛、头晕、视物模糊等症状及时就诊,定期门诊复查,积极治疗高血压、高血脂、糖尿病等疾病。

五、护理效果评估

(1)患者意识障碍无加重或意识清楚。

(2)患者没有发生因意识障碍而并发的误吸、窒息、压疮和感染。

(3)患者未发生脑疝、上消化道出血或脑疝抢救成功、上消化道出血得到有效控制。

(4)患者能适应长期卧床的状态,生活需要得到满足。

(谢洪霞)

第三节 脑 梗 死

一、疾病概述

(一)概念和特点

脑梗死又称缺血性脑卒中,是由于脑组织局部供血动脉血流的突然减少或停止,造成该血管供血区的脑组织缺血、缺氧导致脑组织坏死、软化,并伴有相应部位的临床症状和体征,如偏瘫、失语等神经功能缺失的症候。

脑梗死发病率、患病率和死亡率随年龄增加,45岁后均呈明显增加,65岁以上人群增加最明显,75岁以上者发病率是45~54岁组的5~8倍。男性发病率高于女性,男:女为(1.3~1.7):1。

(二)相关病理生理

动脉内膜损伤、破裂,随后胆固醇沉积于内膜下,形成粥样斑块,管壁变性增厚,使管腔狭窄,动脉变硬弯曲,最终动脉完全闭塞,导致供血区形成缺血性梗死。梗死区伴有脑水肿及毛细血管周围点状出血,后期病变组织萎缩,坏死组织被格子细胞清除,留下瘢痕组织及空腔,通常称为缺血性坏死。脑栓塞引起的梗死发生快,可产生红色充血性梗死或白色缺血性或混合性梗死。红色充血性梗死,常由较大栓子阻塞血管所引起,在梗死基础上导致梗死区血管破裂和脑内出血。大脑的神经细胞对缺血的耐受性最低,3~4分钟的缺血即引起梗死。

(三)病因与诱因

脑血管病是神经科最常见的疾病,病因复杂,受多种因素的影响,一般根据常规把脑血管病按病因分类分为血管壁病变,血液成分改变和血流动力学改变。

流行病学研究证实,高血脂和高血压是动脉粥样硬化的两个主要危险因素,吸烟、饮酒、糖尿病、肥胖、高密度脂蛋白胆固醇降低、甘油三酯增高、血清脂蛋白增高均为脑血管病的危险因素,尤其是缺血性脑血管病的危险因素。

(四)临床表现

临床表现因梗死的部位和梗死面积而有所不同,常见的临床表现有以下几点。

(1)起病突然,常于安静休息或睡眠时发病。起病在数小时或1~2天内达到高峰。

（2）头痛、眩晕、耳鸣、半身不遂,可以是单个肢体或一侧肢体,也可以是上肢比下肢重或下肢比上肢重,并出现吞咽困难,说话不清,伴有恶心、呕吐等多种情况,严重者很快昏迷不醒。

（3）腔隙性脑梗死患者可以无症状或症状轻微,因其他病而行脑 CT 检查发现此病,有的已属于陈旧性病灶。这种情况以老年人多见,患者常伴有高血压病、动脉硬化、高脂血症、冠心病、糖尿病等慢性病。腔隙性脑梗死可以反复发作,有的患者最终发展为有症状的脑梗死,有的患者病情稳定,多年不变。故对老年人"无症状性脑卒中"应引起重视,在预防上持积极态度。

（五）治疗原则

1.急性期治疗

（1）溶栓治疗:发病后 6 小时之内,常用药物有尿激酶、链激酶、重组组织型纤溶酶原激活物等。

（2）脱水剂:对较大面积的梗死应及时应用脱水治疗。

（3）抗血小板聚集药:低分子右旋糖酐,有心、肾疾病者慎用。此外,可口服小剂量阿司匹林,有出血倾向或溃疡病患者禁用。

（4）钙通道阻滞剂:可选用桂利嗪、盐酸氟桂利嗪（西比灵）。

（5）血管扩张剂。

2.恢复期治疗

继续口服抗血小板聚集药、钙通道阻滞剂等,但主要应加强功能锻炼,进行康复治疗,经过 3～6 个月即可生活自理。

3.手术治疗

大面积梗死引起急性颅内压增高,除用脱水药以外,必要时可进行外科手术减压,以缓解症状。

4.中医、中药、针灸、按摩方法

对本病防治和康复有较好疗效,一般应辨证施治,使用活血化瘀、通络等方药治疗,针灸、按摩,对功能恢复,十分有利。

二、护理评估

（一）一般评估

1.生命体征

监测患者的血压、脉搏、呼吸、体温有无异常。脑梗死的患者一般会出现血压升高。

2.患者主诉

询问患者发病时间及发病前有无头晕、头痛、恶心、呕吐等症状出现。

3.相关记录

体重、身高、上臂围、皮肤、饮食、NIHSS 评分、GCS 评分、BI 等记录结果。

（二）身体评估

1.头颈部

脑梗死的患者一般都会出现不同程度的意识障碍,要注意观察患者意识障碍的类型;注意有无眼球运动受限、结膜有无水肿及眼睑闭合不全;观察瞳孔的大小以及对光反射情况;观察有无口角歪斜及鼻唇沟有无变浅,评估患者吞咽功能（洼田饮水试验结果）。

2.胸部

评估患者肺部呼吸音情况(肺部感染是脑梗死患者一个重要并发症)。

3.腹部

上腹部有无疼痛、饱胀,肠鸣音是否正常。有无大、小便失禁,并观察大小便的颜色、量和性质。

4.四肢

评估患者四肢肌力,腱反射情况,以及有无出现病例反射(如巴宾斯基征)、脑膜刺激征(如颈强直、凯尔尼格征和布鲁津斯基征)。

(三)心理-社会评估

评估患者及其照顾者对疾病的认知程度,心理反应与需求,家庭及社会支持情况,正确引导患者及家属配合治疗与护理。

(四)辅助检查评估

(1)血液检查:血脂、血糖、血流动力学和凝血功能有无异常。

(2)头部 CT 及 MRI 有无异常。

(3)数字减影血管造影、MR 血管成像及经颅超声多普勒检查结果有无异常。

三、主要护理诊断/问题

(一)脑血流灌注不足

与脑血流不足、颅内压增高、组织缺血缺氧有关。

(二)躯体移动障碍

与意识障碍、肌力异常有关。

(三)言语沟通障碍

与意识障碍或相应言语功能区受损有关。

(四)焦虑

与担心疾病预后差有关。

(五)有发生压疮的可能

与长期卧床有关。

(六)有误吸的危险

与吞咽功能差有关。

(七)潜在并发症

肺部感染、泌尿系统感染。

四、护理措施

(一)一般护理

(1)严密观察病情,监测生命体征。备齐各种急救药品、仪器。

(2)保持呼吸道通畅,及时吸痰,防止窒息。

(3)多功能监护,氧气吸入。

(4)躁动的患者给予安全措施,必要时用约束带。

(5)保证呼吸机正常工作,观察血氧、血气结果,遵医嘱对症处理。

(6)保持各种管道通畅,并妥善固定,观察引流液的色、量、性状,做好记录。

(7)做好鼻饲喂养的护理。口腔护理2次/天。

(8)尿管护理2次/天。

(9)保持肢体功能位,按时翻身,叩背,预防压疮发生。

(10)准确测量24小时出入量并记录。

(11)护理记录客观、及时、准确、真实、完整。严格按计划实施护理措施。

(12)患者病情变化时,及时报告医师。

(13)脑血管造影术后,穿刺侧肢体制动,观察足背动脉、血压,有病情变化及时报告医师。

(14)做好晨晚间护理,做到两短六洁。

(二)健康教育

(1)疾病知识指导:脑梗死患者康复时间比较长,患者出院后要教会患者及家属必要的护理方法。教会患者药物的名称、用法、疗效及不良反应。介绍脑梗死的症状及体征。并与患者及其家属共同制定包括饮食、锻炼在内的康复计划,告知其危险因素。

(2)就诊指标:出现肢体麻木、无力、头痛、头晕、视物模糊等症状及时就诊,定期门诊复查,积极治疗高血压、高血脂、糖尿病等疾病。

五、护理效果评估

(1)患者脑血流得到改善。

(2)患者呼吸顺畅,无误吸发生。

(3)患者躯体活动得到显著提高。

(4)患者言语功能恢复或部分恢复。

(5)患者无压疮发生。

(6)患者生活基本能够自理。

(7)患者无肺部及尿路感染或发生感染后得到及时处理。

（谢洪霞）

第五章
心内科护理

第一节 原发性高血压

原发性高血压是以血压升高为主要临床表现但原因不明的综合征,通常简称为高血压。高血压是导致充血性心力衰竭、卒中、冠心病、肾衰竭、夹层动脉瘤的发病率和病死率升高的主要危险性因素之一,严重影响人们的健康和生活质量,是最常见的疾病,防治高血压非常必要。

一、血压分类和定义

目前,我国采用国际上统一的血压分类和标准,将 18 岁以上成人的血压按不同水平分类(表 5-1),高血压定义为收缩压≥18.7 kPa(140 mmHg)和/或舒张压≥12.0 kPa(90 mmHg),根据血压升高水平,又进一步将高血压分为 1、2、3 级。

表 5-1　血压的定义和分类(WHO/ISH)

类别	收缩压(mmHg)		舒张压(mmHg)
理想血压	<120	和	<80
正常血压	<130	和	<85
正常高值	130～139	或	85～89
高血压			
1 级(轻度)	140～159	或	90～99
亚组:临界高血压	140～149	或	90～94
2 级(中毒)	160～179	或	100～109
3 级(重度)	≥180	或	≥110
单纯收缩期高血压	≥140	和	<90
亚组:临界收缩期高血压	140～149	和	<90

当患者的收缩压和舒张压分属不同分类时,应当用较高的分类。

二、病因

(一)遗传

高血压具有明显的家族性,父母均为高血压者其子女患高血压的概率明显高于父母均无高血压者的概率。约 60% 高血压患者可询问到有高血压家族史。

(二)饮食

膳食中钠盐摄入量与人群血压水平和高血压病患病率呈正相关。摄盐越多,血压水平和患病率越高,钾摄入量与血压呈负相关,限制钠补充钾可使高血压患者血压降低。钾的降压作用可能是通过促进排钠而减少细胞外液容量。有研究表明膳食中钙不足可使血压升高。大量研究显示高蛋白质摄入、饮食中饱和脂肪酸或饱和脂肪酸/不饱和脂肪酸比值较高、饮酒量过多都属于升压因素。

(三)精神

城市脑力劳动者高血压患病率超过体力劳动者,从事精神紧张度高的职业者发生高血压的可能性较大,长期生活在噪声环境中听力敏感性减退者患高血压也较多。高血压患者经休息后往往症状和血压可获得一定改善。

(四)肥胖

超重或肥胖是血压升高的重要危险因素。一般采用体重指数(BMI),即体重(kg)/身高(m)^2(以 20～24 为正常范围)。血压与 BMI 呈显著正相关。肥胖的类型与高血压发生关系密切,向心性肥胖者容易发生高血压,表现为腰围往往大于臀围。

(五)其他

服避孕药妇女容易出现血压升高。一般在终止服用避孕药后 3～6 个月血压常恢复正常。阻塞性睡眠呼吸暂停综合征(OSAS)是指睡眠期间反复发作性呼吸暂停。OSAS 常伴有重度打鼾,患此病的患者常有高血压。

三、发病机制

原发性高血压的发病机制至今还没有一个完整统一的认识。目前认为高血压的发病机制集中在以下几个方面。

(一)交感神经系统活性亢进

已知反复的精神刺激与过度紧张可以引起高血压。长期处于应激状态如从事驾驶员、飞行员、等职业者高血压患病率明显增高。当大脑皮质兴奋与抑制过程失调时,交感神经和副交感神经之间的平衡失调,交感神经兴奋性增加,其末梢释放去甲肾上腺素、肾上腺素、多巴胺、血管升压素等儿茶酚胺类物质增多,从而引起阻力小动脉收缩增强使血压升高。

(二)肾素-血管紧张素-醛固酮系统(RAAS)激活经典的 RAAS

肾小球旁细胞分泌的肾素,激活从肝脏产生的血管紧张素原转化为血管紧张素Ⅰ,然后再经肺循环中的血管紧张素转化酶的作用转化为血管紧张素Ⅱ。血管紧张素Ⅱ作用于血管紧张素Ⅱ受体,有如下作用:①直接使小动脉平滑肌收缩,外周阻力增加。②刺激肾上腺皮质球状带,使醛固酮分泌增加,致使肾小管远端集合管的钠重吸收加强,导致水、钠潴留。③交感神经冲动发放增加使去甲肾上腺素分泌增加。以上作用均可使血压升高。近年来发现血管壁、心脏、脑、肾脏及肾上腺中也有 RAAS 的各种组成成分。局部 RAAS 各成分对心脏、血管平滑肌的作用,可能在高血压发生和发展中有更大影响,占有十分重要的地位。

(三)其他

细胞膜离子转运异常可使血管收缩反应性增强和平滑肌细胞增生与肥大,血管阻力增高;肾脏潴留过量摄入的钠盐,使体液容量增大,机体为避免心排血量增高使组织过度灌注,全身阻力小动脉收缩增强,导致外周血管阻力增高;胰岛素抵抗所致的高胰岛素血症可使电解质代谢发生障碍,还使血管对体内升压物质反应性增强,血液中儿茶酚胺水平增加,血管张力增高,从而使血压升高。

四、病理生理和病理解剖

高血压病的早期表现为全身细小动脉的间歇性痉挛,仅有主动脉壁轻度增厚,全身细小动脉和脏器无明显的器质性改变,患者多无明显症状。如病变持续,可导致许多脏器受累,最重要的是心、脑、肾组织的病变。

(一)心脏

心脏主要表现为左心室肥厚和扩大,病变晚期可导致心力衰竭。这种由高血压引起的心脏病称为高血压性心脏病。长期高血压还可引起冠状动脉粥样硬化。

(二)脑

由于脑细小动脉的长期硬化和痉挛,使动脉壁缺血、缺氧而通透性增高,容易形成微小动脉瘤,当血压突然升高时,微小动脉瘤破裂,从而发生脑出血。高血压可促使脑动脉发生粥样硬化,导致脑血栓形成。

(三)肾脏

细小动脉硬化引起的缺血使肾小球缺血、变性、坏死,继而纤维化及玻璃样变,并累及相应的肾小管,使之萎缩、消失,间质出现纤维化。因残存的肾单位越来越少,最终导致肾衰竭。

五、临床表现

(一)症状

大多数患者早期症状不明显,常见症状有头痛、头晕、耳鸣、眼花、乏力、心悸,还有的表现为失眠、健忘、注意力不集中、情绪易波动或发怒等。经常在体检或其他疾病就医检查时发现血压升高。血压升高常与情绪激动、精神紧张、体力活动有关,休息或去除诱因血压可下降。

(二)体征

血压受昼夜、气候、情绪、环境等因素影响波动较大。一般清晨起床活动后血压迅速升高,夜间血压较低;冬季血压较高,夏季血压较低;情绪不稳定时血压高;在医院或诊所血压明显增高,在家或医院外的环境中血压低。体检时可听到主动脉瓣区第二心音亢进、收缩期杂音,长期高血压时有心尖冲动明显增强、搏动范围扩大及心尖冲动左移体征,提示左心室增大。

(三)恶性或急进性高血压

表现为患者发病急骤,舒张压多持续在17.3～18.7 kPa(130～140 mmHg)或更高。常有头痛、视力模糊或失明,视网膜可发生出血、渗出及视盘水肿,肾脏损害突出,持续蛋白尿、血尿及管型尿,病情进展迅速,如不及时治疗,易出现严重的脑、心、肾损害,发生脑血管意外、心力衰竭和尿毒症,最后多因尿毒症而死亡,但也可死于脑血管意外或心力衰竭。

六、并发症

(一)高血压危象

在情绪激动、精神紧张、过度劳累、寒冷等诱因作用下,小动脉发生强烈痉挛,血压突然急剧升高,收缩压可达34.7 kPa(260 mmHg)、舒张压可达16.0 kPa(120 mmHg)以上,影响重要脏器血液供应而出现危急症状。在高血压的早、中、晚期均可发生。患者出现头痛、恶心、呕吐、烦躁、心悸、出汗、视力模糊等征象,伴有椎-基底动脉、视网膜动脉、冠状动脉等累及的缺血表现。

(二)高血压脑病

高血压脑病发生在重症高血压患者,是指血压突然或短期内明显升高,由于过高的血压干扰了脑血管的自身调节机制,脑组织血流灌注过多造成脑水肿。出现中枢神经功能障碍征象。临床表现为弥漫性严重头痛、呕吐、烦躁、意识模糊、精神错乱、局灶性或全身抽搐,甚至昏迷。

(三)主动脉夹层

主动脉夹层指主动脉腔内的血液通过内膜的破口进入主动脉壁中层而形成的血肿,夹层分离突然发生时多数患者突感胸部疼痛,向胸前及背部放射,随夹层涉及范围而可以延至腹部、下肢及颈部。疼痛剧烈难以忍受,起病后即达高峰,呈刀割或撕裂样。突发剧烈的胸痛常误诊为急性心肌梗死。高血压是导致本病的重要因素。患者因剧痛而有休克外貌,焦虑不安、大汗淋漓、面色苍白、心率加速,从而使血压增高。

(四)其他

其他并发症可并发急性左心衰竭、急性冠脉综合征、脑出血、脑血栓形成、腔隙性脑梗死、慢性肾衰竭等。

七、辅助检查

(一)测量血压

定期测量血压是早期诊断高血压和评估严重程度的主要方法,采用经验证合格的水银柱或电子血压计,测量安静休息坐位时上臂肱动脉处血压,必要时还应测量平卧位和站立位血压。但须在未服用降压药物情况下的不同时间测量 3 次血压,才能确诊。对偶有血压超出正常值者,需定期重复测量后确诊。通常在医疗单位或家中随机测血压的方式不能可靠地反映血压的波动和在休息、日常活动状态下的情况。近年来,24 小时动态血压监测已逐渐应用于临床及高血压的防治工作上。一般监测的时间为 24 小时,测压时间间隔为 15～30 分钟,可较为客观和敏感地反映患者的实际血压水平,可了解血压的昼夜变化节律性和变异性,估计靶器官损害与预后,比随机测血压更为准确。动态血压监测的参考标准正常值:24 小时低于 17.3/10.7 kPa(130/80 mmHg),白天低于 18.0/11.3 kPa(135/85 mmHg),夜间低于 16.7/10.0 kPa(125/75 mmHg)。正常血压波动夜间 2～3 时处于血压最低,清晨迅速上升,上午 6～10 时和下午 4～8 时出现两个高峰,尔后缓慢下降。高血压患者的动态血压曲线也类似,但波动幅度较正常血压时大。

(二)体格检查

除常规检查外还有身高,体重,双上肢血压,颈动脉及上下肢动脉搏动情况,颈、腹部血管有无杂音,腹主动脉搏动,肾增大,眼底等的情况。

(三)尿液检查

通过肉眼观察尿的颜色、透明度、有无血尿;测比重、pH、糖和蛋白含量,并做镜下检验。尿比重降低(<1.010)提示肾小管浓缩功能障碍。正常尿液 pH 为 5～7,原发性醛固酮增多症尿呈酸性。

(四)血生化检查

空腹血糖、血钾、肌酐、尿素氮、尿酸、胆固醇、甘油三酯、低密度脂蛋白、高密度脂蛋白等。

（五）超声心动图

超声心动图能更为可靠地诊断左心室肥厚，测定计算所得的左心室重量指数（LVMI），是一项反映左心室肥厚及其程度的较为准确的指标，与病理解剖的相关性和符合率好。超声心动图还可评价高血压患者的心功能，包括左心室射血分数、收缩功能、舒张功能。

（六）眼底检查

眼底检查可见血管迂曲，颜色苍白，反光增强，动脉变细，视网膜渗出、出血、视盘水肿等。眼底改变可反映高血压的严重程度，分为4级：Ⅰ级，动脉出现轻度硬化、狭窄、痉挛、变细；Ⅱ级，视网膜动脉中度硬化、狭窄，出现动脉交叉压迫，静脉阻塞；Ⅲ级，动脉中度以上狭窄伴局部收缩，视网膜有棉絮状渗出、出血和水肿；Ⅳ级，出血或渗出物伴视盘水肿。高血压眼底改变与病情的严重程度和预后密切相关。

（七）胸透或胸片、心电图

胸透或胸片、心电图对诊断高血压及评估预后都有帮助。

八、治疗

（一）目的

治疗目的是通过降压治疗使高血压患者的血压达标，以期最大限度地降低心脑血管发病和死亡的总危险。

（二）降压目标值

一般高血压人群降压目标值<18.7/12.0 kPa（140/90 mmHg）；高血压高危患者（糖尿病及肾病）降压目标值<17.3/10.7 kPa（130/80 mmHg）；老年收缩期性高血压的降压目标值：收缩压18.7～20.0 kPa（140～150 mmHg），舒张压<12.0 kPa（90 mmHg）但不低于8.7～9.3 kPa（65～70 mmHg），舒张压降得过低可能抵消收缩压下降得到的好处。

（三）非药物治疗

非药物治疗主要是改善生活方式，改善生活方式对降低血压和心脑血管危险的作用已得到广泛认可，所有患者都应采用，这些措施包括以下几点。

1.戒烟

吸烟所致的危害是使高血压并发症如心肌梗死、脑卒中和猝死的危险性显著增加，加重脂质代谢紊乱，降低胰岛素敏感性，降低内皮细胞依赖性血管扩张效应，并降低或抵消降压治疗的疗效。戒烟对心脑血管的良好益处，任何年龄组均可显示。

2.减轻体重

超重10%以上的高血压患者体重减少5 kg，血压便有明显降低，体重减轻亦可增加降压药物疗效，对改善糖尿病、胰岛素抵抗、高脂血症和左心室肥厚等均有益。

3.减少过多的酒精摄入

戒酒和减少饮酒可使血压显著降低，适量饮酒仍有明显加压反应者应戒酒。

4.适当运动

适当运动有利于改善胰岛素抵抗和减轻体重，提高心血管调节能力，稳定血压水平。较好的运动方式是低或中等强度的运动，可根据年龄及身体状况选择，中老年高血压患者可选择步行、慢跑、上楼梯、骑车等，一般每周3～5次，每次30～60分钟。运动强度可采用心率监测法，运动时心率不应超过最大心率（180或170次/分）的60%～85%。

5.减少钠盐的摄入量、补充钙和钾盐

膳食中约大部分钠盐来自烹调用盐和各种腌制品,所以应减少烹调用盐及腌制品的食用,每人每天食盐量摄入应少于 2.4 g(相当于氯化钠 6 g)。通过食用含钾丰富的水果如香蕉、橘子和蔬菜如油菜、香菇、大枣等,增加钾的摄入。喝牛奶补充钙的摄入。

6.多食含维生素丰富的食物

多吃水果和蔬菜,减少食物中饱和脂肪酸的含量和脂肪总量。

7.减轻精神压力,保持心理平衡

长期精神压力和情绪忧郁是降压治疗效果欠佳的重要原因,亦可导致高血压。应对患者作耐心的劝导和心理疏导,鼓励其参加社交活动、户外活动等。

(四)降压药物治疗对象

高血压 2 级或以上患者≥21.3/13.3 kPa(160/100 mmHg);高血压合并糖尿病、心、脑、肾靶器官损害患者;血压持续升高 6 个月以上,改善生活方式后血压仍未获得有效控制者。从心血管危险分层的角度,高危和极高危患者应立即开始使用降压药物强化治疗。中危和低危患者则先继续监测血压和其他危险因素,之后再根据血压状况决定是否开始药物治疗。

(五)降压药物治疗

1.降压药物分类

现有的降压药种类很多,目前常用降压药物可归纳为以下几大类(表 5-2):利尿剂、β受体阻滞剂、钙通道阻滞剂、血管紧张素转化酶抑制剂和血管紧张素Ⅱ受体阻滞剂、α受体阻滞剂。

表 5-2　常用降压药物名称、剂量及用法

药物种类	药名	剂量	用法(每天)
利尿剂	氢氯噻嗪	12.5～25 mg	1～3 次
	呋塞米	20 mg	1～2 次
	螺内酯	20 mg	1～3 次
β受体阻滞剂	美托洛尔	12.5～50 mg	2 次
	阿替洛尔	12.5～25 mg	1～2 次
钙通道阻滞剂	硝苯地平控释片	30 mg	1 次
	地尔硫䓬缓释片	90～180 mg	1 次
血管紧张素转化酶抑制剂	卡托普利	25～50 mg	2～3 次
	依那普利	5～10 mg	1～2 次
血管紧张素Ⅱ受体阻滞剂	缬沙坦	80～160 mg	1 次
	伊贝沙坦	150 mg	1 次
α受体阻滞剂	哌唑嗪	0.5～3 mg	2～3 次
	特拉唑嗪	1～8 mg	1 次

2.联合用药

临床实际使用降压药时,由于患者心血管危险因素状况、并发症、靶器官损害、降压疗效、药物费用及不良反应等,都可能影响降压药的具体选择。任何药物在长期治疗中均难以完全避免

其不良反应,联合用药可使不同的药物互相取长补短,有可能减轻或抵消某些不良反应。联合用药可减少单一药物剂量,提高患者的耐受性和依从性。现在认为,2级高血压≥21.3/13.3 kPa(160/100 mmHg)患者在开始时就可以采用两种降压药物联合治疗,有利于血压在相对较短的时间内达到目标值。比较合理的两种降压药联合治疗方案:利尿剂与β受体阻滞剂;利尿剂与血管紧张素转化酶抑制剂或血管紧张素Ⅱ受体阻滞剂(ARB);二氢吡啶类钙通道阻滞剂与β受体阻滞剂;钙通道阻滞剂与血管紧张素转化酶抑制剂或ARB,α受体阻滞剂和β受体阻滞剂。必要时也可用其他组合,包括中枢作用药如α₂受体激动剂、咪哒唑啉受体调节剂,以及血管紧张素转化酶抑制剂与ARB;国内研制了多种复方制剂,如复方降压片、降压0号等,以当时常用的利舍平、双肼屈嗪、氢氯噻嗪为主要成分,因其有一定降压效果,服药方便且价格低廉而广泛使用。

九、护理

(一)一般护理

1.休息

早期高血压患者可参加工作,但不要过度疲劳,坚持适当的锻炼,如骑自行车、跑步、做体操及打太极拳等。要有充足的睡眠,保持心情舒畅,避免精神紧张和情绪激动,消除恐惧、焦虑、悲观等不良情绪。晚期血压持续增高,伴有心、肾、脑病时应卧床休息。关心体贴患者,使其精神愉快,鼓励患者树立战胜疾病的信心。

2.饮食

饮食方面应给低盐、低脂肪、低热量饮食,以减轻体重。因为摄入总热量太大超过消耗量,多余的热量转化为脂肪,身体就会发胖,体重增加,提高血液循环的要求,必定提高血压。鼓励患者多食水果、蔬菜、戒烟、控制饮酒、咖啡、浓茶等刺激性饮料。少吃胆固醇含量多的食物,对服用排钾利尿剂的患者应注意补充含钾高的食物如蘑菇、香蕉、橘子等。肥胖者应限制热能摄入,控制体重在理想范围之内。

3.病房环境

病房环境应整洁、安静、舒适、安全。

(二)对症护理及病情观察护理

1.剧烈头痛

当出现剧烈头痛伴恶心、呕吐,常为血压突然升高、高血压脑病,应立即让患者卧床休息,并测量血压及脉搏、心率、心律,积极协助医师采取降压措施。

2.呼吸困难、发绀

呼吸困难、发绀是高血压引起的左心衰竭所致,应立即给予舒适的半卧位,以及时给予氧气吸入。按医嘱应用洋地黄治疗。

3.心悸

严密观察脉搏、心率、心律变化并做记录。安静休息,严禁下床,并安慰患者消除紧张情绪。

4.水肿

晚期高血压伴心肾衰竭时可出现水肿。护理中注意严格记录出入量,限制钠盐和水分摄入。严格卧床休息,注意皮肤护理,严防压疮发生。

5.昏迷、瘫痪

昏迷、瘫痪是晚期高血压引起脑血管意外所引起。应注意安全护理,防止患者坠床、窒息、肢体烫伤等。

6.病情观察护理

对血压持续增高的患者,应每天测量血压2～3次,并做好记录,必要时测立、坐、卧位血压,掌握血压变化规律。如血压波动过大,要警惕脑出血的发生。如在血压急剧增高的同时,出现头痛、视物模糊、恶心、呕吐、抽搐等症状,应考虑高血压脑病的发生。如出现端坐呼吸、喘憋、发绀、咳粉红色泡沫痰等,应考虑急性左心衰竭的发生。出现上述各种表现时均应立即送医院进行紧急救治。另外,在变换体位时也应动作缓慢,以免发生意外。有些降压药可引起水、钠潴留。因此,需每天测体重,准确记录出入量,观察水肿情况,注意保持出入量的平衡。

(三)用药观察与护理

1.用药原则

终身用药,缓慢降压,从小剂量开始逐步增加剂量,即使血压降至理想水平后,也应服用维持量,老年患者服药期间改变体位要缓慢,以免发生意外,合理联合用药。

2.药物不良反应观察

使用噻嗪类和襻利尿剂时应注意血钾、血钠的变化;用β受体阻滞剂应注意其抑制心肌收缩力、心动过缓、房室传导时间延长、支气管痉挛、低血糖、血脂升高的不良反应;钙通道阻滞剂硝苯地平的不良反应有头痛、面红、下肢水肿、心动过速;血管紧张素转化酶抑制剂可有头晕、乏力、咳嗽、肾功能损害等不良反应。

(四)心理护理

患者多表现有易激动、焦虑及抑郁等心理特点,而精神紧张、情绪激动、不良刺激等因素均与高血压密切相关。因此,对待患者应耐心、亲切、和蔼、周到。根据患者特点,有针对性地进行心理疏导。同时,让患者了解控制血压的重要性,帮助患者训练自我控制的能力,参与自身治疗护理方案的制定和实施,指导患者坚持长期的饮食、药物、运动治疗,将血压控制在接近正常的水平,以减少对靶器官的进一步损害,定期复查。

十、出院指导

(一)饮食调节指导

强调高血压患者要以低盐、低脂肪、低热量、低胆固醇饮食为宜;少吃或不吃含饱和脂肪的动物脂肪,多食含维生素的食物,多摄入富含钾、钙的食物,食盐量应控制在3～5 g/d,严重高血压病患者的食盐量控制在1～2 g/d。饮食要定量、均衡、不暴饮暴食;同时适当地减轻体重,有利于降压。戒烟和控制酒量。

(二)休息和锻炼指导

高血压患者的休息和活动应根据患者的体质、病情适当调节,病重体弱者,应以休息为主。随着病情好转,血压稳定,每天适当从事一些工作、学习、劳动将有益身心健康;还可以增加一些适宜的体能锻炼,如散步、慢跑、打太极拳、做体操等有氧活动。患者应在运动前了解自己的身体状况,以此来决定自己的运动种类、强度、频度和持续时间。注意规律生活,保证充足的休息和睡眠,对于睡眠差、易醒、早醒者,可在睡前饮热牛奶200 mL,或用40～50 ℃温水泡足30分钟,或选择自己喜爱的放松精神情绪的音乐协助入睡。总之,要注意劳逸结合,养成良好的生活习惯。

（三）心理健康指导

高血压病的发病机制是除躯体因素外，心理因素占主导地位，强烈的焦虑、紧张、愤怒及压抑常为高血压病的诱发因素，因此教会患者自我调节和自我控制能力是关键。护士要鼓励患者保持豁达、开朗愉快的心境和稳定的情绪，培养广泛的爱好和兴趣。同时指导家属为患者创造良好的生活氛围，避免引起患者情绪紧张、激动和悲哀等不良刺激。

（四）血压监测指导

建议患者自行购买血压计，随时监测血压。指导患者和家属正确测量血压的方法，监测血压、做好记录，复诊时对医师加减药物剂量会有很好的参考依据。

（五）用药指导

由于高血压是一种慢性病，需要长期的、终身的服药治疗，而这种治疗要患者自己或家属配合进行，所以患者及家属要了解服用的药物种类及用药剂量、用药方法、药物的不良反应、服用药物的最佳时间，以便发挥药物的最佳效果和减少不良反应。出现不良反应，要及时报告主诊医师，以便调整药物及采取必要的处理措施。切不可血压降下来就停药，血压上升又服药，血压反复波动，对健康极为不利。由于这类患者大多是年纪较大，容易遗忘服药，可建议患者在家中醒目之处做标记，以起到提示作用。对血压显著增高多年的患者，血压不宜下降过快，因为患者往往不能适应，并可导致心、脑、肾血液的供应不足而引起脑血管意外，如使用可引起明显直立性低血压药物时，应向患者说明平卧起立或坐位起立时，动作要缓慢，以免血压突然下降，出现晕厥而发生意外。

（六）按时就医

服完药出现血压升高或过低；血压波动大；出现眼花、头晕、恶心呕吐、视物不清、偏瘫、失语、意识障碍、呼吸困难、肢体乏力等情况时立即到医院就医。如病情危重，可求助"120"急救中心。

（杨　娜）

第二节　继发性高血压

继发性高血压是指继发于其他疾病或原因的高血压，也称为症状性高血压，只占人群高血压的 5%～10%。血压升高仅是这些疾病的一个临床表现。继发性高血压的临床表现、并发症和后果与原发性高血压相似。继发性高血压的原发病可以治愈，而原发病治愈之后高血压症状也随之消失，而延误诊治又可产生各种严重并发症，故需及时早期诊断，早期治疗继发性高血压是非常重要的。继发性高血压的主要病因有以下几点。①肾脏病变：如急慢性肾小球肾炎、慢性肾盂肾炎、肾动脉狭窄、糖尿病性肾小球肾炎、先天遗传性肾病、红斑狼疮、多囊肾及肾积水等。②大血管病变：如肾动脉粥样硬化、肾动脉痉挛、肾动脉先天性异常、动脉瘤等大血管畸形（先天性主动脉缩窄）、多发性大动脉炎等。③妊娠高血压综合征疾病：多发生于妊娠晚期，严重时要终止妊娠。④内分泌性病变：如嗜铬细胞瘤、原发性醛固酮增多症、皮质醇增多症等。⑤脑部疾病：如脑瘤、脑部创伤、颅内压升高等。⑥药源性因素：如长期口服避孕药、器官移植长期应用激素等。

下面叙述常见的继发性高血压。

一、肾实质性高血压

(一)病理生理

发生高血压主要和肾脏病变导致钠水排泄障碍、产生高血容量状态及肾脏病变可能促使肾性升压物质分泌增加有关。

(二)临床表现

1.急性肾小球肾炎

急性肾小球肾炎多见于青少年,有急性起病及链球菌感染史,有发热、血尿、水肿史。

2.慢性肾小球肾炎

慢性肾小球肾炎与原发性高血压伴肾功能损害者区别不明显,但有反复水肿史、贫血、血浆蛋白低、蛋白尿出现早而血压升高相对轻,眼底病变不明显。

3.糖尿病肾病

无论是 1 型糖尿病或是 2 型糖尿病,均可发生肾损害而有高血压,肾小球硬化。肾小球毛细血管增厚为主要的病理改变。早期肾功能正常,仅有微量清蛋白尿,血压也可能正常,伴随病情发展,出现明显蛋白尿及肾功能不全而诱发血压升高。

4.慢性肾盂肾炎

患者既往有急性尿路感染病史,出现尿急、尿痛、尿频症状,尿常规可见白细胞,尿细菌培养阳性,一般肾盂肾炎不引起血压升高,当肾功能损害程度重时,可以出现高血压症状,肾衰竭。

(三)治疗

同原发性高血压及相关疾病治疗。

二、肾动脉狭窄性高血压

(一)病理生理

发生高血压主要是肾动脉主干及分支狭窄,造成肾实质缺血,以及肾素-血管紧张素-醛固酮系统、激肽释放酶-激肽-前列腺素系统的升压、降压作用失衡,即可出现高血压症状。在我国由于肾动脉狭窄引起的高血压病患者中,大动脉炎占 70%,纤维肌性发育不良占 20%、动脉粥样硬化仅占 5%。可为单侧或双侧性。

(二)临床表现

患者多为中青年女性,多无高血压家族史;高血压的病程短,进展快,多呈恶性高血压表现;一般降压治疗反应差,本病多有舒张压中、重度升高,腹部及腰部可闻及血管性杂音,眼底呈缺血性改变。大剂量断层静脉肾盂造影,放射性核素肾图有助于诊断,肾动脉造影可明确诊断。

(三)治疗

治疗手段包括手术、经皮肾动脉成形术和药物治疗。手术治疗包括血流重建术、肾移植术、肾切除术。经皮穿刺肾动脉成形术是治疗肾动脉狭窄的主要方法,其成功率达 80%～90%;创伤小,疗效好,为首选治疗方法。使用降压药物时,选药原则同原发性高血压。但对一般降压药物反应不佳。血管紧张素转化酶抑制剂有降压效果,但可能使肾小球滤过率进一步降低,使肾功能不全恶化。钙通道阻滞剂有降压作用,并不明显影响肾功能。

三、嗜铬细胞瘤

(一)病理生理

嗜铬细胞瘤是肾上腺髓质或交感神经节等内皮组织嗜铬细胞的肿瘤的通称。最早发现的肿瘤在肾上腺,后来在交感神经元组织中也发现了具有相同生物特性的肿瘤。肾上腺部位的嗜铬细胞瘤产生肾上腺素和去甲肾上腺素,二者通过兴奋细胞膜的肾上腺素能 α 和 β 受体而发生效能,从而引起血压升高,以及其他心血管和代谢改变。

(二)临床表现

血压波动明显,阵发性血压增高伴心动过速、头痛、出汗、面色苍白等症状,严重时可有心律失常、心绞痛、急性心力衰竭、脑卒中等。发作时间一般为数分钟至数小时,多为诱发因素引起,如体位改变、情绪波动、触摸肿瘤部位等。对一般降压药物无效,或高血压伴血糖升高,代谢亢进等表现者应疑及本病。在血压增高期测定血与尿中儿茶酚胺及其代谢产物香草基杏仁酸(VMA)测定有助于诊断,酚苄明试验(10 mg,每天 3 次),3 天内血压降至正常,对诊断有价值。B 超、CT、MRT 检查可发现并确定肿瘤的部位及形态,大多数嗜铬细胞瘤为良性,可做手术切除,效果好,约 10% 嗜铬细胞瘤为恶性,肿瘤切除后可有多处转移灶。

(三)治疗

手术治疗为首选的治疗方法。只有临床上确诊为恶性嗜铬细胞瘤已转移,或患者不能耐受手术时,才行内科治疗。

四、原发性醛固酮增多症

(一)病理生理

肾上腺皮质增生或肿瘤分泌过多醛固酮所致。过量分泌的醛固酮通过其水、钠潴留效应导致高血压。水、钠潴留使细胞外液容量明显增加,故心排血量增多引起血压升高。最初,高血压是容量依赖性的,血压升高与钾丢失同时存在。随着病程延长,长期细胞内钠浓度升高和细胞内低钾直接导致血管平滑肌收缩,使外周血管阻力升高,逐渐出现阻力性高血压。

(二)临床表现

临床上以长期高血压伴顽固的低钾血症为特征,可有肌无力、周期性瘫痪、烦渴、多尿、室性期前收缩及其他室性心律失常,心电图可有明显 U 波、Q-T 间期延长等表现。血压多为轻、中度增高。实验室检查有低钾血症、高钠血症、代谢性碱中毒,血浆肾素活性降低,尿醛固酮排泄增多等。螺内酯试验阳性,具有诊断价值。

(三)治疗

大多数原发性醛固酮增多症是由单一肾上腺皮质腺瘤所致,手术切除是最好的治疗方法,术前应控制血压,纠正低钾。药物治疗,尤其适用于肾上腺皮质增生引起的特发性醛固酮增多症,可做肾上腺大部切除术,但效果差、一般需用药物治疗。常用药物有螺内酯、钙通道阻滞剂、糖皮质激素等。

五、皮质醇增多症

(一)病理生理

肾上腺皮质肿瘤或增生分泌糖皮质激素过多所致,又称为库欣综合征,为促肾上腺皮质激素

（ACTH）过多或肾上腺病变所致。此外，长期大量应用糖皮质激素治疗某种病可引起医源性类库欣综合征；患者本身垂体肾上腺皮质受到抑制、功能减退，一旦停药或遭受应激，可发生肾上腺功能低下。

（二）临床表现

除高血压外，尚有向心性肥胖，满月脸，多毛，皮肤细薄而有紫纹，血糖增高等特征性表现。实验室检查 24 小时尿中 17-羟皮质类固醇或 17-酮皮质类固醇增多、地塞米松抑制试验及促肾上腺皮质激素兴奋试验阳性有助于诊断。颅内蝶鞍 X 线检查，肾上腺 CT 放射性碘化胆固醇肾上腺扫描可用于病变定位诊断。

（三）治疗

皮质醇增多症病因复杂，治疗方法也各不相同。已知的病因有垂体性库欣病、肾上腺瘤、肾上腺癌、不依赖于 ACTH 双侧肾上腺增生、异位 ACTH 综合征等。治疗方法涉及手术、放射治疗（简称放疗）及药物治疗。

六、主动脉缩窄

（一）病理生理

多数为先天性血管畸形，少数为多发性大动脉炎所引起高血压。

（二）临床表现

上肢血压增高，而下肢血压不高或降低，呈上肢血压高于下肢的反常现象，腹主动脉、股动脉及其他下肢动脉搏动减弱或不能触及，右肩胛间区、腋部可有侧支循环动脉的搏动和杂音或腹部听诊有血管杂音。检查胸部 X 线摄影可显示左心室扩大迹象，主动脉造影可明确诊断。

（三）治疗

对缓解期慢性期患者考虑外科手术治疗，急性期的可应用甲氨蝶呤和糖皮质激素，要密切监测血压，另外抗血栓应用阿司匹林对症治疗，应用扩血管及降压药。

七、妊娠高血压疾病

妊娠高血压疾病（旧称妊高征），平均发病率为 9.2%，是造成母婴围产期发病和死亡的重要原因之一。

（一）病理生理

妊娠高血压疾病基本病变为全身小动脉痉挛，导致全身脏器血流不畅，微循环供血不足，组织缺血缺氧，血管痉挛和血压升高导致血管内皮功能紊乱和损害，前列腺素合成减少，血栓素产生增多。结果血小板和纤维蛋白原等物质通过损伤处沉积在血管内皮下，进一步使管腔狭窄，加重组织缺血、缺氧，又刺激血管收缩，使周围循环阻力增大，血压进一步升高。

（二）临床表现

妊娠高血压疾病常于妊娠 20 周后开始发病，以血压升高、蛋白尿及水肿为特征。表现为体重增加过多，每周增加 >0.5 kg，经休息水肿不消退，后出现高血压。病情继续发展出现先兆子痫、子痫。重度妊娠高血压疾病血管病变明显，可导致重要脏器损害，出现严重并发症。妊娠高血压疾病时血细胞比容 <35%，血小板计数 $<100×10^9/L$（10 万/mm³），呈进行性下降，白/球比例倒置；重度妊娠高血压疾病可出现溶血。妊娠高血压疾病主要应与慢性高血压或肾脏病合并妊娠相鉴别。

（三）治疗

1.一般治疗

注意休息,轻症无须住院,中、重度患者应入院治疗。保证足够睡眠及思想放松。休息、睡眠时取左侧卧位,少食盐及刺激性食物,戒酒。保证能量供应及足够蛋白质;对于中、重度患者每4小时测1次血压,密切注意血压变化。

2.药物治疗

轻度患者适当服用镇静药物,如地西泮、苯巴比妥等,以保证休息。一般不用降压药物和解痉药。中度患者,硫酸镁是首选解痉药,硫酸镁血浓度治疗量为 $2\sim3$ mmol/L,>3.5 mmol/L 时膝腱反射消失,>7.5 mmol/L 时可出现心跳呼吸停止。由于硫酸镁的中毒量和治疗量很接近,因此使用时应严防中毒。妊娠高血压疾病当血压 $>22.0/15.0$ kPa(165/113 mmHg)时,可能引起孕产妇脑血管意外、视网膜剥脱、胎盘灌流减少和胎盘早剥等。因此降压治疗是重要措施之一。应避免血压下降过快、过低而影响胎盘灌流导致胎儿缺血缺氧。对重度妊娠高血压疾病的心力衰竭伴水肿,可疑早期急性肾衰竭、子痫和脑水肿者,可应用快速利尿剂和20%甘露醇脱水降颅内压。

3.扩容治疗

重度妊娠高血压疾病时因小动脉痉挛导致血容量相对不足,因此扩容应在解痉治疗的基础上进行。

八、护理措施及出院指导

参阅原发性高血压有关护理部分。

（杨　娜）

第三节　心　绞　痛

一、稳定型心绞痛

稳定型心绞痛是在冠状动脉狭窄的基础上,冠状动脉供血不足引起的心肌急剧的、暂时的缺血缺氧综合征。临床特点为阵发性胸骨后或心前区压榨性疼痛,常发生于劳力性心肌负荷增加时,持续数分钟,休息或用硝酸酯制剂后消失,其临床表现在 $1\sim3$ 个月内相对稳定。

（一）病因与发病机制

最常见的病因为冠状动脉粥样硬化。其他病因最常见为重度主动脉瓣狭窄或关闭不全,肥厚型心肌病、先天性冠状动脉畸形等亦可为本病病因。

心肌能量的产生依赖大量的氧气供应。心肌对氧的依赖性最强,耗氧量为9 mL/(min·100 g),高居人体其他器官之首。生理条件下,心肌细胞从冠状动脉血中摄取氧的能力也最强,可摄取血氧含量的 $65\%\sim75\%$,接近于最大摄取量,因此,当心肌需氧量增加时,心肌细胞很难再从血液中摄取更多的氧,而只能依靠增加冠状动脉血流储备来满足心肌需氧量的增加。正常情况下,冠状循环储备能力很强,如剧烈体力活动时,冠状动脉扩张可通过使其血流量增加到静息时的 $6\sim$

7 倍,即使在缺氧状态下,也能使血流量增加 4～5 倍。然而在病理条件下(如冠状动脉狭窄),冠状循环储备能力下降,冠状动脉供血与心肌需血之间就会发生矛盾,即冠状动脉血流量不能满足心肌的代谢需要,此时就会引起心肌缺血缺氧,诱发心绞痛。

动脉粥样硬化斑块导致冠状动脉狭窄,冠状动脉扩张性减弱,血流量减少。当冠状动脉管腔狭窄<50%时,心肌血供基本不受影响,即血液供应尚能满足心肌平时的需要,则无心肌缺血症状,各种心脏负荷试验也无阳性表现。然而当至少一支主要冠状动脉管腔狭窄>75%时,静息时尚可代偿,但当心脏负荷突然增加(如劳累、激动、左心衰竭等)时,则心肌耗氧量增加,而病变的冠状动脉不能充分扩张以供应足够的血液和氧气,即可引起心绞痛发作。此种心肌缺血为"需氧增加性心肌缺血",而且粥样硬化斑块稳定,冠状动脉对心肌的供血量相对比较恒定。这是大多数稳定型心绞痛的发病机制。

疼痛产生的原因:产生疼痛的直接原因可能是在缺血缺氧的情况下,心肌内积聚过多的代谢产物如乳酸、丙酮酸、磷酸等酸性物质或类激肽多肽类物质,刺激心脏内自主神经的传入纤维末梢,经胸 1～5 交感神经节和相应的脊髓段,传至大脑,即可产生疼痛感觉。这种痛觉可反映在与自主神经进入水平相同脊髓段的脊神经所分布的区域——胸骨后和两臂的前内侧与小指,尤其是在左侧,而多不在心脏部位。有人认为,在缺血区内富有神经分布的冠状血管的异常牵拉或收缩,也可直接产生疼痛冲动。

(二)病理生理和病理解剖

患者在心绞痛发作之前,常有血压增高、心率增快、肺动脉压和肺毛细血管压增高的变化,反映心脏和肺的顺应性减低。发作时可有左心室收缩力和收缩速度降低、射血速度减慢、左心室收缩压下降、每搏输出量和心排血量降低、左心室舒张末期压和血容量增加等左心室收缩和舒张功能障碍的病理生理变化。左心室壁可呈收缩不协调或部分心室壁有收缩减弱的现象。

粥样硬化可累及冠状动脉任何一支,其中以左前降支受累最为多见,病变也最为严重,其次是右冠状动脉、左回旋支和左主干。血管近端的病变较远端为重,主支病变较分支为重。粥样硬化斑块多分布在分支血管开口处,且常为偏心性,呈新月形。

冠状动脉造影显示,稳定型心绞痛患者中,有 1 支、2 支或 3 支冠状动脉腔径减少>70%者各占 25%左右,左主干狭窄占 5%～10%,无显著狭窄者约占 15%;而在不稳定型心绞痛患者中,单支血管病变约占 10%,2 支血管病变占 20%,3 支血管病变占 40%,左主干病变约占 20%,无明显血管梗阻者占 10%,而且病变常呈高度狭窄、偏心性狭窄、表面毛糙或充盈缺损等。冠状动脉造影未发现异常的心绞痛患者,可能是因为冠状动脉痉挛、冠状动脉内血栓自发性溶解、微循环灌注障碍或造影检查时未识别,也可能与血红蛋白与氧的离解异常、交感神经过度活动、儿茶酚胺分泌过多或心肌代谢异常等有关。

(三)临床表现

1.症状

心绞痛以发作性胸痛为主要临床表现,疼痛的特点为以下几点。

(1)部位:典型心绞痛的部位是在胸骨体上中段之后或左前胸,范围有手掌大小甚至横贯前胸,界限不很清楚;可以放射到颈部、咽部、颌部、上腹部、肩背部、左臂及左手指,也可以放射至其他部位。非典型者可以表现在胸部以外的其他部位如上腹部、咽部、颈部等。疼痛每次发作的部位往往是相似的。

(2)性质:常呈紧缩感、绞榨感、压迫感、烧灼感、胸闷或窒息感、沉重感,有的只表现为胸部不适、乏力或气短,主观感觉个体差异较大,但一般不会是针刺样疼痛。疼痛发作时,患者往往被迫停止原来的活动,直至症状缓解。

(3)持续时间:疼痛呈阵发性发作,持续数分钟,一般不会超过10分钟,也不会转瞬即逝或持续数小时。疼痛可数天或数周发作一次,亦可1天内发作多次。

(4)诱因:疼痛常由体力劳动(如快步行走、爬坡等)或情绪激动(如愤怒、焦急、过度兴奋等)所诱发,饱食、寒冷、吸烟、贫血、心动过速和休克等亦可诱发。疼痛多发生于劳力或激动当时而不在其之后。典型的心绞痛常在相似的条件下发生,但有时同样的劳力只在早晨而不在下午引起心绞痛,可能与晨间疼痛阈值较低有关。

(5)缓解方式:一般停止诱发活动后疼痛即可缓解,舌下含硝酸甘油也能在2~5分钟内(很少超过5分钟)使之缓解。

2.体征

体检常无明显异常。心绞痛发作时可有心率增快、血压升高、焦虑、出汗等;有时可闻及第四心音、第三心音或奔马律,心尖部收缩期杂音(是乳头肌缺血性功能失调引起二尖瓣关闭不全所致),第二心音逆分裂;偶闻双肺底湿啰音。

3.分级

参照加拿大心血管学会(CCS)分级标准,将稳定型心绞痛严重程度分为4级。

(1)Ⅰ级:一般体力活动如行走和上楼等不引起心绞痛,但紧张、剧烈或持续用力可引起心绞痛发作。

(2)Ⅱ级:日常体力活动稍受限制,快步行走或上楼、登高、饭后行走或上楼、寒冷或风中行走、情绪激动等可发作心绞痛,或仅在睡醒后数小时内发作,在正常情况下以一般速度平地步行200 m以上或登一层以上的楼梯受限。

(3)Ⅲ级:日常体力活动明显受限,在正常情况下以一般速度平地步行100~200 m或登一层楼梯时可发作心绞痛。

(4)Ⅳ级:轻微活动或休息时即可出现心绞痛症状。

(四)辅助检查

1.实验室检查

基本检查包括空腹血糖(必要时查糖耐量试验)、血脂和血红蛋白等;胸痛较明显者需查心肌坏死标志物;冠状动脉造影前还需查尿常规、肝肾功能、电解质、肝炎相关抗原、人类免疫缺陷病毒(HIV)及梅毒血清试验等;必要时检查甲状腺功能。

2.心电图检查

(1)静息心电图:约半数心绞痛患者的心电图在正常范围。可有陈旧性心肌梗死或非特异性ST-T改变,有时出现房室或束支传导阻滞或室性、房性期前收缩等心律失常。不常见的隐匿性的心电图表现为U波倒置。与既往心电图做比较,可提高心电图的诊断准确率。

(2)心绞痛发作时心电图:95%的患者于心绞痛时出现暂时的缺血性ST段移位。因心内膜下心肌更容易发生缺血,故常见心内膜下心肌缺血的导联ST段压低>0.1 mV,发作缓解后恢复;有时出现T波倒置。平时有T波持续倒置者,心绞痛发作时可变为直立(称为"假性正常化")。T波改变反映心肌缺血的特异性不如ST段,但与平时心电图比较则有助于诊断。

(3)心电图负荷试验:运动负荷试验最为常用,运动可增加心脏负荷以激发心肌缺血。运动方式主要有分级踏板或蹬车。

（4）心电图连续监测：常用方法是让患者佩带慢速转动的记录装置，以两个双极胸导联（现可同步 12 导联）连续记录并自动分析 24 小时心电图（动态心电图），然后在显示屏上快速回放并进行人机对话选段记录，最后打印综合报告。动态心电图可发现 ST-T 改变和各种心律失常，出现时间可与患者的活动情况和症状相对照。胸痛发作时心电图显示缺血性 ST-T 改变有助于心绞痛的诊断。

3.超声心动图

超声心动图可以观察心腔大小、心脏结构、室壁厚度和心肌功能状态，根据室壁运动异常，可判断心肌缺血和陈旧性梗死区域。稳定型心绞痛患者的静息超声心动图大都无异常表现，负荷超声心动图有助于识别心肌缺血的范围和程度。

4.血管内超声和冠状动脉内多普勒血流描记

血管内超声是近年来应用于临床的一种高分辨率检查手段，可作为冠状动脉造影更进一步的确诊手段。

5.多层螺旋 X 线计算机断层显像

多层螺旋 X 线计算机断层显像可进行冠状动脉三维重建，能较好应用于冠心病的诊断。

（五）内科治疗

1.一般治疗

心绞痛发作时立刻休息，症状一般在停止活动后即可消除。平时应尽量避免各种诱发因素如过度体力活动、情绪激动、饱餐、便秘等。调节饮食，特别是进食不宜过饱，避免油腻饮食，忌烟酒。调整日常生活与工作量；减轻精神负担；治疗高血压、糖尿病、贫血、甲状腺功能亢进症等相关疾病。

2.硝酸酯类

该类药物可扩张冠状动脉、降低血流阻力、增加冠状循环血流量；同时能扩张周围血管，减少静脉回流，降低心室容量、心腔内压力、心排血量和血压，减低心脏前后负荷和心肌需氧量，从而缓解心绞痛。患有青光眼、颅内压增高、低血压者不宜应用本类药物。

硝酸甘油：心绞痛发作时应用，$0.3\sim0.6$ mg 舌下含化，可迅速被唾液溶解而吸收，$1\sim2$ 分钟开始起效，作用持续约 30 分钟。对约 92％的患者有效，其中 76％在 3 分钟内见效。

3.β受体阻滞剂（美托洛尔）

阻断拟交感胺类的刺激作用，减慢心率、降低血压，减弱心肌收缩力和降低心肌耗氧量，从而缓解心绞痛发作。

4.钙通道阻滞剂［盐酸地尔硫䓬片（合心爽）、硝苯地平］

本类药物能抑制 Ca^{2+} 进入细胞和心肌细胞兴奋-收缩耦联中 Ca^{2+} 的作用，因而可抑制心肌收缩，减少心肌氧耗；扩张冠状动脉，解除冠状动脉痉挛，改善心肌供血。

5.抗血小板药物

若无特殊禁忌，所有患者均应服用阿司匹林。

6.调脂药物

调脂药物在治疗冠状动脉粥样硬化中起重要作用，他汀类制剂可使动脉粥样硬化斑块消退，并可改善血管内皮细胞功能。

7.代谢类药物

曲美他嗪通过调节心肌能源底物，抑制脂肪酸氧化，促进葡萄糖氧化，优化心肌能量代谢，能改善心肌缺血及左心室功能,缓解心绞痛,而不影响血流动力学。

8.中医中药治疗

目前以"活血化瘀"法(常用丹参、红花、川芎、蒲黄、郁金、丹参滴丸或脑心通等)、"芳香温通"法(常用苏合香丸、苏冰滴丸、宽胸丸或保心丸等)及"祛痰通络"法(如通心络)最为常用。此外,针刺或穴位按摩治疗也可能有一定疗效。

二、不稳定型心绞痛

不稳定型心绞痛是指稳定型劳力性心绞痛以外的缺血性胸痛,包括初发型劳力性心绞痛、恶化型劳力性心绞痛,以及各型自发性心绞痛。不稳定型心绞痛通常认为是介于稳定型心绞痛与急性心肌梗死之间的一种临床状态。

(一)病因与发病机制

与稳定型劳力性心绞痛的差别在于当冠状动脉粥样硬化斑块不稳定时,易发生斑块破裂或出血、血小板聚集或血栓形成或冠状动脉痉挛致冠状动脉内张力增加,均可使心肌的血氧供应突然减少,心肌代谢产物清除障碍,引起心绞痛发作。此种心肌缺血为"供氧减少性心肌缺血",是引起大多数不稳定型心绞痛的原因。虽然这种心绞痛也可因劳力负荷增加而诱发,但劳力终止后胸痛并不能缓解。

(二)临床表现

1.症状

不稳定型心绞痛的胸痛部位和性质与稳定型心绞痛相似,但通常程度更重,持续时间较长,患者偶尔从睡眠中痛醒。以下线索有助于不稳定型心绞痛的诊断。

(1)诱发心绞痛的体力活动阈值突然或持久地降低。

(2)心绞痛发生的频率、严重程度和持续时间增加或延长。

(3)出现静息性或夜间性心绞痛。

(4)胸痛放射至附近或新的部位。

(5)发作时伴有新的相关特征,如出汗、恶心、呕吐、心悸或呼吸困难等。

(6)原来能使疼痛缓解的方式只能暂时或不完全性地使疼痛缓解。

2.体征

体征可有一过性第三心音或第四心音,重症者可有肺部啰音或原有啰音增加、心动过缓或心动过速,或因二尖瓣反流引起的收缩期杂音。若疼痛发作期间发生急性充血性心力衰竭和低血压提示预后较差。

3.分级

依据心绞痛严重程度将不稳定型心绞痛分为3级。

(1)Ⅰ级:初发性、严重性或加剧性心绞痛,指心绞痛发生在就诊前2个月内,无静息时疼痛,每天发作3次或以上,或稳定型心绞痛的心绞痛发作更频繁或更严重,持续时间更长,或诱发体力活动的阈值降低。

(2)Ⅱ级:静息型亚急性心绞痛,指就诊前1个月内发生过1次或多次静息型心绞痛,但近48小时内无发作。

(3)Ⅲ级:静息型急性心绞痛,指在48小时内有1次或多次静息型心绞痛发作。

(三)内科治疗

不稳定型心绞痛是严重的、具有潜在危险性的疾病,随时可能发展为急性心肌梗死,因此应引起高度重视。对疼痛发作频繁或持续不缓解,以及高危患者应立即住院治疗。

1.一般治疗

(1)急性期宜卧床休息,消除心理负担,保持环境安静,必要时给予小剂量镇静药和抗焦虑药物。

(2)有呼吸困难、发绀者应给氧吸入,维持血氧饱和度达到90%以上。

(3)积极诊治可能引起心肌耗氧量增加的疾病,如感染、发热、急性胃肠道功能紊乱、甲状腺功能亢进症、贫血、心律失常和原有心力衰竭的加重等。

(4)必要时应重复检测心肌坏死标志物,以排除急性心肌梗死。

2.硝酸酯类制剂

在发病最初 24 小时的治疗中,静脉内应用硝酸甘油有利于较恒定地控制心肌缺血发作;对已用硝酸酯药物和 β 受体阻滞剂等作为标准治疗的患者,静脉应用硝酸甘油能减少心绞痛的发作次数。初始用量 5～10 $\mu g/min$,持续滴注,每 3～10 分钟增加 10 $\mu g/min$,直至症状缓解或出现明显不良反应如头痛或低血压[收缩压＜12.0 kPa(90 mmHg)或比用药前下降 4.0 kPa(30 mmHg)]。目前推荐静脉用药症状消失 24 小时后,改用口服制剂或皮肤贴剂。持续静脉应用硝酸甘油 24～48 小时即可出现药物耐受。

3.β 受体阻滞剂

可用于所有无禁忌证的不稳定型心绞痛患者,并应及早开始应用,口服剂量要个体化,使患者安静时心率 50～70 次/分。

4.钙通道阻滞剂

钙通道阻滞剂能有效地减轻心绞痛症状,尤其用于治疗变异型心绞痛疗效最好。

5.抗凝制剂(肝素和低分子肝素)

静脉注射肝素治疗不稳定型心绞痛是有效的,推荐剂量为先给予肝素 80 U/kg 静脉注射,然后以18 U/(kg·h)的速度静脉滴注维持,治疗过程中需注意开始用药或调整剂量后 6 小时测定部分激活凝血酶时间(APTT),并调整用量,使 APTT 控制在 45～70 秒。低分子肝素与普通肝素相比,可以只根据体重调节皮下用量,而不需要实验室监测;疗效肯定,使用方便。

6.抗血小板制剂

(1)阿司匹林类制剂:阻断血小板聚集,防止血栓形成,抑制血管痉挛。阿司匹林可降低不稳定型心绞痛患者的死亡率和急性心肌梗死的发生率,除了短期效应外,长期服用也是有益的。用量每天 75～325 mg。小剂量阿司匹林的胃肠道不良反应并不常见,对该药过敏、活动性消化性溃疡、局部出血和出血体质者则不宜应用。

(2)二磷酸腺苷(ADP)受体拮抗剂:氯吡格雷是新一代血小板 ADP 受体抑制剂,可抑制血小板内 Ca^{2+} 活性,抑制血小板之间纤维蛋白原桥的形成,防止血小板聚集,作用强于阿司匹林,即可单用于阿司匹林不能耐受者,也可与阿司匹林联合应用。常用剂量每天 75 mg,必要时先给予负荷量 300 mg,2 小时后达有效血药浓度。本药不良反应小,作用快,不需要复查血常规。

7.血管紧张素转化酶抑制剂

冠心病患者均能从血管紧张素转化酶抑制剂治疗中获益,合并糖尿病、心力衰竭或左心室收缩功能不全的高危患者应该使用血管紧张素转化酶抑制剂。临床常用制剂:卡托普利、依那普利。

8.调脂制剂

他汀类药物能有效降低胆固醇和低密度脂蛋白胆固醇(LDL-C),并因此降低心血管事件;同时他汀类还有延缓斑块进展、稳定斑块和抗炎等有益作用。常用他汀制剂:洛伐他汀、辛伐他汀。在应用他汀类药物时,应严密监测转氨酶及肌酸激酶等生化指标,以及时发现药物可能引起的肝脏损害和疾病。

三、心绞痛的护理

(一)一般护理

1.休息与活动

保持适当的体力活动,以不引起心绞痛为度,一般不需卧床休息。但心绞痛发作时立即停止活动,卧床休息,协助患者取舒适体位;不稳定型心绞痛者,应卧床休息。缓解期可逐渐增加活动量,应尽量避免各种诱发因素如过度体力活动、情绪激动、饱餐等,冬天注意保暖。

2.饮食

饮食原则为低盐、低脂低胆固醇、高维生素、易消化饮食。宣传饮食保健的重要性,进食不宜过饱,保持大便通畅、戒烟酒、肥胖者控制体重。

(二)对症护理及病情观察护理

1.缓解疼痛

心绞痛发作时指导患者停止活动,卧床休息;立即舌下含服硝酸甘油,必要时静脉滴注;吸氧;疼痛严重者给予哌替啶 50～100 mg 肌内注射;护士观察胸痛的部位、性质、程度、持续时间,严密监测血压、心率、心律、脉搏及心电图变化并嘱患者避免引起心绞痛的诱发因素。

2.防止发生急性心肌梗死

指导患者避免心肌梗死的诱发因素,观察心肌梗死的先兆,如心绞痛发作频繁且加重、休息及含服硝酸甘油不能缓解及有无心律失常等。

3.积极去除危险因素

治疗高血压、高血脂、糖尿病等与冠心病有关的疾病。定期复查心电图、血糖、血脂。

(三)用药观察与护理

注意药物疗效及不良反应。心绞痛发作给予硝酸甘油舌下含服后1～2分钟起作用,若服药后3～5分钟仍不缓解,可再服1片。不良反应有头晕、头胀痛、头部跳动感、面红、心悸等,偶有血压下降,因此第1次用药患者宜平卧片刻,必要时吸氧。对于心绞痛发作频繁或含服硝酸甘油效果差的患者应警惕心肌梗死的发生,遵医嘱静脉滴注硝酸甘油,监测血压及心率变化及心电图的变化。静脉滴注硝酸酯类掌握好用药浓度和输液速度,并嘱患者及家属切不可擅自行调节滴速,以免造成低血压。部分患者用药后可出现面部潮红、头部胀痛、头昏、心动过速、心悸等不适,应告诉患者是由于药物导致血管扩张造成的,以解除其顾虑。第一次用药时,患者宜平卧片刻。β受体阻滞剂有减慢心率的不良反应,二度或以上房室传导阻滞者不宜应用。

(四)心理护理

心绞痛发作时患者常感到焦虑,而焦虑能增强交感神经兴奋性,增加心肌需氧量,加重心绞痛,因此心绞痛发作时专人守护消除紧张、焦虑、恐惧情绪,避免各种诱发因素;指导患者正确使用心绞痛发作期及预防心绞痛的药;若心绞痛发作较以往频繁、程度加重、用硝酸甘油无效,应立即来医院就诊,警惕急性心肌梗死发生。

(五)出院指导

(1)合理安排休息与活动,活动应循序渐进,以不引起心绞痛为原则。避免重体力劳动、精神过度紧张的工作或过度劳累。

(2)指导患者遵医嘱正确用药,学会观察药物的作用和不良反应。

(3)教会心绞痛时的自救护理:立即就地休息,含服随身携带的硝酸甘油,可重复应用;若心绞痛频繁发作或持续不缓解及时到医院就诊。

(4)防止心绞痛再发作应避免各种诱发因素如过度体力活动、情绪激动、饱餐、便秘等,并积极减少危险因素如戒烟,选择低盐、低脂低胆固醇、高维生素、易消化饮食,维持理想体重;治疗高血压、高血脂、糖尿病等与冠心病有关的疾病。

(杨　娜)

第四节　心力衰竭

心力衰竭是由于心脏收缩功能和/或舒张功能障碍,不能将静脉回心血量充分排出心脏,造成静脉系统淤血及动脉系统血液灌注不足,而出现的综合征。

一、病因

(一)基本病因

1.心肌损伤

任何大面积(大于心室面积的40%)的心肌损伤都会导致心脏收缩和/或舒张功能的障碍。

2.心脏负荷过重

压力负荷(后负荷)过重,心脏排血阻力增大,心排血量降低,心室收缩期负荷过度,引起心室肥厚性心力衰竭;容量负荷(前负荷)过重,心脏舒张期容量增大,心排血量减低,引起心室扩张性心力衰竭。

3.机械障碍

腱索或乳头肌断裂,心室间隔穿孔,心脏瓣膜严重狭窄或关闭不全等引起的心脏机械功能衰退,导致心力衰竭。

4.心脏负荷不足

如缩窄性心包炎,大量心包积液,限制性心肌病等,使静脉血液回心受限,因而心室心房充盈不足,腔静脉及门脉系统淤血,心排血量减低。

5.血液循环容量过多

如静脉过多过快输液,尤其在无尿少尿时超量输液,急性或慢性肾小球肾炎引起高度水钠潴留,高度水肿等均引起血液循环容量急剧膨胀而致心力衰竭。

(二)诱发因素

1.感染

感染可增加基础代谢,增加机体耗氧,增加心脏排血量而诱发心力衰竭,尤其呼吸道感染较多见。

2.体力过劳

正常心脏在体力活动时,随身体代谢增高心脏排血量也随之增加。而有器质性心脏病患者体力活动时,心率增快,心肌耗氧量增加,心排血量减少,冠状动脉血液灌注不足,导致心肌缺血,心慌气急,诱发心力衰竭。

3.情绪激动

情绪激动促使儿茶酚胺释放,心率增快,心肌耗氧增加,动脉与静脉血管痉挛,增加心脏前后负荷而诱发心力衰竭。

4.妊娠与分娩

风湿性心脏病或先天性心脏病患者,心功能低下,在妊娠32～34周,分娩期及产褥期最初3天内心脏负荷最重,易诱发心力衰竭。

5.动脉栓塞

心脏病患者长期卧床,静脉系统长期处于淤血状态,容易形成血栓,一旦血栓脱落导致肺栓塞,加重肺循环阻力诱发心力衰竭。

6.水、钠摄入量过多

心功能减退时,肾脏排水排钠功能减弱,如果水、钠摄入量过多可引起水钠潴留,血容量扩增。

7.心律失常

心动过速可使心脏无效收缩次数增加而加重心脏负荷;心脏舒张期缩短使心室充盈受限进而降低心排血量,同时心脏氧渗透期缩短不利于心肌代谢。

8.冠脉痉挛

冠状动脉粥样硬化,易发生冠脉痉挛,引起心肌缺血导致心脏收缩或舒张功能障碍。

9.药物反应

因用药或停药不当导致的心力衰竭或心力衰竭恶化不在少数。慢性心力衰竭不该停用强心剂而停用,服用过量洋地黄、利尿药或抗心律失常药,都可导致心力衰竭恶化。

二、病理生理

(一)心脏的代偿机制

正常心脏有比较充足的储备能力,以适应一般生活需要所增加的心脏负担。当心脏功能减退,心排血量降低不足以供应机体需要时,机体将同时通过神经、体液等机制进行调整,力争恢复心排血量。

(1)反射性交感神经兴奋,迷走神经抑制,代偿性心率加快及心肌收缩力加强,以维持心排血量。由于交感神经兴奋,周围血管和小动脉收缩可使血压维持正常而不随心排血量降低而下降;小静脉收缩可使静脉回心血量增加,从而使心搏血量增加。

(2)心肌肥厚:长期的负荷加重,使心肌肥厚和心室扩张,维持心排血量。然而,扩大和肥厚的心脏虽然完成较多的工作,但它耗氧量也随之增加,可是心肌内毛细血管数量并没有相应的增加,所以,扩大肥厚的心肌细胞相对的供血不足。

(3)心率增快:心率加快在一定范围内使心排血量增加,但如果心率太快则心脏舒张期显著缩短,使心室充盈不足,导致心排血量降低及静脉淤血加重。

(二)心脏的失代偿机制

当心脏储备力耗损至不能适应机体代谢的需要时,心功能便由代偿转为失代偿阶段,即心力衰竭。

心力衰竭时,心排血量相对或绝对的降低,一方面供给各器官的血流不足,引起各器官组织的功能改变,血液重新分配,首先为保证心、脑、肾血液供应,皮肤、内脏、肌肉的供血相应有较大的减少。肾血流量减少时,可使肾小球滤过率降低和肾素分泌增加,进而促使肾上腺皮质的醛固酮分泌增加,引起水钠潴留,血容量增加,静脉和毛细血管充血和压力增加。另一方面,心脏收缩力减弱,不能完全排出静脉回流的血液,心室收缩末期残留血量增多,心室舒张末期压力升高,遂使静脉回流受阻,引起静脉淤血和静脉压力升高,从而引起外周毛细血管的漏出增加,水分渗入组织间隙引起各脏器淤血水肿;肝脏淤血时对醛固酮的灭活减少;抗利尿激素分泌增加,肾排水量进一步减少,水钠潴留进一步加重,这也是水肿发生和加重的原因。

根据心脏代偿功能发挥的情况及失代偿的程度,可将心力衰竭分为三度,或按心功能分为4级。

Ⅰ级:有心脏病的客观证据,而无呼吸困难,心悸,水肿等症状(心功能代偿期)。

Ⅱ级:日常劳动并无异常感觉,但稍重劳动即有心悸,气急等症状(心力衰竭Ⅰ度)。

Ⅲ级:普通劳动亦有症状,但休息时消失(心力衰竭Ⅱ度)。

Ⅳ级:休息时也有明显症状,甚至卧床仍有症状(心力衰竭Ⅲ度)。

三、临床表现

心力衰竭在早期可仅有一侧衰竭,临床上以左心衰竭为多见,但左心衰竭后,右心也相继发生功能损害,最后导致全心力衰竭。临床表现的轻重,常依病情发展的快慢和患者的耐受能力的不同而不同。

(一)左心衰竭

1.呼吸困难

轻症患者自觉呼吸困难,重者同时有呼吸困难和短促的征象。早期仅发生于劳动或运动时,休息后很快消失。这是由于劳动促使回心血量增加,肺淤血加重的缘故。随着病情加重,轻度劳动即感到呼吸困难,严重者休息时亦感呼吸困难,以致被迫采取半卧位或坐位,为端坐呼吸。

2.阵发性呼吸困难

多发生于夜间,故又称为阵发性夜间性呼吸困难。患者常在熟睡中惊醒,出现严重呼吸困难及窒息感,被迫坐起,咳嗽频繁,咯粉红色泡沫样痰液。轻者数分钟,重者经1～2小时逐渐停止。阵发性呼吸困难的发生原因,可能为:①睡眠时平卧位,回心血量增加,超过左心负荷的限度,加重了肺淤血。②睡眠时,膈肌上升,肺活量减少。③夜间迷走神经兴奋性增高,使冠状动脉和支气管收缩,影响了心肌的血液供应,发生支气管痉挛,降低心肌收缩性能和肺通气量,肺淤血加重。④熟睡时中枢神经敏感度降低,因此,肺淤血必须达到一定程度后方能使患者因气喘惊醒。

3.急性肺水肿

急性肺水肿是左心衰竭的重症表现,是阵发性呼吸困难的进一步发展。常突然发生,呈端坐呼吸,表情焦虑不安,频频咳嗽,咯大量泡沫状或血性泡沫性痰液,严重时可有大量泡沫样液体由鼻涌出,面色苍白,口唇发绀,皮肤湿冷,两肺布满湿啰音及哮鸣音,血压可下降,甚至休克。

4.咳嗽和咯血

咳嗽和咯血为肺泡和支气管黏膜淤血所致,多与呼吸困难并存,咳白色泡沫样黏痰或血性痰。

5.其他症状

可有疲乏无力、失眠、心悸、发绀等。严重患者脑缺氧缺血时可出现陈-施氏呼吸、嗜睡、眩晕、意识丧失、抽搐等。

6.体征

除原有心脏病体征外,可有舒张期奔马律、交替脉、肺动脉瓣区第2心音亢进。轻症肺底部可听到散在湿性啰音,重症则湿啰音满布全肺。有时可伴哮鸣音。

7.X线及其他检查

X线检查,可见左心扩大及肺淤血,肺纹理增粗。急性肺水肿时可见由肺门伸向肺野呈蝶形的云雾状阴影。心电图检查可出现心率快及左心室肥厚图形。臂舌循环时间延长(正常 10~15 秒),臂肺时间正常(4~8 秒)。

(二)右心衰竭

1.水肿

皮下水肿是右心衰竭的典型症状。在水肿出现前,由于体内已有水钠潴留,体液潴留达5 kg以上才出现水肿,故多只有体重增加。水肿多先见于下肢,卧床患者则在腰、背及骶部等低重部位明显,呈凹陷性水肿。重症则波及全身。水肿多于傍晚发生或加重,休息一夜后消失或减轻,伴有夜间尿量增加。这是由于夜间休息时,回心血量比白天活动时增多,心脏能将静脉回流血量排出,心室收缩末期残留血量减少,静脉和毛细血管压力有所减轻,因而水肿减轻或消退。

少数患者可出现胸腔积液和腹水。胸腔积液可同时见于左、右两侧胸腔,但以右侧较多,其原因不甚明了。由于壁层胸膜静脉回流体静脉,而脏层胸膜静脉血流入肺静脉,因而胸腔积液多见于左、右心力衰竭并存时。腹水多由心源性肝硬化引起。

2.颈静脉怒张和内脏淤血

坐位或半卧位时可见颈静脉怒张,其出现常较皮下水肿或肝大出现为早,同时可见舌下、手臂等浅表静脉异常充盈。肝大并压痛可先于皮下水肿出现。长期肝淤血、缺氧可引起肝细胞变性、坏死,并发展为心源性肝硬化,肝功能检查异常或出现黄疸。若有三尖瓣关闭不全并存,肝脏触诊呈扩张性搏动。胃肠道淤血常引起消化不良、食欲减退、腹胀、恶心和呕吐等症状。肾淤血致尿量减少,尿中可有少量蛋白和细胞。

3.发绀

右心衰竭患者多有不同程度发绀,首先见于指端、口唇和耳郭,较单纯左心功能不全者为显著,其原因除血红蛋白在肺部氧合不全外,与血流缓慢,组织自身毛细血管中吸取较多的氧而使还原血红蛋白增加有关。严重贫血者则不出现发绀。

4.神经系统症状

可有神经过敏、失眠、嗜睡等症状。重者可发生精神错乱,可能是脑出血、缺氧或电解质紊乱等原因引起。

5.心脏及其他检查

主要为原有心脏病体征,由于右心衰竭常继发于左心衰竭的基础上,因而左、右心均可扩大。右心扩大引起了三尖瓣关闭不全时,在三尖瓣音区可听到收缩期吹风样杂音。静脉压增高。臂肺循环时间延长,因而臂舌循环时间也延长。

(三)全心力衰竭

左、右心功能不全的临床表现同时存在,但患者或以左心衰竭的表现为主或以右心衰竭的表现为主,左心衰竭肺充血的临床表现可因右心衰竭的发生而减轻。

四、护理

(一)护理要点

(1)减轻心脏负担,预防心力衰竭的发生。

(2)合理使用强心,利尿,扩血管药物,改善心功能。

(3)密切观察病情变化,及时救治急性心力衰竭。

(4)健康教育。

(二)减轻心脏负担,预防心力衰竭

休息可减少全身肌肉活动,减少氧的消耗,也可减少静脉回心血量及减慢心率,从而减轻心脏负担。根据患者病情适当安排其生活和劳动,可以尽量减轻心脏负荷。对于轻度心力衰竭患者,可仅限制其体力活动,并规定充分的午睡时间或较正常人多一些的夜间睡眠时间。较重的心力衰竭患者均应卧床休息,并尽可能使卧床休息患者的体位舒适。当心力衰竭表现有明显改善时,应尽快允许和鼓励患者逐渐恢复体力活动,恢复体力活动的速度和程度视患者心力衰竭的严重程度和发作时间的长短及患者对治疗的反应等而定。如心脏功能已完全恢复正常或接近正常,则每天可做轻度的体力活动。

饮食应少食多餐,给予低热量、多维生素、易消化食物,避免过饱,加重心脏负担。目前由于利尿剂应用方便。对钠盐限制不必过于严格,一般轻度心力衰竭患者每天摄入食盐 5 g 左右(正常人每天摄入食盐 10 g 左右),中度心力衰竭患者给予低盐饮食(含钠 2~4 g),重度心力衰竭患者给予无钠饮食。如果经一般限盐、利尿,病情未能很好控制者,则应进一步严格限盐,摄入量不超过 1 g。饮水量一般不加限制,仅在并发稀释性低钠血症者,限制每天入水量 500 mL 左右。

(三)合理使用强心药物并观察毒性反应

洋地黄类强心苷是目前治疗心力衰竭的主要药物,能直接加强心肌收缩力,增加心排血量,从而使心脏收缩末期残余血量减少,舒张末期压力下降,有利于缓解各器官的淤血,增加尿量,减慢心率。常用的给药方法:负荷量加维持量,在短期内,1~3 天给予一定的负荷量,以后每天用维持量,适用于急性心力衰竭,较重的心力衰竭或需尽快控制病情的患者;单用维持量,近年来证实,洋地黄类药物治疗剂量的大小与其增强心肌收缩力作用呈线性关系,故对较轻的心力衰竭和易发生中毒的患者可用较小的剂量,而不采用惯用的洋地黄负荷量法,尤其对慢性心力衰竭更适用。

洋地黄用量的个体差异大,且治疗剂量与中毒剂量较接近,故用药期间需要密切观察洋地黄的毒性反应。洋地黄毒性反应如下。①消化道反应:食欲缺乏、恶心、呕吐、腹泻等。②神经系统反应:头痛、眩晕,视觉改变(黄视或绿视)。③心脏反应:可发生各种心律失常,常见的心律失常类型为室性期前收缩,尤其是呈二联、三联或呈多源性者。其他有房性心动过速伴有房室传导阻滞,交界性心动过速,各种不同程度的房室传导阻滞,室性心动过速,心房纤维颤动等。④血清洋地黄含量:放射性核素免疫法测定血清地高辛含量<2.0 ng/mL,或洋地黄毒苷<20 μg/mL 为安全剂量。中毒者多数大于以上浓度。

使用洋地黄类药物时注意事项：①服药前要先了解病史，如询问已用洋地黄情况，利尿剂的使用情况及电解质浓度如何，如果存在低钾、低镁易诱发洋地黄中毒。②心力衰竭反复发作，严重缺氧，心脏明显扩大的患者对洋地黄药物耐受性差，宜小剂量使用。③询问有无合并使用增加或降低洋地黄敏感性的药物，如普萘洛尔、利血平、利尿剂、抗甲状腺药物、维拉帕米、胺碘酮、肾上腺素等可增加洋地黄敏感性；而考来烯胺、抗酸药物、降胆固醇药及巴比妥类药则可降低洋地黄敏感性。④了解肝脏肾脏功能，地高辛主要自肾脏排泄，肾功能不全的，宜减少用量；洋地黄毒苷经肝脏代谢胆管排泄，部分转化为地高辛。⑤密切观察洋地黄毒性反应。⑥静脉给药时应用5％～20％的 GS 溶液稀释，混匀后缓慢静脉推注，一般不少于 10 分钟，用药时注意听诊心率及节律的变化。

（四）观察应用利尿剂后的反应

慢性心力衰竭患者，首选噻嗪类药，采用间歇用药，即每周固定服药 2～3 天，停用 4～5 天。若无效可加服氨苯蝶啶或螺内酯。如果上两药联用效果仍不理想可以呋塞米代替噻嗪类药物。急性心力衰竭或肺水肿者，首选呋塞米或依他尼酸或汞撒利等快速利尿药。在应用利尿剂 1 小时后，静脉缓慢注射氨茶碱0.25 g，可增加利尿效果。应用利尿剂后要密切观察尿量，每天测体重，准确记录 24 小时液体出入量，大量利尿者应测血压，脉搏和抽血查电解质，观察有无利尿过度引起的脱水，低血容量和电解质紊乱的表现，尤其是应用排钾利尿剂后有无乏力、恶心、呕吐、腹胀等低钾表现。对于利尿反应差者，应找出利尿不佳的原因，如了解肾脏功能情况，是否存在低血压、低血钾、低血镁或稀释性低钠血症，及用药是否合理等。

（五）合理使用扩血管药物并观察用药反应

血管扩张剂可以扩张周围小动脉，减轻心脏排血时的阻力，而减轻心脏后负荷，又可以扩张周围静脉，减少回心血量，减轻心脏前负荷，进而改善心功能。常用的扩张静脉为主的药物有硝酸甘油、硝酸酯类及吗啡类药物；扩张动脉为主的药物有酚妥拉明、肼苯达嗪、硝苯地平；兼有扩张动脉和静脉的药物有硝普钠、哌唑嗪及卡托普利等。在开始使用血管扩张剂时，要密切观察病情和用药前后血压，心率的变化，慎防血管扩张过度，心脏充盈不足，血压下降，心率加快等不良反应。用血管扩张药注意应从小剂量开始，用药前后对比心率，血压变化情况或床边监测血流动力学。根据具体情况，每 5～10 分钟测量 1 次，若用药后血压较用药前降低 1.3～2.7 kPa，应谨慎调整药物浓度或停用。

（六）急性肺水肿的救治及护理

急性肺水肿为急性左心功能不全或急性左心衰竭的主要表现。多因突发严重的左心室排血不足或左心房排血受阻引起肺静脉及肺毛细血管压力急剧升高所致。当肺毛细血管压升高超过血浆胶体渗透压时，液体即从毛细血管漏到肺间质、肺泡甚至气道内，引起肺水肿。典型发作表现为突然严重气急，每分钟呼吸可达 30～40 次，端坐呼吸，阵阵咳嗽，面色苍白，大汗，常咳出泡沫样痰，严重者可从口腔和鼻腔内涌出大量粉红色泡沫液体。发作时心率、脉搏增快，血压在起始时可升高，以后降至正常或低于正常。两肺内可闻及广泛的水泡音和哮鸣音。心尖部可听到奔马律。

1.治疗原则

（1）减少肺循环血量和静脉回心血量。

（2）增加心搏量，包括增强心肌收缩力和降低周围血管阻力。

（3）减少血容量。

（4）减少肺泡内液体漏出,保证气体交换。

2.护理措施

（1）使患者取坐位或半卧位,两腿下垂,减少下肢静脉回流,减少回心血量。

（2）立即皮下注射吗啡 10 mg 或哌替啶 50～100 mg,使患者安静及减轻呼吸困难。但对昏迷、严重休克、有呼吸道疾病或痰液极多者忌用,年老,体衰,瘦小者应减量。

（3）改善通气-换气功能,轻度肺水肿早期高流量氧气吸入,开始是 2～3 L/min,以后逐渐增至 4～6 L/min,氧气湿化瓶内加 75％乙醇或选用有机硅消泡沫剂,以降低肺泡内泡沫的表面张力,使泡沫破裂,改善通气功能。肺水肿明显出现即应做气管插管进行加压辅助呼吸,改善通气与氧的弥散,减少肺内分流,提高血氧分压。肺水肿基本控制后,可采用呼吸机间歇正压呼吸,如果动脉血氧分压<9.31 kPa 时,可改为持续正压呼吸。

（4）速给毛花苷 C 0.4 mg 或毒毛旋花子甙 K 0.25 mg,加入葡萄糖溶液中缓慢静脉推注。

（5）快速利尿,如呋塞米 20～40 mg 或依他尼酸 25 mg 静脉注射。

（6）静脉注射氨茶碱 0.25 g 用 50％葡萄糖液 20～40 mL 稀释后缓慢注入,减轻支气管痉挛,增加心肌收缩力和促进尿液排出。

（7）氢化可的松 100～200 mg 或地塞米松 10 mg 溶于葡萄糖中静脉注射。

（七）健康教育

随着人们生活水平的不断提高,人们对生活质量的要求也越来越高。心力衰竭的转归及治愈程度将直接影响患者的生活质量,预防心力衰竭发生以保证患者的生活质量就显得更为重要。首先要避免诱发因素,如气候转换时要预防感冒,及时添加衣服;以乐观的态度对待生活,情绪平稳,不要大起大落过于激动;体力劳动不要过重;适当掌握有关的医学知识以便自我保健等。其次,对已明确心功能Ⅱ级、Ⅲ级的患者要按一般治疗标准,合理正确按医嘱服用强心、利尿、扩血管药物,注意休息和营养,并定期门诊随访。

（杨　娜）

第五节　心律失常

一、疾病概述

（一）概念和特点

心律失常是指心脏冲动频率、节律、起源部位、传导速度或激动次序的异常。按其发生原理可分为冲动形成异常和冲动传导异常两大类。按照心律失常发生时心率的快慢,可分为快速性与缓慢性心律失常两大类。

心律失常可发生在没有明确心脏病或其他原因的患者。心律失常的后果取决于其对血流动力学的影响,可从心律失常对心、脑、肾灌注的影响来判断。轻者患者可无症状,一般表现为心悸,但也可出现心绞痛、气短、晕厥等症状。心律失常持续时间不一,有时仅持续数秒、数分,有时可持续数天以上,如慢性心房颤动。

(二)相关病理生理

正常生理状态下,促成心搏的冲动起源于窦房结,并以一定的顺序传导于心房与心室,使心脏在一定频率范围内发生有规律的搏动。如果心脏内冲动的形成异常和/或传导异常,使整个心脏或其一部分的活动变为过快、过慢或不规则,或者各部分活动的程序发生紊乱,即形成心律失常。心律失常有多种不同的发生机制,如折返、自律性改变、触发活动和平行收缩等。然而,由于条件限制,目前能直接对人在体内心脏研究的仅限于折返机制,临床检查尚不能判断大多数心律失常的电生理机制。产生心律失常的电生理机制主要包括冲动发生异常、冲动传导异常及触发活动。

(三)主要病因与诱因

1.器质性心脏病

心律失常可见于各种器质性心脏病,其中以冠心病、心肌病、心肌炎和风湿性心脏病为多见,尤其在发生心力衰竭或急性心肌梗死时。

2.非心源性疾病

几乎其他系统疾病均可引发心律失常,常见的有内分泌失调、麻醉、低温、胸腔或心脏手术、中枢神经系统疾病及自主神经功能失调等。

3.酸碱失衡和电解质紊乱

各种酸碱代谢紊乱、钾代谢紊乱可使传导系统或心肌细胞的兴奋性、传导性异常而引起心律失常。

4.理化因素和中毒

电击可直接引起心律失常甚至死亡,中暑、低温也可导致心律失常。某些药物可引起心律失常,其机制各不相同,洋地黄、奎尼丁、氨茶碱等直接作用于心肌,洋地黄、夹竹桃、蟾蜍等通过兴奋迷走神经,拟肾上腺素药、三环类抗抑郁药等通过兴奋交感神经,可溶性钡盐、棉酚、排钾性利尿剂等引起低钾血症,窒息性毒物则引起缺氧诱发心律失常。

5.其他

发生在健康者的心律失常也不少见,部分病因不明。

(四)临床表现

心律失常的诊断大多数要靠心电图,但相当一部分患者可根据病史和体征作出初步诊断。详细询问发作时的心率快慢,节律是否规整,发作起止与持续时间,发作时是否伴有低血压、昏厥、心绞痛或心力衰竭等表现,以及既往发作的诱因、频率和治疗经过,有助于心律失常的诊断,同时要对患者全身情况、既往治疗情况等进行全面的了解。

(五)辅助检查

1.心电图检查

心电图检查是诊断心律失常最重要的一项无创性检查技术。应记录 12 导联心电图,并记录清楚显示 P 波导联的心电图长条以备分析,通常选择 V_1 导联或 II 导联。必要时采用动态心电图,连续记录患者24 小时的心电图。

2.运动试验

患者在运动时出现心悸、可做运动试验协助诊断。运动试验诊断心律失常的敏感性不如动态心电图。

3.食管心电图

解剖上左心房后壁毗邻食管,因此,插入食管电极导管并置于心房水平时,能记录到清晰的心房电位,并能进行心房快速起搏或程序电刺激。

4.心腔内电生理检查

心腔内电生理检查是将几根多电极导管经静脉和/或动脉插入,放置在心腔内的不同部位辅以8通道以上多导生理仪,同步记录各部位电活动,包括右心房、右心室、希氏束、冠状静脉窦(反映左心房、左心室电活动)。其适应证包括:①窦房结功能测定。②房室与室内传导阻滞。③心动过速。④不明原因晕厥。

5.三维心脏电生理标测及导航系统

三维心脏电生理标测及导航系统(三维标测系统)是近年来出现的新的标测技术,能够减少X线曝光时间,提高消融成功率,加深对心律失常机制的理解。

(六)窦性心律失常治疗原则

(1)若患者无心动过缓有关的症状,不必治疗,仅定期随诊观察。对于有症状的病窦综合征患者,应接受起搏器治疗。

(2)心动过缓-心动过速综合征患者发作心动过速,单独应用抗心律失常药物治疗可能加重心动过缓。应用起搏治疗后,患者仍有心动过速发作,可同时应用抗心律失常药物。

(七)房性心律失常治疗原则

1.房性期前收缩

无须治疗。当有明显症状或因房性期前收缩触发室上行心动过速时,应给予治疗。治疗药物包括普罗帕酮、莫雷西嗪或β受体阻滞剂。

2.房性心动过速

(1)积极寻找病因,针对病因治疗。

(2)抗凝治疗。

(3)控制心室率。

(4)转复窦性心律。

3.心房扑动

(1)药物治疗:减慢心室率的药物包括β受体阻滞剂、钙通道阻滞剂(维拉帕米、地尔硫䓬)或洋地黄制剂(地高辛、毛花苷C)。转复心房扑动的药物包括ⅠA(如奎尼丁)或ⅠC(如普罗帕酮)类抗心律失常药,如心房扑动患者合并冠心病、充血性心力衰竭等时,不用ⅠA或ⅠC类药物,应选用胺碘酮。

(2)非药物治疗:直流电复律是终止心房扑动最有效的方法。其次食管调搏也是转复心房扑动的有效方法。射频消融可根治心房扑动。

(3)抗凝治疗:持续性心房扑动的患者,发生血栓栓塞的风险明显增高,应给予抗凝治疗。

4.心房颤动

应积极寻找心房颤动的原发疾病和诱发因素,进行相应处理。

治疗:①抗凝治疗;②转复并维持窦性心律;③控制心室率。

(八)房室交界区性心律失常治疗原则

1.房室交界区性期前收缩

通常无须治疗。

2.房室交界区性逸搏与心律

一般无须治疗,必要时可起搏治疗。

3.非阵发性房室交界区性心动过速

主要针对病因治疗。洋地黄中毒引起者可停用洋地黄,可给予钾盐、利多卡因或β受体阻滞剂治疗。

4.与房室交界区相关的折返性心动过速

急性发作期应根据患者的基础心脏状况、既往发作的情况及对心动过速的耐受程度做出适当处理。

主要药物治疗如下述。

(1)腺苷与钙通道阻滞剂:为首选。起效迅速,不良反应为胸部压迫感、呼吸困难、面部潮红、窦性心动过缓、房室传导阻滞等。

(2)洋地黄与β受体阻滞剂:静脉注射洋地黄可终止发作。对伴有心功能不全患者仍作为首选。β受体阻滞剂也能有效终止心动过速,选用短效β受体阻滞剂较合适如艾司洛尔。

(3)普罗帕酮 $1\sim2$ mg/kg 静脉注射。

(4)其他:食管心房调搏术、直流电复率等。

预防复发:是否需要给予患者长期药物预防,取决于发作的频繁程度及发作的严重性。药物的选择可依据临床经验或心内电生理试验结果。

5.预激综合征

对于无心动过速发作或偶有发作但症状轻微的预激综合征患者的治疗,目前仍存有争议。如心动过速发作频繁伴有明显症状,应给予治疗。治疗方法包括药物和导管消融。

(九)室性心律失常治疗原则

1.室性期前收缩

首先应对患者室性期前收缩的类型、症状及其原有心脏病变做全面的了解;然后,根据不同的临床状况,决定是否给予治疗、采取何种方法治疗及确定治疗的终点。

2.室性心动过速

一般遵循的原则:有器质性心脏病或有明确诱因应首先给予针对性治疗;无器质性心脏病患者发生非持续性短暂室速,如无症状或无血流动力学影响,处理的原则与室性期前收缩相同;持续性室性发作,无论有无器质性心脏病,应给予治疗。

3.心室扑动与颤动

快速识别心搏骤停、高声呼救、进行心肺复苏,包括胸外按压、开放气道、人工呼吸、除颤、气管插管、吸氧、药物治疗等。

(十)心脏传导阻滞治疗原则

1.房室传导阻滞

应针对不同病因进行治疗。一度与二度Ⅰ型房室阻止心室率不太慢者,无须特殊治疗。二度Ⅱ型与三度房室阻滞如心室率显著缓慢,伴有明显症状或血流动力学障碍,甚至 Adams-Strokes 综合征发作者,应给予起搏治疗。

2.室内传导阻滞

慢性单侧束支阻滞的患者如无症状,无须接受治疗。双分支与不完全性三分支阻滞有可能进展为完全性房室传导阻滞,但是否一定发生及何时发生均难以预料,不必常规预防性起搏器治疗。急性前壁心肌梗死发生双分支、三分支阻滞、或慢性双分支、三分支阻滞,伴有晕厥或阿斯综合征发作者,则应及早考虑心脏起搏器治疗。

二、护理评估

(一)一般评估

心律失常患者的生命体征,发作间歇期无异常表现。发作期则出现心悸、气短、不敢活动,心电图显示心率过快、过慢、不规则或暂时消失而形成窦性停搏。

(二)身体评估

发作时体格检查应着重于判断心律失常的性质及心律失常对血流动力学状态的影响。听诊心音了解心室搏动率的快、慢和规则与否,结合颈静脉搏动所反映的心房活动情况,有助于作出心律失常的初步鉴别诊断。缓慢(<60 次/分)而规则的心率为窦性心动过缓,快速(>100 次/分)而规则的心率常为窦性心动过速。窦性心动过速较少超过 160 次/分,心房扑动伴 2:1 房室传导时心室率常固定在 150 次/分左右。不规则的心律中以期前收缩为最常见,快而不规则者以心房颤动或心房扑动、房速伴不规则房室传导阻滞为多。心律规则而第一心音强弱不等(大炮音),尤其是伴颈静脉搏动间断不规则增强(大炮波),提示房室分离,多见于完全性或室速。

(三)心理-社会评估

心律失常患者常有焦虑、恐惧等负性情绪,护理人员应做好以下几点:①帮助患者认识到自己的情绪反应,承认自己的感觉,指导患者使用放松术。②安慰患者,告诉患者较轻的心律失常通常不会威胁生命。有条件时安排单人房间,避免与其他焦虑患者接触。③经常巡视病房,了解患者的需要,帮助其解决问题,如主动给患者介绍环境,耐心解答有关疾病的问题等。

(四)辅助检查结果的评估

1.心电图(ECG)检查

心律失常发作时的心电图记录是确诊心律失常的重要依据。应记录 12 导联心电图,包括较长的 II 或 V_1 导联记录。注意 P 和 QRS 波形态、P-QRS 关系、P-P、P-R 与 R-R 间期,判断基本心律是窦性还是异位。通过逐个分析提早或延迟心搏的性质和来源,最后判断心律失常的性质。

2.动态心电图

对心律失常的检出率明显高于常规心电图,尤其是对易引起猝死的恶性心律失常的检出尤为有意义。对心律失常的诊断优于普通心电图。

3.运动试验

运动试验可增加心律失常的诊断率和敏感性,是对 ECG 很好的补充,但运动试验有一定的危险性,需严格掌握禁忌证。

4.食管心电图

食管心电图是食管心房调搏最佳起搏点判定的可靠依据,更能在心律失常的诊断与鉴别诊断方面起到特殊而独到的作用。食管心电图与心内电生理检查具有高度的一致性,为导管射频消融术根治阵发性室上性心动过速(PSVT)提供可靠的分型及定位诊断。亦有助于不典型的预激综合征患者确立诊断。

5.心腔内电生理检查

心腔内电生理检查为有创性电生理检查,除能确诊缓慢性和快速性心律失常的性质外,还能在心律失常发作间隙应用程序电刺激方法判断窦房结和房室传导系统功能,诱发室上性和室性快速性心律失常,确定心律失常起源部位,评价药物与非药物治疗效果,以及为手术、起搏或消融治疗提供必要的信息。

(五)常用药物治疗效果的评估

(1)治疗缓慢性心律失常:一般选用增强心肌自律性和/或加速传导的药物,如拟交感神经药、迷走神经抑制药或碱化剂(摩尔乳酸钠或碳酸氢钠)。护理评估:①服药后心悸、乏力、头晕、胸闷等临床症状有无改善。②有无不良反应发生。

(2)治疗快速性心律失常:选用减慢传导和延长不应期的药物,如迷走神经兴奋剂,拟交感神经药间接兴奋迷走神经或抗心律失常药物。护理评估:①用药后的疗效,有无严重不良反应发生。②药物疗效不佳时,考虑电转复或射频消融术治疗,并做好术前准备。

(3)临床上抗心律失常药物繁多,药物的分类主要基于其对心肌的电生理学作用。治疗缓慢性心律失常的药物,主要提高心脏起搏和传导功能,如肾上腺素类药物(肾上腺素、异丙肾上腺素),拟交感神经药如阿托品、山莨菪碱,β受体兴奋剂如多巴胺类、沙丁胺醇等。

(4)及时就诊的指标:①心动过速发作频繁伴有明显症状如低血压、休克、心绞痛、心力衰竭或晕厥等。②出现洋地黄中毒症状。

三、主要护理诊断/问题

(一)活动无耐力

与心律失常导致心悸或心排血量减少有关。

(二)焦虑

与心律失常反复发作,对治疗缺乏信心有关。

(三)有受伤的危险

与心律失常引起的头晕、晕厥有关。

(四)潜在并发症

心力衰竭、脑栓塞、猝死。

四、护理措施

(一)体位与休息

当心律失常发作导致胸闷、心悸、头晕等不适时采取高枕卧位、半卧位或其他舒适体位,尽量避免左侧卧位,以防左侧卧位时感觉到心脏搏动而加重不适。有头晕、晕厥发作或曾有跌倒病史者应卧床休息。保证患者充分的休息与睡眠,必要时遵医嘱给予镇静药。

(二)给氧

伴呼吸困难、发绀等缺氧表现时,给予氧气吸入,2～4 L/min。

(三)饮食

控制膳食总热量,以维持正常体重为度,40岁以上者尤应预防发胖。一般以体重指数(BMI)20～24为正常体重。或以腰围为标准,一般以女性≥80 cm,男性≥85 cm为超标。超重或肥胖者应减少每天进食的总热量,以低脂(30%)、低胆固醇(200 mg/d)膳食,并限制酒及糖类食物的摄入。严禁暴饮暴食。以免诱发心绞痛或心肌梗死。合并高血压或心力衰竭者,应同时限制钠盐。避免摄入刺激性食物如咖啡、浓茶等,保持大便通畅。

（四）病情观察

严密进行心电监测,出现异常心律变化,如 3～5 次/分的室性期前收缩或阵发性室性心动过速,窦性停搏、二度Ⅱ型或三度房室传导阻滞等,立即通知医师。应将急救药物备好,需争分夺秒地迅速给药。有无心悸、胸闷、胸痛、头晕、晕厥等。检测电解质变化,尤其是血钾。

（五）用药指导

接受各种抗心律失常药物治疗的患者,应在心电监测下用药,以便掌握心律的变化情况和观察药物疗效。密切观察用药反应,严密观察穿刺局部情况,谨防药物外渗。皮下注射给予抗凝溶栓及抗血小板药时,注意更换注射部位,避免按摩,应持续按压 2～3 分钟。严格按医嘱给药,避免食用影响药物疗效的食物。用药前、中、后注意心率、心律、PR 间期、QT 间期等的变化,以判断疗效和有无不良反应。

（六）除颤的护理

持续性室性心动过速患者,应用药物效果不明显时,护士应密切配合医师将除颤器电源接好,检查仪器性能是否完好,备好电极板,以便及时顺利除颤。对于缓慢型心律失常患者,应用药物治疗后仍不能增加心率,且病情有所发展或反复发作阿斯综合征时,应随时做好安装人工心脏起搏器的准备。

（七）心理护理

向患者说明心律失常的治疗原则,介绍介入治疗如心导管射频消融术或心脏起搏器安置术的目的及方法,以消除患者的紧张心理,使患者主动配合治疗。

（八）健康教育

1.疾病知识指导

向患者及家属讲解心律失常的病因、诱因及防治知识。

2.生活指导

指导患者劳逸结合,生活规律,保证充足的休息与睡眠。无器质性心脏病者应积极参加体育锻炼。保持情绪稳定,避免精神紧张、激动。改变不良饮食习惯,戒烟、酒、避免浓茶、咖啡、可乐等刺激性食物。保持大便通畅,避免排便用力而加重心律失常。

3.用药指导

嘱患者严格按医嘱按时按量服药,说明所用药物的名称、剂量、用法、作用及不良反应,不可随意增减药物的剂量或种类。

4.制订活动计划

评估患者心律失常的类型及临床表现,与患者及家属共同制订活动计划。对无器质性心脏病的良性心律失常患者,鼓励其正常工作和生活,保持心情舒畅,避免过度劳累。窦性停搏、二度Ⅱ型或三度房室传导阻滞、持续性室速等严重心律失常患者或快速心室率引起血压下降者,应卧床休息,以减少心肌耗氧量。卧床期间加强生活护理。

5.自我监测指导

教会患者及家属测量脉搏的方法,心律失常发作时的应对措施及心肺复苏术,以便于自我检测病情和自救。对安置心脏起搏器的患者,讲解自我监测与家庭护理方法。

6.及时就诊的指标

（1）当出现头晕、气促、胸闷、胸痛等不适症状。

（2）复查心电图发现异常时。

五、护理效果评估

（1）患者及家属掌握自我监测脉搏的方法，能复述疾病发作时的应对措施及心肺复苏术。

（2）患者掌握发生疾病的诱因，能采取相应措施尽可能避免诱因的发生。

（3）患者心理状态稳定，养成正确的生活方式。

（4）患者未发生猝死或发生致命性心律失常时能得到及时发现和处理。

（杨　娜）

第六节　心脏瓣膜病

心脏瓣膜病是指心脏瓣膜存在结构和/或功能异常，是一组重要的心血管疾病。瓣膜开放使血流向前流动，瓣膜关闭则可防止血液反流。瓣膜狭窄，使心腔压力负荷增加；瓣膜关闭不全，使心腔容量负荷增加。这些血流动力学改变可导致心房或心室结构改变或功能异常，最终表现出心力衰竭、心律失常等临床表现。病变可累及一个或多个瓣膜。临床上以二尖瓣最常受累，其次为主动脉瓣。

风湿炎症导致的瓣膜损害称为风湿性心脏病，简称风心病。随着生活及医疗条件的改善，风湿性心脏病的人群患病率正在下降，但我国瓣膜性心脏病仍以风湿性心脏病最为常见。另外，黏液性变性及老年瓣膜钙化退行性改变所致的心脏瓣膜病日益增多。不同病因易累及的瓣膜也不一样，风湿性病心脏病患者中二尖瓣最常受累，其次是主动脉瓣；而老年退行性变瓣膜病以主动脉瓣膜病最为常见，其次是二尖瓣。在我国，二尖瓣狭窄90%以上为风湿性，风心病二尖瓣狭窄多见于20～40岁的青中年人，2/3为女性。本节主要介绍二尖瓣狭窄与二尖瓣关闭不全，主动脉瓣狭窄与主动脉关闭不全。

一、二尖瓣狭窄

（一）概念和特点

二尖瓣狭窄最常见的病因是风湿热，急性风湿热后至少需 2 年形成明显二尖瓣狭窄，通常需要 5 年以上的时间，故风湿性二尖瓣狭窄一般在 40～50 岁发病。女性患者居多，约占 2/3。

（二）相关病理生理

正常二尖瓣口面积 4～6 cm²，瓣口面积减小至 1.5～2.0 cm² 属轻度狭窄；1.0～1.5 cm² 属中度狭窄；<1.0 cm² 属重度狭窄。

风湿性二尖瓣狭窄的基本病理变化为瓣叶和腱索的纤维化和挛缩，瓣叶交界面相互粘连，这些病变使瓣膜位置下移，严重者呈漏斗状，致瓣口狭窄，限制瓣膜活动和开放，瓣口面积缩小，血流受阻。

（三）主要病因及诱因

风湿热是二尖瓣狭窄的主要病因，是由 A 组 β 溶血性链球菌咽峡炎导致的一种反复发作的急性或慢性全身性结缔组织炎症。

(四)临床表现

1.症状

一般二尖瓣中度狭窄(瓣口面积<1.5 cm²)始有临床症状。

(1)呼吸困难:是最常见的早期症状,常因劳累、情绪激动、妊娠、感染或快速性心房颤动时最易被诱发。随狭窄加重,可出现静息时呼吸困难、夜间阵发性呼吸困难、和端坐呼吸。

(2)咳嗽:多为干咳无痰或泡沫痰,并发感染时咳黏液样或脓痰。

(3)咯血:可有痰中带血或血痰,突然大咯血常见于严重二尖瓣狭窄早期。伴有突发剧烈胸痛者要注意肺梗死。

(4)其他:少数患者可有声音嘶哑、吞咽困难、血栓栓塞等。

2.体征

重度狭窄者患者呈"二尖瓣面容"口唇及双颧发绀。心前区隆起;心尖部可触及舒张期震颤;典型体征是心尖部可闻及局限性、低调、隆隆样的舒张中晚期杂音。

3.并发症

常见的并发症有心房颤动、急性肺水肿、血栓栓塞、右心衰竭、感染性心内膜炎、肺部感染等。

(五)辅助检查

1.X线检查

二尖瓣轻度狭窄时,X线表现可正常。中、重度狭窄而致左心房显著增大时,心影呈梨形。

2.心电图

左心房增大,可出现"二尖瓣型P波",P波宽度>0.12秒伴切迹。QRS波群示电轴右偏和右心室肥厚。

3.超声心动图

M型超声示二尖瓣前叶活动曲线EF斜率降低,双峰消失,前后叶同向运动,呈"城墙样"改变。二维超声心动图可显示狭窄瓣膜的形态和活动度,测量瓣膜口面积。彩色多普勒血流显像可实时观察二尖瓣狭窄的射流。经食管超声心动图有利于左心房附壁血栓的检出。

(六)治疗原则

1.一般治疗

(1)有风湿活动者,应给予抗风湿治疗。长期甚至终身应用苄星青霉素120万U,每4周肌内注射1次,每次注射前常规皮试。

(2)呼吸困难者减少体力活动,限制钠盐摄入,口服利尿剂,避免和控制诱发急性肺水肿的因素。

(3)无症状者避免剧烈活动,每6~12个月门诊随访。

2.并发症治疗

(1)心房颤动:急性快速心房颤动时,要立即控制心室率;可先注射洋地黄类药物如去乙酰毛花苷注射液(毛花苷C),效果不满意时,可静脉注射硫氮唑酮或艾司洛尔。必要时电复律。慢性心房颤动患者应争取介入或者外科手术解决狭窄。对于心房颤动病史<1年,左心房内径<60 mm且窦房结或房室结功能障碍者,可考虑电复律或药物复律。

(2)急性肺水肿:处理原则与急性左心衰竭所致的肺水肿相似。

(3)预防栓塞:若无抗凝禁忌,可长期服用华法林。

二、二尖瓣关闭不全

(一)概念和特点

二尖瓣关闭不全常与二尖瓣狭窄同时存在,亦可单独存在。二尖瓣的组成包括四个部分:瓣叶、瓣环、腱索和乳头肌,其中任何一个发生结构异常或功能失调,均可导致二尖瓣关闭不全。

(二)相关病理生理

风湿性炎症引起的瓣叶僵硬、变性、瓣缘卷缩、连接处融合及腱索融合缩短,使心室收缩时两瓣叶不能紧密闭合。

(三)主要病因及诱因

风湿性瓣叶损害最常见,占二尖瓣关闭不全的1/3,女性为多。任何病因引起左心室增大、瓣环退行性变及钙化均可造成二尖瓣关闭不全。腱索先天性异常、自发性断裂。冠状动脉灌注不足可引起乳头肌缺血、损伤、坏死、纤维化和功能障碍。

二尖瓣关闭不全的主要病理生理变化,是左心室每搏喷出的血流一部分反流入左心房,使前向血流减少,同时使左心房负荷和左心室舒张期负荷增加,从而引起一系列血流动力学变化。

(四)临床表现

1.症状

轻度二尖瓣关闭不全可终身无症状,或仅有轻微劳力性呼吸困难,严重反流时有心排血量减少,突出症状是疲劳无力,肺淤血的症状如呼吸困难出现较晚。

2.体征

心尖冲动明显,向左下移位。心尖区可闻及全收缩期高调吹风样杂音,向左腋下和左肩胛下区传导。

3.并发症

与二尖瓣狭窄相似,相对而言,感染性心内膜炎较多见,而体循环栓塞较少见。

(五)辅助检查

1.X线检查

慢性重度狭窄常见左心房、左心室增大;左心衰竭时可见肺淤血和间质性肺水肿征。

2.心电图

慢性重度二尖瓣关闭不全,主要为左心房肥厚心电图表现,部分有左心室肥厚和非特异性ST-T改变,少数有右心室肥厚征,心房颤动常见。

3.超声心动图

M型超声和二维超声心动图不能确定二尖瓣关闭不全。脉冲多普勒超声和彩色多普勒血流显像可在二尖瓣左心房侧探及明显收缩期反流束,确诊率几乎达到100%,且可半定量反流程度。二维超声可显示二尖瓣结构的形态特征,有助于明确病因。

4.其他

放射性核素心室造影、左心室造影有助于评估反流程度。

(六)治疗原则

1.内科治疗

内科治疗包括预防风湿活动和感染性心内膜炎,针对并发症治疗,一般为术前过渡措施。

2.外科治疗

外科治疗为恢复瓣膜关闭完整性的根本措施,包括瓣膜修补术和人工瓣膜置换术。

三、主动脉瓣狭窄

(一)概念和特点

主动脉瓣狭窄指主动脉瓣病变引起主动脉瓣开放受限、狭窄,导致左心室到主动脉内的血流受阻。风湿性主动脉瓣狭窄大多伴有关闭不全或二尖瓣病变。

(二)相关病理生理

风湿性炎症导致瓣膜交界处粘连融合,瓣叶纤维化、僵硬、钙化和挛缩畸形,引起主动脉瓣狭窄。

正常成人主动脉瓣口面积≥3.0 cm²,当瓣口面积减少一半时,收缩期仍无明显跨瓣压差;当瓣口面积≤1.0 cm²时,左心室收缩压明显升高,跨瓣压差显著。主动脉瓣狭窄使左心室射血阻力增加,左心室向心性肥厚,室壁顺应性降低,引起左心室舒张末压进行性升高,左心房代偿性肥厚。最终因心肌缺血和纤维化等导致左心衰竭。

(三)主要病因及诱因

主动脉瓣狭窄的病因有3种,即先天性病变、退行性变和炎症性病变。单纯性主动脉瓣狭窄,多为先天性或退行性变,极少数为炎症性,且男性多见。

(四)临床表现

1.症状

早期可无症状,直至瓣口面积≤1.0 cm²时才出现与每搏输出量减少及脉压增大有关的心悸、心前区不适、头部静脉强烈搏动感等。心绞痛、晕厥和心力衰竭是典型主动脉瓣狭窄的常见三联征。晚期并发左心衰竭时,可出现不同程度的心源性呼吸困难。

2.体征

心界向左下扩大,心尖区可触及收缩期抬举样搏动。第一心音正常,胸骨左缘第3、4肋间可闻及高调叹气样舒张期杂音。典型心脏杂音在胸骨右缘第1～2肋间可听到粗糙响亮的射流性杂音,向颈部传导。

3.并发症

心律失常、心力衰竭常见,感染性心内膜炎、体循环栓塞、心脏性猝死少见。

(五)辅助检查

1.X线检查

左心房轻度增大,75%～85%的患者可呈现升主动脉扩张。

2.心电图

轻度狭窄者心电图正常,中度狭窄者可出现QRS波群电压增高伴轻度ST-T改变,重度狭窄者可出现左心室肥厚伴劳损和左心房增大。

3.超声心动图

二维超声心动图可见主动脉瓣瓣叶增厚、回声增强提示瓣叶钙化。瓣叶收缩期开放幅度减小(<15 mm)开放速度减慢。彩色多普勒超声心动图上可见血流于瓣口下方加速形成五彩镶嵌的射流,连续多普勒可测定心脏及血管内的血流速度。

（六）治疗原则

1.内科治疗

内科治疗是预防感染性心内膜炎,无症状者无须治疗,定期随访。

2.外科治疗

凡出现临床症状者均应考虑手术治疗。如经皮主动脉瓣成形、置换术;直视下主动脉瓣分离术、人工瓣膜置换术。

四、主动脉瓣关闭不全

（一）概念和特点

主动脉瓣关闭不全主要由主动脉瓣膜本身病变、主动脉根部疾病所致。根据发病情况又分急性、慢性两种。

（二）相关病理生理

约2/3的主动脉瓣关闭不全为风心病所致。由于风湿性炎性病变使瓣叶纤维化、增厚、缩短、变形,影响舒张期瓣叶边缘对合,可造成关闭不全。

主动脉瓣反流引起左心室舒张期末容量增加,使每搏容量增加和主动脉收缩压增加,而有效每搏血容量降低。左心室心肌重量增加使心肌氧耗增多,主动脉舒张压降低使冠状动脉血流减少,两者引起心肌缺血、缺氧,促使左心室心肌收缩功能降低,直至发生左心衰竭。

（三）主要病因及诱因

1.急性主动脉瓣关闭不全

（1）感染性心内膜炎。

（2）胸部创伤致升主动脉根部、瓣叶支持结构和瓣叶破损或瓣叶脱垂。

（3）主动脉夹层血肿使主动脉瓣环扩大,瓣叶或瓣环被夹层血肿撕裂。

（4）人工瓣膜撕裂等。

2.慢性主动脉瓣关闭不全

（1）主动脉瓣本身病变:①风湿性心脏病。②先天性畸形。③感染性心内膜炎。④主动脉瓣退行性变。

（2）主动脉根部扩张:①Marfan综合征。②梅毒性主动脉炎。③其他病因,如高血压性主动脉环扩张、特发性升主动脉扩张、主动脉夹层形成、强直性脊柱炎、银屑病性关节炎等。

（四）临床表现

1.症状

（1）急性主动脉瓣关闭不全:轻者可无症状,重者可出现呼吸困难、不能平卧、全身大汗、频繁咳嗽、咳白色或粉红色泡沫痰,更严重者出现烦躁不安、神志模糊,甚至昏迷。

（2）慢性主动脉瓣关闭不全:可在较长时间无症状。随反流量增大,出现与每搏输出量增大有关的症状,如心悸、心前区不适、头颈部强烈波动感等。

2.体征

（1）急性主动脉瓣关闭不全:可出现面色灰暗、唇甲发绀、脉搏细数、血压下降等休克表现。二尖瓣提前关闭致使第一心音减弱或消失;肺动脉高压时可闻及肺动脉瓣区第二心音亢进,常可闻及病理性第三心音和第四心音。由于左心室舒张压急剧增高,主动脉和左心室压力阶差急剧下降,因而舒张期杂音柔和、短促、低音调。肺部可闻及哮鸣音,或在肺底闻及细小水泡音,严重者满肺均有水泡音。

(2)慢性主动脉瓣关闭不全:①面色苍白,头随心搏摆动,心尖冲动向左下移位,心界向左下扩大。心底部、胸骨柄切迹、颈动脉可触及收缩期震颤。颈动脉搏动明显增强。②第一心音减弱,主动脉瓣区第二心音减弱或消失;心尖区可闻及第三心音。③主动脉瓣区可闻及高调递减型叹气样舒张早期杂音,坐位前倾位呼气末明显,向心尖区传导。④周围血管征,如点头征、水冲脉、股动脉枪击音和毛细血管波动征,听诊器压迫股动脉可闻及双期杂音。

3.并发症

感染性心内膜炎、室性心律失常、心力衰竭常见。

(五)辅助检查

1.X线检查

急性主动脉瓣关闭不全者左心房稍增大,常有肺淤血和肺水肿表现。慢性者左心室明显增大,升主动脉结扩张,即靴形心。

2.心电图

急性主动脉瓣关闭不全者常见窦性心动过速和非特异性 ST-T 改变。慢性者常见左心室肥厚劳损伴电轴左偏,如有心肌损害,可出现心室内传导阻滞,房性和室性心律失常。

3.超声心动图

M 型超声显示舒张期二尖瓣前叶快速高频的振动,二维超声可显示主动脉关闭时不能合拢。多普勒超声显示主动脉瓣下方(左心室流出道)探及全舒张期反流。

(六)治疗原则

1.内科治疗

(1)急性者一般为术前准备过渡措施,包括吸氧、镇静、多巴胺、血管活性药物等,应及早考虑外科治疗。

(2)慢性者无症状且左心功能正常者,无须治疗,但需随访。随访内容包括临床症状、超声检查左心室大小和左心室射血分数。预防感染性心内膜炎及风湿活动。

2.外科治疗

(1)急性者在降低肺静脉压、增加新排血量、稳定血流动力学的基础上,实施人工瓣膜置换术或主动脉瓣膜修复术。

(2)慢性者应在不可逆的左心室功能不全发生之前进行,原发性主动脉关闭不全,主要采用主动脉瓣置换术;继发性主动脉瓣关闭不全,可采用主动脉瓣成形术;部分病例可行瓣膜修复术。

五、护理评估

(一)一般评估

(1)有无风湿活动,体温在正常范围。

(2)饮食及活动等日常生活是否受影响。

(3)能否平卧睡眠。

(二)身体评估

(1)是否呈现"二尖瓣面容"。

(2)呼吸困难及其程度。

(3)心尖区是否出现明显波动,是否出现颈静脉曲张、肝颈回流征阳性、肝大、双下肢水肿等右心衰竭表现。

（4）二尖瓣狭窄特征性的杂音，为心尖区舒张中晚期低调的隆隆样杂音，呈递增型、局限、左侧卧位明显，运动或用力呼气可使其增强，常伴舒张期震颤。

（5）栓塞的危险因素：定期做超声心动图，注意有无心房、心室扩大机附壁血栓。尤其是有无心房颤动，或长期卧床。

（三）心理-社会评估

患者能否保持良好心态，避免精神刺激、控制情绪激动，家属对患者的照顾与理解，能否协助患者定期复查，均有利于控制和延缓病情进展。

（四）辅助检查结果的评估

1.X 线检查

左心房增大不明显，无肺淤血和肺水肿表现。

2.心电图

有无窦性心动过速和非特异性 ST-T 改变及左心室肥厚劳损伴电轴左偏。

3.超声心动图

有无舒张期二尖瓣前叶快速高频的振动，主动脉瓣下方是否探及全舒张期反流。

（五）常用药物治疗效果的评估

（1）能否遵医嘱使用苄星青霉素（长效青霉素），预防感染性心内膜炎。

（2）能否坚持抗风湿药物治疗，不出现风湿活动表现，如皮肤环形红斑、皮下结节、关节红肿及疼痛不适等。

（3）餐后服用阿司匹林，不出现胃肠道反应、牙龈出血、血尿、柏油样便等。

六、主要护理诊断/问题

（一）体温过高

与风湿活动、并发感染有关。

（二）有感染的危险

与机体抵抗力下降有关。

（三）潜在并发症

感染性心内膜炎、心律失常、猝死。

七、护理措施

（一）体温过高的护理

（1）每 4 小时测体温一次，注意观察热型，以帮助诊断。

（2）休息与活动：卧床休息，限制活动量，以减少机体消耗。

（3）饮食：给予高热量、高蛋白、高维生素的清淡易消化饮食。

（4）用药护理：遵医嘱给予抗生素及抗风湿治疗。

（二）并发症的护理

1.心力衰竭的护理

（1）避免诱因，如预防和控制感染、纠正心律失常、避免劳累和情绪激动等。

（2）监测生命体征，评估患者有无呼吸困难、乏力、食欲减退、少尿等症状，检查有无肺部啰音、肝大、下肢水肿等体征。

2.栓塞的护理

(1)评估栓塞的危险因素:查阅超声心动图、心电图报告,看有无异常。

(2)休息与活动:左心房内有巨大附壁血栓者,应绝对卧床休息。病情允许时鼓励并协助患者翻身、活动下肢、按摩及用温水泡脚,或下床活动。

(3)遵医嘱给予药物如抗心律失常、抗血小板聚集的药物。

(4)密切观察有无栓塞的征象,一旦发生,立即报告医师,给予抗凝或溶栓等处理。

(三)健康教育

1.疾病知识指导

告知患者及家属本病的病因及病程进展特点。避免居住环境潮湿、阴暗等不良条件,保持室内空气流通、温暖、干燥,阳光充足。适当活动,避免剧烈运动或情绪激动,加强营养、提高机体抵抗力,预防和控制风湿活动。注意防寒保暖,预防上呼吸道感染。

2.用药指导与病情检测

告知患者遵医嘱坚持用药的重要性,说明具体药物的使用方法。定期门诊复查。

3.心理指导

鼓励患者树立信心,做好长期与疾病做斗争的心理准备,育龄妇女应该避孕,征得配偶及家属的支持与配合。

4.及时就诊的指标

(1)出现明显乏力、胸闷、心悸等症状,休息后不好转。

(2)出现腹胀、食欲缺乏、下肢水肿等不适。

(3)长期服用地高辛者,出现脉搏增快(>120次/分)或减慢(<60次/分)、尿量减少、体重增加等异常时。

八、护理效果评估

(1)保持健康的生活方式,严格控制风湿活动,预防感冒。

(2)遵医嘱坚持长期用药,避免药物不良反应。

(3)患者无呼吸困难症状出现或急性左心衰竭致急性肺水肿时,可咳粉红色泡沫样痰。

(4)做到预防及早期治疗各种感染能按医嘱用药,定期门诊复查。

(杨 娜)

第七节 心 肌 炎

心肌炎常是全身性疾病在心肌上的炎症性表现,由于心肌病变范围大小及病变程度的不同,轻者可无临床症状,严重可致猝死,诊断及时并经适当治疗者,可完全治愈,迁延不愈者,可形成慢性心肌炎或导致心肌病。

一、病因病机

(一)病因

细菌性白喉杆菌、溶血性链球菌、肺炎双球菌、伤寒杆菌等。病毒如柯萨奇病毒、艾柯病毒、肝炎病毒、流行性出血热病毒、流感病毒、腺病毒等,其他如真菌、原虫等均可致心肌炎。但目前以病毒性心肌炎较常见。

致病条件因素如下。①过度运动:运动可致病毒在心肌内繁殖复制加剧,加重心肌炎症和坏死。②细菌感染:细菌和病毒混合感染时,可能起协同致病作用。③妊娠:妊娠可以增强病毒在心肌内的繁殖,所谓围生期心肌病可能是病毒感染所致。④其他:营养不良、高热寒冷、缺氧、过度饮酒等,均可诱发病毒性心肌炎。

(二)发病机制

从动物试验、临床与病毒学、病理观察,发现有以下两种机制。

1.病毒直接作用

实验中将病毒注入血液循环后可致心肌炎。以在急性期,主要在起病9天以内,患者或动物的心肌中可分离出病毒,病毒荧光抗体检查结果阳性,或在电镜检查时发现病毒颗粒。病毒感染心肌细胞后产生溶细胞物质,使细胞溶解。

2.免疫反应

病毒性心肌炎起病9天后心肌内已不能再找到病毒,但心肌炎病变仍继续;有些患者病毒感染的其他症状轻微而心肌炎表现颇为严重;还有些患者心肌炎的症状在病毒感染其他症状开始一段时间以后方出现;有些患者的心肌中可能发现抗原抗体复合体。以上都提示免疫机制的存在。

(三)病理改变

病变范围大小不一,可为弥漫性或局限性。随病程发展可为急性或慢性。病变较重者肉眼见心肌非常松弛,呈灰色或黄色,心腔扩大。病变较轻者在大体检查时无发现,仅在显微镜下有所发现而赖以诊断,而病理学检查必须在多个部位切片,方使病变免于遗漏。在显微镜下,心肌纤维之间与血管四周的结缔组织中可发现细胞浸润,以单核细胞为主。心肌细胞可有变性、溶解或坏死。病变如在心包下区则可合并心包炎,成为病毒性心包心肌炎。病变可涉及心肌与间质,也可涉及心脏的起搏与传导系统如窦房结、房室结、房室束和束支,成为心律失常的发病基础。病毒的毒力越强,病变范围越广。在实验性心肌炎中,可见到心肌坏死之后由纤维组织替代。

二、临床表现

取决于病变的广泛程度与部位。重者可致猝死,轻者几无症状。老幼均可发病,但以年轻人较易发病。男多于女。

(一)症状

心肌炎的症状可能出现于原发的症状期或恢复期。如在原发病的症状期出现,其表现可被原发病掩盖。多数患者在发病前有发热、全身酸痛、咽痛、腹泻等症状,反映全身性病毒感染,但也有部分患者原发病症状轻而不显著,须仔细追问方被注意到,而心肌炎症状则比较显著。心肌炎患者常诉胸闷、心前区隐痛、心悸、乏力、恶心、头晕。临床上诊断的心肌炎中,90%左右以心律失常为主诉或首见症状,其中少数患者可由此而发生昏厥或阿-斯综合征。极少数患者起病后发展迅速,出现心力衰竭或心源性休克。

(二)体征

1.心脏扩大

轻者心脏不扩大,一般有暂时性扩大,不久即恢复。心脏扩大显著反映心肌炎广泛而严重。

2.心率改变

心率增速与体温不相称,或心率异常缓慢,均为心肌炎的可疑征象。

3.心音改变

心尖区第一音可减低或分裂。心音可呈胎心样。心包摩擦音的出现反映有心包炎存在。

4.杂音

心尖区可能有收缩期吹风样杂音或舒张期杂音,前者为发热、贫血、心腔扩大所致,后者因左心室扩大造成的相对性左房室瓣狭窄。杂音响度都不超过三级。心肌炎好转后即消失。

5.心律失常

极常见,各种心律失常都可出现,以房性与室性期前收缩最常见,其次为房室传导阻滞,此外,心房颤动、病态窦房结综合征均可出现。心律失常是造成猝死的原因之一。

6.心力衰竭

重症弥漫性心肌炎患者可出现急性心力衰竭,属于心肌泵血功能衰竭,左右心同时发生衰竭,引起心排血量过低,故除一般心力衰竭表现外,易合并心源性休克。

三、辅助检查

(一)心电图

心电图异常的阳性率高,且为诊断的重要依据,起病后心电图由正常可突然变为异常,随感染的消退而消失。主要表现有 ST 段下移,T 波低平或倒置。

(二)X 线检查

由于病变范围及病变严重程度不同,放射线检查亦有较大差别,1/3～1/2 心脏扩大,多为轻中度扩大,明显扩大者多伴有心包积液,心影呈球形或烧瓶状,心搏动减弱,局限性心肌炎或病变较轻者,心界可完全正常。

(三)血液检查

白细胞计数在病毒性心肌炎可正常,偏高或降低,血沉大多正常,亦可稍增快,C 反应蛋白大多正常,GOT、GPT、LDH、CPK 正常或升高,慢性心肌炎多在正常范围。有条件者可做病毒分离或抗体测定。

四、诊断

病毒性心肌炎的诊断必须建立在有心肌炎的证据和病毒感染的证据基础上。胸闷、心悸常可提示心脏波及,心脏扩大、心律失常或心力衰竭为心脏明显受损的表现,心电图上 ST-T 改变与异位心律或传导障碍反映心肌病变的存在。病毒感染的证据有以下各点:①有发热、腹泻或流感症状,发生后不久出现心脏症状或心电图变化。②血清病毒中和抗体测定阳性结果,由于柯萨奇 B 病毒最为常见,通常检测此组病毒的中和抗体,即在起病早期和 2～4 周各取血标本 1 次,如 2 次抗体效价示 4 倍上升或其中 1 次≥1∶640,可作为近期感染该病毒的依据。③咽、肛拭病毒分离,如阳性有辅助意义,有些正常人也可阳性,其意义须与阳性中和抗体测定结果相结合。④用聚合酶链反应法从粪便、血清或心肌组织中检出病毒 RNA。⑤心肌活检,从取得的活组织做病毒检测,病毒学检查对心肌炎的诊断有帮助。

五、治疗

应卧床休息,以减轻组织损伤,病变加速恢复。伴有心律失常,应卧床休息 2～4 周,然后逐渐增加活动量,严重心肌炎伴有心脏扩大者,应休息 6 个月至 1 年,直到临床症状完全消失,心脏大小恢复正常。应用免疫抑制剂,激素的应用尚有争论,但重症心肌炎伴有房室传导阻滞,心源性休克心功能不全者均可应用激素。常用泼尼松,40～60 mg/d,病情好转后逐渐减量,6 周 1 个疗程。必要时亦可用氢化可的松或地塞米松,静脉给药。心力衰竭者可用强心、利尿、血管扩张剂。心律失常者同一般心律失常的治疗。

六、病情观察

(1)定时测量体温、脉搏,其体温与脉率增速不成正比。
(2)密切观察患者呼吸频率、节律的变化,及早发现是否心功能不全。
(3)定时测量血压,观察记录尿量,以及早判断有无心源性休克的发生。
(4)密切观察心率与心律,及早发现有无心律失常,如室性期前收缩、不同程度的房室传导阻滞等,严重者可出现急性心力衰竭、心律失常等。

七、对症护理

(一)心悸、胸闷

保证患者休息,急性期卧床。按医嘱及时使用改善心肌营养与代谢的药物。

(二)心律失常

当急性病毒性心肌炎患者引起四度房室传导阻滞或窦房结病变引起窦房传导阻滞、窦房停搏而致阿-斯综合征者,应就地进行心肺复苏,并积极配合医师进行药物治疗或紧急做临时心脏起搏处理。

(三)心力衰竭

按心力衰竭护理常规。

八、护理措施

(1)遵医嘱给予氧气吸入,给予药物治疗。注意心肌炎时心肌细胞对洋地黄的耐受性较差,应用洋地黄时应特别注意其毒性反应。

(2)休息与活动:反复向患者解释急性期卧床休息可减轻心脏负荷,减少心肌耗氧量,有利于心功能的恢复,防止病情恶化或转为慢性病程。患者常需卧床 2～3 周,待症状、体征和实验室检查恢复后,方可逐渐增加活动量。

(3)心理护理:告诉患者体力恢复需要一段时间,不要急于求成。当活动耐力有所增加时,应及时给予鼓励。对不愿意活动或害怕活动的患者,应给予心理疏导,督促患者完成范围内的活动量。

(4)病情观察:急性期严密监测患者的体温、心率、心律、血压的变化,发现心率突然变慢、血压偏低、频发期前收缩、房室传导阻滞及时报告。观察患者有无脉速、易疲劳、呼吸困难、烦躁及肺水肿的表现。

（5）活动中监测：病情稳定后，与患者及家属一起制订并实施每天活动计划，严密监测活动时心率、心律、血压变化，若活动后出现胸闷、心悸、呼吸困难、心律失常等，应停止活动，以此作为限制最大活动量的指征。

九、健康教育

（1）讲解充分休息的必要性及心肌营养药物的作用。指导患者进食高蛋白、高维生素、易消化饮食，尤其是补充富含维生素 C 的食物如新鲜蔬菜、水果，以促进心肌代谢与修复，戒烟酒。

（2）告诉患者经积极治疗后多数可以痊愈，少数可留有心律失常后遗症，极少数患者在急性期因严重心律失常、急性心力衰竭和心源性休克而死亡，有部分患者演变成慢性心肌炎。

（3）积极预防感冒，避免受凉及接触传染源，恢复期每天有一定时间的户外活动，以适应环境，增强体质。

（4）积极治疗和消除细菌感染灶，如慢性扁桃体炎、慢性鼻窦炎、中耳炎等。

（5）遵医嘱按时服药，定期复查。

（6）教会患者及家属测脉搏、节律，发现异常或有胸闷、心悸等不适应及时复诊。

（杨　娜）

第八节　急性心包炎

急性心包炎为心包脏层和壁层的急性炎症，可由细菌、病毒、自身免疫、物理、化学等因素引起。主要病因为风湿热、结核及细菌性感染。近年来，病毒感染、肿瘤、尿毒症及心肌梗死性心包炎发病率明显增多。分为纤维蛋白性和渗出性两种。

一、病因

（一）感染性心包炎

感染性心包炎以细菌最为常见，尤其是结核菌和化脓菌感染，其他病菌有病毒、肺炎支原体、真菌和寄生虫等。

（二）非感染性心包炎

非感染性心包炎以风湿性为最常见，其他有心肌梗死、尿毒症性、结缔组织病性、变态反应性、肿瘤性、放射线性和乳糜性等。临床上以结核性、风湿性、化脓性和急性非特异性心包炎较为多见。

二、临床表现

（一）心前区疼痛

心前区疼痛为纤维蛋白性心包炎的主要症状。可放射到颈部、左肩、左臂及左肩胛骨。疼痛也可呈压榨样，位于胸骨后。

(二)呼吸困难

心包积液时最突出的症状。可有端坐呼吸、身体前倾、呼吸浅速、面色苍白、发绀。

(三)心包摩擦音

心包摩擦音是纤维蛋白性心包炎的特异性征象,以胸骨左缘第3、第4肋间听诊最为明显。渗出性心包炎心脏叩诊浊音界向两侧增大为绝对浊音区,心尖冲动弱,心音低而遥远,大量心包积液时可出现心包积液征。可出现奇脉、颈静脉曲张、肝大、腹水及下肢水肿等。

三、诊断要点

根据心前区疼痛、呼吸困难、全身中毒症状,以及心包摩擦音、心音遥远等临床征象,结合心电图、X线表现和超声心动图等检查,便可确诊。

四、治疗

如结核性心包炎应给予抗结核治疗,总疗程不少于半年;化脓性心包炎除使用足量、有效的抗生素外,应早期施行心包切开引流术;风湿性心包炎主要是抗风湿治疗;急性非特异性心包炎目前常采用抗生素及皮质激素合并治疗。心包渗液较多且心脏受压明显者,可行心包穿刺,以解除心脏压塞症状。

五、评估要点

(一)一般情况

观察生命体征有无异常,询问有无过敏史、家族史、有无发热、消瘦等,了解患者对疾病的认识。

(二)专科情况

(1)呼吸困难的程度、肺部啰音的变化。

(2)心前区疼痛的性质、部位及其变化,是否可闻及心包摩擦音。

(3)是否有颈静脉曲张、肝大、下肢水肿等心功能不全的表现。

(4)是否有心包积液征:左肩胛骨下出现浊音及左肺受压时引起的支气管呼吸音。心脏叩诊的性质。

(三)实验室及其他检查

1.心电图

心电图改变主要由心外膜下心肌受累而引起,多个导联出现弓背向下的ST段抬高;心包渗液时可有QRS波群低电压。

2.超声心动图

超声心动图是简而易行的可靠方法,可见液性暗区。

3.心包穿刺

心包穿刺证实心包积液的存在,并进一步确定积液的性质及进行药物治疗。

六、护理诊断

(一)气体交换受损

气体交换受损与肺淤血、肺或支气管受压有关。

(二)疼痛

心前区痛与心包炎有关。

(三)体温过高

体温过高与细菌、病毒等因素导致急性炎症反应有关。

(四)活动无耐力

活动无耐力与心排血量减少有关。

七、护理措施

(1)给予氧气吸入,充分休息,保持情绪稳定,注意防寒保暖,防止呼吸道感染。

(2)给予高热量、高蛋白、高维生素易消化饮食,限制钠盐摄入。

(3)帮助患者采取半卧位或前倾坐位,保持舒适。

(4)记录心包抽液的量、性质,按要求留标本送检。

(5)控制输液滴速,防止加重心脏负荷。

(6)加强巡视,及早发现心脏压塞的症状,如心动过速、血压下降等。

(7)遵医嘱给予抗菌、抗结核、抗肿瘤等药物治疗,密切观察药物不良反应。

(8)应用止痛药物时,观察止痛药物的疗效。

八、应急措施

出现心包压塞征象时,保持患者平卧位;迅速建立静脉通路,遵医嘱给予升压药;密切观察生命体征的变化,准备好抢救物品;配合医师做好紧急心包穿刺。

九、健康教育

(1)嘱患者应注意充分休息,加强营养。注意防寒保暖,防止呼吸道感染。

(2)告诉患者应坚持足够疗程的药物治疗,勿擅自停药。

(3)对缩窄性心包炎的患者应讲明行心包切除术的重要性,解除其顾虑,尽早接受手术治疗。

(杨　娜)

第九节　心源性猝死

一、疾病概述

(一)概念和特点

心源性猝死(sudden cardiac death,SCD)是指由心脏原因引起的急性症状发作后以意识突然丧失为特征的、自然死亡。世界卫生组织将发病后立即或 24 小时以内的死亡定为猝死,2007 年美国 ACC 会议上将发病1小时内死亡定为猝死。

据统计,全世界每年有数百万人因心源性猝死丧生,占死亡人数的 15%～20%。美国每年有约 30 万人发生心源性猝死,占全部心血管病死亡人数的 50% 以上,而且是 20～60 岁男性的首位死因。在我国,心源性猝死也居死亡原因的首位,虽然没有大规模的临床流行病学资料报道,但心源性猝死比例在逐年增高,且随年龄增加发病率也逐渐增高,老年人心源性猝死的概率高达80%～90%。

心源性猝死的发病率男性较女性高,美国Framingham 20年随访冠心病猝死发病率男性为女性的3.8倍;北京市的流行病学资料显示,心源性猝死的男性年平均发病率为10.5/10万,女性为3.6/10万。

(二)相关病理生理

冠状动脉粥样硬化是最常见的病理表现,病理研究显示心源性猝死患者急性冠状动脉内血栓形成的发生率为15%～64%。陈旧性心梗也是心源性猝死的病理表现,这类患者也可见心肌肥厚、冠状动脉痉挛、心电不稳与传导障碍等病理改变。

心律失常是导致心源性猝死的重要原因,通常包括致命性快速心律失常、严重缓慢性心律失常和心室停顿。致命性快速心律失常导致冠状动脉血管事件、心肌损伤、心肌代谢异常和/或自主神经张力改变等因素相互作用,从而引起的一系列病理生理变化,引发心源性猝死,但其最终作用机制仍无定论。严重缓慢性心律失常和心室停顿的电生理机制是当窦房结和/或房室结功能异常时,次级自律细胞不能承担起心脏的起搏功能,常见于病变弥漫累及心内膜下浦肯野纤维的严重心脏疾病。

非心律失常导致的心源性猝死较少,常由心脏破裂、心脏流入和流出道的急性阻塞、急性心脏压塞等原因导致。心肌电机械分离是指心肌细胞有电兴奋的节律活动,而无心肌细胞的机械收缩,是心源性猝死较少见的原因之一。

(三)病因与危险因素

1.基本病因

绝大多数心源性猝死发生在有器质性心脏病的患者。Braunward认为心源性猝死的病因有十大类:①冠状动脉疾病;②心肌肥厚;③心肌病和心力衰竭;④心肌炎症、浸润、肿瘤及退行性变;⑤瓣膜疾病;⑥先天性心脏病;⑦心电生理异常;⑧中枢神经及神经体液影响的心电不稳;⑨婴儿猝死症候群及儿童猝死;⑩其他。

(1)冠状动脉疾病:主要包括冠心病及其引起的冠状动脉栓塞或痉挛等。而另一些较少见的,如先天性冠状动脉异常、冠状动脉栓塞、冠状动脉炎、冠状动脉机械性阻塞等都是引起心源性猝死的原因。

(2)心肌问题和心力衰竭:心肌的问题引起的心源性猝死常在剧烈运动时发生,其机制认为是心肌电生理异常的作用。慢性心力衰竭患者由于其射血分数较低常常引发猝死。

(3)瓣膜疾病:在瓣膜病中最易引发猝死的是主动脉瓣狭窄,瓣膜狭窄引起心肌突发性、大面积的缺血而导致猝死。梅毒性主动脉炎、主动脉扩张引起主动脉瓣关闭不全时引起的猝死也不少见。

(4)电生理异常及传导系统的障碍:心传导系统异常、Q-T间期延长综合征、不明或未确定原因的室颤等都是引起心源性猝死的病因。

2.主要危险因素

(1)年龄:从年龄关系而言,心源性猝死有两个高峰期,即出生后至6个月内及45～75岁。成年人心源性猝死的发病率随着年龄增长而增长,而老年人是成年人心源性猝死的主要人群。随着年龄的增长,高血压、高血脂、心律失常、糖尿病、冠心病和肥胖的发生率增加,这些危险因素促进了心源性猝死的发生率。

（2）冠心病和高血压：在西方国家，心源性猝死约 80％是由冠心病及其并发症引起。冠心病患者发生心肌梗死后，左心室射血分数降低是心源性猝死的主要因素。高血压是冠心病的主要危险因素，且在临床上两种疾病常常并存。高血压患者左心室肥厚、维持血压应激能力受损，交感神经控制能力下降易出现快速心律失常而导致猝死。

（3）急性心功能不全和心律失常：急性心功能不全患者心脏机械功能恶化时，可出现心肌电活动紊乱，引发心力衰竭患者发生猝死。临床上多种心脏病理类型几乎都是由心律失常恶化引发心源性猝死的。

（4）抑郁：其机制可能是抑郁患者交感或副交感神经调节失衡，导致心脏的电调节失调所致。

（5）时间：美国 Framingham 38 年随访资料显示，猝死发生以 7：00～10：00 时和 16：00～20：00 时为两个高峰期，这可能与此时生活、工作紧张，交感神经兴奋，诱发冠状动脉痉挛，导致心律失常有关。

（四）临床表现

心源性猝死可分为四个临床时期：前驱期、终末事件期、心搏骤停期与生物学死亡期。

1.前驱期

前驱症状表现形式多样，具有突发性和不可测性，如在猝死前数天或数月，有些患者可出现胸痛、气促、疲乏、心悸等非特异性症状，但也可无任何前驱症状，瞬间发生心脏骤停。

2.终末事件期

终末事件期是指心血管状态出现急剧变化到心搏骤停发生前的一段时间，时间从瞬间到1 小时不等。心源性猝死所定义时间多指该时期持续的时间。其典型表现包括严重胸痛、急性呼吸困难、突发心悸或眩晕等。在猝死前常有心电活动改变，其中以致命性快速心律失常和室性异位搏动为主因室颤猝死者，常先有室性心动过速，少部分以循环衰竭为死亡原因。

3.心脏骤停期

心搏骤停后脑血流急剧减少，患者出现意识丧失，伴有局部或全身的抽搐。心搏骤停刚发生时可出现叹息样或短促痉挛性呼吸，随后呼吸停止伴发绀，皮肤苍白或发绀，瞳孔散大，脉搏消失二便失禁。

4.生物学死亡期

从心搏骤停至生物学死亡的时间长短取决于原发病的性质和复苏开始时间。心搏骤停后4～6 分钟脑部出现不可逆性损害，随后经数分钟发展至生物学死亡。心搏骤停后立即实施心肺复苏和除颤是避免发生生物学死亡的关键。

（五）急救方法

1.识别心搏骤停

在最短时间内判断患者是否发生心搏骤停。

2.呼救

在不影响实施救治的同时，设法通知急救医疗系统。

3.初级心肺复苏

初级心肺复苏即基础生命活动支持，包括人工胸外按压、开放气道和人工呼吸，被简称 CBA三部曲。如果具备 AED 自动电除颤仪，应联合应用心肺复苏和电除颤。

4.高级心肺复苏

高级心肺复苏即高级生命支持,是在基础生命支持的基础上,应用辅助设备、特殊技术等建立更为有效的通气和血运循环,主要措施包括气管插管、电除颤转复心律、建立静脉通道并给药维护循环等。在这一救治阶段应给予心电、血压、血氧饱和度及呼气末二氧化碳分压监测,必要时还需进行有创血流动力学监测,如动脉血气分析、动脉压、中心动脉压、肺动脉压、肺动脉楔压等。早期电除颤对于救治心搏骤停至关重要,如有条件越早进行越好。心肺复苏的首选药物是肾上腺素,每3～5分钟重复静脉推注1 mg,可逐渐增加剂量到5 mg。低血压时可使用去甲肾上腺素、多巴胺、多巴酚丁胺等,抗心律失常药物常用胺碘酮、利多卡因、β受体阻滞剂等。

5.复苏后处理

处理原则是维护有效循环和呼吸功能,特别是维持脑灌注,预防再次发生心搏骤停,维护水电解质和酸碱平衡,防治脑水肿、急性肾衰竭和继发感染等,其中重点是脑复苏提高营养补充。

(六)预防

1.识别高危人群、采用相应预防措施

对高危人群,针对其心脏基础疾病采用相应的预防措施能减少心源性猝死的发生率,如对冠心病患者采用减轻心肌缺血、预防心梗或缩小梗死范围等措施;对急性心梗、心梗后充血性心力衰竭的患者应用β受体阻滞剂;对充血性心力衰竭患者应用血管紧张素转换酶抑制剂。

2.抗心律失常

胺碘酮在心源性猝死的二级预防中优于传统的Ⅰ类抗心律失常药物。抗心律失常的外科手术治疗对部分药物治疗效果欠佳的患者有一定的预防心源性猝死的作用。近年研究证明,埋藏式心脏复律除颤器(implantable cardioverter defibrillator,ICD)能改善一些高危患者的预后。

3.健康知识和心肺复苏技能的普及

高危人群尽量避免独居,对其及家属进行相关健康知识和心肺复苏技能普及。

二、护理评估

(一)一般评估

(1)识别心搏骤停:当发现无反应或突然倒地的患者时,首先观察其对刺激的反应,并判断有无呼吸和大动脉搏动。判断心搏骤停的指标包括:意识突然丧失或伴有短阵抽搐;呼吸断续,喘息,随后呼吸停止;皮肤苍白或明显发绀,瞳孔散大,大小便失禁;颈、股动脉搏动消失;心音消失。

(2)患者主诉:胸痛、气促、疲乏、心悸等前驱症状。

(3)相关记录:记录心搏骤停和复苏成功的时间。

(4)复苏过程中须持续监测血压、血氧饱和度,必要时进行有创血流动力学监测。

(二)身体评估

1.头颈部

轻拍肩部呼叫,观察患者反应、瞳孔变化情况,气道内是否有异物。手指于胸锁乳突肌内侧沟中检测颈总动脉搏动(耗时不超过10秒)。

2.胸部

视诊患者胸廓起伏,感受呼吸情况,听诊呼吸音判断自主呼吸恢复情况。

3.其他

观察全身皮肤颜色及肢体活动情况,触诊全身皮肤温湿度等。

(三)心理-社会评估

复苏后应评估患者的心理反应与需求,家庭及社会支持情况,引导患者正确配合疾病的治疗与护理。

(四)辅助检查结果评估

(1)心电图:显示心室颤动或心电停止。

(2)各项生化检查情况和动脉血气分析结果。

(五)常用药物治疗效果的评估

1.血管升压药的评估要点

(1)用药剂量和速度、用药的方法(静脉滴注、注射泵/输液泵泵入)的评估与记录。

(2)血压的评估:患者意识是否恢复,血压是否上升到目标值,尿量、肤色和肢端温度的改变等。

2.抗心律失常药的评估要点

(1)持续监测心电,观察心律和心率的变化,评估药物疗效。

(2)不良反应的评估:应观察用药后不良反应是否发生,如使用胺碘酮可能引起窦性心动过缓、低血压等现象,使用利多卡因可能引起感觉异常、窦房结抑制、房室传导阻滞等。

三、主要护理诊断/问题

(一)循环障碍

循环障碍与心脏收缩障碍有关。

(二)清理呼吸道无效

清理呼吸道无效与微循环障碍、缺氧和呼吸形态改变有关。

(三)潜在并发症

脑水肿、感染、胸骨骨折等。

四、护理措施

(一)快速识别心搏骤停,正确及时进行心肺复苏和除颤

心源性猝死抢救成功的关键是快速识别心搏骤停和启动急救系统,尽早进行心肺复苏和复律治疗。快速识别是进行心肺复苏的基础,而及时行心肺复苏和尽早除颤是避免发生生物学死亡的关键。

(二)合理饮食

多摄入水果、蔬菜和黑鱼等易消化的清淡食物,可通过改善心律变异性预防心源性猝死。

(三)用药护理

应严格按医嘱用药,并注意观察常用药的疗效和毒副作用,发现问题及时处理等。

(四)心理护理

复苏后部分患者会对曾发生的猝死产生明显的恐惧和焦虑心情,应帮助患者正确评估所面对情况,鼓励患者和积极参与治疗和护理计划的制订,使之了解心源性猝死的高危因素和救治方法。帮助患者建立良好有效的社会支持系统,帮助患者克服恐惧和焦虑的情绪。

(五)健康教育

1.高危人群

对高危人群,如冠心病患者应教会患者及家属了解心源性猝死早期出现的症状和体征,做到早发现、早诊断、早干预。教会家属基本救治方法和技能,患者外出时随身携带急救物品和救助电话,以方便得到及时救助。

2.用药原则

按时、正确服用相关药物,让患者了解常用药物不良反应及自我观察要点。

五、急救效果的评估

(1)患者意识清醒。

(2)患者恢复自主呼吸和心跳。

(3)患者瞳孔缩小。

(4)患者大动脉搏动恢复。

（杨　娜）

第十节　慢性肺源性心脏病

慢性肺源性心脏病简称肺心病,是由于肺、胸廓或肺动脉的慢性病变所致的肺循环阻力增加、肺动脉高压,进而引起右心室肥厚、扩大、甚或右心衰竭的心脏病。

一、常见病因

按原发病在支气管与肺组织、胸廓和肺血管的不同,可分为三大类。①支气管、肺疾病:以慢支并发阻塞性肺气肿最常见,占80%～90%,其次为哮喘、支气管扩张、重症肺结核、尘肺。其他如慢性弥漫性肺间质纤维化、结节病、农民肺(蘑菇孢子吸入)、恶性肿瘤等则较少见。②胸廓运动障碍性疾病:较少见,包括严重的脊柱后凸、侧凸、脊椎结核、类风湿关节炎、胸膜广泛粘连及胸廓成形术后等造成的严重胸廓或脊柱畸形,以及神经肌肉疾病如脊髓灰质炎等。③肺血管疾病:甚少见,如原发性肺动脉高压、反复多发性小动脉栓塞、结节性多动脉炎等。

二、临床表现

(一)临床特点

首先具有原发病灶慢性支气管炎、肺气肿或其他肺胸疾病的历史和临床表现,如长期或间断性咳嗽、咳痰、喘息、发热等症状。

(二)体征

剑突下出现收缩期搏动,肺动脉瓣区第二音亢进,三尖瓣区心音较心尖部明显增强或出现收缩期杂音。

(三)X线表现

除有肺、胸基础疾病及急性肺部感染的特征外,尚可有肺动脉高压症,如右下肺动脉干扩张,其横径≥15 mm;其横径与气管横径之比值≥1.07;肺动脉段明显突出或其高度≥7 mm;右心室增大征,皆为诊断肺心病的主要依据。

(四)心电图表现

心电图表现主要有右心室肥大和肺动脉高压表现:电轴右偏、额面半均电轴≥90°,重度顺钟向转位,Rv_1+Sv_5≥1.05 mV及肺型 P 波,均为诊断肺心病主要条件。也可右束支传导阻滞及肢体导联低电压,可作为诊断肺心病的参考条件。在 V_1、V_2 甚至 V_3,可出现酷似陈旧性前间壁心肌梗死的 QS 波,应注意鉴别。其他尚可有心律失常图形。

(五)超声表现

二维超声:①右心室大,右心室前壁明显肥厚,大于 5 mm,(正常右心室前壁厚度小于或等于4 mm),右心室前壁搏动强;②右心房大,右心室流出道增宽;③主肺动脉增宽大于 20 mm,右肺动脉增宽大于 18 mm;④肺动脉瓣出现肺动脉高压征象;⑤室间隔右心室面增厚大于 11 mm,与左心室后壁呈同向运动。

通过测定右心室流出道内径(≥30 mm),右心室内径(≥20 mm),右心室前壁的厚度(≥5 mm),左、右心室内径的比值(<2),右肺动脉内径(≥18 mm)或肺动脉干(≥20 mm)及右心房增大(≥25 mm)等指标,以诊断肺心病。

三、护理

(一)护理要点

解除气道阻塞,合理用氧、减轻呼吸困难;给予心理支持;维持体液及酸碱平衡;并发症的预防及护理;遵医嘱及时合理用药;注意观察病情变化。

(二)护理措施

1.解除气道阻塞,改善肺泡通气

及时清除痰液,神志清醒患者应鼓励咳嗽,痰稠不易咳出时,可有效湿化分泌物,危重体弱患者,定时更换体位,叩击背部使痰易于咳出。对神志不清者,可进行机械吸痰,需注意无菌操作,抽吸压力要适当,动作轻柔,每次抽吸时间不超过 15 秒,以免加重缺氧。

2.合理用氧、减轻呼吸困难

根据缺氧和二氧化碳潴留的程度不同,合理用氧,一般给予低流量、低浓度持续吸氧。如病情需要提高氧浓度,应辅以呼吸兴奋剂刺激通气或使用呼吸机改善通气。吸氧后如呼吸困难缓解、呼吸频率减慢、节律正常、血压上升,心率减慢,心律正常,发绀减轻、皮肤转暖、神经转清、尿量增加等,表示氧疗有效,若呼吸过缓意识障碍加深,需考虑二氧化碳潴留加重,必要时采取增加通气量措施。

3.心理护理

肺心病是一种慢性病,患者常感力不从心,精神苦闷应关心体贴患者,多与患者沟通,给予心理安慰,增强抗病信心。生活上给予照顾、细心护理,解除因不能自理带来的多种不便,缓解病痛不适。

4.维持体液及酸碱平衡

正确记录 24 小时出入液量及观察体重变化,及时采集血清标本测定电解质,并按医嘱完成输液计划,当呼吸性酸中毒合并代谢性酸中毒时,应观察患者有无乏力,头痛、气促、嗜睡,呼吸深快及意识不清等,如出现上述症状及时与医师联系,切忌随意用镇静药,造成呼吸抑制。

5.并发症的预防及护理

常见的并发症有上消化道出血、弥散性血管内凝血、心律失常、休克。

（1）上消化道出血：注意患者恶心呕吐症状、呕出物颜色、性状及粪便色、质、量，观察心率、血压，检查肠鸣音，给予患者精神安慰，避免紧张，做好饮食护理等。改善缺氧和二氧化碳潴留，使胃黏膜应激性溃疡得到愈合。迅速控制出血。

（2）弥散性血管内凝血：早期发现皮肤黏膜有无出血点，注射部位有无渗血、出血或上消化道出血倾向，及时控制感染，按医嘱早期应用抗凝治疗。

（3）心律失常：发现患者脉搏强弱不等，节律不规则时应同时进行心脏听诊并及时与医师联系。

（4）休克：观察患者体温、脉搏、呼吸神志、血压、肢体温度、尿量，及早发现诱因，做好休克患者的相应护理。

（三）用药及注意事项

1.控制感染

根据痰培养和药物敏感试验选择抗菌药物。院外感染以革兰阳性菌为主，院内感染以革兰阴性菌占多数。一般主张联合应用抗菌药物。

2.保持呼吸道畅通，改善呼吸功能

给予祛痰、解痉、平喘药物，低浓度持续给氧，纠正缺氧和二氧化碳潴留。

3.控制心力衰竭

可适当选用利尿、强心或血管扩张药物。

（1）利尿剂：以作用轻、剂量小、疗程短、间歇和交替用药为原则。根据病情选用氢氯噻嗪、氨苯蝶啶、呋塞米（速尿）等。用药后需密切观察精神神经症状，痰液黏稠度，有无腹胀、四肢无力、抽搐等，准确记录出液量与体重，及时补充电解质。

（2）强心剂：由于长期缺氧，患者对洋地黄类药物耐受性降低，故疗效差，易中毒，使用要慎重，以选用剂量小、作用快、排泄快药物为原则，一股为常用剂量的 1/2 或 2/3。用药后须严密观察疗效和有无不良反应。

（3）血管扩张剂：可降低肺动脉高压，减轻心脏前、后负荷，降低心肌耗氧量，对部分顽固性心力衰竭有作用，但同时降低体循环血压，反射性引起心率增快、血氧分压降低、二氧化碳分压升高等不良反应，限制了其临床使用。

4.控制心律失常

经抗感染、纠正缺氧等治疗后，心律失常一般可消失，如不消失可酌情对症使用抗心律失常药。

5.呼吸兴奋剂

使用应在保持呼吸道通畅的前提下，可配合吸氧解痉、祛痰等措施，不能长期和大剂量应用。严重呼衰时，因脑缺氧和脑水肿未纠正而出现频繁抽搐者，应慎用呼吸兴奋剂，用药过程中如出现呕吐或肢体抽搐提示药物过量应及时与医师联系。

（四）健康教育

（1）增强体质：病情缓解期应根据心肺功能情况与体力强弱适当进行体育锻炼，如散步、气功、太极拳、腹式呼吸运动等，以增强体质，改善心肺功能，也可进行缩唇呼吸，增加潮气量，提高肺泡氧分压，鼓励患者进行耐寒锻炼，增加机体抵抗力和免疫力，防止受凉感冒。

（2）消除呼吸道不良刺激：耐心劝告患者戒烟，说明烟可刺激呼吸道黏液组织，使腺体大量增生，导致气道阻塞。居室需适宜的温度、湿度，保持空气清新，定时开窗、通风，防止忽冷忽热的温差刺激。

（3）合理选择食谱，宜选用高热量、高蛋白、低盐，易消化食物，补充机体消耗，增加抗病能力。

（4）积极防治慢性呼吸道疾病，避免各种诱发因素：预防慢性支气管炎反复发作，感染时应及早选用抗生素，有效地控制呼吸道继发细菌感染，指导患者取适当卧位，注意口腔卫生，多饮水稀释痰液或指导患者家属帮助翻身拍背，保持呼吸道通畅。

（5）注意病情变化，定期门诊随访：患者如感呼吸困难加重，咳嗽加剧，咳痰不畅，尿量减少，水肿明显或亲属发现患者神志淡漠、嗜睡或兴奋躁动，口唇发绀加重，大便色泽及咳痰声音改变，均提示病情变化或加重，需及时就医诊治。

（杨　娜）

第六章
呼吸内科护理

第一节 慢性支气管炎

慢性支气管炎是由于感染或非感染因素引起气管、支气管黏膜及其周围组织的慢性非特异性炎症。临床以咳嗽、咳痰或伴有喘息反复发作为特征,每年持续 3 个月以上,且连续 2 年以上。

一、病因和发病机制

慢性支气管炎的病因极为复杂,迄今尚有许多因素还不够明确,往往是多种因素长期相互作用的综合结果。

(一)感染

病毒、支原体和细菌感染是本病急性发作的主要原因。病毒感染以流感病毒、鼻病毒、腺病毒和呼吸道合胞病毒常见;细菌感染以肺炎链球菌、流感嗜血杆菌和卡他莫拉菌及葡萄球菌常见。

(二)大气污染

化学气体如氯气、二氧化氮、二氧化硫等刺激性烟雾,空气中的粉尘等均可刺激支气管黏膜,使呼吸道清除功能受损,为细菌入侵创造条件。

(三)吸烟

吸烟为本病发病的主要因素。吸烟时间的长短与吸烟量决定发病率的高低,吸烟者的患病率较不吸烟者高 2~8 倍。

(四)过敏因素

喘息型支气管患者,多有过敏史。患者痰中嗜酸性粒细胞和组胺的含量及血中 IgE 明显高于正常。此类患者实际上应属慢性支气管炎合并哮喘。

(五)其他因素

气候变化,特别是寒冷空气对慢支的病情加重有密切关系。自主神经功能失调,副交感神经功能亢进,老年人肾上腺皮质功能减退,慢性支气管炎的发病率增加。维生素 C 缺乏,维生素 A 缺乏,易患慢性支气管炎。

二、临床表现

(一)症状

患者常在寒冷季节发病,出现咳嗽、咳痰,尤以晨起显著,白天多于夜间。病毒感染痰液为白色黏液泡沫状,继发细菌感染,痰液转为黄色或黄绿色黏液脓性,偶可带血。慢性支气管炎反复发作后,支气管黏膜的迷走神经感受器反应性增高,副交感神经功能亢进,可出现过敏现象而发生喘息。

(二)体征

早期多无体征。急性发作期可有肺底部闻及干、湿性啰音。喘息型支气管炎在咳嗽或深吸气后可闻及哮鸣音,发作时,有广泛哮鸣音。

(三)并发症

(1)阻塞性肺气肿:为慢性支气管炎最常见的并发症。

(2)支气管肺炎:慢性支气管炎蔓延至支气管周围肺组织中,患者表现寒战、发热、咳嗽加剧、痰量增多且呈脓性;白细胞总数及中性粒细胞增多;X线胸片显示双下肺野有斑点状或小片阴影。

(3)支气管扩张症。

三、诊断

(一)辅助检查

1.血常规

白细胞总数及中性粒细胞数可升高。

2.胸部 X 线

单纯型慢性支气管炎,X线片检查阴性或仅见双下肺纹理增多、增粗、模糊、呈条索状或网状。继发感染时为支气管周围炎症改变,表现为不规则斑点状阴影,重叠于肺纹理之上。

3.肺功能检查

早期病变多在小气道,常规肺功能检查多无异常。

(二)诊断要点

凡咳嗽、咳痰或伴有喘息,每年发作持续 3 个月,连续 2 年或 2 年以上者,并排除其他心、肺疾病(如肺结核、肺尘埃沉着病、支气管哮喘、支气管扩张症、肺癌、肺脓肿、心脏病、心功能不全等)、慢性鼻咽疾病后,即可诊断。如每年发病不足 3 个月,但有明确的客观检查依据(如胸部 X 线片、肺功能等)亦可诊断。

(三)鉴别诊断

1.支气管扩张

多于儿童或青年期发病,常继发于麻疹、肺炎或百日咳后,并有咳嗽、咳痰反复发作的病史,合并感染时痰量增多,并呈脓性或伴有发热,病程中常反复咯血。在肺下部周围可闻及不易消散的湿性啰音。晚期重症患者可出现杵状指(趾)。胸部 X 线上可见双肺下野纹理粗乱或呈卷发状。薄层高分辨率 CT 检查有助于确诊。

2.肺结核

活动性肺结核患者多有午后低热、消瘦、乏力、盗汗等中毒症状。咳嗽痰量不多,常有咯血。

老年肺结核的中毒症状多不明显,常被慢性支气管炎的症状所掩盖而误诊。胸部 X 线上可发现结核病灶,部分患者痰结核菌检查可获阳性。

3.支气管哮喘

支气管哮喘常为特质性患者或有过敏性疾病家族史,多于幼年发病。一般无慢性咳嗽、咳痰史。哮喘多突然发作,且有季节性,血和痰中嗜酸性粒细胞常增多,治疗后可迅速缓解。发作时双肺布满哮鸣音,呼气延长,缓解后可消失,且无症状,但气道反应性仍增高。慢性支气管炎合并哮喘的患者,病史中咳嗽、咳痰多发生在喘息之前,迁延不愈较长时间后伴有喘息,且咳嗽、咳痰的症状多较喘息更为突出,平喘药物疗效不如哮喘等可资鉴别。

4.肺癌

肺癌多发生于 40 岁以上男性,并有多年吸烟史的患者,刺激性咳嗽常伴痰中带血和胸痛。X 线胸片检查肺部常有块影或反复发作的阻塞性肺炎。痰脱落细胞及支气管镜等检查,可明确诊断。

5.慢性肺间质纤维化

慢性咳嗽,咳少量黏液性非脓性痰,进行性呼吸困难,双肺底可闻及爆裂音(Velcro 啰音),严重者发绀并有杵状指。X 线胸片见中下肺野及肺周边部纹理增多紊乱呈网状结构,其间见弥漫性细小斑点阴影。肺功能检查呈限制性通气功能障碍,弥散功能减低,PaO_2 下降。肺活检是确诊的手段。

四、治疗

(一)急性发作期及慢性迁延期的治疗

以控制感染、祛痰、镇咳为主,同时解痉平喘。

1.抗感染药物

及时、有效、足量,感染控制后及时停用,以免产生细菌耐药或二重感染。一般患者可按常见致病菌用药。可选用青霉素 G 80 万 U 肌内注射;复方磺胺甲噁唑,每次 2 片,2 次/天;阿莫西林 2~4 g/d,3~4 次口服;氨苄西林 2~4 g/d,分 4 次口服;头孢氨苄 2~4 g/d 或头孢拉定 1~2 g/d,分 4 次口服;头孢呋辛 2 g/d 或头孢克洛 0.5~1 g/d,分 2~3 次口服。亦可选择新一代大环内酯类抗生素,如罗红霉素,0.3 g/d,2 次口服。抗菌治疗疗程一般 7~10 天,反复感染病例可适当延长。严重感染时,可选用氨苄西林、环丙沙星、氧氟沙星、阿米卡星、奈替米星或头孢菌素类联合静脉滴注给药。

2.祛痰镇咳药

刺激性干咳者不宜单用镇咳药物,否则痰液不易咳出。可给盐酸溴环己胺醇 30 mg 或羧甲基半胱氨酸 500 mg,3 次/天,口服。乙酰半胱氨酸(富露施)及氯化铵甘草合剂均有一定的疗效。α-糜蛋白酶雾化吸入亦有消炎祛痰的作用。

3.解痉平喘

解痉平喘主要为解除支气管痉挛,利于痰液排出。常用药物为氨茶碱 0.1~0.2 g,8 次/小时口服;丙卡特罗 50 mg,2 次/天;特布他林 2.5 mg,2~3 次/天。慢性支气管炎有可逆性气道阻塞者应常规应用支气管舒张剂,如异丙托溴铵气雾剂、特布他林等吸入治疗。阵发性咳嗽常伴不同程度的支气管痉挛,应用支气管扩张药后可改善症状,并有利于痰液的排出。

(二)缓解期的治疗

应以增强体质,提高机体抗病能力和预防发作为主。

(三)中药治疗

采取扶正固本原则,按肺、脾、肾的虚实辨证施治。

五、护理措施

(一)常规护理

1.环境

保持室内空气新鲜,流通,安静,舒适,温湿度适宜。

2.休息

急性发作期应卧床休息,取半卧位。

3.给氧

持续低流量吸氧。

4.饮食

给予高热量、高蛋白、高维生素易消化饮食。

(二)专科护理

1.解除气道阻塞,改善肺泡通气

及时清除痰液,神志清醒患者应鼓励咳嗽,痰稠不易咳出时,给予雾化吸入或雾化泵药物喷入,减少局部淤血水肿,以利痰液排出。危重体弱患者,定时更换体位,叩击背部,使痰易于咳出,餐前应给予胸部叩击或胸壁震荡。方法:患者取侧卧位,护士两手手指并拢,手背隆起,指关节微屈,自肺底由下向上,由外向内叩拍胸壁,震动气管,边拍边鼓励患者咳嗽,以促进痰液的排出,每侧肺叶叩击 3～5 分钟。对神志不清者,可进行机械吸痰,需注意无菌操作,抽吸压力要适当,动作轻柔,每次抽吸时间不超过 15 秒,以免加重缺氧。

2.合理用氧减轻呼吸困难

根据缺氧和二氧化碳潴留的程度不同,合理用氧,一般给予低流量、低浓度、持续吸氧,如病情需要提高氧浓度,应辅以呼吸兴奋剂刺激通气或使用呼吸机改善通气,吸氧后如呼吸困难缓解、呼吸频率减慢、节律正常、血压上升、心率减慢、心律正常、发绀减轻、皮肤转暖、神志转清、尿量增加等,表示氧疗有效。若呼吸过缓,意识障碍加深,需考虑二氧化碳潴留加重,必要时采取增加通气量措施。

(谢洪霞)

第二节　支气管哮喘

支气管哮喘是由多种细胞(如嗜酸性粒细胞、肥大细胞、T 细胞、中性粒细胞等)和细胞组分参与的气道慢性炎症性疾病,这种慢性炎症与气道高反应性相关,通常出现广泛而多变的可逆性气流受限,并引起反复发作的喘息、气急、胸闷或咳嗽等症状,多数患者可自行缓解或经治疗缓解。

典型表现为发作性呼气性呼吸困难或发作性胸闷和咳嗽,伴哮鸣音,症状可在数分钟内发生,并持续数小时至数天,夜间及凌晨发作或加重是哮喘的重要临床特征。目前尚无特效的根治办法,糖皮质激素可以有效控制气道炎症,β2肾上腺素受体激动剂是控制哮喘急性发作的首选药物。经过长期规范化治疗和管理,80%以上的患者可以达到哮喘的临床控制。

一、一般护理

（1）执行内科一般护理常规。

（2）室内环境舒适、安静、冷暖适宜。保持室内空气流通,避免患者接触变应原,如花草、尘螨、花露水、香水等;扫地和整理床单位时可请患者室外等候,或采取湿式清洁方法,避免尘埃飞扬。病室避免使用皮毛、羽绒或蚕丝织物等。

（3）卧位与休息:急性发作时协助患者取坐位或半卧位,以增加舒适度,利于膈肌的运动,缓解呼气性呼吸困难。端坐呼吸的患者为其提供床旁桌支撑,以减少体力消耗。

二、饮食护理

大约20%的成年患者和50%的患儿是因不适当饮食而诱发或加重哮喘,因此应给予患者营养丰富、清淡、易消化、无刺激的食物。若能找出与哮喘发作有关的食物,如鱼、虾、蟹、蛋类、牛奶等应避免食用。某些食物添加剂如酒石黄和亚硝酸盐可诱发哮喘发作,应引起注意。

三、用药护理

治疗哮喘的药物分为控制性药物和缓解性药物。控制性药物是指需要长期每天规律使用,主要用于治疗气道慢性炎症,达到哮喘临床控制目的;缓解性药物指按需使用的药物,能迅速解除支气管痉挛,从而缓解哮喘症状。哮喘发作时禁用吗啡和大量镇静药,以免抑制呼吸。

（一）糖皮质激素

糖皮质激素简称激素,是目前控制哮喘最有效的药物。激素给药途径包括:吸入、口服、静脉应用等。吸入性糖皮质激素由于其局部抗感染作用强、起效快、全身不良反应少(黏膜吸收、少量进入血液),是目前哮喘长期治疗的首选药物。常用药物有布地奈德、倍氯米松等。通常需规律吸入1～2周方能控制。吸药后嘱患者清水含漱口咽部,可减少不良反应的发生。长期吸入较大剂量激素者,应注意预防全身性不良反应。布地奈德雾化用混悬液制剂,经压缩空气泵雾化吸入,起效快,适用于轻、中度哮喘急性发作的治疗。吸入激素无效或需要短期加强治疗的患者可采用泼尼松和泼尼松龙等口服制剂,症状缓解后逐渐减量,然后停用或改用吸入剂。不主张长期口服激素用于维持哮喘控制的治疗。口服用药宜在饭后服用,以减少对胃肠道黏膜的刺激。重度或严重哮喘发作时应及早静脉给予激素,可选择琥珀酸氢化可的松或甲泼尼龙。无激素依赖倾向者,可在3～5天内停药;有激素依赖倾向者应适当延长给药时间,症状缓解后逐渐减量,然后改口服或吸入剂维持。

（二）β2肾上腺素受体激动剂

短效β2肾上腺素受体激动剂为治疗哮喘急性发作的首选药物。有吸入、口服和静脉三种制剂,首选吸入给药。常用药物有沙丁胺醇和特布他林。吸入剂包括定量气雾剂、干粉剂和雾化溶液。短效β2肾上腺素受体激动剂应按需间歇使用,不宜长期、单一大剂量使用,因为长期应用可引起β2受体功能下降和气道反应性增高,出现耐药性。主要不良反应有心悸、骨骼肌震颤、低钾血症等。长效 β_2 肾上腺素受体激动剂与吸入性糖皮质激素联合是目前最常用的哮喘控制性药物。常用的有普米克都保(布地奈德/福莫特罗干粉吸入剂)、舒利迭(氟替卡松/沙美特罗干粉吸入剂)。

(三)茶碱类

具有增强呼吸肌的力量及增强气道纤毛清除功能等,从而起到舒张支气管和气道抗感染作用,并具有强心、利尿、扩张冠状动脉、兴奋呼吸中枢等作用,是目前治疗哮喘的有效药物之一。氨茶碱和缓释茶碱是常用的口服制剂,尤其后者适用于夜间哮喘症状的控制。静脉给药主要用于重症和危重症哮喘。注射茶碱类药物应限制注射浓度,速度不超过 $0.25\ mg/(kg \cdot min)$,以防不良反应发生。其主要不良反应包括恶心、呕吐、心律失常、血压下降及尿多,偶可兴奋呼吸中枢,严重者可引起抽搐乃至死亡。由于茶碱的"治疗窗"窄及茶碱代谢存在较大个体差异,有条件的应在用药期间监测其血药浓度。发热、妊娠、小儿或老年,患有肝、心、肾功能障碍及甲状腺功能亢进者尤须慎用。合用西咪替丁、喹诺酮类、大环内脂类药物等可影响茶碱代谢而使其排泄减慢,尤应观察其不良反应的发生。

(四)胆碱 M 受体拮抗剂

胆碱 M 受体拮抗剂分为短效(维持 $4\sim6$ 小时)和长效(维持 24 小时)两种制剂。异丙托溴铵是常用的短效制剂,常与 β_2 受体激动剂联合雾化应用,代表药可比特(异丙托溴铵/沙丁胺醇)。少数患者可有口苦或口干等不良反应。噻托溴铵是长效选择性 M_1、M_2 受体拮抗剂,目前主要用于哮喘合并慢性阻塞性肺疾病及慢性阻塞性肺疾病患者的长期治疗。

(五)白三烯拮抗剂

通过调节白三烯的生物活性而发挥抗感染作用,同时舒张支气管平滑肌,是目前除吸入性糖皮质激素外唯一可单独应用的哮喘控制性药物,尤其适用于阿司匹林哮喘、运动性哮喘和伴有变应性鼻炎哮喘患者的治疗。常用药物为孟鲁司特和扎鲁司特。不良反应通常较轻微,主要是胃肠道症状,少数有皮疹、血管性水肿、转氨酶升高,停药后可恢复正常。

四、病情观察

(1)哮喘发作时,协助取舒适卧位,监测生命体征、呼吸频率、血氧饱和度等指标,观察患者喘息、气急、胸闷或咳嗽等症状,是否出现三凹征,辅助呼吸肌参与呼吸运动,语言沟通困难,大汗淋漓等中重度哮喘的表现。当患者不能讲话,嗜睡或意识模糊,胸腹矛盾运动,哮鸣音减弱甚至消失,脉率变慢或不规则,严重低氧血症和高碳酸血症时,需转入重症加强护理病房(重症监护室,ICU)行机械通气治疗。

(2)注意患者有无鼻咽痒、咳嗽、打喷嚏、流涕、胸闷等哮喘早期发作症状,对于夜间或凌晨反复发作的哮喘患者,应注意是否存在睡眠低氧表现,睡眠低氧可以诱发喘息、胸闷等症状。

五、健康指导

(1)对哮喘患者进行哮喘知识教育,寻找变应原,有效改变环境,避免诱发因素,要贯穿整个哮喘治疗全过程。

(2)指导患者定期复诊、检测肺功能,做好病情自我监测,掌握峰流速仪的使用方法,记哮喘日记。与医师、护士共同制定防止复发、保持长期稳定的方案。

(3)掌握正确吸入技术,如沙丁胺醇气雾剂、信必可都保、舒利迭的使用方法。知晓药物的作用和不良反应的预防。

（4）帮助患者养成规律生活习惯,保持乐观情绪,避免精神紧张、剧烈运动、持续的喊叫等过度换气动作。

（5）熟悉哮喘发作的先兆表现,如打喷嚏、咳嗽、胸闷、喉结发痒等,学会在家中自行监测病情变化并进行评定。及哮喘急性发作时进行简单的紧急自我处理方法,例如吸入沙丁胺醇气雾剂1～2喷、布地奈德1～2吸,缓解喘憋症状,尽快到医院就诊。

（谢洪霞）

第三节　支气管扩张症

一、疾病概述

（一）概念和特点

支气管扩张症是由于急、慢性呼吸道感染和支气管阻塞后,反复发生支气管炎症、致使支气管组织结构病理性破坏,引起的支气管异常和持久性扩张。临床上以慢性咳嗽,大量脓痰和/或反复咯血为特征,患者多有童年麻疹、百日咳或支气管肺炎等病史。

（二）相关病理生理

支气管扩张症的主要病因是支气管-肺组织感染和支气管阻塞,两者相互影响,促使支气管扩张的发生和发展。支气管扩张症发生于有软骨的支气管近端分支,主要分为柱状、囊状和不规则扩张 3 种类型,腔内含有多量分泌物并容易积存。呼吸道相关疾病损伤气道清除机制和防御功能,使其清除分泌物的能力下降,易发生感染和炎症;细菌反复感染使气道内因充满包含炎性介质和病原菌的黏稠液体而逐渐扩大、形成瘢痕和扭曲;炎症可导致支气管壁血管增生,并伴有支气管动脉和肺动脉终末支的扩张和吻合,形成小血管瘤而易导致咯血。病变支气管反复炎症,使周围结缔组织和肺组织纤维化,最终引起肺的通气和换气功能障碍。继发于支气管肺组织感染病变的支气管扩张多见于下肺,尤以左下肺多见。继发于肺结核则多见于上肺叶。

（三）病因与诱因

1.支气管-肺组织感染

支气管扩张与扁桃体炎、鼻窦炎、百日咳、麻疹、支气管肺炎、肺结核等呼吸道感染密切相关,引起感染的常见病原体为铜绿假单胞菌、流感嗜血杆菌、卡他莫拉菌、肺炎克雷伯杆菌、金黄色葡萄球菌、非结核分枝杆菌、腺病毒和流感病毒等。婴幼儿期支气管-肺组织感染是支气管扩张最常见的病因。

2.支气管阻塞

异物、肿瘤、外源性压迫等可使支气管阻塞导致肺不张,胸腔负压直接牵拉支气管管壁导致支气管扩张。

3.支气管先天性发育缺损与遗传因素

支气管先天性发育缺损与遗传因素也可形成支气管扩张,可能与软骨发育不全或弹性纤维不足导致局部管壁薄弱或弹性较差有关。部分遗传性 α-抗胰蛋白酶缺乏者也可伴有等支气管扩张。

4.其他全身性疾病

支气管扩张可能与机体免疫功能失调有关,目前已发现类风湿关节炎、溃疡性结肠炎、克罗恩病、系统性红斑狼疮等疾病同时伴有支气管扩张。

(四)临床表现

1.症状

(1)慢性咳嗽、大量脓痰:咳嗽多为阵发性,与体位改变有关,晨起及晚上临睡时咳嗽和咳痰尤多。严重程度可用痰量估计:轻度每天少于 10 mL,中度每天 10～150 mL,重度每天多于 150 mL。感染急性发作时,黄绿色脓痰量每天可达数百毫升,将痰液放置后可出现分层的特征,即上层为泡沫,下悬脓性成分;中层为混浊黏液;下层为坏死组织沉淀物。合并厌氧菌感染时,痰和呼气具有臭味。

(2)咯血:反复咯血为本病的特点,可为痰中带血或大量咯血。少量咯血每天少于 100 mL,中量咯血每天 100～500 mL,大量咯血每天多于 500 mL 或 1 次咯血量＞300 mL。咯血量有时与病情严重程度、病变范围不一致。部分病变发生在上叶的"干性支气管扩张"患者以反复咯血为唯一症状。

(3)反复肺部感染:由于扩张的支气管清除分泌物的功能丧失,引流差,易反复发生感染,其特点是同一肺段反复发生肺炎并迁延不愈。

(4)慢性感染中毒症状:可出现发热、乏力、食欲减退、消瘦、贫血等,儿童可影响发育。

2.体征

早期或病变轻者无异常肺部体征,病变严重或继发感染时,可在病变部位尤其下肺部闻及固定而持久的局限性粗湿啰音,有时可闻及哮鸣音,部分患者伴有杵状指(趾)。

(五)辅助检查

1.影像学检查

胸部 X 线检查:囊状支气管扩张的气道表现为显著的囊腔,腔内可存在气液平面,纵切面可显示"双轨征",横切面显示"环形阴影",并可见气道壁增厚。胸部 CT 检查:可在横断面上清楚地显示扩张的支气管。高分辨 CT 进一步提高了诊断敏感性,成为支气管扩张症的主要诊断方法。

2.纤维支气管镜检查

有助于发现患者的出血部位或阻塞原因。还可局部灌洗,取灌洗液做细菌学和细胞学检查。

(六)治疗原则

保持引流通畅,处理咯血,控制感染,必要时手术治疗。

1.保持引流通畅、改善气流受限

清除气道分泌物保持气道通畅能减少继发感染和减轻全身中毒症状,如应用祛痰药物(盐酸氨溴索、溴己新、α-糜蛋白酶)等稀释痰液,痰液黏稠时可加用雾化吸入。应用振动、拍背、体位引流等方法促进气道分泌物的清除。应用支气管舒张剂可改善气流受限,伴有气道高反应及可逆性气流受限的患者疗效明显。如体位引流排痰效果不理想,可用纤维支气管镜吸痰法以保持呼吸道通畅。

2.控制感染

急性感染期的主要治疗措施。应根据症状、体征、痰液性状,必要时根据痰培养及药物敏感试验选择有效的抗生素。常用阿莫西林、头孢类抗生素、氨基糖苷类等药物,重症患者,尤其是铜绿假单胞菌感染者,常需第三代头孢菌素加氨基糖苷类药联合静脉用药。如有厌氧菌混合感染,加用甲硝唑或替硝唑等。

3.外科治疗

保守治疗不能缓解的反复大咯血且病变局限者,可考虑手术治疗。经充分的内科治疗后仍反复发作且病变为局限性支气管扩张,可通过外科手术切除病变组织。

二、护理评估

(一)一般评估

1.患者的主诉

有无胸闷、气促、心悸、疲倦、乏力等症状。

2.生命体征

严密观察呼吸的频率、节律、深浅和音响,患者呼吸可正常或增快,感染严重时或合并咯血可伴随不同程度的呼吸困难和发绀。患者体温正常或偏高,感染严重时可为高热。

3.咳嗽咳痰情况

观察咳嗽咳痰的发作时间、频率、持续时间、伴随的症状和影响因素等,患者反复继发肺部感染,支气管引流不畅,痰不易咳出时可导致咳嗽加剧,大量脓痰咳出后,患者感觉轻松,体温下降,精神改善。重点观察痰液的量、颜色、性质、气味和与体位的关系,痰液静置后的分层现象,记录24小时痰液排出量。注意患者是否出现面色苍白、出冷汗、烦躁不安等出血的症状,观察咯血的颜色、性质及量。

4.其他

血气分析、血氧饱和度、体重、体位等记录结果。

(二)身体评估

1.头颈部

患者的意识状态,面部颜色(贫血),皮肤黏膜有无脱水、是否粗糙干燥;呼吸困难和缺氧的程度(有无气促、口唇有无发绀、血氧饱和度数值等)。

2.胸部

检查胸廓的弹性,有无胸廓的挤压痛,两肺呼吸运动是否一致。病变部位可闻及固定而持久的局限性粗湿啰音或哮鸣音。

3.其他

患者有无杵状指(趾)。

(三)心理-社会评估

询问健康史,发病原因、病程进展时间及以往所患疾病对支气管扩张的影响,评估患者对支气管扩张的认识;另外,患者常因慢性咳嗽、咳痰或痰量多、有异味等症状产生恐惧或焦虑的心理,并对疾病治疗缺乏治愈的自信。

(四)辅助检查阳性结果评估

血氧饱和度的数值;血气分析结果报告;胸部 CT 检查明确的病变部位。

(五)常用药物治疗效果的评估

抗生素使用后咳嗽咳痰症状有无减轻,原有增高的血白细胞计数有无回降至正常范围,核左移情况有无得到纠正。

三、主要护理诊断/问题

(一)清理呼吸道无效

与大量脓痰滞留呼吸道有关。

(二)有窒息的危险

与大咯血有关。

(三)营养失调

低于机体需要量与慢性感染导致机体消耗有关。

(四)焦虑

与疾病迁延、个体健康受到威胁有关。

(五)活动无耐力

与营养不良、贫血等有关。

四、护理措施

(一)环境

保持室内空气新鲜、无臭味,定期开窗换气使空气流通,维持适宜的温湿度,注意保暖。

(二)休息和活动

休息能减少肺活动度,避免因活动诱发咯血。小量咯血者以静卧休息为主,大量咯血患者应绝对卧床休息,尽量避免搬动。取患侧卧位,可减少患侧胸部的活动度,既防止病灶向健侧扩散,同时有利于健侧肺的通气功能。缓解期患者可适当进行户外活动,但要避免过度劳累。

(三)饮食护理

提供高热量、高蛋白质、富含维生素易消化的饮食,多进食含铁食物有利于纠正贫血,饮食中富含维生素 A、维生素 C、维生素 E 等(如新鲜蔬菜、水果),以提高支气管黏膜的抗病能力。大量咯血者应禁食,小量咯血者宜进少量温、凉流质饮食,避免冰冷食物诱发咳嗽或加重咯血,少食多餐。为痰液稀释利于排痰,鼓励患者多饮水,每天饮水 1 500～2 000 mL。指导患者在咳痰后及进食前后漱口,以去除口臭,促进食欲。

(四)病情观察

严密观察病情,正确记录每天痰量及痰的性质,留好痰标本。有咯血者备好吸痰和吸氧设备。

(五)用药护理

遵医嘱使用抗生素、祛痰剂和支气管舒张剂,指导患者进行有效咳嗽,辅以叩背及时排出痰液。指导患者掌握药物的疗效、剂量、用法和不良反应。

(六)体位引流的护理

体位引流是利用重力作用促使呼吸道分泌物流入气管、支气管排出体外的方法,其效果与需引流部位所对应的体位有关。体位引流的护理措施如下。

(1)体位引流由康复科医师执行,引流前向患者说明体位引流的目的、操作过程和注意事项,消除顾虑取得合作。

(2)操作前测量生命体征,听诊肺部明确病变部位。引流前 15 分钟遵医嘱给予支气管舒张剂(有条件可使用雾化器或手按定量吸入器)。备好排痰用纸巾或一次性容器。

(3)根据病变部位、病情和患者经验选择合适体位(自觉有利于咳痰的体位)。引流体位的选择取决于分泌物潴留的部位和患者的耐受程度,原则上抬高病灶部位的位置,使引流支气管开口向下,有利于潴留的分泌物随重力作用流入支气管和气管排出。首先引流上叶,然后引流下叶后基底段。如果患者不能耐受,应及时调整姿势。头部外伤、胸部创伤、咯血、严重心血管疾病和病情状况不稳定者,不宜采用头低位进行体位引流。

(4)引流时鼓励患者做腹式深呼吸,辅以胸部叩击或震荡,指导患者进行有效咳嗽等措施,以提高引流效果。

(5)引流时间视病变部位、病情和患者身体状况而定,一般每天1~3次,每次15~20分钟。在空腹或饭前一个半小时前进行,早晨清醒后立即进行效果最好。咯血时不宜进行体位引流。

(6)引流过程应有护士或家人协助,注意观察患者反应,如出现咯血、面色苍白出冷汗、头晕、发绀、脉搏细弱、呼吸困难等情况,应立即停止引流。

(7)体位引流结束后,协助患者采取舒适体位休息,给予清水或漱口液漱口。记录痰液的性质、量及颜色,复查生命体征和肺部呼吸音及啰音的变化,评价体位引流的效果。

(七)窒息的抢救配合

(1)对大咯血及意识不清的患者,应在病床旁备好急救器械。

(2)一旦患者出现窒息征象,应立即取头低脚高45°俯卧位,面向一侧,轻拍背部,迅速排出在气道和口咽部的血块,或直接刺激咽部以咳出血块。嘱患者不要屏气,以免诱发喉头痉挛。必要时用吸痰管进行负压吸引,以解除呼吸道阻塞。

(3)给予高浓度吸氧,做好气管插管或气管切开的准备与配合工作。

(4)咯血后为患者漱口,擦净血迹,防止因口咽部异物刺激引起剧烈咳嗽而诱发咯血,及时清理患者咯出的血块及污染的衣物、被褥,安慰患者,以助于稳定情绪,增加安全感,避免因精神过度紧张而加重病情。对精神极度紧张、咳嗽剧烈的患者,可按医嘱给予小剂量镇静药或镇咳剂。

(5)密切观察咯血的量、颜色、性质及出血的速度,观察生命体征及意识状态的变化,有无胸闷、气促、呼吸困难、发绀、面色苍白、出冷汗、烦躁不安等窒息征象;有无阻塞性肺不张、肺部感染及休克等并发症的表现。

(6)用药护理:①垂体后叶素可收缩小动脉,减少肺血流量,从而减轻咯血。但也能引起子宫、肠道平滑肌收缩和冠状动脉收缩,故冠心病、高血压患者及孕妇忌用。静脉点滴时速度勿过快,以免引起恶心、便意、心悸、面色苍白等不良反应。②年老体弱、肺功能不全者在应用镇静药和镇咳药后,应注意观察呼吸中枢和咳嗽反射受抑制情况,以早期发现因呼吸抑制导致的呼吸衰竭和不能咯出血块而发生窒息。

(八)心理护理

护士应以亲切的态度多与患者交谈,讲明支气管扩张反复发作的原因和治疗进展,帮助患者树立战胜疾病的信心,解除焦虑不安心理。呼吸困难患者应根据其病情采用恰当的沟通方式,及时了解病情,安慰患者。

(九)健康教育

(1)预防感冒等呼吸道感染,吸烟患者戒烟。不要滥用抗生素和止咳药。

(2)疾病知识指导:帮助患者和家属正确认识和对待疾病,了解疾病的发生、发展与治疗、护理过程,与患者及家属共同制订长期防治计划。

(3)保健知识的宣教:学会自我监测病情,一旦发现症状加重,应及时就诊。指导掌握有效咳嗽、胸部叩击、雾化吸入及体位引流的排痰方法,长期坚持,以控制病情的发展。

(4)生活指导:讲明加强营养对机体康复的作用,使患者能主动摄取必需的营养素,以增加机体抗病能力。鼓励患者参加体育锻炼,建立良好的生活习惯,劳逸结合,消除紧张心理,防止病情进一步恶化。

(5)及时到医院就诊的指标:体温过高,痰量明显增加;出现胸闷、气促、呼吸困难、发绀、面色苍白、出冷汗、烦躁不安等症状;咯血。

五、护理效果评估

(1)呼吸道保持通畅,痰易咳出,痰量减少或消失,血氧饱和度、动脉血气分析值在正常范围。

(2)肺部湿啰音或哮鸣音减轻或消失。

(3)患者体重增加,无并发症(咯血等)发生。

(谢洪霞)

第四节 肺 炎

一、概述

(一)疾病概述

肺炎是指终末气道、肺泡和肺间质的炎症,可由病原微生物、理化因素、免疫损伤、过敏及药物所致。细菌性肺炎是最常见的肺炎,也是最常见的感染性疾病之一。在抗菌药物应用以前,细菌性肺炎对儿童及老年人的健康威胁极大,抗菌药物的出现及发展曾一度使肺炎病死率明显下降。但近年来,尽管应用强力的抗菌药物和有效的疫苗,肺炎总的病死率却不再降低,甚至有所上升。

(二)肺炎分类

肺炎可按解剖、病因或患病环境加以分类。

1.解剖分类

(1)大叶性(肺泡性):肺炎病原体先在肺泡引起炎症,经肺泡间孔(Cohn孔)向其他肺泡扩散,致使部分肺段或整个肺段、肺叶发生炎症改变。典型者表现为肺实质炎症,通常并不累及支气管。致病菌多为肺炎链球菌。X线胸片显示肺叶或肺段的实变阴影。

(2)小叶性(支气管性):肺炎病原体经支气管入侵,引起细支气管、终末细支气管及肺泡的炎症,常继发于其他疾病,如支气管炎、支气管扩张、上呼吸道病毒感染及长期卧床的危重患者。其病原体有肺炎链球菌、葡萄球菌、病毒、肺炎支原体及军团菌等。支气管腔内有分泌物,故常可闻及湿啰音,无实变的体征。X线显示为沿肺纹理分布的不规则斑片状阴影,边缘密度浅而模糊,无实变征象,肺下叶常受累。

(3)间质性肺炎:以肺间质为主的炎症,可由细菌、支原体、衣原体、病毒或肺孢子菌等引起。累及支气管壁及支气管周围,有肺泡壁增生及间质水肿,因病变仅在肺间质,故呼吸道症状较轻,异常体征较少。X线通常表现为一侧或双侧肺下部的不规则条索状阴影,从肺门向外伸展,可呈网状,其间可有小片肺不张阴影。

2.病因分类

(1)细菌性肺炎:如肺炎链球菌、金黄色葡萄球菌、甲型溶血性链球菌、肺炎克雷伯杆菌、流感嗜血杆菌、铜绿假单胞菌肺炎等。

(2)非典型病原体所致肺炎:如军团菌、支原体和衣原体等。

(3)病毒性肺炎:如冠状病毒、腺病毒、呼吸道合胞病毒、流感病毒、麻疹病毒、巨细胞病毒、单纯疱疹病毒等。

(4)肺真菌病:如白念珠菌、曲霉菌、隐球菌、肺孢子菌等。

(5)其他病原体所致肺炎:如立克次体(如 Q 热立克次体)、弓形虫(如鼠弓形虫)、寄生虫(如肺包虫、肺吸虫、肺血吸虫)等。

(6)理化因素所致的肺炎:如放射性损伤引起的放射性肺炎,胃酸吸入引起的化学性肺炎,或对吸入或内源性脂类物质产生炎症反应的类脂性肺炎等。

3.患病环境分类

由于细菌学检查阳性率低,培养结果滞后,病因分类在临床上应用较为困难,目前多按肺炎的获得环境分成两类,有利于指导经验治疗。

(1)社区获得性肺炎(community-acquired pneumonia,CAP)是指在医院外罹患的感染性肺实质炎症,包括具有明确潜伏期的病原体感染而在入院后平均潜伏期内发病的肺炎。其临床诊断依据是:①新近出现的咳嗽、咳痰或原有呼吸道疾病症状加重,并出现脓性痰,伴或不伴胸痛。②发热。③肺实变体征和/或闻及湿啰音。④白细胞$>10\times10^{9}$/L 或$<4\times10^{9}$/L,伴或不伴中性粒细胞核左移。⑤胸部 X 线检查显示片状、斑片状浸润性阴影或间质性改变,伴或不伴胸腔积液。以上前 4 项中任何 1 项加第 5 项,除外非感染性疾病可作出诊断。CAP 常见病原体为肺炎链球菌、支原体、衣原体、流感嗜血杆菌和呼吸道病毒(甲、乙型流感病毒,腺病毒,呼吸合胞病毒和副流感病毒)等。

(2)医院获得性肺炎(hospital-acquired pneumonia,HAP)亦称医院内肺炎,是指患者入院时不存在,也不处于潜伏期,而于入院 48 小时后在医院(包括老年护理院、康复院等)内发生的肺炎。HAP 还包括呼吸机相关性肺炎(ventilator associated pneumonia,VAP)和卫生保健相关性肺炎。其临床诊断依据是 X 线检查出现新的或进展的肺部浸润影加上下列三个临床征候中的两个或以上即可诊断为肺炎:①发热超过 38 ℃。②血白细胞计数增多或减少。③脓性气道分泌物。但 HAP 的临床表现、实验室和影像学检查特异性低,应注意与肺不张、心力衰竭和肺水肿、基础疾病肺侵犯、药物性肺损伤、肺栓塞和急性呼吸窘迫综合征等相鉴别。无感染高危因素患者的常见病原体依次为肺炎链球菌、流感嗜血杆菌、金黄色葡萄球菌、大肠埃希菌、肺炎克雷伯菌、不动杆菌属等;有感染高危因素患者为铜绿假单胞菌、肠杆菌属、肺炎克雷伯菌等,金黄色葡萄球菌的感染有明显增加的趋势。

(三)肺炎发病机制

正常的呼吸道免疫防御机制(支气管内黏液-纤毛运载系统、肺泡巨噬细胞等细胞防御的完整性等)使气管隆凸以下的呼吸道保持无菌。是否发生肺炎取决于两个因素:病原体和宿主因素。如果病原体数量多,毒力强和/或宿主呼吸道局部和全身免疫防御系统损害,即可发生肺炎。病原体可通过下列途径引起肺炎:①空气吸入;②血行播散;③邻近感染部位蔓延;④上呼吸道定植菌的误吸。肺炎还可通过误吸胃肠道的定植菌(胃食管反流)和通过人工气道吸入环境中的致病菌引起。病原体直接抵达下呼吸道后滋生繁殖,引起肺泡毛细血管充血、水肿,肺泡内纤维蛋白渗出及细胞浸润。除了金黄色葡萄球菌、铜绿假单胞菌和肺炎克雷伯杆菌等可引起肺组织的坏死性病变易形成空洞外,肺炎治愈后多不遗留瘢痕,肺的结构与功能均可恢复。

二、几种常见病原体所致肺炎

不同病原体所致肺炎在临床表现、辅助检查及治疗要点等方面均有差异。

(一)肺炎链球菌肺炎

肺炎链球菌肺炎是由肺炎链球菌或称肺炎球菌所引起的肺炎,约占社区获得性肺炎的半数。

1.临床表现

(1)症状:发病前常有受凉、淋雨、疲劳、醉酒、病毒感染史,多有上呼吸道感染的前驱症状。起病多急骤,高热、寒战,全身肌肉酸痛,体温通常在数小时内升至 39～40 ℃,高峰在下午或傍晚,或呈稽留热,脉率随之增速。可有患侧胸部疼痛,放射到肩部或腹部,咳嗽或深呼吸时加剧。痰少,可带血或呈铁锈色,胃纳锐减,偶有恶心、呕吐、腹痛或腹泻,易被误诊为急腹症。

(2)体征:患者呈急性热病容,面颊绯红,鼻翼翕动,皮肤灼热、干燥,口角及鼻周有单纯疱疹;病变广泛时可出现发绀。有败血症者,可出现皮肤、黏膜出血点,巩膜黄染。早期肺部体征无明显异常,仅有胸廓呼吸运动幅度减小,叩诊稍浊,听诊可有呼吸音减低及胸膜摩擦音。肺实变时叩诊浊音、触觉语颤增强并可闻及支气管呼吸音。消散期可闻及湿啰音。心率增快,有时心律不齐。重症患者有肠胀气,上腹部压痛多与炎症累及隔胸膜有关。重症感染时可伴休克、急性呼吸窘迫综合征及神经精神症状,表现为神志模糊、烦躁、呼吸困难、嗜睡、谵妄、昏迷等。累及脑膜时有颈抵抗及出现病理性反射。

本病自然病程大致 1～2 周。发病 5～10 天,体温可自行骤降或逐渐消退;使用有效的抗菌药物后可使体温在 1～3 天内恢复正常。患者的其他症状与体征亦随之逐渐消失。

(3)并发症:肺炎链球菌肺炎的并发症近年来已很少见。严重败血症或毒血症患者易发生感染性休克,尤其是老年人。表现为血压降低、四肢厥冷、多汗、发热、心动过速、心律失常等,而高热、胸痛、咳嗽等症状并不突出。其他并发症有胸膜炎、脓胸、心包炎、脑膜炎和关节炎等。

2.辅助检查

(1)血液检查:血白细胞计数(10～20)×10⁹/L,中性粒细胞多在 80% 以上,并有核左移,细胞内可见中毒颗粒。年老体弱、酗酒、免疫功能低下者的白细胞计数可不增高,但中性粒细胞的百分比仍增高。

(2)细菌学检查:痰直接涂片做革兰染色及荚膜染色镜检,如发现典型的革兰染色阳性、带荚膜的双球菌或链球菌,即可初步作出病原诊断。痰培养 24～48 小时可以确定病原体。聚合酶链反应(PCR)检测及荧光标记抗体检测可提高病原学诊断率。痰标本送检应注意器皿洁净无菌,在抗菌药物应用之前漱口后采集,取深部咳出的脓性或铁锈色痰。10%～20% 患者合并菌血症,故重症肺炎应做血培养。

(3)X 线检查:早期仅见肺纹理增粗,或受累的肺段、肺叶稍模糊。随着病情进展,肺泡内充满炎性渗出物,表现为大片炎症浸润阴影或实变影,在实变阴影中可见支气管充气征,肋膈角可有少量胸腔积液。在消散期,X 线显示炎性浸润逐渐吸收,可有片状区域吸收较快,呈"假空洞"征,多数病例在起病 3～4 周才完全消散。老年患者肺炎病灶消散较慢,容易出现吸收不完全而成为机化性肺炎。

3.治疗要点

(1)抗菌药物治疗:一经诊断即应给予抗菌药物治疗,不必等待细菌培养结果。首选青霉素 G,用药途径及剂量视病情轻重及有无并发症而定。对于成年轻症患者,可用 240 万 U/d,分 3 次肌内注射,或用普鲁卡因青霉素每 12 小时肌内注射 60 万 U。病情稍重者,宜用青霉素 G 240 万~480 万 U/d,分次静脉滴注,每 6~8 小时 1 次;重症及并发脑膜炎者,可增至 1 000 万~3 000 万 U/d,分 4 次静脉滴注。对青霉素过敏者,或耐青霉素或多重耐药菌株感染者,可用呼吸氟喹诺酮类、头孢噻肟或头孢曲松等药物,多重耐药菌株感染者可用万古霉素、替考拉宁等。

(2)支持疗法:患者应卧床休息,注意补充足够蛋白质、热量及维生素。密切监测病情变化,注意防止休克。剧烈胸痛者,可酌用少量镇痛药,如可卡因 15 mg。不用阿司匹林或其他解热药,以免过度出汗、脱水及干扰真实热型,导致临床判断错误。鼓励饮水每天 1~2 L,轻症患者不需常规静脉输液,确有失水者可输液,保持尿比重在 1.020 以下,血清钠保持在 145 mmol/L 以下。中等或重症患者[PaO_2<8.0 kPa(60 mmHg)或有发绀]应给氧。若有明显麻痹性肠梗阻或胃扩张,应暂时禁食、禁饮和胃肠减压,直至肠蠕动恢复。烦躁不安、谵妄、失眠者酌用地西泮 5 mg 或水合氯醛 1~1.5 g,禁用抑制呼吸的镇静药。

(3)并发症的处理:经抗菌药物治疗后,高热常在 24 小时内消退,或数天内逐渐下降。若体温降而复升或 3 天后仍不降者,应考虑肺炎链球菌的肺外感染,如脓胸、心包炎或关节炎等。持续发热的其他原因尚有耐青霉素的肺炎链球菌或混合细菌感染、药物热或并存其他疾病。肿瘤或异物阻塞支气管时,经治疗后肺炎虽可消散,但阻塞因素未除,肺炎可再次出现。10%~20%肺炎链球菌肺炎伴发胸腔积液者,应酌情取胸液检查及培养以确定其性质。若治疗不当,约 5%并发脓胸,应积极排脓引流。

(二)葡萄球菌肺炎

葡萄球菌肺炎是由葡萄球菌引起的急性肺化脓性炎症。常发生于有基础疾病如糖尿病、血液病、艾滋病、肝病、营养不良、酒精中毒、静脉吸毒或原有支气管肺疾病者。儿童患流感或麻疹时也易罹患。多急骤起病,高热、寒战、胸痛,痰脓性,可早期出现循环衰竭。X 线表现为坏死性肺炎,如肺脓肿、肺气囊肿和脓胸。若治疗不及时或不当,病死率甚高。

1.临床表现

(1)症状:本病起病多急骤,寒战、高热,体温多高达 39~40 ℃,胸痛,痰脓性,量多,带血丝或呈脓血状。毒血症状明显,全身肌肉、关节酸痛,体质衰弱,精神萎靡,病情严重者可早期出现周围循环衰竭。院内感染者通常起病较隐袭,体温逐渐上升。老年人症状可不典型。血源性葡萄球菌肺炎常有皮肤伤口、疖痈和中心静脉导管置入等,或静脉吸毒史,咳脓性痰较少见。

(2)体征:早期可无体征,常与严重的中毒症状和呼吸道症状不平行,其后可出现两肺散在性湿啰音。病变较大或融合时可有肺实变体征,气胸或脓气胸则有相应体征。血源性葡萄球菌肺炎应注意肺外病灶,静脉吸毒者多有皮肤针口和三尖瓣赘生物,可闻及心脏杂音。

2.辅助检查

(1)血液检查:外周血白细胞计数明显升高,中性粒细胞比例增加,核左移。

(2)X 线检查:胸部 X 线显示肺段或肺叶实变,可形成空洞,或呈小叶状浸润,其中有单个或多发的液气囊腔。另一特征是 X 线阴影的易变性,表现为一处炎性浸润消失而在另一处出现新的病灶,或很小的单一病灶发展为大片阴影。治疗有效时,病变消散,阴影密度逐渐减低,2~4 周后病变完全消失,偶可遗留少许条索状阴影或肺纹理增多等。

3.治疗要点

强调应早期清除引流原发病灶,选用敏感的抗菌药物。近年来,金黄色葡萄球菌对青霉素 G 的耐药率已高达 90% 左右,因此可选用耐青霉素酶的半合成青霉素或头孢菌素,如苯唑西林钠、氯唑西林、头孢呋辛钠等,联合氨基糖苷类如阿米卡星等,亦有较好疗效。阿莫西林、氨苄西林与酶抑制剂组成的复方制剂对产酶金黄色葡萄球菌有效,亦可选用。对于耐甲氧西林金黄色葡萄球菌,则应选用万古霉素、替考拉宁等,近年国外还应用链阳霉素和噁唑烷酮类药物(如利奈唑胺)。万古霉素 1~2 g/d 静脉点滴,或替考拉宁首日 0.8 g 静脉点滴,以后 0.4 g/d,偶有药物热、皮疹、静脉炎等不良反应。临床选择抗菌药物时可参考细菌培养的药物敏感试验。

(三)肺炎支原体肺炎

肺炎支原体肺炎是由肺炎支原体引起的呼吸道和肺部的急性炎症改变,常同时有咽炎、支气管炎和肺炎。支原体肺炎占非细菌性肺炎的 1/3 以上,或各种原因引起的肺炎的 10%。秋冬季节发病较多,但季节性差异并不显著。

1.临床表现

潜伏期 2~3 周,通常起病较缓慢。症状主要为乏力、咽痛、头痛、咳嗽、发热、食欲缺乏、腹泻、肌痛、耳痛等。咳嗽多为阵发性刺激性呛咳,咳少量黏液。发热可持续 2~3 周,体温恢复正常后可能仍有咳嗽。偶伴有胸骨后疼痛。肺外表现更为常见,如皮炎(斑丘疹和多形红斑)等。体格检查可见咽部充血,儿童偶可并发鼓膜炎或中耳炎,颈淋巴结肿大。胸部体格检查与肺部病变程度常不相称,可无明显体征。

2.辅助检查

(1)X 线检查:X 线显示肺部多种形态的浸润影,呈节段性分布,以肺下野多见,有的从肺门附近向外伸展。病变常经 3~4 周自行消散。部分患者出现少量胸腔积液。

(2)血常规检查:血白细胞总数正常或略增高,以中性粒细胞为主。

(3)病原体检查:起病 2 周后,约 2/3 的患者冷凝集试验阳性,滴度>1:32,如果滴度逐步升高,更有诊断价值。约半数患者对链球菌 MG 凝集试验阳性。凝集试验为诊断肺炎支原体感染的传统实验方法,但其敏感性与特异性均不理想。血清支原体 IgM 抗体的测定(酶联免疫吸附试验最敏感,免疫荧光法特异性强,间接血凝法较实用)可进一步确诊。直接检测标本中肺炎支原体抗原,可用于临床早期快速诊断。单克隆抗体免疫印迹法、核酸杂交技术及 PCR 技术等具有高效、特异而敏感等优点,易于推广,对诊断肺炎支原体感染有重要价值。

3.治疗要点

早期使用适当抗菌药物可减轻症状及缩短病程。本病有自限性,多数病例不经治疗可自愈。大环内酯类抗菌药物为首选,如红霉素、罗红霉素和阿奇霉素。氟喹诺酮类如左氧氟沙星、加替沙星和莫西沙星等,四环素类也用于肺炎支原体肺炎的治疗。疗程一般 2~3 周。因肺炎支原体无细胞壁,青霉素或头孢菌素类等抗菌药物无效。对剧烈呛咳者,应适当给予镇咳药。若继发细菌感染,可根据痰病原学检查,选用针对性的抗菌药物治疗。

(四)肺炎衣原体肺炎

肺炎衣原体肺炎是由肺炎衣原体引起的急性肺部炎症,常累及上下呼吸道,可引起咽炎、喉炎、扁桃体炎、鼻窦炎、支气管炎和肺炎。常在聚居场所的人群中流行,如军队、学校、家庭,通常感染所有的家庭成员,但 3 岁以下的儿童患病较少。

1.临床表现

起病多隐袭,早期表现为上呼吸道感染症状。临床上与支原体肺炎颇为相似。通常症状较轻,发热、寒战、肌痛、干咳,非胸膜炎性胸痛,头痛、不适和乏力。少有咯血。发生咽喉炎者表现为咽喉痛、声音嘶哑,有些患者可表现为双阶段病程:开始表现为咽炎,经对症处理好转,1~3周后又发生肺炎或支气管炎,咳嗽加重。少数患者可无症状。肺炎衣原体感染时也可伴有肺外表现,如中耳炎,关节炎,甲状腺炎,脑炎,吉兰-巴雷综合征等。体格检查肺部偶闻湿啰音,随肺炎病变加重湿啰音可变得明显。

2.辅助检查

(1)血常规检查:血白细胞计数正常或稍高,血沉加快。

(2)病原体检查:可从痰、咽拭子、咽喉分泌物、支气管肺泡灌洗液中直接分离肺炎衣原体。也可用 PCR 方法对呼吸道标本进行 DNA 扩增。原发感染者,早期可检测血清 IgM,急性期血清标本如 IgM 抗体滴度多 1:16 或急性期和恢复期的双份血清 IgM 或 IgG 抗体有 4 倍以上的升高。再感染者 IgG 滴度)1:512 或 4 倍增高,或恢复期 IgM 有较大的升高。咽拭子分离出肺炎衣原体是诊断的金标准。

(3)X 线检查:X 线胸片表现以单侧、下叶肺泡渗出为主。可有少到中量的胸腔积液,多在疾病的早期出现。肺炎衣原体肺炎常可发展成双侧,表现为肺间质和肺泡渗出混合存在,病变可持续几周。原发感染的患者胸片表现多为肺泡渗出,再感染者则为肺泡渗出和间质病变混合型。

3.治疗要点

肺炎衣原体肺炎首选红霉素,亦可选用多西环素或克拉霉素,疗程均为 14~21 天。阿奇霉素 0.5 g/d,连用 5 天。氟喹诺酮类也可选用。对发热、干咳、头痛等可对症治疗。

(五)病毒性肺炎

病毒性肺炎是由上呼吸道病毒感染,向下蔓延所致的肺部炎症。可发生在免疫功能正常或抑制的儿童和成人。本病大多发生于冬春季节,暴发或散发流行。密切接触的人群或有心肺疾病者容易罹患。社区获得性肺炎住院患者约 8% 为病毒性肺炎。婴幼儿、老人、原有慢性心肺疾病者或妊娠妇女,病情较重,甚至导致死亡。

1.临床表现

好发于病毒疾病流行季节,临床症状通常较轻,与支原体肺炎的症状相似,但起病较急,发热、头痛、全身酸痛、倦怠等较突出,常在急性流感症状尚未消退时,即出现咳嗽、少痰、或白色黏液痰、咽痛等呼吸道症状。小儿或老年人易发生重症病毒性肺炎,表现为呼吸困难、发绀、嗜睡、精神萎靡,甚至发生休克、心力衰竭和呼吸衰竭等并发症,也可发生急性呼吸窘迫综合征。本病常无显著的胸部体征,病情严重者有呼吸浅速、心率增快、发绀、肺部干、湿啰音。

2.辅助检查

(1)血常规检查:白细胞计数正常、稍高或偏低,血沉通常在正常范围。

(2)病原体检查:痰涂片所见的白细胞以单核细胞居多,痰培养常无致病细菌生长。

(3)X 线检查:胸部 X 线检查可见肺纹理增多,小片状浸润或广泛浸润,病情严重者显示双肺弥漫性结节性浸润,但大叶实变及胸腔积液者均不多见。病毒性肺炎的致病源不同,其 X 线征象亦有不同的特征。

3.治疗要点

以对症为主,卧床休息,居室保持空气流通,注意隔离消毒,预防交叉感染。给予足量维生素及蛋白质,多饮水及少量多次进软食,酌情静脉输液及吸氧。保持呼吸道通畅,及时消除上呼吸道分泌物等。

原则上不宜应用抗菌药物预防继发性细菌感染,一旦明确已合并细菌感染,应及时选用敏感的抗菌药物。

目前已证实较有效的病毒抑制药物有:①利巴韦林具有广谱抗病毒活性,包括呼吸道合胞病毒、腺病毒、副流感病毒和流感病毒。0.8~1.0 g/d,分 3 或 4 次服用;静脉滴注或肌内注射每天 10~15 mg/kg,分 2 次。亦可用雾化吸入,每次 10~30 mg,加蒸馏水 30 mL,每天 2 次,连续5~7 天。②阿昔洛韦具有广谱、强效和起效快的特点。临床用于疱疹病毒、水痘病毒感染。尤其对免疫缺陷或应用免疫抑制剂者应尽早应用。每次 5 mg/kg,静脉滴注,一天 3 次,连续给药 7 天。③更昔洛韦可抑制 DNA 合成。主要用于巨细胞病毒感染,7.5~15 mg/(kg·d),连用 10~15 天。④奥司他韦为神经氨酸酶抑制剂,对甲、乙型流感病毒均有很好作用,耐药发生率低,75 mg,每天 2 次,连用 5 天。⑤阿糖腺苷具有广泛的抗病毒作用。多用于治疗免疫缺陷患者的疱疹病毒与水痘病毒感染,5~15 mg/(kg·d),静脉滴注,每 10~14 天为 1 个疗程。⑥金刚烷胺有阻止某些病毒进入人体细胞及退热作用。临床用于流感病毒等感染。成人量每次100 mg,晨晚各 1 次,连用 3~5 天。

(六)肺真菌病

肺真菌病是最常见的深部真菌病。近年来由于广谱抗菌药物、糖皮质激素、细胞毒药物及免疫抑制剂的广泛使用,器官移植的开展,以及免疫缺陷病如艾滋病增多,肺真菌病有增多的趋势。真菌多在土壤中生长,孢子飞扬于空气中,被吸入到肺部引起肺真菌病(外源性)。有些真菌为寄生菌,当机体免疫力下降时可引起感染。体内其他部位真菌感染亦可循淋巴或血液到肺部,为继发性肺真菌病。

1.临床表现

临床上表现为持续发热、咳嗽、咳痰(黏液痰或乳白色、棕黄色痰,也可有血痰)、胸痛、消瘦、乏力等症状。肺部体征无特异性改变。

2.辅助检查

肺真菌病的病理改变可有过敏、化脓性炎症反应或形成慢性肉芽肿。X 线表现无特征性可为支气管肺炎、大叶性肺炎、单发或多发结节,乃至肿块状阴影和空洞。病理学诊断仍是肺真菌病的金标准。

3.治疗要点

轻症患者经去除诱因后病情常能逐渐好转,念珠菌感染常使用氟康唑、氟胞嘧啶治疗,肺曲霉素病首选两性霉素 B。肺真菌病重在预防,合理使用抗生素、糖皮质激素,改善营养状况加强口鼻腔的清洁护理,是减少肺真菌病的主要措施。

三、护理评估

(一)病因评估

主要评估患者发病史与健康史,询问与本病发生相关的因素,如有无受凉、淋雨、劳累等诱因;有无上呼吸道感染史;有无性阻塞性肺疾病、糖尿病等慢性基础疾病;是否吸烟及吸烟量;是否长期使用激素、免疫抑制剂等。

（二）一般评估

1.生命体征

有无心率加快、脉搏细速、血压下降、脉压变小、体温不升、高热、呼吸困难等。

2.患者主诉

有无畏寒、发热、咳嗽、咳痰、胸痛、呼吸困难等症状。

3.精神和意识状态

有无精神萎靡、表情淡漠、烦躁不安、神志模糊等。

4.皮肤黏膜

有无发绀、肢端湿冷。

5.尿量

疑有休克者,测每小时尿量。

6.相关记录

体温、呼吸、血压、心率、意识、尿量(必要时记录出入量)痰液颜色、性状和量等情况。

（三）身体评估

1.视诊

观察患者有无急性面容和鼻翼翕动等表现;有无面颊绯红、口唇发绀、有无唇周疱疹、有无皮肤黏膜出血判断患者意识是否清楚,有无烦躁、嗜睡、惊厥和表情淡漠等意识障碍;患者呼吸时双侧呼吸运动是否对称,有无一侧胸式呼吸运动的增强或减弱;有无三凹征,有无呼吸频率加快或节律异常。

2.触诊

有无头颈部浅表淋巴结肿大与压痛,气管是否居中,双肺触觉语颤是否对称;有无胸膜摩擦感。

3.听诊

有无闻及肺泡呼吸音减弱或消失、异常支气管呼吸音;胸膜摩擦音和干、湿啰音等。

（四）心理-社会评估

患者在疾病治疗过程中的心理反应与需求,家庭及社会支持情况,引导患者正确配合疾病的治疗与护理。

（五）辅助检查结果评估

1.血常规检查

有无白细胞计数和中性粒细胞增高及核左移、淋巴细胞升高。

2.胸部 X 线检查

有无肺纹理增粗、炎性浸润影等。

3.痰培养

有无致病菌生长,药敏试验结果如何。

4.血气分析

是否有 PaO_2 减低和/或 $PaCO_2$ 升高。

（六）治疗常用药效果的评估

(1)应用抗生素的评估要点:①记录每次给药的时间与次数,评估有无按时,按量给药,是否足疗程。②评估用药后患者症状有否缓解。③评估用药后患者是否出现皮疹、呼吸困难等变态反应。④评估用药后患者有无胃肠道不适,使用氨基糖苷类抗生素注意有无肾、耳等不良反应。老年人或肾功能减退者应特别注意有无耳鸣、头晕、唇舌发麻不良反应。⑤使用抗真菌药后,评估患者有无肝功能受损。

（2）使用血管活性药时,需密切监测与评估患者血压、心率情况及外周循环改善情况。评估药液有无外渗等。

四、主要护理诊断/问题

（一）体温过高
与肺部感染有关。

（二）清理呼吸道无效
与气道分泌物多、痰液黏稠、胸痛、咳嗽无力等有关。

（三）潜在并发症
感染性休克。

五、护理措施

（一）体温过高

1.休息和环境

患者应卧床休息。环境应保持安静、阳光充足、空气清新,室温为 18～20 ℃,湿度 55％～60％。

2.饮食

提供足够热量、蛋白质和维生素的流质或半流质,以补充高热引起的营养物质消耗。鼓励患者足量饮水(2～3 L/d)。

3.口腔护理

做好口腔护理,鼓励患者经常漱口;口唇疱疹者局部涂液体石蜡或抗病毒软膏。

4.病情观察

监测患者神志、体温、呼吸、脉搏、血压和尿量,做好记录,观察热型。重症肺炎不一定有高热,应重点观察儿童、老年人、久病体弱者的病情变化。

5.高热护理

寒战时注意保暖,及时添加被褥,给予热水袋时防止烫伤。高热时采用温水擦浴、冰袋、冰帽等物理降温措施,以逐渐降温为宜,防止虚脱。患者大汗时,及时协助擦汗和更换衣物,避免受凉。必要时遵医嘱使用退烧药。必要时遵医嘱静脉补液,补充因发热丢失的水分和盐,加快毒素排泄的热量散发。心脏病或老年人应注意补液速度,避免过快导致急性肺水肿。

6.用药护理

遵医嘱及时使用抗生素,观察疗效和不良反应。如头孢唑啉钠(先锋 V)可有发热、皮疹、胃肠道不适,偶见白细胞减少和丙氨酸氨基转移酶增高。喹诺酮类药(氧氟沙星、环丙沙星)偶见皮疹、恶心等。注意氨基糖苷类抗生素有肾、耳毒性的不良反应,老年人或肾功能减退者应慎用或适当减量。

（二）清理呼吸道无效

1.痰液观察

观察痰液颜色、性质、气味和量,如肺炎球菌肺炎呈铁锈色痰,克雷伯杆菌肺炎典型痰液为砖红色胶冻状,厌氧菌感染者痰液多有恶臭味等。最好在用抗生素前留取痰标本,痰液采集后应在10分钟内接种培养。

2.鼓励患者有效咳嗽,清除呼吸道分泌物

痰液黏稠不易咳出、年老体弱者,可给予翻身、拍背、雾化吸入、机械吸痰等协助排痰。

（三）潜在并发症（感染性休克）

1.密切观察病情

一旦出现休克先兆,应及时通知医师,准备药品,配合抢救。

2.体位

将患者安置在监护室,仰卧中凹位,抬高头胸部 20°、抬高下肢约 30°,有利于呼吸和静脉血回流,尽量减少搬动。

3.吸氧

迅速给予高流量吸氧。

4.尽快建立两条静脉通道

遵医嘱补液,以维持有效血容量,输液速度个体化,以中心静脉压作为调整补液速度的指标,中心静脉压 <0.5 kPa(5 cmH$_2$O)可适当加快输液速度,中心静脉压 ≥ 1.0 kPa(10 cmH$_2$O)时,输液速度则不宜过快,以免诱发急性左心衰竭。

5.纠正水、电解质和酸碱失衡

监测和纠正钾、钠、氯和酸碱失衡。纠正酸中毒常用 5‰的碳酸氢钠静脉点滴,但输液不宜过多过快。

6.血管活性药物

在输入多巴胺、间羟胺等血管活性药物时,应根据血压随时调整滴速,维持收缩压在 12.0～13.3 kPa(90～100 mmHg),保证重要器官的血液供应,改善微循环。注意防止液体溢出血管外引起局部组织坏死。

7.糖皮质激素应用

激素有抗炎抗休克,增强人体对有害刺激的耐受力的作用,有利于缓解症状,改善病情,以及回升血压,可在有效抗生素使用的情况下短期应用,如氢化可的松 100～200 mg 或地塞米松 5～10 mg 静脉滴注,重症休克可加大剂量。

8.控制感染

联合使用广谱抗生素时,注意观察药物疗效和不良反应。

9.健康指导

(1)疾病预防指导:避免上呼吸道感染、受凉、淋雨、吸烟、酗酒,防止过疲劳。尤其是免疫功能低下者(糖尿病、血液病、艾滋病、肝病、营养不良等)和慢支、支气管扩张者。易感染人群如年老体弱者,慢性病患者可接种流感染疫苗、肺炎疫苗等,以预防发病。

(2)疾病知识指导:对患者与家属进行有关肺炎知识的教育,使其了解肺炎的病因和诱因。指导患者遵医嘱按疗程用药,出院后定期随访。慢性病、长期卧床、年老体弱者,应注意经常改变体位、翻身、拍背,咳出气道痰液。

(3)就诊指标:出现高热、心率增快、咳嗽、咳痰、胸痛等症状及时就诊。

（谢洪霞）

第五节　慢性阻塞性肺疾病

一、概述

(一)疾病概念

慢性阻塞性肺疾病(chronic obstructive pulmonary disease,COPD)是一组气流受限为特征的肺部疾病,气流受限不完全可逆,呈进行性发展,但是可以预防和治疗的疾病。COPD主要累及肺部,但也可以引起肺外各器官的损害。

COPD是呼吸系统疾病中的常见病和多发病,患病率和病死率均居高不下。近年来对我国7个地区20 245名成年人进行调查,COPD的患病率占40岁以上人群的8.2%。因肺功能进行性减退,严重影响患者的劳动力和生活质量。

(二)相关病理生理

慢性支气管炎并发肺气肿时,视其严重程度可引起一系列病理生理改变。早期病变局限于细小气道,仅闭合容积增大,反映肺组织弹性阻力及小气道阻力的动态肺顺应性降低。病变累及大气道时,肺通气功能障碍,最大通气量降低。随着病情的发展,肺组织弹性日益减退,肺泡持续扩大,回缩障碍,则残气量及残气量占肺总量的百分比增加。肺气肿加重导致大量肺泡周围的毛细血管受膨胀肺泡的挤压而退化,致使肺毛细血管大量减少,肺泡间的血流量减少,此时肺泡虽有通气,但肺泡壁无血液灌流,导致生理无效腔气量增大;也有部分肺区虽有血液灌流,但肺泡通气不良,不能参与气体交换。如此,肺泡及毛细血管大量丧失,弥散面积减少,产生通气与血流比例失调,导致换气功能发生障碍。通气和换气功能障碍可引起缺氧和二氧化碳潴留,发生不同程度的低氧血症和高碳酸血症,最终出现呼吸功能衰竭。

(三)病因与诱因

确切的病因不清楚。但认为与肺部对香烟烟雾等有害气体或有害颗粒的异常炎症反应有关。这些反应存在个体易感因素和环境因素的互相作用。

(1)吸烟:为重要的发病因素,吸烟者慢性支气管炎的患病率比不吸烟者高2~8倍,烟龄越长,吸烟量越大,COPD患病率越高。

(2)职业粉尘和化学物质:接触职业粉尘及化学物质,如烟雾、变应原、工业废气及室内空气污染等,浓度过高或时间过长时,均可能产生与吸烟类似的COPD。

(3)空气污染:大气中的有害气体如二氧化硫、二氧化氮、氯气等可损伤气道黏膜上皮,使纤毛清除功能下降,黏液分泌增加,为细菌感染增加条件。

(4)感染因素:与慢性支气管炎类似,感染亦是COPD发生发展的重要因素之一。

(5)蛋白酶-抗蛋白酶失衡。

(6)炎症机制。

(7)其他:自主神经功能失调、营养不良、气温变化等都有可能参与COPD的发生、发展。

(四)临床表现

起病缓慢、病程较长。主要症状如下。

1.慢性咳嗽

随病程发展可终身不愈。常晨间咳嗽明显,夜间有阵咳或排痰。

2.咳痰

一般为白色黏液或浆液性泡沫性痰,偶可带血丝,清晨排痰较多。急性发作期痰量增多,可有脓性痰。

3.气短或呼吸困难

早期在劳力时出现,后逐渐加重,以致在日常活动甚至休息时也感到气短,是COPD的标志性症状。

4.喘息和胸闷

部分患者特别是重度患者或急性加重时出现喘息。

5.其他

晚期患者有体重下降,食欲减退等。

6.COPD病程分期

COPD的病程可以根据患者的症状和体征的变化分为:①急性加重期:是指在疾病发展过程中,短期内出现咳嗽、咳痰、气促、和/或喘息加重、痰量增多,呈脓性或黏液脓性痰,可伴发热等症状。②稳定期:指患者咳嗽、咳痰、气促等症状稳定或较轻。

7.并发症

(1)慢性呼吸衰竭:常在COPD急性加重时发生,其症状明显加重,发生低氧血症和/或高碳酸血症,可具有缺氧和二氧化碳潴留的临床表现。

(2)自发性气胸:如有突然加重的呼吸困难,并伴有明显的发绀,患侧肺部叩诊为鼓音,听诊呼吸音减弱或消失,应考虑并发自发性气胸,通过X线检查可以确诊。

(3)慢性肺源性心脏病:由于COPD肺病变引起肺血管床减少及缺氧致肺动脉痉挛、血管重塑,导致肺动脉高压、右心室肥厚扩大,最终发生右心功能不全。

(五)辅助检验

1.肺功能检查

肺功能检查是判断气流受限的主要客观指标,对COPD诊断、严重程度评价、疾病进展、预后及治疗反应等有重要意义。

(1)第一秒用力呼气容积占用力肺活量百分比(FEV_1/FVC)是评价气流受限的一项敏感指标。

(2)第一秒用力呼气容积占预计值百分比(FEV_1%预计值),是评估COPD严重程度的良好指标,其变异性小,易于操作。

(3)吸入支气管舒张药后$FEV_1/FVC<70$%及$FEV_1<80$%预计值者,可确定为不能完全可逆的气流受限。

2.胸部X线检查

COPD早期胸片可无变化,以后可出那肺纹理增粗、紊乱等非特异性改变,也可出现肺气肿改变。X线胸片改变对COPD诊断特异性不高,主要作为确定肺部并发症及与其他肺疾病鉴别之用。

3.胸部CT检查

CT检查不应作为COPD的常规检查。高分辨CT,对有疑问病例的鉴别诊断有一定意义。

4.血气分析

对确定发生低氧血症、高碳酸血症、酸碱平衡失调及判断呼吸衰竭的类型有重要价值。

5.其他

COPD合并细菌感染时,外周血白细胞计数增高,核左移。痰培养可能查出病原菌;常见病原菌为肺炎链球菌、流感嗜血杆菌、卡他莫拉菌、肺炎克雷伯杆菌等。

(六)治疗原则

1.缓解期治疗原则

减轻症状,阻止COPD病情发展,缓解或阻止肺功能下降,改善COPD患者的活动能力,提高其生活质量,降低病死率。

2.急性加重期治疗原则

控制感染、抗炎、平喘、解痉,纠正呼吸衰竭与右心衰竭。

(七)缓解期药物治疗

1.支气管舒张药

该药物治疗包括短期按需应用以暂时缓解症状,以及长期规则应用以减轻症状。

(1)β_2肾上腺素受体激动剂:主要有沙丁胺醇气雾剂,每次100~200 μg(1~2喷),定量吸入,疗效持续4~5小时,每24小时不超过8~12喷。特布他林气雾剂亦有同样作用。可缓解症状,尚有沙美特罗、福莫特罗等长效β_2肾上腺素受体激动剂,每天仅需吸入2次。

(2)抗胆碱能药:是COPD常用的药物,主要品种为异丙托溴铵气雾剂,定量吸入,起效较沙丁胺醇慢,持续6~8小时,每次40~80 mg,每天3~4次。长效抗胆碱药有噻托溴铵选择性作用于M_1、M_3受体,每次吸入18 μg,每天1次。

(3)茶碱类:茶碱缓释或控释片,0.2 g,每12小时1次;氨茶碱,0.1 g,每天3次。

2.祛痰药

对痰不易咳出者可应用。常用药物有盐酸氨溴索,30 mg,每天3次,N-乙酰半胱氨酸0.2 g,每天3次,或羧甲司坦0.5 g,每天3次。稀化粘素0.5 g,每天3次。

3.糖皮质激素

对重度和极重度患者(Ⅲ级和Ⅳ级),反复加重的患者,长期吸入糖皮质激素与长效β_2肾上腺素受体激动剂联合制剂,可增加运动耐量、减少急性加重发作频率、提高生活质量,甚至有些患者的肺功能得到改善。

4.长期家庭氧疗

对COPD慢性呼吸衰竭者可提高生活质量和生存率。对血流动力学、运动能力、肺生理和精神状态均会产生有益的影响。长期家庭氧疗指征:①PaO_2≤7.3 kPa(55 mmHg)或SaO_2≤88%,有或没有高碳酸血症。②$PaO_2$7.3~8.0 kPa(55~60 mmHg),或SaO_2<89%,并有肺动脉高压、心力衰竭水肿或红细胞增多症(血细胞比容>0.55)。一般用鼻导管吸氧,氧流量为1.0~2.0 L/min,吸氧时间10~15 h/d。目的是使患者在静息状态下,达到PaO_2≥8.0 kPa(60 mmHg)和/或使SaO_2升至90%。

(八)急性发作期药物治疗

1.支气管舒张药

药物同稳定期。有严重喘息症状者可给予较大剂量雾化吸入治疗,如应用沙丁胺醇500 μg或异丙托溴铵500 μg,或沙丁胺醇1 000 μg加异丙托溴铵250~500 μg,通过小型雾化器给患者吸入治疗以缓解症状。

2.抗生素

应根据患者所在地常见病原菌类型及药物敏感情况积极选用抗生素治疗。如给予β内酰胺类/β内酰胺酶抑制剂;第二代头孢菌素、大环内酯类或喹诺酮类。如果找到确切的病原菌,根据药敏结果选用抗生素。

3.糖皮质激素

对需住院治疗的急性加重期患者可考虑口服泼尼松龙 30～40 mg/d,也可静脉给予甲泼尼龙 40～80 mg,每天 1 次。连续 5～7 天。

4.祛痰剂

溴己新 8～16 mg,每天 3 次;盐酸氨溴索 30 mg,每天 3 次酌情选用。

5.吸氧

低流量吸氧。

二、护理评估

(一)一般评估

1.生命体征

急性加重期时合并感染患者可有体温升高;呼吸频率常达每分钟 30～40 次。

2.患者主诉

有无慢性咳嗽、咳痰、气短、喘息和胸闷等症状。

3.相关记录

体温、呼吸、心率、皮肤、饮食、出入量、体重等记录结果。

(二)身体评估

1.视诊

胸廓前后径增大,肋间隙增宽,剑突下胸骨下角增宽,称为桶状胸。部分患者呼吸变浅,频率增快,严重者可有缩唇呼吸等。

2.触诊

双侧语颤减弱。

3.叩诊

肺部过清音,心浊音界缩小,肺下界和肝浊音界下降。

4.听诊

两肺呼吸音减弱,呼气延长,部分患者可闻及湿啰音和/或干啰音。

(三)心理-社会评估

患者在疾病治疗过程中的心理反应与需求,家庭及社会支持情况,引导患者正确配合疾病的治疗与护理。

(四)辅助检查结果评估

1.肺功能检查

吸入支气管舒张药后 $FEV_1/FVC<70\%$ 及 $FEV_1<80\%$ 预计值者,可确定为不能完全可逆的气流受限。

2.血气分析

对确定发生低氧血症、高碳酸血症、酸碱平衡失调及判断呼吸衰竭的类型有重要价值。

3.痰培养

痰培养可能查出病原菌。

(五)COPD 常用药效果的评估

1.应用支气管扩张剂的评估要点

(1)用药剂量/天、用药的方法(雾化吸入法、口服、静脉滴注)的评估与记录。

(2)评估急性发作时,是否能正确使用定量吸入器,用药后呼吸困难是否得到缓解。

(3)评估患者是否掌握常用三种雾化吸器的正确使用方法:定量吸入器、都保干粉吸入器、准纳器。并注意用后漱口。

2.应用抗生素的评估要点

参照其他相关章节。

三、主要护理诊断/问题

(一)气体交换受损

与气道阻塞、通气不足、呼吸肌疲劳、分泌物过多和肺泡呼吸面积减少有关。

(二)清理呼吸道无效

与分泌物增多而黏稠、气道湿度减低和无效咳嗽有关。

(三)焦虑

与健康状况改变、病情危重、经济状况有关。

四、护理措施

(一)休息与活动

中度以上 COPD 急性加重期患者应卧床休息,协助患者采取舒适体位,极重度患者宜采取身体前倾坐位,视病情增加适当的活动,以患者不感到疲劳,不加重病情为宜。

(二)病情观察

观察咳嗽、咳痰及呼吸困难的程度,观察血压、心率,监测动脉血气和水、电解质、酸碱平衡情况。

(三)控制感染

遵医嘱给予抗感染治疗,有效地控制呼吸道感染

(四)合理用氧

采用低流量持续给氧,流量 1～2 L/min。提倡长期家庭氧疗,每天氧疗时间在 15 小时以上。

(五)用药护理

遵医嘱应用抗生素、支气管舒张药和祛痰药,注意观察效果及不良反应。

(六)呼吸功能训练

指导患者正确进行缩唇呼吸和腹式呼吸训练。

1.缩唇呼吸

呼气时将口唇缩成吹笛子状,气体经缩窄的口唇缓慢呼出。作用:提高支气管内压,防止呼

气时小气道过早陷闭,以利肺泡气体排出。

2.腹式呼吸

患者可取立位、平卧位、半卧位,两手分别放于前胸部和上腹部。用鼻缓慢吸气,膈肌最大程度下降,腹部松弛,腹部凸出,手感到腹部向上抬起;经口呼气,吸气时腹肌收缩,膈肌松弛,膈肌别的腹部腔内压增加而上抬,推动肺部气体排出,手感到下降。

3.缩唇呼气和腹式呼吸训练

每天训练 3～4 次,每次重复 8～10 次。

(七)保持呼吸道通畅

(1)痰多黏稠、难以咳出的患者需要多饮水,以达到稀释痰液的目的。

(2)遵医嘱每天进行氧气或超声雾化吸入。

(3)护士或家属协助给予胸部叩击和体位引流。

(4)指导有效咳嗽。尽可能加深吸气,以增加或达到必要的吸气容量;吸气后要有短暂的闭气,以使气体在肺内得到最大的分布,稍后关闭声门,可进一步增强气道中的压力,而后增加胸膜腔内压即增高肺泡内压力,这是使呼气时产生高气流的重要措施;最后声门开放,肺内冲出的高速气流,使分泌物从口中喷出。

(5)必要时给予机械吸痰或纤支镜吸痰。

(八)减轻焦虑

护士与家属共同帮助患者去除焦虑产生的原因;与家属、患者共同制订和实施康复计划;指导患者放松技巧。但要向家属与患者强调镇静安眠药对该病的危害,会抑制呼吸中枢,加重低氧血症和高碳酸血症。需慎用或不用。

(九)健康指导

1.疾病预防指导

戒烟是预防 COPD 的重要措施,避免粉尘和刺激性气体的吸入;避免和呼吸道感染患者接触,在呼吸道传染病流行期间,尽量避免去人群密集的公共场所;指导患者要根据气候变化,及时增减衣物,避免受凉感冒。

制订个体化锻炼计划:增强体质,按患者情况坚持全身有氧运动;坚持进行腹式呼吸及缩唇呼气训练。

2.饮食指导

重视缓解期营养摄入,改善营养状况。应制订高热量、高蛋白、高维生素饮食计划。

3.家庭氧疗的指导

护士应指导患者和家属做到:①了解氧疗的目的、必要性及注意事项;②注意安全:供氧装置周围严禁烟火,防止氧气燃烧爆炸;③氧疗装置定期更换、清洁、消毒。

4.就诊指标

(1)患者咳嗽、咳痰症状加重。

(2)原有的喘息症状加重,或出现呼吸困难伴或不伴皮肤、口唇、甲床发绀。

(3)咳出脓性或黏液脓性痰,伴发热。

(4)突发明显的胸痛,咳嗽时明显加重。

(5)出现下垂部位水肿,如下肢等。

五、护理效果评估

(1)患者自觉症状好转(咳嗽、咳痰、呼吸困难减轻)。

(2)患者体温降至正常,生命体征稳定。

(3)患者能学会缩唇呼吸与腹式呼吸,学会有效咳嗽。

(4)患者能独立操作3种常用支气管扩张剂气雾剂的使用方法和注意事项。

(5)患者能掌握家属氧疗的方法与使用注意事项。

(6)患者情绪稳定。

(谢洪霞)

第七章

产 科 护 理

第一节 正 常 分 娩

一、第一产程的临床经过及护理

(一)临床经过

1.规律宫缩

分娩开始时,子宫收缩力较弱,持续时间较短(约 30 秒),间歇时间较长(5～6 分钟)。随着产程进展,宫缩持续时间逐渐延长,间歇时间逐渐缩短。子宫口接近开全时,持续时间可达 60 秒及以上,间歇时间1～2 分钟,且强度不断增加。

2.宫颈口扩张

临产后宫缩规律并逐渐增强,使宫颈口逐渐扩张,胎先露逐渐下降。宫颈口扩张规律是先慢后快,分为潜伏期和活跃期。

(1)潜伏期:从规律宫缩开始至宫颈口扩张 3 cm,此期宫颈口扩张速度较为缓慢,约需 8 小时,最大时限为 16 小时。

(2)活跃期:从宫颈口扩张 3 cm 至宫颈口开全。此期宫颈口扩张速度较快,约需 4 小时,最大时限为 8 小时。

3.胎先露下降

胎先露下降程度作为判断分娩难易的指标之一。潜伏期胎头下降不明显,进入活跃期胎头下降速度加快。判断胎头下降程度是以坐骨棘平面为标志,胎头颅骨最低点达坐骨棘时,记为"0",在坐骨棘平面上 1 cm 时记为"－1",在坐骨棘平面下 1 cm 时记为"＋1",依此类推。图 7-1所示为胎头高低判断示意图。根据每次检查的结果绘制成产程图。产程图是连续描记子宫口扩张和胎先露下降情况的坐标图。它以临产时间(h)为横坐标,以子宫口扩张程度(cm)和胎先露下降程度(cm)为纵坐标,画出子宫口扩张曲线和胎先露下降曲线,便于直观地了解产程进展情况(图 7-2)。

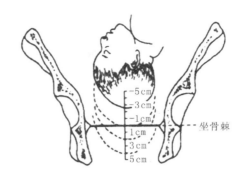

图 7-1　胎头高低判断示意图

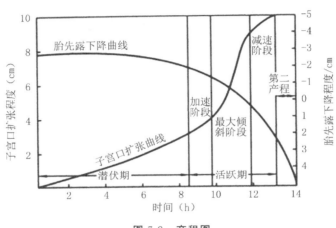

图 7-2　产程图

4.胎膜破裂

胎膜破裂(简称破膜)。随着子宫口逐渐开大,胎先露逐渐下降将羊水阻隔为前、后两部分,形成前羊膜囊。胎先露进一步下降使前羊膜囊压力逐渐升高,当压力增高至一定程度时,胎膜自然破裂,多发生在第一产程末期子宫口接近开全或开全时。

(二)护理评估

1.健康史

根据产前检查记录了解待产妇的一般情况,包括年龄、体重、身高、营养情况、既往史、过敏史、月经史、婚育史、分娩史等。了解本次妊娠的经过,孕期有无阴道流血、流液及有无内外科合并症等。了解宫缩出现的时间、强度及频率,了解胎位、胎先露、骨盆测量值及胎心情况。

2.身体状况

观察生命体征,了解胎心情况、宫缩、子宫口扩张和胎头下降情况,以及是否破膜,羊水颜色、性状及流出量。

3.心理-社会状况

由于第一产程时间较长,对分娩的认知及对疼痛的耐受性因人而异,且担心胎儿及自身的健康状况,产妇和家属容易产生紧张、焦虑和急躁情绪。

(三)护理问题

1.知识缺乏

缺乏分娩相关知识。

2.焦虑

与疼痛及担心分娩结局有关。

3.急性疼痛

与宫缩、子宫口扩张有关。

(四)护理措施

1.心理护理

讲解相关知识,减轻焦虑:主动热情接待产妇,耐心回答产妇提出的有关问题,适当讲解分娩相关知识,鼓励产妇积极配合分娩,减轻产妇及家属的焦虑情绪。

2.观察产程进展

(1)监测胎心:用胎心听诊器、多普勒仪于宫缩间歇时听胎心。潜伏期每 1～2 小时听 1 次,进入活跃期每 15～30 分钟听 1 次,并注意心率、心律、心音强弱。若胎心率超过 160 次/分或低于 120 次/分或不规律,提示胎儿宫内窘迫,应立即给产妇吸氧并报告医师。

(2)观察宫缩:医护人员将一手掌放于产妇腹壁子宫体近子宫底处,宫缩时子宫体部隆起变硬,宫缩间歇时松弛变软,一般需连续观察 3 次,每隔 1～2 小时观察 1 次。观察并记录宫缩间歇时间、持续时间及强度。

(3)观察破膜及羊水情况:一旦破膜,应立即监测胎心,记录破膜时间和羊水性状、颜色及量。若破膜后胎头未入盆或胎位异常应嘱产妇卧床并抬高臀部,并注意观察有无脐带脱垂征象。破膜超过 12 小时尚未分娩者,遵医嘱给予抗生素预防感染。

(4)观察生命体征:每隔 4～6 小时测量生命体征 1 次,发现异常应酌情增加测量次数,并予相应处理。

3.生活护理

(1)补充能量和水分:鼓励产妇进食易消化、高热量的清淡食物,摄入足量水分,维持水、电解质平衡,保证充足的体力。

(2)活动与休息:临产后胎膜未破且宫缩不强时,鼓励产妇在室内适当进行活动,以促进宫缩,利于子宫口扩张和胎先露下降。初产妇子宫口近开全或经产妇子宫口扩张 4 cm 时应取左侧卧位休息。

(3)清洁卫生:协助产妇擦汗、更衣,保持外阴部清洁、干燥。

(4)排便、排尿:鼓励产妇 2～4 小时排尿 1 次,并及时排便,以免影响宫缩及产程进展。

(五)护理评价

(1)产妇是否了解分娩过程的相关知识。

(2)在产程中焦虑是否缓解,并主动配合医护人员。

(3)疼痛不适感是否减轻。

二、第二产程的临床经过及护理

(一)临床经过

1.宫缩增强

此期宫缩强度进一步增强,频率进一步加快,宫缩持续时间可达 1 分钟甚至更长,间歇时间仅1~2分钟。

2.胎儿下降及娩出

子宫口开全后,胎头下降至骨盆出口压迫盆底组织时,产妇出现排便感,不自主向下屏气用力。会阴部逐渐膨隆变薄,阴唇张开,肛门松弛。宫缩时胎头显露于阴道口,间歇时又缩回,称胎头拨露(图7-3)。经过几次胎头拨露以后,胎头双顶径已超过骨盆出口,宫缩间歇不再回缩,称胎头着冠(图7-4)。此时,会阴极度扩张,胎头继续下降,当胎头枕骨抵达耻骨弓下方后,以此为支点进行仰伸、复位及外旋转,胎儿前肩、后肩、胎体相继娩出,羊水随即涌出。经产妇的第二产程较短,有时仅仅几次宫缩即可完成上述过程。

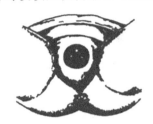

图7-3 胎头拨露

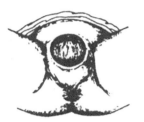

图7-4 胎头着冠

(二)护理评估

1.健康史

详细了解第一产程经过及处理情况,并注意了解产妇及胎儿情况。

2.身体状况

了解宫缩及胎心情况、产妇用力方法,观察胎头拨露及胎头着冠情况,评估有无会阴切开指征。

3.心理-社会状况

因剧烈疼痛及对分娩缺乏信心,同时担心胎儿安危而焦虑不安。

4.辅助检查

用胎儿监护仪监测胎心率基线与宫缩的变化。

(三)护理问题

1.焦虑

与担心分娩是否顺利及胎儿健康有关。

2.疼痛

与宫缩及会阴伤口有关。

3.有受伤的危险

与可能的会阴裂伤、新生儿产伤有关。

(四)护理措施

1.观察产程

严密观察宫缩强度和频率;了解胎先露下降情况;每5~10分钟听胎心1次,仔细观察胎儿有无急性缺氧,发现异常及时通知医师并给予相应处理。

2.缓解焦虑

医护人员应给予产妇安慰和鼓励,并及时告之产程进展情况,同时协助产妇擦汗、饮水等,缓解产妇紧张、焦虑情绪。

3.正确指导产妇使用腹压

子宫口开全后指导产妇双足蹬在产床上,双手握住产床把手,宫缩时深吸气屏住,随后如排大便样向下屏气用力,宫缩间歇时放松休息,宫缩再现时重复上述动作。至胎头着冠后,指导产妇宫缩时张口哈气,宫缩间歇时稍向下用力使胎儿缓慢娩出。

4.接生准备

初产妇子宫口开全或经产妇子宫口扩张至3~4 cm时,将产妇送至产房做好消毒接生准备。产妇取膀胱截石位,双腿屈曲分开,臀下置便盆或橡胶单,分3步进行外阴擦洗及消毒(图7-5):①先用消毒肥皂水棉球擦洗外阴,顺序为阴阜、大腿内上1/3、大小阴唇、会阴和肛门周围;擦洗顺序为由上向下、由外向内;②然后将消毒干棉球盖于阴道外口(防止擦洗液进入阴道),再用温开水冲去肥皂水;③最后用0.5%聚维酮碘棉球消毒,顺序为大小阴唇、阴阜、大腿内上1/3、会阴和肛门周围。消毒完后移去阴道口棉球及臀下的便盆或橡胶单,铺消毒巾于臀下。检查好接生及新生儿抢救所需的所有用品后,接生者按无菌操作规程行外科洗手、穿手术衣、戴无菌手套、打开产包、铺消毒巾,准备接生。

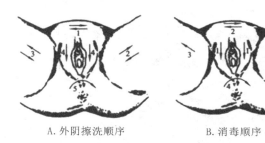

A.外阴擦洗顺序　　　　　　B.消毒顺序

图 7-5　外阴擦洗及消毒

5.接生前评估

行阴道检查了解胎位是否异常,并了解会阴条件及胎头大小,必要时行会阴切开。

6.接生步骤

接生者站在产妇右侧,当胎头拨露使阴唇后联合紧张时开始保护会阴。会阴部盖消毒中,接生者右肘支在产床上,右手拇指与其余四指分开,利用手掌大鱼际肌压住会阴部,当宫缩时应向上内方托压,左手适度下压胎头枕部,协助胎头俯屈和缓慢下降,宫缩间歇时右手放松但不离开会阴部,以免压迫过久致会阴水肿。当胎头枕骨在耻骨弓下露出时,嘱产妇宫缩时张口哈气,在宫缩间歇时稍用力,待胎头双顶径娩出时,左手协助胎头仰伸,使胎头缓慢娩出。胎头完全娩出后,右手继续保护会阴,左手拇指自胎儿鼻根向下颏挤压,其余四指自喉部向下颌挤压,挤出口鼻内的黏液和羊水,然后协助胎头复位及外旋转,左手将胎儿颈部向下轻压,使前肩自耻骨弓下完全娩出,再轻托胎颈向上,协助娩出后肩(图7-6)。双肩娩出后松开右手,然后双手协助胎体及下肢以侧位娩出。

7.脐带绕颈的处理

胎头娩出后若有脐带绕颈1周且较松时,应将脐带顺肩上推或从胎头滑下;若缠绕过紧或绕颈2周以上,则用两把止血钳夹住后从中间剪断,注意勿使胎儿受伤。

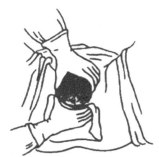
A.保护会阴,协助胎头俯屈

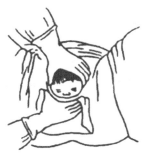
B.协助胎头仰伸

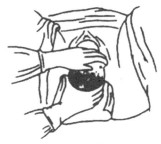
C.协助前肩娩出

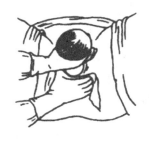
D.协助后肩娩出

图 7-6　接生步骤

(五)护理评价

(1)产妇情绪是否稳定。

(2)疼痛是否缓解。

(3)产妇是否有严重会阴裂伤,新生儿是否发生产伤。

三、第三产程的临床经过及护理

(一)临床经过

1.宫缩胎儿娩出后

子宫底下降至平脐部,宫缩暂停,产妇顿感轻松,几分钟后宫缩再现。

2.胎盘娩出

由于宫缩,附着于子宫壁的胎盘不能相应缩小而与子宫壁发生错位剥离,剥离面出血形成胎盘后血肿。子宫继续收缩,胎盘剥离面越来越大,最终完全剥离而排出。

(二)护理评估

1.健康史

内容同第一、二产程,并了解第二产程的临床经过及处理。

2.新生儿身体状况

(1)Apgar 评分:用于判断新生儿有无窒息及窒息的严重程度。以出生后 1 分钟的心率、呼吸、肌张力、喉反射及皮肤颜色五项体征为依据,每项为 0~2 分(表 7-1)。

(2)一般情况评估:测量身长、体重及头径,判断是否与孕周相符,有无胎头水肿及头颅血肿,体表有无畸形如唇裂、多指(趾)、脊柱裂等。

表 7-1　新生儿 Apgar 评分法

体征	0 分	1 分	2 分
每分钟心率	0	<100 次	≥100 次
呼吸	0	浅、慢而不规则	佳
肌张力	松弛	四肢稍屈曲	四肢活动好
喉反射	无反射	有少量动作	咳嗽、恶心
皮肤颜色	全身苍白	躯干红,四肢发绀	全身红润

3.母亲身体状况

(1)胎盘娩出评估。

胎盘剥离征象包括以下几种:①子宫底上升至脐上,子宫体变硬呈球形(图 7-7)。②阴道少量流血。③阴道口外露的脐带自行下移延长。④用手掌尺侧按压产妇耻骨联合上方,子宫体上升而外露的脐带不回缩。

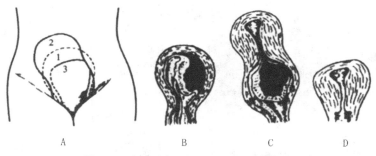

图 7-7　胎盘剥离时子宫位置、形状示意图

胎盘娩出的方式有以下 2 种。①胎儿面娩出式:胎盘从中央开始剥离,而后向周边剥离,其特点是先胎盘娩出,后有少量阴道流血,较多见。②母体面娩出式:胎盘从边缘开始剥离,血液沿剥离面流出,其特点是先有较多阴道流血,后胎盘娩出,较少见。

(2)宫缩及阴道流血量评估:正常情况下,胎儿娩出后宫缩迅速,经短暂间歇后,再次收缩致胎盘剥离。胎盘排出后,若宫缩良好,子宫底下降至脐下两横指,子宫壁坚硬,轮廓清楚,呈球形。若子宫轮廓不清、子宫底位置高为宫缩乏力的表现。阴道出血量多者,多由宫缩乏力、软产道损伤或胎盘残留等因素引起。

(3)软产道检查:胎盘娩出后,应仔细检查会阴、小阴唇内侧、尿道口周围、阴道和宫颈有无裂伤。

(三)护理问题

1.潜在并发症

如新生儿窒息、产后出血等。

2.有母儿依恋关系改变的危险

与产后疲惫及对新生儿性别不满意有关。

(四)护理措施

1.新生儿处理

(1)清理呼吸道:新生儿娩出后应立即置于辐射台保暖,用吸痰管清除口鼻腔内黏液和羊水,保持呼吸道通畅。若新生儿仍不啼哭,可轻抚背部或轻弹足底使其啼哭。

(2)进行 Apgar 评分:出生后 1 分钟进行评分,8~10 分为正常;4~7 分为轻度窒息,缺氧较严重,除一般处理外需采用人工呼吸、吸氧、用药等措施;0~3 分为重度窒息,又称苍白窒息,为严重缺氧,需紧急抢救。缺氧新生儿 5 分钟、10 分钟后应再次评分并进行相应处理,直至连续 2 次大于或等于 8 分为止。

(3)脐带处理:用 75% 乙醇或 0.5% 聚维酮碘消毒脐根及其周围直径约 5 cm 的皮肤,在距脐根 0.5 cm 处用粗棉线结扎第一道,距脐根 1 cm 处结扎第二道(注意必须扎紧脐带以防出血,但要避免过度用力致脐带断裂),距脐根 1.5 cm 处剪断脐带,挤出残余血,用饱和高锰酸钾溶液消毒断面(药液切勿触及新生儿皮肤,以免灼伤),待干后以无菌纱布覆盖,再用脐带卷包裹。目前还有用气门芯、脐带夹、血管钳等方法结扎脐带。处理脐带时注意新生儿保暖。

(4)一般护理:评估新生儿一般情况后,擦净足底胎脂,盖新生儿的足印及产妇拇指印于新生儿记录单上,系上标明母亲姓名、住院号、床号、新生儿性别及体重和出生时间的手圈。用抗生素眼药水滴眼以预防结膜炎。如无禁忌证,产后半小时内进行母婴皮肤早接触、早吸吮,注意新生儿保暖及安全。

2.协助胎盘娩出

胎盘未完全剥离前,切忌牵拉脐带或按摩子宫。当出现胎盘剥离征象时,接生者左手轻压子宫底,右手轻拉脐带使其向外牵引,当胎盘下降至阴道口时,双手捧住胎盘向一个方向旋转并缓慢向外牵拉,协助胎盘、胎膜完整娩出(图 7-8)。若这期间发现胎膜部分断裂,用血管钳夹住断裂上端的胎膜,继续沿原方向旋转直至胎膜完全娩出。

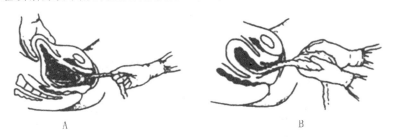

图 7-8　协助胎盘、胎膜完整娩出

3.检查胎盘、胎膜

胎盘娩出后应立即检查胎盘小叶有无缺损、胎膜是否完整。若疑有副胎盘、胎盘小叶或大部分胎膜残留,应及时行子宫腔探查并取出。

4.检查软产道

胎盘娩出后,应仔细检查软产道,如有裂伤立即予以缝合。

5.预防产后出血

胎儿前肩娩出后立即静脉注射缩宫素 10~20 U,加强宫缩促进胎盘迅速娩出。胎盘娩出后,按摩子宫刺激宫缩,必要时遵医嘱予缩宫素或麦角新碱肌内注射。

6.心理护理

及时告知产妇分娩情况及新生儿情况,给予心理安慰和鼓励,协助母婴接触,建立母子感情。

7.产后 2 小时护理

胎盘娩出后产妇继续留在产房内观察 2 小时。严密观察血压、脉搏、宫缩、子宫底高度、膀胱充盈及会阴切口情况。如发现宫缩乏力、阴道流血量多、会阴血肿等立即报告医师并给予相应处理。观察 2 小时无异常后,方可送产妇回休养室休息。

(五)护理评价

(1)是否发生了产后出血或新生儿窒息等并发症。

(2)产妇是否接受新生儿并进行皮肤接触和早吸吮。

(张 倩)

第二节 早 产

早产是指妊娠满 28 周至不足 37 周(196～258 天)间分娩者。此时娩出的新生儿称为早产儿,体重为 1 000～2 499 g。各器官发育尚不够健全,出生孕周越小,体重越轻,预后越差。国内早产占分娩总数的 5%～15%。约 15% 早产儿于新生儿期死亡。近年由于早产儿治疗学及监护手段的进步,其生存率明显提高,伤残率下降,国外学者建议将早产定义时间上限提前到妊娠 20 周。

一、病因

诱发早产的常见原因有:①胎膜早破、绒毛膜羊膜炎最常见,30%～40% 早产与此有关;②下生殖道及泌尿道感染,如 B 族溶血性链球菌、沙眼衣原体、支原体感染、急性肾盂肾炎等;③妊娠并发症与并发症,如妊娠期高血压疾病、妊娠期肝内胆汁淤积症、妊娠合并心脏病、慢性肾炎、病毒性肝炎、急性肾盂肾炎、急性阑尾炎、严重贫血、重度营养不良等;④子宫过度膨胀及胎盘因素,如羊水过多、多胎妊娠、前置胎盘、胎盘早剥、胎盘功能减退等;⑤子宫畸形,如纵隔子宫、双角子宫等;⑥宫颈内口松弛;⑦每天吸烟>10 支,酗酒。

二、临床表现

早产的主要临床表现是子宫收缩,最初为不规则宫缩,常伴有少许阴道流血或血性分泌物,以后可发展为规则宫缩,其过程与足月临产相似,胎膜早破较足月临产多见。宫颈管先逐渐消退,然后扩张。妊娠满 28 周至不足 37 周出现至少 10 分钟 1 次的规则宫缩,伴宫颈管缩短,可诊断先兆早产。妊娠满 28 周至不足 37 周出现规则宫缩(20 分钟≥4 次,或 60 分钟≥8 次,持续>30 秒),伴宫颈缩短≥80%,宫颈扩张 1 cm 以上。诊断为早产临产。部分患者可伴有少量阴道流血或阴道流液。以往有晚期流产、早产史及产伤史的孕妇容易发生早产。诊断早产一般并不困难,但应与妊娠晚期出现的生理性子宫收缩相区别。生理性子宫收缩一般不规则、无痛感,且不伴有宫颈管消退和宫口扩张等改变。

三、处理原则

若胎膜未破,胎儿存活、无胎儿窘迫,无严重妊娠并发症及并发症时,应设法抑制宫缩,尽可能延长孕周;若胎膜已破,早产不可避免时,应设法提高早产儿存活率。

四、护理

(一)护理评估

1.病史

详细评估可致早产的高危因素,如孕妇以往有流产、早产史或本次妊娠期有阴道流血史,则发生早产的可能性大,应详细询问并记录患者既往出现的症状及接受治疗的情况。

2.身心诊断

妊娠晚期者子宫收缩规律(20分钟≥4次),伴以宫颈管消退≥75%,以及进行性宫颈扩张2 cm以上时,可诊断为早产者临产。

早产已不可避免时,孕妇常会不自觉地把一些相关的事情与早产联系起来而产生自责感;由于孕妇对结果的不可预知,恐惧、焦虑、猜测也是早产孕妇常见的情绪反应。

3.辅助检查

通过全身检查及产科检查,结合阴道分泌物的生化指标检测,核实孕周,评估胎儿成熟度、胎方位等;观察产程进展,确定早产的进程。

(二)可能的护理诊断

1.有新生儿受伤的危险

有新生儿受伤的危险与早产儿发育不成熟有关。

2.焦虑

焦虑与担心早产儿预后有关。

(三)预期目标

(1)新生儿不存在因护理不当而产生的并发症。

(2)患者能平静地面对事实,接受治疗及护理。

(四)护理措施

1.预防早产

孕妇良好的身心状况可减少早产的发生,突发的精神创伤亦可诱发早产。因此,应做好孕期保健工作,指导孕妇加强营养,保持平静心情。避免诱发宫缩的活动,如抬举重物、性生活等。高危孕妇必须多卧床休息,以左侧卧位为宜,以增加子宫血液循环,改善胎儿供氧,慎做肛查和引导检查等,积极治疗并发症。宫颈内口松弛者应于孕14～18周或更早些时间做预防性宫颈环扎术,防止早产的产生。

2.药物治疗的护理

先兆早产的主要治疗为抑制宫缩,与此同时,还要积极控制感染治疗并发症和并发症。护理人员应能明确具体药物的作用和用法,并能识别药物的不良反应,以避免毒性作用的发生,同时,应对患者做相应的健康教育。常用抑制宫缩的药物有以下几类。

(1)β肾上腺素受体激动素:其作用为激动子宫平滑肌β受体,从而抑制宫缩。此类药物的不良反应为心跳加快、血压下降、血糖增高、血钾降低、恶心、出汗、头痛等。常用药物有利托君、沙丁胺醇等。

(2)硫酸镁:镁离子直接作用于肌细胞,使平滑肌松弛,抑制子宫收缩。一般采用25%硫酸镁20 mL加于5%葡萄糖液100～250 mL中,在30～60分钟缓慢静脉滴注,然后用25%硫酸镁10～20 mL加于5%葡萄糖液100～250 mL中,以每小时1～2 g的速度缓慢静脉滴注,直至宫缩停止。

（3）钙通道阻滞剂：阻滞钙离子进入细胞而抑制宫缩。常刚硝苯地平 5～10 mg，舌下含服，每天3次。用药时必须密切注意孕妇及血压的变化，若合并使用硫酸镁时更应慎重。

（4）前列腺素合成酶抑制剂：前列腺素有刺激子宫收缩和软化宫颈的作用，其抑制剂则有减少前列腺素合成的作用，从而抑制宫缩。常用药物有吲哚美辛及阿司匹林等。但此类药物可抑制胎儿前列腺素的合成和释放，使胎儿体内前列腺素减少，而前列腺素有药物可通过胎盘抑制胎儿前列腺素的合成和释放，使胎儿体内前列腺素减少，而前列腺素有维持胎儿动脉导管开放的作用，缺乏时导管可能过早关闭而致胎儿血液循环障碍。因此，临床已较少应用，必要时仅能短期（不超过 1 周）服用。

3.预防新生儿并发症的发生

在保胎过程中，应每天行胎心监护，教会患者自数胎动，有异常时及时采用应对措施。在分娩前按医嘱给孕妇糖皮质激素如地塞米松、倍他米松等，可促胎肺成熟，是避免发生新生儿呼吸窘迫综合征的有效步骤。

4.为分娩做准备

如早产已不可避免，应尽早决定合理分娩的方式，如臀位、横位，估计胎儿成熟度低：而产程又需较长时间者，可选用剖宫产术结束分娩；经阴道分娩者，应考虑使用产钳和会阴切开术以缩短产程，从而减少分娩过程中对胎头的压迫。同时，充分做好早产儿保暖和复苏的准备，临产后慎用镇静药，避免发生新生儿呼吸抑制的情况；产程中应给孕妇吸氧；新生儿出生后，立即结扎脐带，防止过多母血进入胎儿循环，造成循环系统负荷过载。

5.为孕妇提供心理支持

安排时间与孕妇进行开放式的讨论，让患者了解早产的发生并非她的过错，有时甚至是无缘由的。也要避免为减轻孕妇的负疚感而给予过于乐观的保证。由于早产是出乎意料的，孕妇多没有精神和物质准备，对产程的孤独无助感尤为敏感，因此，丈夫、家人和护士在身旁提供支持较足月分娩更显重要，并能帮助孕妇重建自尊，以良好的心态承担早产儿母亲的角色。

（五）护理评价

（1）患者能积极配合医护措施。

（2）母婴顺利经历全过程。

（张　倩）

第三节　过　期　妊　娠

平时月经周期规则，妊娠达到或超过 42 周（＞294 天）尚未分娩者，称为过期妊娠。其发生率占妊娠总数的 3％～15％。过期妊娠使胎儿窘迫、胎粪吸入综合征、过熟综合征、新生儿窒息、围产儿死亡、巨大儿及难产等不良结局发生率增高，并随妊娠期延长而增加。

一、病因

过期妊娠可能与下列因素有关。

（一）雌、孕激素比例失调

内源性前列腺素和雌二醇分泌不足而孕酮水平增高,导致孕激素优势.抑制前列腺素和缩宫素的作用,延迟分娩发动。导致过期妊娠。

（二）头盆不称

部分过期妊娠胎儿较大,导致头盆不称和胎位异常,使胎先露部不能紧贴子宫下段及宫颈内口,反射性子宫收缩减少,容易发生过期妊娠。

（三）胎儿畸形

如无脑儿,由于无下丘脑,垂体肾上腺轴发育不良或缺如,促肾上腺皮质激素产生不足,胎儿肾上腺皮质萎缩,使雌激素的前身物质 16α-羟基硫酸脱氢表雄酮不足,从而雌激素分泌减少;小而不规则的胎儿不能紧贴子宫下段及宫颈内口诱发宫缩,导致过期妊娠。

（四）遗传因素

某家族、某个体常反复发生过期妊娠,提示过期妊娠可能与遗传因素有关。胎盘硫酸酯酶缺乏症是一种罕见的伴性隐性遗传病,可导致过期妊娠。其发生机制是因胎盘缺乏硫酸酯酶,胎儿肾上腺与肝脏产生的 16α-羟基硫酸脱氢表雄酮不能脱去硫酸根转变为雌二醇及雌三醇,从而使血雌二醇及雌三醇明显减少,降低子宫对缩宫素的敏感性,使分娩难以启动。

二、临床表现

（一）胎盘

过期妊娠的胎盘病理有两种类型:一种是胎盘功能正常,除重量略有增加外。胎盘外观和镜检均与妊娠足月胎盘相似;另一种是胎盘功能减退,肉眼观察胎盘母体面呈片状或多灶性梗死及钙化,胎儿面及胎膜常被胎粪污染,呈黄绿色。

（二）羊水

正常妊娠 38 周后,羊水量随妊娠推延逐渐减少,妊娠 42 周后羊水减少迅速,约 30％减至 300 mL 以下;羊水粪染率明显增高,是足月妊娠的 2～3 倍,若同时伴有羊水过少,羊水粪染率达 71％。

（三）胎儿

过期妊娠胎儿生长模式与胎盘功能有关,可分以下 3 种。

1.正常生长及巨大儿

胎盘功能正常者,能维持胎儿继续生长,约 25％成为巨大儿,其中 1.4％胎儿出生体重＞4 500 g。

2.胎儿成熟障碍

10％～20％过期妊娠并发胎儿成熟障碍。胎盘功能减退与胎盘血流灌注不足、胎儿缺氧及营养缺乏等有关。由于胎盘合成、代谢、运输及交换等功能障碍,胎儿不易再继续生长发育。临床分为3期:第Ⅰ期为过度成熟期,表现为胎脂消失、皮下脂肪减少、皮肤干燥松弛多皱褶,头发浓密,指(趾)甲长,身体瘦长,容貌似"小老人"。第Ⅱ期为胎儿缺氧期,肛门括约肌松弛,有胎粪排出,羊水及胎儿皮肤黄染,羊膜和脐带绿染,同胎儿患病率及围产儿死亡率最高。第Ⅲ期为胎儿全身因粪染历时较长广泛黄染,指(趾)甲和皮肤呈黄色,脐带和胎膜呈黄绿色,此期胎儿已经历和渡过第Ⅱ期危险阶段,其预后反较第Ⅱ期好。

3.胎儿生长受限

小样儿可与过期妊娠共存,后者更增加胎儿的危险性,约 1/3 过期妊娠死产儿为生长受限小样儿。

三、处理原则

应根据胎盘功能、胎儿大小、宫颈成熟度综合分析,以确诊过期妊娠,并选择恰当的分娩方式终止妊娠,在产程中密切观察羊水情况、胎心监护,出现胎儿窘迫征象,行剖宫产尽快结束分娩。

四、护理

(一)护理评估

1.病史

准确核实孕周,确定胎盘功能是否正常是关键。诊断过期妊娠之前必须准确核实孕周。

2.身心诊断

平时月经周期规则,妊娠达到或超过 42 周(>294 天)未分娩者,可诊断为过期妊娠。由于孕妇结果的不可预知、恐惧、焦虑、猜测是过期妊娠孕妇常见的情绪反应。

3.诊断检查

实验室检查:①根据 B 超检查确定孕周,妊娠 20 周内,B 超检查对确定孕周有重要意义。妊娠 5~12 周内以胎儿顶臀径推算孕周较准确,妊娠 12~20 周以内以胎儿双顶径、股骨长度推算预产期较好。②根据妊娠初期血、尿人绒毛膜促性腺激素(HCG)增高的时间推算孕周。

(二)可能的护理诊断

1.有新生儿受伤的危险

与过期胎儿生长受限有关。

2.焦虑

与担心分娩方式、过期胎儿预后有关。

(三)预期目标

(1)新生儿不存在因护理不当而产生的并发症。

(2)患者能平静地面对事实,接受治疗和护理。

(四)护理措施

1.预防过期妊娠

(1)加强孕期宣教,使孕妇及家属认识过期妊娠的危害性。

(2)定期进行产前检查,适时结束妊娠。

2.加强监测,判断胎儿在宫内情况

(1)教会孕妇进行胎动计数:妊娠超过 40 周的孕妇,通过计数胎动进行自我监测尤为重要。胎动计数>30 次/12 小时为正常,<10 次/12 小时或逐日下降,超过 50%,应视为胎盘功能减退,提示胎儿宫内缺氧。

(2)胎儿电子监护仪检测:无应激试验每周 2 次,胎动减少时应增加检测次数;住院后需每天1 次监测胎心变化。应激试验无反应型需进一步做缩宫素激惹试验,若多次反复相互现胎心晚期减速,提示胎盘功能减退、胎儿明显缺氧。因应激试验存在较高假阳性率,需结合 B 超检查,估计胎儿安危。

3.终止妊娠应根据胎盘功能、胎儿大小、宫颈成熟度综合分析,选择恰当的分娩方式

(1)终止妊娠的指征:已确诊过期妊娠,严格掌握终止妊娠的指征有:①宫颈条件成熟;②胎儿体重＞4 000 g或胎儿生长受限;③12 小时内胎动＜10 次或应激试验为无反应型,缩宫素激惹试验可疑;④尿 E/C比值持续低值;⑤羊水过少(羊水暗区＜3 cm)和/或羊水粪染;⑥并发重度子痫前期或子痫。终止妊娠的方法应酌情而定。

(2)引产:宫颈条件成熟、Bishop 评分＞7 分者,应予引产;胎头已衔接者,通常采用人工破膜,破膜时羊水多而清者,可静脉滴注缩宫素。在严密监视下经阴道分娩。对羊水Ⅱ度污染者,若阴道分娩,要求在胎肩娩出前用负压吸管或吸痰管吸净胎儿鼻咽部黏液。

(3)剖宫产:出现胎盘功能减退或胎儿窘迫征象,不论宫颈条件成熟与否,均应行剖宫产尽快结束分娩。过期妊娠时,胎儿虽有足够储备力,但临产后宫缩应激力的显著增加超过其储备力,出现隐性胎儿窘迫,对此应有足够认识。最好应用胎儿监护仪,及时发现问题,采取应急措施,适时选择剖宫产挽救胎儿。进入产程后。应鼓励产妇左侧卧位、吸氧。产程中最好连续监测胎心,注意羊水性状,必要时取胎儿头皮血测 pH,及早发现胎儿窘迫,并及时处理。过期妊娠时,常伴有胎儿窘迫、羊水粪染,分娩时应做相应准备。胎儿娩出后立即在直接喉镜指引下行气管插管吸出气管内容物,以减少胎粪吸入综合征的发生。过期儿患病率和死亡率均增高,应及时发现和处理新生儿窒息、脱水、低血容量及代谢性酸中毒等并发症。

(五)护理评价

(1)患者能积极配合医护措施。

(2)新生儿未发生窒息。

(张 倩)

第四节 异 位 妊 娠

受精卵在于子宫体腔以外着床称为异位妊娠,习称宫外孕。异位妊娠依受精卵在子宫体腔外种植部位不同分为输卵管妊娠、卵巢妊娠、腹腔妊娠、阔韧带妊娠和宫颈妊娠(图 7-9)。

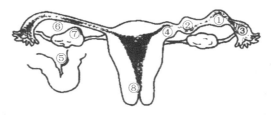

①输卵管壶腹部妊娠;②输卵管峡部妊娠;③输卵管伞部妊娠;④输卵管间质部妊娠;⑤腹腔妊娠;⑥阔韧带妊娠;⑦卵巢妊娠;⑧宫颈妊娠

图 7-9 异位妊娠的发生部位

异位妊娠是妇产科常见的急腹症,发病率约1%,是孕产妇的主要死亡原因之一。以输卵管妊娠最常见。输卵管妊娠占异位妊娠95%左右,其中壶腹部妊娠最多见,约占78%,其次为峡部、伞部、间质部妊娠较少见。

一、病因

(一)输卵管炎症

此是异位妊娠的主要病因。可分为输卵管黏膜炎和输卵管周围炎。输卵管黏膜炎轻者可发生黏膜皱褶粘连、管腔变窄。或使纤毛功能受损,从而导致受精卵在输卵管内运行受阻并于该处着床;输卵管周围炎病变主要在输卵管浆膜层或浆肌层,常造成输卵管周围粘连、输卵管扭曲、管腔狭窄、蠕动减弱而影响受精卵运行。

(二)输卵管手术史输卵管绝育史及手术史者

输卵管妊娠的发生率为 $10\%\sim20\%$。尤其是腹腔镜下电凝输卵管及硅胶环套术绝育,可因输卵管瘘或再通而导致输卵管妊娠。曾经接受输卵管粘连分离术、输卵管成形术(输卵管吻合术或输卵管造口术)者,在再次妊娠时输卵管妊娠的可能性亦增加。

(三)输卵管发育不良或功能异常

输卵管过长、肌层发育差、黏膜纤毛缺乏、双输卵管、输卵管憩室或有输卵管副伞等,均可造成输卵管妊娠。输卵管功能(包括蠕动、纤毛活动及上皮细胞分泌)受雌、孕激素调节。若调节失败,可影响受精卵正常运行。

(四)辅助生殖技术

近年,由于辅助生育技术的应用,使输卵管妊娠发生率增加,既往少见的异位妊娠,如卵巢妊娠、宫颈妊娠、腹腔妊娠的发生率增加。1998 年,美国报道因助孕技术应用所致输卵管妊娠的发生率为 2.8%。

(五)避孕失败

宫内节育器避孕失败,发生异位妊娠的机会较大。

(六)其他

子宫肌瘤或卵巢肿瘤压迫输卵管,影响输卵管管腔通畅,使受精卵运行受阻。输卵管子宫内膜异位可增加受精卵着床于输卵管的可能性。

二、病理

(一)输卵管妊娠的特点

输卵管管腔狭小,管壁薄且缺乏黏膜下组织,其肌层远不如子宫肌壁厚与坚韧,妊娠时不能形成完好的蜕膜,不利于胚胎的生长发育,常发生以下结局。

1.输卵管妊娠流产

输卵管妊娠流产多见于妊娠 8～12 周输卵管壶腹部妊娠。受精卵种植在输卵管黏膜皱襞内,由于蜕膜形成不完整,发育中的胚泡常向管腔突出,最终突破包膜而出血,胚泡与管壁分离,若整个胚泡剥离落入管腔,刺激输卵管逆蠕动经伞端排出到腹腔,形成输卵管妊娠完全流产,出血一般不多。若胚泡剥离不完整,妊娠产物部分排出到腹腔,部分尚附着于输卵管壁,形成输卵管妊娠不全流产,滋养细胞继续侵蚀输卵管壁,导致反复出血,形成输卵管血肿或输卵管周围血肿,血液不断流出并积聚在直肠子宫陷窝形成盆腔血肿,量多时甚至流入腹腔。

2.输卵管妊娠破裂

输卵管妊娠破裂多见于妊娠 6 周左右输卵管峡部妊娠。受精卵着床于输卵管黏膜皱襞间,胚泡生长发育时绒毛向管壁方向侵蚀肌层及浆膜,最终穿破浆膜,形成输卵管妊娠破裂。输卵管肌层血管丰富。短期内可发生大量腹腔内出血,使患者出现休克。其出血量远较输卵管妊娠流产多,腹痛剧烈;也可反复出血,在盆腔与腹腔内形成血肿。孕囊可自破裂口排出,种植于任何部位。若胚泡较小则可被吸收;若过大则可在直肠子宫陷凹内形成包块或钙化为石胎。

输卵管间质部妊娠虽少见,但后果严重,其结局几乎均为输卵管妊娠破裂。由于输卵管间质部管腔周围肌层较厚、血运丰富,因此破裂常发生于孕 12～16 周。其破裂犹如子宫破裂,症状较严重,往往在短时间内出现失血性休克症状。

3.陈旧性宫外孕

输卵管妊娠流产或破裂,若长期反复内出血形成的盆腔血肿不消散,血肿机化变硬并与周围组织粘连,临床上称为陈旧性宫外孕。

4.继发性腹腔妊娠

无论输卵管妊娠流产或破裂,胚胎从输卵管排入腹腔内或阔韧带内,多数死亡,偶尔也有存活者。若存活胚胎的绒毛组织附着于原位或排至腹腔后重新种植而获得营养,可继续生长发育,形成继发性腹腔妊娠。

(二)子宫的变化

输卵管妊娠和正常妊娠一样,合体滋养细胞产生 HCG 维持黄体生长,使类固醇激素分泌增加,致使月经停止来潮、子宫增大变软、子宫内膜出现蜕膜反应。若胚胎受损或死亡,滋养细胞活力消失,蜕膜子宫壁剥离而发生阴道流血。有时蜕膜可完整剥离,随阴道流血排出三角形蜕膜管型;有时呈碎片排出。排出的组织见不到绒毛,组织学检查无滋养细胞,此时血 β-HCG 下降。子宫内膜形态学改变呈多样性,若胚胎死亡已久,内膜可呈增生期改变,有时可见 Arias-Stella(A-S)反应,镜检见内膜腺体上皮细胞增生、增大,细胞边界不清,腺细胞排列成团突入腺腔,细胞极性消失,细胞核肥大、深染,细胞质有空泡。这种子宫内膜过度增生和分泌反应,可能为类固醇激素过度刺激所引起;若胚胎死亡后部分深入肌层的绒毛仍存活,黄体退化迟缓,内膜仍可呈分泌反应。

三、临床表现

输卵管妊娠的临床表现与受精卵着床部位、有无流产或破裂,以及出血量多少与时间长短等有关。

(一)症状

典型症状为停经后腹痛与阴道流血。

1.停经

除输卵管间质部妊娠停经时间较长外,多有 6～8 周停经史。有 20%～30%患者无停经史,将异位妊娠时出现的不规则阴道流血误认为月经。或由于月经过期仅数天而不认为是停经。

2.腹痛

腹痛是输卵管妊娠患者的主要症状。在输卵管妊娠发生流产或破裂之前,由于胚胎在输卵管内逐渐增大,常表现为一侧下腹部隐痛或酸胀感。当发生输卵管妊娠流产或破裂时,突感一侧下腹部撕裂样疼痛,常伴有恶心、呕吐。若血液局限于病变区,主要表现为下腹部疼痛,当血液积聚于直肠子宫陷凹时,可出现肛门坠胀感。随着血液由下腹部流向全腹,疼痛可由下腹部向全腹部扩散,血液刺激膈肌,可引起肩胛部放射性疼痛及胸部疼痛。

3.阴道流血

胚胎死亡后。常有不规则阴道流血,色暗红或深褐,量少呈点滴状,一般不超过月经量,少数患者阴道流血量较多,类似月经。阴道流血可伴有蜕膜管型或蜕膜碎片排出,为子宫蜕膜剥离所致。阴道流血一般常在病灶去除后方能停止。

4.晕厥与休克

由于腹腔内出血及剧烈腹痛,轻者出现晕厥,严重者出现失血性休克。出血量越多越快,症状出现越迅速越严重,但与阴道流血量不成正比。

5.腹部包块

输卵管妊娠流产或破裂时所形成的血肿时间较久者,由于血液凝固并与周围组织或器官(如子宫、输卵管、卵巢、肠管或大网膜等)发生粘连形成包块,包块较大或位置较高者,腹部可扣及。

（二）体征

根据患者内出血的情况,患者可呈贫血貌。腹部检查:下腹压痛、反跳痛明显,出血多时,叩诊有移动性浊音。

四、处理原则

处理原则以手术治疗为主,其次是药物治疗。

（一）药物治疗

1.化疗

化疗主要适用于早期输卵管妊娠、要求保存生育能力的年轻患者。符合下列条件可采用此法:①无药物治疗的禁忌证;②输卵管妊娠未发生破裂或流产;③输卵管妊娠包块直径≤4 cm;④血 β-HCG<2 000 U/L;⑤无明显内出血,常用甲氨蝶呤,治疗机制是抑制滋养细胞增生,破坏绒毛,使胚胎组织坏死、脱落、吸收。但在治疗中若病情无改善,甚至发生急性腹痛或输卵管破裂症状,则应立即进行手术治疗。

2.中医药治疗

中医学认为本病属血瘀少腹,不通则痛的实证。以活血化瘀、消癥为治则,但应严格掌握指征。

（二）手术治疗

手术治疗分为保守手术和根治手术。保守手术为保留患侧输卵管,根治手术为切除患侧输卵管。手术治疗适用于:①生命体征不稳定或有腹腔内出血征象者;②诊断不明确者;③异位妊娠有进展者(如血 β-HCG 处于高水平,附件区大包块等);④随诊不可靠者;⑤药物治疗禁忌证者或无效者。

1.保守手术

此适用于有生育要求的年轻妇女,特别是对侧输卵管已切除或有明显病变者。

2.根治手术

此适用于无生育要求的输卵管妊娠内出血并发休克的急症患者。

3.腹腔镜手术

这是近年治疗异位妊娠的主要方法。

五、护理

(一)护理评估

1.病史

应仔细询问月经史,以准确推断停经时间。注意不要将不规则阴道流血误认为末次月经,或由于月经仅过期几天,不认为是停经。此外,对不孕、放置宫内节育器、绝育术、输卵管复通术、盆腔炎等与发病相关的高危因素应予高度重视。

2.身心状况

输卵管妊娠发生流产或破裂前,症状及体征不明显。当患者腹腔内出血较多时呈贫血貌,严重者可出现面色苍白,四肢湿冷,脉快、弱、细,血压下降等休克症状。体温一般正常,出现休克时体温略低,腹腔内血液吸收时体温略升高,但不超过 38 ℃。下腹有明显压痛、反跳痛,尤以患侧为重,肌紧张不明显,叩诊有移动性浊音。血凝后下腹可触及包块。

由于输卵管妊娠流产或破裂后,腹腔内急性大量出血及剧烈腹痛,以及妊娠终止的现实都将使孕妇出现较为激烈的情绪反应。可表现为哭泣、自责、无助、抑郁和恐惧等行为。

3.诊断检查

(1)腹部检查:输卵管妊娠流产或破裂者,下腹部有明显压痛或反跳痛,尤以患侧为甚,轻度腹肌紧张;出血多时,叩诊有移动性浊音;如出血时间较长,形成血凝块,在下腹可触及软性肿块。

(2)盆腔检查:输卵管妊娠未发生流产或破裂者,除子宫略大较软外,仔细检查可能触及胀大的输卵管并有轻度压痛。输卵管妊娠流产或破裂者,阴道后穹隆饱满,有触痛。将宫颈轻轻上抬或左右摇动时引起剧烈疼痛,称为宫颈抬举痛或摇摆痛,是输卵管妊娠的主要体征之一。子宫稍大而软,腹腔内出血多时子宫检查呈漂浮感。

(3)阴道后穹隆穿刺:是一种简单、可靠的诊断方法,适用于疑有腹腔内出血的患者。由于腹腔内血液易积聚于子宫直肠陷凹,抽出暗红色不凝血为阳性,说明存在血腹症。无内出血、内出血量少、血肿位置较高或子宫直肠陷凹有粘连者,可能抽不出血液,因而穿刺阴性不能排除输卵管妊娠存在。如有移动性浊音,可做腹腔穿刺。

(4)妊娠试验:放射免疫法测血中 HCG,尤其是 β-HCG 阳性有助诊断。虽然此方法灵敏度高,异位妊娠的阳性率一般可达 80%～90%,但 β-HCG 阴性者仍不能完全排除异位妊娠。

(5)血清孕酮测定:对判断正常妊娠胚胎的发育情况有帮助,血清孕酮值<5 ng/mL 应考虑宫内妊娠流产或异位妊娠。

(6)超声检查:B超显像有助于诊断异位妊娠。阴道B超检查较腹部B超检查准确性高。诊断早期异位妊娠。单凭B超现象有时可能会误诊。若能结合临床表现及β-HCG测定等,对诊断的帮助很大。

(7)腹腔镜检查:适用于输卵管妊娠尚未流产或破裂的早期患者和诊断有困难的患者,腹腔内有大量出血或伴有休克者,禁做腹腔镜检查。在早期异位妊娠患者,腹腔镜可见一侧输卵管肿大,表面紫蓝色,腹腔内无出血或有少量出血。

(8)子宫内膜病理检查:诊刮仅适用于阴道流血量较多的患者,目的在于排除宫内妊娠流产。将宫腔排出物或刮出物做病理检查,切片中见到绒毛,可诊断为宫内妊娠,仅见蜕膜未见绒毛者有助于诊断异位妊娠。现已经很少依靠诊断性刮宫协助诊断。

（二）护理诊断

1.潜在并发症

出血性休克。

2.恐惧

恐惧与担心手术失败有关。

（三）预期目标

（1）患者休克症状得以及时发现并缓解。

（2）患者能以正常心态接受此次妊娠失败的事实。

（四）护理措施

1.接受手术治疗患者的护理

（1）护士在严密监测患者生命体征的同时,配合医师积极纠正患者休克症状,做好术前准备。手术治疗是输卵管异位妊娠的主要处理原则。对于严重内出血并发休克的患者,护士应立即开放静脉,交叉配血,做好输血输液的准备。以便配合医师积极纠正休克,补充血容量,并按急症手术要求迅速做好手术准备。

（2）加强心理护理:护士于术前简洁明了地向患者及家属讲明手术的必要性,并以亲切的态度和切实的行动赢得患者及家属的信任,保持周围环境的安静、有序,减少和消除患者的紧张、恐惧心理,协助患者接受手术治疗方案。术后,护士应帮助患者以正常的心态接受此次妊娠失败的现实,向她们讲述异位妊娠的有关知识,一方面可以减少因害怕再次发生移位妊娠而抵触妊娠的不良情绪,另一方面也可以增加和提高患者的自我保健意识。

2.接受非手术治疗患者的护理

对于接受非手术治疗方案的患者,护士应从以下几方面加强护理。

（1）护士需密切观察患者的一般情况、生命体征,并重视患者的主诉,尤应注意阴道流血量与腹腔内出血量不成比例,当阴道流血量不多时,不要误认为腹腔内出血量亦很少。

（2）护士应告诉患者病情发展的一些指征,如出血增多、腹痛加剧、肛门坠胀感明显等,以便当患者病情发展时,医患均能及时发现,给予相应处理。

（3）患者应卧床休息,避免腹部压力增大,从而减少异位妊娠破裂的机会。在患者卧床期间,护士需提供相应的生活护理。

（4）护士应协助正确留取血标本,以检测治疗效果。

（5）护士应指导患者摄取足够的营养物质,尤其是富含铁蛋白的食物,如动物肝脏、肉类、豆类、绿叶蔬菜及黑木耳等,以促进血红蛋白的增加,增强患者的抵抗力。

3.出院指导

输卵管妊娠的预后在于防治输卵管的损伤和感染,因此护士应做好妇女的健康保健工作,防止发生盆腔感染。教育患者保持良好的卫生习惯,勤洗浴、勤换衣,性伴侣稳定。发生盆腔炎后须立即彻底治疗,以免延误病情。另外,由于输卵管妊娠者中约有10%的再发生率和50%～60%的不孕率。因此,护士需告诫患者,下次妊娠时要及时就医,并且不宜轻易终止妊娠。

（五）护理评价

（1）患者的休克症状得以及时发现并纠正。

（2）患者消除了恐惧心理愿意接受手术治疗。

（张　倩）

第五节 妊娠剧吐

妊娠剧吐是指妊娠期恶心,频繁呕吐,不能进食,导致脱水、酸碱平衡失调及水、电解质紊乱,甚至肝肾功能损害,严重可危及孕妇生命。其发生率为 0.3%～1%。

一、病因

尚未明确,可能与下列因素有关。

(一)HCG 水平增高

因早孕反应的出现和消失的时间与孕妇血清 HCG 值上升、下降的时间一致;另外多胎妊娠、葡萄胎患者 HCG 值,显著增高,发生妊娠剧吐的比率也增高;而终止妊娠后,呕吐消失。但症状的轻重与血 HCG 水平并不一定呈正相关。

(二)精神及社会因素

恐惧妊娠、精神紧张、情绪不稳、经济条件差的孕妇易患妊娠剧吐。

(三)幽门螺杆菌感染

近年研究发现妊娠剧吐的患者与同孕周无症状孕妇相比,血清抗幽门螺杆菌的 IgG 浓度升高。

(四)其他因素

维生素缺乏,尤其是维生素 B_6 缺乏可导致妊娠剧吐;变态反应;研究发现几种组织胺受体亚型与呕吐有关,临床上抗组胺治疗呕吐有效。

二、病理生理

(1)频繁呕吐导致失水、血容量不足、血液浓缩、细胞外液减少,钾、钠等离子丢失使电解质平衡失调。

(2)不能进食,热量摄入不足,发生负氮平衡,使血浆尿素氮及尿酸升高;由于机体动用脂肪组织供给热量,脂肪氧化不全,导致丙酮、乙酰乙酸及 β-羟丁酸聚集,产生代谢性酸中毒。

(3)由于脱水、缺氧血转氨酶值升高,严重时血胆红素升高。机体血液浓缩及血管通透性增加,另外,钠盐丢失,不仅尿量减少,尿中可出现蛋白及管型。肾脏继发性损害,肾小管有退行性变,部分细胞坏死,肾小管的正常排泄功能减退,终致血浆中非蛋白氮、肌酐、尿酸的浓度迅速增加。肾功能受损和酸中毒使细胞内钾离子较多地移到细胞外,出现高钾血症,严重时心脏停搏。

(4)病程长达数周者,可致严重营养缺乏,由于维生素 C 缺乏,血管脆性增加,可致视网膜出血。

三、临床表现

(一)恶心、呕吐

恶心、呕吐多见于年轻初孕妇,一般停经 6 周左右出现恶心、呕吐,逐渐加重直至频繁呕吐不能进食。

(二)水、电解质紊乱

严重呕吐、不能进食导致失水、电解质紊乱,使氢、钠、钾离子大量丢失,出现低钾血症。营养摄入不足可致负氮平衡,使血浆尿素氮及尿素增高。

(三)酸、碱平衡失调

机体动用脂肪组织供给能量,使脂肪代谢中间产物酮体增多,引起代谢性酸中毒。病情发展,可出现意识模糊。

(四)维生素缺乏

频繁呕吐、不能进食可引起维生素 B_1 缺乏,导致 Wernicke-Korsakoff 综合征。维生素 K 缺乏,可致凝血功能障碍,常伴血浆蛋白及纤维蛋白原减少,增加孕妇出血倾向。

四、辅助检查

(一)尿液检查

患者尿比重增加,尿酮体阳性,肾功能受损时,尿中可出现蛋白和管型。

(二)血液检查

血液浓缩,红细胞计数增多,血细胞比容上升,血红蛋白值增高;血酮体可为阳性,二氧化碳结合力降低;肝、肾功能受损害时胆红素、转氨酶、肌酐和尿素氮升高。

(三)眼底检查

严重者出现眼底出血。

五、诊断及鉴别诊断

根据病史、临床表现及妇科检查,诊断并不困难。可用 B 超检查排除滋养叶细胞疾病,此外尚需与可引起呕吐的疾病,如急性病毒性肝炎、胃肠炎、胰腺炎、胆管疾病、脑膜炎、脑血管意外及脑肿瘤等鉴别。

六、并发症

(一)Wernicke-Korsakoff 综合征

发病率为妊娠剧吐患者的 10%,是由于妊娠剧吐长期不能进食,导致维生素 B_1 缺乏引起的中枢系统疾病,Wernicke 脑病和 Korsakoff 综合征是一个病程中的先后阶段。

维生素 B_1 是糖代谢的重要辅酶,参与糖代谢的氧化脱羧代谢,维生素 B_1 缺乏时,体内丙酮酸及乳酸堆积,发生糖代谢的三羧酸循环障碍,使得主要靠糖代谢供给能量的神经组织、骨骼肌和心肌代谢出现严重障碍。病理变化主要发生在丘脑、下丘脑的脑室旁区域、中脑导水管的周围区灰质、乳头体、第四脑室底部,迷走神经运动背核,可出现不同程度的神经细胞和神经纤维轴索或髓鞘的丧失,伴有星形细胞和小胶质细胞的增生。毛细血管扩张,血管的外膜和内皮细胞明显增生,有散在小出血灶。

Wernicke 脑病表现为眼球震颤、眼肌麻痹等眼部症状,躯干性共济失调及精神障碍,可同时出现,但大多数患者精神症状迟发。Korsakoff 综合征表现为严重的近事记忆障碍,表情呆滞、缺乏主动性,产生虚构与错构。部分伴有周围神经病变。严重时发展为永久性的精神、神经功能障碍,出现神经错乱、昏迷甚至死亡。

(二)Mallory-Weis 综合征

胃-食管连接处的纵向黏膜撕裂出血,引起呕血和黑便。严重时,可使食管穿孔,表现为胸痛、剧吐、呕血,需急症手术治疗。

七、治疗与护理

治疗原则:休息,适当禁食,计出入量,纠正脱水、酸中毒及电解质紊乱,补充营养,并需要良好的心理支持。

(一)补液治疗

每天应补充葡萄糖液、生理盐水、平衡液,总量 3 000 mL 左右,加维生素 B_6 100 mg。维生素 C 2~3 g,维持每天尿量≥1 000 mL,肌内注射维生素 B_1,每天 100 mg。为了更好地利用输入的葡萄糖,可适当加用胰岛素。根据血钾、血钠情况决定补充剂量。根据二氧化碳结合力值或血气分析结果,予以静脉滴注碳酸氢钠溶液。

一般经上述治疗 2~3 天后,病情大多迅速好转,症状缓解。待呕吐停止后,可试进少量流食,以后逐渐增加进食量,调整静脉输液量。

(二)终止妊娠

经上述治疗后,若病情不见好转,反而出现下列情况,应迅速终止妊娠:①持续黄疸。②持续尿蛋白;③体温升高,持续在 38 ℃以上。④心率大于 120 次/分。⑤多发性神经炎及神经性体征。⑥出现 Wernicke-Korsakoff 综合征。

(三)妊娠剧吐并发 Wernicke-Korsakoff 综合征的治疗

如不紧急治疗,该综合征的病死率高达 50%,即使积极处理,病死率约 17%。在未补给足量维生素 B_1 前,静脉滴注葡萄糖会进一步加重三羧酸循环障碍,使病情加重,导致患者昏迷甚至死亡。对长期不能进食的患者应给维生素 B_1,400~600 mg 分次肌内注射,以后每天 100 mg 肌内注射至能正常进食为止,然后改口服,并给予多种维生素。同时应对其内分泌及神经状态进行评价,对病情严重者及时终止妊娠。早期大量维生素 B_1 治疗,上述症状可在数天至数周内有不同程度的恢复,但仍有 60% 患者不能得到完全恢复,特别是记忆恢复往往需要 1 年左右的时间。

八、预后

绝大多数妊娠剧吐患者预后良好,仅少数病例因病情严重而需终止妊娠。然而对胎儿方面,曾有报道妊娠剧吐发生酮症者,所生后代的智商较低。

(张　倩)

第六节　子宫破裂

子宫破裂是指在分娩期或妊娠晚期子宫体部或子宫下段发生破裂。是产科严重的并发症,若不及时诊治,可随时威胁母儿生命。

根据子宫破裂发生的时间可分为妊娠期破裂和分娩期破裂;根据子宫破裂发生的部位可分为子宫体部破裂和子宫下段破裂;根据子宫破裂发生的程度可分为完全性破裂和不完全性破裂。

完全破裂是指子宫壁的全层破裂,导致宫腔内容物进入腹腔,破裂常发生于子宫下段。不完全破裂是指子宫内膜、肌层部分或全部破裂,而浆膜层完整,常发生于子宫下段,宫腔与腹腔不相通,而往往在破裂侧进入阔韧带之间,形成阔韧带血肿。

一、病因

(一)梗阻性难产

它是引起子宫破裂最常见的原因。骨盆狭窄、头盆不称、软产道阻塞(发育畸形、瘢痕或肿瘤等),胎位异常(肩先露、额先露),胎儿异常(巨大胎儿、胎儿畸形)等,均可以导致胎先露部下降受阻,子宫上段为克服产道阻力而强烈收缩,使子宫下段过分伸展变薄超过最大限度,而发生子宫破裂。

(二)瘢痕子宫

剖宫产、子宫修补术、子宫肌瘤剔除术等都会使术后子宫肌壁留有瘢痕,于妊娠晚期或者临产后因子宫收缩牵拉及宫腔内压力增高而致子宫瘢痕破裂。宫体部瘢痕多于妊娠晚期发生自发破裂,多为完全破裂;子宫下段瘢痕破裂多发生于临产后,为不完全破裂。前次手术后伴感染或愈合不良者,发生子宫破裂概率更大。

(三)宫缩剂使用不当

分娩前肌内注射缩宫素或过量静脉滴注缩宫素,使用前列腺素栓剂及其他子宫收缩药物使用不当,均可导致子宫收缩过强,造成子宫破裂。多产、高龄、子宫畸形或发育不良、多次刮宫史、宫腔感染等都会增加子宫破裂的概率。

(四)手术创伤

多发生于不适当或粗暴的阴道助产手术,如宫颈口未开全时行产钳或臀牵引术,强行剥离植入性胎盘或严重粘连胎盘,行毁胎术、穿颅术时器械、胎儿骨片伤及子宫等情况均可导致子宫破裂。

二、临床表现

子宫破裂多发生于分娩期,通常是个逐渐发展的过程,可分为先兆子宫破裂和子宫破裂两个阶段。其症状与破裂发生的时间、部位、范围、出血量、胎儿及子宫肌肉收缩情况有关。

(一)先兆子宫破裂

子宫病理性缩复环形成、下腹部压痛、胎心率异常、血尿,是先兆子宫破裂的四大主要表现。

1.症状

常见于产程长、有梗阻性难产因素的产妇。产妇通常在临产过程中,当宫缩越强。但胎儿下降受阻,产妇表现为烦躁不安、疼痛难忍、下腹部拒按、呼吸急促、脉搏加快,同时膀胱受压充血,出现排尿困难及血尿。

2.体征

因胎先露部下降受阻,子宫收缩过强,子宫体部肌肉增厚变短,子宫下段肌肉变薄拉长,在两者间形成环状凹陷,称为病理性缩复环。可见该环逐渐上升至脐平或脐上,压痛明显(图7-10)。因子宫收缩过强过频,胎儿可能触不清,胎心率先加快后减慢或听不清,胎动频繁。

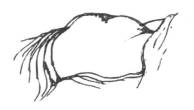

图 7-10　病理性缩复环

(二)子宫破裂

1.症状

产妇突感下腹部撕裂样剧痛,子宫收缩停止,腹部稍感舒适。后因血液、羊水进入腹腔,出现全腹持续性疼痛,伴有面色苍白、冷汗淋漓、脉搏细速、呼吸急促等现象。

2.体征

产妇全腹压痛、反跳痛,腹壁下可扪及胎体,子宫位于侧方,胎心胎动消失。阴道出血可见鲜血流出,下降中的胎儿先露部消失,扩张的宫颈口回缩,部分产妇可扪及子宫下段裂口及宫颈。若为子宫不完全破裂者,上述体征不明显,仅在不全破裂处有压痛、腹痛,若破裂口累及两侧子宫血管,可致急性大出血或形成阔韧带内血肿,查体时可在子宫一侧扪及逐渐增大且有压痛的包块。

三、处理原则

(一)先兆子宫破裂

立即抑制宫缩,使用麻醉药物或者肌内注射哌替啶,即刻行剖宫产终止妊娠。

(二)子宫破裂

在输血、输液、吸氧等抢救休克的同时,无论胎儿是否存活,都尽快做好剖宫产的准备,进行手术治疗。根据产妇全身状况、破裂的部位和程度、破裂的时间、有无感染征象等决定手术方法。

四、护理

(一)护理评估

1.病史

收集产妇既往有无与子宫破裂相关的病史,如子宫手术瘢痕、剖宫产史;此次妊娠有无出现高危因素,如胎位不正、头盆不称等;临产期间有无滥用缩宫素。

2.身心状况

评估产妇目前的临床表现和生命体征、情绪变化。如宫缩的强度、间隔时间、腹部疼痛的性质,有无排尿困难、有无血尿、有无出现病理性缩复环,同时监测胎儿宫内情况,了解有无出现胎儿窘迫征象。产妇精神状态有无烦躁不安、恐惧、焦虑、衰竭等现象。

3.辅助检查

(1)腹部检查:可了解产妇腹部疼痛的部位和体征,从而判断子宫破裂的阶段。

(2)实验室检查:血常规检查可了解有无白细胞计数升高、血红蛋白下降等感染、出血征象;同时尿常规检查可了解有无肉眼血尿。

(3)超声检查:可协助发现子宫破裂的部位和胎儿的位置。

(二)护理诊断

1.疼痛

与产妇出现强直行宫缩、子宫破裂有关。

2.组织灌注无效

与子宫破裂后出血量多有关。

3.预感性悲哀

与担心自身预后和胎儿可能死亡有关。

(三)护理目标

(1)及时补充血容量,产妇低血容量予以纠正。

(2)能够抑制强直性子宫收缩,产妇疼痛略有缓解。

(3)产妇情绪能够得到安抚和平稳。

(四)护理措施

1.预防子宫破裂

向孕产妇宣教,做好计划生育工作,避免多次人工流产,减少多产。认真做好产前检查,如有瘢痕子宫、产道异常者提前入院待产。正确处理产程,严密观察产程进展,尽早发现先兆子宫破裂的征象并进行及时处理。严格掌握使用缩宫素的指征和禁忌证,避免滥用,滴注缩宫素时应有专人看护并记录,从小剂量起,逐渐增加,严防发生过强宫缩。

2.先兆子宫破裂的护理

密切观察产程进展,注意胎儿心率变化。待产时,如果宫缩过强过频,下腹部压痛明显,或出现病理性缩复环时,及时报告医师,停止缩宫素等一切操作,严密监测产妇生命体征,根据医嘱使用抑制宫缩药物。

3.子宫破裂的护理

迅速开放静脉通路,短时间内补充液体、输血,补足血容量,同时吸氧、保暖,纠正酸中毒,进行抗休克处理,根据医嘱做好手术前各项准备,严密监测产妇生命体征、24小时出入量,各种实验室检查结果,评估出血量,根据医嘱使用抗生素防止感染。

4.心理支持

协助医师根据产妇的情况,向产妇及家属解释病情治疗计划,取得家属的支持和产妇的配合。如果出现胎儿死亡的产妇,要努力开解其悲伤的心情,鼓励其说出内心感受,为其提供安静的环境,同时给予关心和生活上的护理,努力帮助其接受现实,调整情绪,为产妇提供相应的产褥期休养计划,做好关于其康复的各种宣教。

(张　倩)

第七节　胎膜早破

胎膜早破是指在临产前胎膜自然破裂。它是常见的分娩期并发症,妊娠满37周的发生率为10%,妊娠不满37周的发生率为2%～3.5%。胎膜早破可引起早产及围产儿病死率增加,亦可导致孕产妇宫内感染率和产褥期感染率增加。

一、病因

一般认为胎膜早破与以下因素有关,常为多因素所致。

(一)上行感染

可由生殖道病原微生物上行感染,引起胎膜炎,使胎膜局部张力下降而破裂。

(二)羊膜腔压力增高

羊膜腔压力增高常见于多胎妊娠、羊水过多等。

(三)胎膜受力不均

胎先露高浮、头盆不称、胎位异常可使胎膜受压不均导致破裂。

(四)营养因素

缺乏维生素 C、锌及铜,可使胎膜张力下降而破裂。

(五)宫颈内口松弛

常因手术创伤或先天性宫颈组织薄弱,宫颈内口松弛,胎膜进入扩张的宫颈或阴道内,导致感染或受力不均,而使胎膜破裂。

(六)细胞因子

IL-1、IL-6、IL-8、肿瘤坏死因子-α 升高,可激活溶酶体酶,破坏羊膜组织,导致胎膜早破。

(七)机械性刺激

创伤或妊娠后期性交也可导致胎膜早破。

二、临床表现

(一)症状

孕妇突感有较多液体自阴道流出,有时可混有胎脂及胎粪,无腹痛等其他产兆,当咳嗽、打喷嚏等腹压增加时,羊水可少量间断性排出。

(二)体征

肛诊或阴检时,触不到羊膜囊,上推胎儿先露部可见到羊水流出。如伴羊膜腔感染时,可有臭味,并伴有发热、母儿心率增快、子宫压痛,以及白细胞计数增多、C 反应蛋白升高。

三、对母儿的影响

(一)对母亲的影响

胎膜早破后,生殖道病原微生物易上行感染,通常感染程度与破膜时间有关。羊膜腔感染易发生产后出血。

(二)对胎儿的影响

胎膜早破经常诱发早产,早产儿易发生呼吸窘迫综合征。羊膜腔感染时,可引起新生儿吸入性肺炎,严重者发生败血症、颅内感染等。脐带受压、脐带脱垂时可致胎儿窘迫。胎膜早破发生的孕周越小,胎肺发育不良发生率越高,围产儿病死率越高。

四、处理原则

预防感染和脐带脱垂,如有感染、胎儿窘迫征象,及时行剖宫产终止妊娠。

五、护理

(一)护理评估

1.病史

询问病史,了解是否有发生胎膜早破的病因,确定具体的胎膜早破的时间、妊娠周数,是否有宫缩、见红等临产征兆,是否出现感染征象,是否出现胎儿窘迫现象。

2.身心状况

观察孕妇阴道流液的色、质、量,是否有气味。孕妇常可能因为不了解胎膜早破的原因,而对不可自控的阴道流液形成恐慌,可能担心自身与胎儿的安危。

3.辅助检查

(1)阴道流液的 pH 测定:正常阴道液 pH 为 4.5~5.5,羊水 pH 为 7.0~7.5。若 pH>6.5,提示胎膜早破,准确率 90%。

(2)肛查或阴道窥阴器检查:肛查时未触到羊膜囊,上推胎儿先露部,有羊水流出。阴道窥阴器检查时见液体自宫口流出或可见阴道后穹隆有较多混有胎脂和胎粪的液体。

(3)阴道液涂片检查:阴道液置于载玻片上,干燥后镜检可见羊齿植物叶状结晶为羊水,准确率 95%。

(4)羊膜镜检查:可直视胎先露部,看不到前羊膜囊,即可诊断。

(5)胎儿纤维结合蛋白测定:纤维结合蛋白是胎膜分泌的细胞外基质蛋白。当宫颈及阴道分泌物内纤维结合蛋白含量>0.05 mg/L 时,胎膜抗张能力下降,易发生胎膜早破。

(6)超声检查:羊水量减少可协助诊断,但不可确诊。

(二)护理诊断

1.有感染的危险

有感染的危险与胎膜破裂后,生殖道病原微生物上行感染有关。

2.知识缺乏

缺乏预防和处理胎膜早破的知识。

3.有胎儿受伤的危险

有胎儿受伤的危险与脐带脱垂、早产儿肺部发育不成熟有关。

(三)护理目标

(1)孕妇无感染征象发生。

(2)孕妇了解胎膜早破的知识如突然发生胎膜早破,能够及时进行初步应对。

(3)胎儿无并发症发生。

(四)护理措施

1.预防脐带脱垂的护理

胎膜早破并胎先露未衔接的孕妇绝对卧床休息,多采用左侧卧位,注意抬高臀部防止脐带脱垂造成胎儿宫内窘迫。注意监测胎心变化,进行肛查或阴检时,确定有无隐性脐带脱垂,一旦发生,立即通知医师,并于数分钟内结束分娩。

2.预防感染

保持床单位清洁。使用无菌的会阴垫于外阴处,勤于更换,保持清洁干燥,防止上行感染。更换会阴垫时观察羊水的色、质、量、气味等。嘱孕妇保持外阴清洁,每天对其会阴擦洗 2 次。同时观察产妇的生命体征,血生化指标,了解是否存在感染征象。按医嘱一般破膜,大于 12 小时给了抗生素防止感染。

3.监测胎儿宫内情况

密切观察胎心率的变化,嘱孕妇自测胎动。如有混有胎粪的羊水流出,即为胎儿宫内缺氧的表现,应及时予以吸氧,左侧卧位,并根据医嘱做好相应的护理。

若胎膜早破孕周小于 35 周者。根据医嘱予地塞米松促进胎肺成熟。若孕周小于 37 周并已临产,或孕周大于 37 周。胎膜早破大于 12 小时后仍未临产者,可根据医嘱尽快结束分娩。

4.健康教育

孕期时为孕妇讲解胎膜早破的定义与原因,并强调孕期卫生保健的重要性。指导孕妇,如出现胎膜早破现象,无须恐慌,应立即平卧,及时就诊。孕晚期禁止性交,避免腹部碰撞或增加腹压。指导孕期补充足量的维生素和锌、铜等微量元素。如宫颈内口松弛者,应多卧床休息,并遵医嘱根据需要于孕 14~16 周时行宫颈环扎术。

(张　倩)

第八章

儿 科 护 理

第一节 惊 厥

惊厥的病理生理基础是脑神经元的异常放电和过度兴奋,是由多种原因所致的大脑神经元暂时性功能紊乱的一种表现。发作时全身或局部肌群突然发生阵挛或强直性收缩,多伴有不同程度的意识障碍。惊厥是小儿最常见的急症,有 5‰~6‰ 的小儿曾发生过高热惊厥。

一、病因

小儿惊厥可由众多因素引起,凡能造成脑神经元兴奋性功能紊乱的因素,如脑缺氧、缺血、低血糖、脑炎症、水肿、中毒变性、坏死等,均可导致惊厥的发生。将其病因归纳为以下几类。

(一)感染性疾病

1.颅内感染性疾病

(1)细菌性脑膜炎、脑血管炎、颅内静脉窦炎。

(2)病毒性脑炎、脑膜脑炎。

(3)脑寄生虫病,如脑型肺吸虫病、脑型血吸虫病、脑囊虫病、脑棘球蚴病、脑型疟疾等。

(4)各种真菌性脑膜炎。

2.颅外感染性疾病

(1)呼吸系统感染性疾病。

(2)消化系统感染性疾病。

(3)泌尿系统感染性疾病。

(4)全身性感染性疾病及某些传染病。

(5)感染性病毒性脑病,脑病合并内脏脂肪变性综合征。

(二)非感染性疾病

1.颅内非感染性疾病

(1)癫痫。

(2)颅内创伤,出血。

(3)颅内占位性病变。

(4)中枢神经系统畸形。

（5）脑血管病。

（6）神经皮肤综合征。

（7）中枢神经系统脱髓鞘病和变性疾病。

2.颅外非感染性疾病

（1）中毒：如有毒动植物，氰化钠、铅、汞中毒，急性酒精中毒及各种药物中毒等。

（2）缺氧：如新生儿窒息、溺水、麻醉意外、一氧化碳中毒、心源性脑缺血综合征等。

（3）先天性代谢异常疾病：如苯酮尿症、黏多糖病、半乳糖血症、肝豆状核变性、尼曼-匹克病等。

（4）水电解质紊乱及酸碱失衡：如低血钙、低血钠、高血钠及严重代谢性酸中毒等。

（5）全身及其他系统疾病并发症：如系统性红斑狼疮、风湿病、肾性高血压脑病、尿毒症、肝昏迷、糖尿病、低血糖、胆红素脑病等。

（6）维生素缺乏症：如维生素 B_6 缺乏症、维生素 B_6 依赖症、维生素 B_1 缺乏性脑型脚气病等。

二、临床表现

（一）惊厥发作形式

1.强直-阵挛发作

其发作时突然意识丧失，摔倒，全身强直，呼吸暂停，角弓反张，牙关紧闭，面色发绀，持续10～20秒，转入阵挛期；不同肌群交替收缩，致肢体及躯干有节律地抽动，口吐白沫（若咬破舌头可吐血沫）；呼吸恢复，但不规则，数分钟后肌肉松弛而缓解，可有尿失禁，然后入睡，醒后可有头痛、疲乏，对发作不能回忆。

2.肌阵挛发作

这是由肢体或躯干的某些肌群突然收缩（或称电击样抽动），表现为头、颈、躯干或某个肢体快速抽搐。

3.强直发作

强直发作表现为肌肉突然强直性收缩，肢体可固定在某种不自然的位置持续数秒钟，躯干四肢姿势可不对称，面部强直表情，眼及头偏向一侧，睁眼或闭眼，瞳孔散大，可伴呼吸暂停，意识丧失，发作后意识较快恢复，不出现发作后嗜睡。

4.阵挛性发作

其发作时全身性肌肉抽动，左右可不对称，肌张力可增高或减低，有短暂意识丧失。

5.局限性运动性发作

此发作时无意识丧失，常表现为下列形式。

（1）某个肢体或面部抽搐：由于口、眼、手指在脑皮质运动区所代表的面积最大，因而这些部位最易受累。

（2）杰克逊癫痫发作：发作时大脑皮质运动区异常放电灶逐渐扩展到相邻的皮质区。抽搐也按皮质运动区对躯干支配的顺序扩展，如从面部抽搐开始→手→前臂→上肢→躯干→下肢；若进一步发展，可成为全身性抽搐，此时可有意识丧失；常提示颅内有器质性病变。

（3）旋转性发作：发作时头和眼转向一侧，躯干也随之强直性旋转，或一侧上肢上举，另一侧上肢伸直、躯干扭转等。

6.新生儿轻微惊厥

这是新生儿期常见的一种惊厥形式,发作时呼吸暂停,两眼斜视,眼睑抽搐,频频的眨眼动作,伴流涎,吸吮或咀嚼样动作,有时还出现上下肢类似游泳或蹬自行车样的动作。

(二)惊厥的伴随症状及体征

1.发热

发热为小儿惊厥最常见的伴随症状,如为单纯性或复杂性高热惊厥患儿,于惊厥发作前均有38.5℃,甚至40℃以上高热。由上呼吸道感染引起者,还可有咳嗽、流涕、咽痛、咽部出血、扁桃体肿大等表现。如为其他器官或系统感染所致惊厥,绝大多数均有发热及其相关的症状和体征。

2.头痛及呕吐

此为小儿惊厥常见的伴随症状之一,年长儿能正确叙述头痛的部位、性质和程度,婴儿常表现为烦躁、哭闹、摇头、抓耳或拍打头部。多伴有频繁喷射状呕吐,常见于颅内疾病及全身性疾病,如各种脑膜炎、脑炎、中毒性脑病、瑞氏综合征、颅内占位性病变等。同时还可出现程度不等的意识障碍,颈项抵抗,前囟饱满,颅神经麻痹,肌张力增高或减弱,克氏征、布鲁津斯基征及巴宾斯基征阳性等体征。

3.腹泻

如遇重度腹泻病,可致水电解质紊乱及酸碱失衡,出现严重低钠或高钠血症,低钙、低镁血症,以及由于补液不当,造成水中毒也可出现惊厥。

4.黄疸

新生儿溶血症,当出现胆红素脑病时,不仅皮肤巩膜高度黄染,还可有频繁性惊厥;重症肝炎患儿,当肝衰竭,出现惊厥前即可见到明显黄疸;在瑞氏综合征、肝豆状核变性等病程中,均可出现不等的黄疸,此类疾病初期或中末期均能出现惊厥。

5.水肿、少尿

水肿、少尿是各类肾炎或肾病为儿童时期常见多发病,水肿、少尿为该类疾病的首起表现,当其中部分患儿出现急、慢性肾衰竭,或肾性高血压脑病时,均可有惊厥。

6.智力低下

智力低下常见于新生儿窒息所致缺氧、缺血性脑病,颅内出血患儿,病初即有频繁惊厥,其后有不同程度的智力低下。智力低下亦见于先天性代谢异常疾病,如苯酮尿症、糖尿症等氨基酸代谢异常病。

三、诊断依据

(一)病史

了解惊厥的发作形式,持续时间,有无意识丧失,伴随症状,诱发因素及有关的家族史。

(二)体检

全面的体格检查,尤其神经系统的检查,如神志、头颅、头围、囟门、颅缝、脑神经、瞳孔、眼底、颈抵抗、病理反射、肌力、肌张力、四肢活动等。

(三)实验室及其他检查

1.血尿粪常规

血白细胞显著增高,通常提示细菌感染。红细胞血色素很低,网织红细胞增高,提示急性溶血。尿蛋白及细胞数增高,提示肾炎或肾盂肾炎。大便镜检,除外痢疾。

2.血生化等检验

除常规查肝肾功能、电解质外,应根据病情选择有关检验。

3.脑脊液检查

凡疑有颅内病变惊厥患儿,尤其是颅内感染时,均应做脑脊液常规、生化、培养或有关的特殊化验。

4.脑电图

脑电图阳性率可达80％～90％,小儿惊厥,尤其无热惊厥,其中不少为小儿癫痫。脑电图上可表现为阵发性棘波、尖波、棘慢波、多棘慢波等多种波形。

5.CT检查

疑有颅内器质性病变惊厥患儿,应做脑CT扫描,高密度影见于钙化、出血、血肿及某些肿瘤;低密度影常见于水肿、脑软化、脑脓肿、脱髓鞘病变及某些肿瘤。

6.MRI检查

MRI对脑、脊髓结构异常反应较CT更敏捷,能更准确反映脑内病灶。

7.单光子反射计算机体层成像(SPECT)

其可显示脑内不同断面的核素分布图像,对癫痫病灶、肿瘤定位及脑血管疾病提供诊断依据。

四、治疗

（一）止痉治疗

1.地西泮

每次0.25～0.50 mg/kg,最大剂量≤10 mg,缓慢静脉注射,1分钟≤1 mg。必要时可在15～30分钟后重复静脉注射1次,以后可口服维持。

2.苯巴比妥钠

新生儿首次剂量15～20 mg静脉注射,维持量3～5 mg/(kg·d),婴儿、儿童首次剂量为5～10 mg/kg,静脉注射或肌内注射,维持量5～8 mg/(kg·d)。

3.水合氯醛

每次50 mg/kg,加水稀释成5％～10％溶液,保留灌肠。惊厥停止后改用其他镇静剂止痉药维持。

4.氯丙嗪

剂量为每次1～2 mg/kg,静脉注射或肌内注射,2～3小时后可重复1次。

5.苯妥英钠

每次5～10 mg/kg,肌内注射或静脉注射。遇有"癫痫持续状态"时可给予15～20 mg/kg,速度不超过1 mg/(kg·min)。

6.硫苯妥钠

催眠,大剂量有麻醉作用。每次10～20 mg/kg,稀释成2.5％溶液肌内注射;也可缓慢静脉注射,边注射边观察,痉止即停止注射。

（二）降温处理

1.物理降温

物理降温可用30％～50％乙醇擦浴,头部、颈、腋下、腹股沟等处可放置冰袋,亦可用冷盐水灌肠,或用低于体温 3～4 ℃的温水擦浴。

2.药物降温

一般用安乃近 1 次 5～10 mg/kg,肌内注射;亦可用其滴鼻,＞3 岁患儿,每次 2～4 滴。

(三)降低颅内压

惊厥持续发作时,引起脑缺氧、缺血,易致脑水肿;如惊厥由颅内感染炎症引起,疾病本身即有脑组织充血水肿,颅内压增高,因而及时应用脱水降颅内压治疗。常用 20％甘露醇溶液 5～10 mL/kg,静脉注射或快速静脉滴注(10 mL/min),6～8 小时重复使用。

(四)纠正酸中毒

惊厥频繁,或持续发作过久,可致代谢性酸中毒,如血气分析发现血 pH＜7.2,BE 为 15 mmol/L时,可用 5％碳酸氢钠 3～5 mL/kg,稀释成 1.4％的等张液静脉滴注。

(五)病因治疗

对惊厥患儿应通过病史了解,全面体检及必要的化验检查,争取尽快地明确病因,给予相应治疗。对可能反复发作的病例,还应制订预防复发的防治措施。

五、护理

(一)护理诊断

(1)有窒息的危险。

(2)有受伤的危险。

(3)潜在并发症:脑水肿。

(4)潜在并发症:酸中毒。

(5)潜在并发症:呼吸、循环衰竭。

(6)知识缺乏。

(二)护理目标

(1)不发生误吸或窒息,适当加以保护防止受伤。

(2)保护呼吸功能,预防并发症。

(3)患儿家长情绪稳定,能掌握止痉、降温等应急措施。

(三)护理措施

1.一般护理

(1)将患儿平放于床上,取头侧位。保持安静,治疗操作应尽量集中进行,动作轻柔敏捷,禁止一切不必要的刺激。

(2)保持呼吸道通畅:头侧向一边,及时清除呼吸道分泌物。有发绀者供给氧气,窒息时施行人工呼吸。

(3)控制高热:物理降温可用温水或冷水毛巾湿敷额头部,5～10 分钟更换 1 次,必要时用冰袋放在额部或枕部。

(4)注意安全,预防损伤,清理好周围物品,防止坠床和碰伤。

(5)协助做好各项检查,及时明确病因。根据病情需要,于惊厥停止后,配合医师做血糖、血钙或腰椎穿刺、血气分析及血电解质等针对性检查。

(6)加强皮肤护理:保持皮肤清洁干燥,衣、被、床单清洁、干燥、平整,以防皮肤感染及压疮的发生。

(7)心理护理:关心体贴患儿,处置操作熟练、准确,以取得患儿信任,消除其恐惧心理。说服患儿及家长主动配合各项检查及治疗,使诊疗工作顺利进行。

2.临床观察内容

(1)惊厥发作时,观察惊厥患儿抽搐的时间和部位,有无其他伴随症状。

(2)观察病情变化,尤其随时观察呼吸、面色、脉搏、血压、心音、心率、瞳孔大小、对光反射等重要的生命体征,发现异常及时通报医师,以便采取紧急抢救措施。

(3)观察体温变化,如有高热,及时做好物理降温及药物降温;如体温正常,应注意保暖。

3.药物观察内容

(1)观察止痉药物的疗效。

(2)使用地西泮、苯巴比妥钠等止痉药物时,注意观察患儿呼吸及血压的变化。

4.预见性观察

若惊厥持续时间长、频繁发作,应警惕有无脑水肿、颅内压增高的表现,如收缩压升高、脉率减慢、呼吸节律慢而不规则,则提示颅内压增高。如未及时处理,可进一步发生脑疝,表现为瞳孔不等大、对光反射消失、昏迷加重、呼吸节律不整甚至骤停。

六、康复与健康指导

(1)做好患儿的病情观察准备好急救物品,教会家属正确的退热方法,提高家长的急救知识和技能。

(2)加强患儿营养与体育锻炼,做好基础护理等。

(3)向家长详细交代患儿的病情、惊厥的病因和诱因,指导家长掌握预防惊厥的措施。

（汪　静）

第二节　先天性心脏病

先天性心脏病简称"先心病",是胎儿时期心脏血管发育异常而致的畸形,是小儿时期最常见的心脏病。根据左右心腔或大血管间有无直接分流和临床有无青紫,可将先心病分为三大类:①左向右分流型(潜伏青紫型),常见有室间隔缺损、房间隔缺损、动脉导管未闭。②右向左分流型(青紫型),常见有法洛四联症和大动脉错位。③无分流型(无青紫型),常见有主动脉缩窄和肺动脉狭窄。

小儿先天性心脏病中最常见的是室间隔缺损、房间隔缺损、动脉导管未闭、肺动脉狭窄、法洛四联症和大动脉错位。

一、临床特点

(一)室间隔缺损

室间隔缺损为小儿最常见的先天性心脏病,缺损可单独存在,亦可为其他畸形的一部分。按缺损部位可分为室上嵴上方、室上嵴下方、三尖瓣后方、室间隔肌部四种类型。临床症状与缺损大小及肺血管阻力有关。大型室间隔缺损(缺损 1～3 cm 者)可继发肺动脉高压,当肺动脉压超过主动脉压时,造成右向左分流而产生发绀,称为艾森曼格综合征。

1.症状

小型室间隔缺损可无症状;中型室间隔缺损易患呼吸道感染,或在剧烈运动时发生呼吸急促,生长发育多为正常,偶有心力衰竭;大型室间隔缺损在婴幼儿时期由于缺损较大,左向右分流量多超过肺循环量的 50%,使体循环内血量显著减少,而肺循环内明显充血,可于生后 1~3 个月即发生充血性心力衰竭,平时反复呼吸道感染、肺炎、哭声嘶哑、喂养困难、乏力、多汗等,并有生长发育迟缓。

2.体征

心前区隆起;胸骨左缘 3~4 肋间可闻及 Ⅲ~Ⅳ/6 级全收缩期杂音,在心前区广泛传导;肺动脉第二心音显著增强或亢进。

3.辅助检查

(1)X 线检查:肺充血,心脏左心室或左、右心室大;肺动脉段突出,主动脉结缩小。

(2)心电图:小型室间隔缺损,心电图多数正常;中等大小室间隔缺损示左心室增大或左右心室增大;大型室间隔缺损或有肺动脉高压时,心电图示左右心室增大。

(3)超声心动图:室间隔回声中断征象,左右心室增大。

(二)房间隔缺损

房间隔缺损按病理解剖分为继发孔(第二孔)缺损和原发孔(第一孔)缺损,以继发孔缺损为多见。继发孔缺损为较常见的先天性心脏病之一,以女性较多见,缺损位于房间隔中部卵圆窝处,血流动力学特点为右心室舒张期负荷过重。原发孔缺损位于房间隔下端,是心内膜垫发育障碍未能与第一房间隔融合,常合并二尖瓣裂缺。

1.症状

在初生后及婴儿期大多无症状,偶有暂时性发绀。年龄稍大,症状渐渐明显,患儿发育迟缓,体格瘦小,易反复呼吸道感染,活动耐力减低,有劳累后气促、咳嗽等症状。左胸部常隆起,一般无发绀或杵状指(趾)。

2.体征

胸骨左缘第 2~3 肋间闻及柔和的喷射性收缩期杂音,肺动脉瓣区第二心音可增强或亢进、固定分裂。

3.辅助检查

(1)X 线检查:右心房、右心室扩大,主动脉结缩小,肺动脉段突出,肺血管纹理增多,肺门舞蹈。

(2)心电图:电轴右偏,完全性或不完全性右束支传导阻滞,右心房、右心室增大;原发孔房间隔缺损常见电轴左偏及心室肥大。

(3)超声心动图:右心房右心室增大,右心室流出道增宽,室间隔与左心室后壁呈同向运动。二维切面可显示房间隔缺损的位置及大小。

(三)动脉导管未闭

动脉导管未闭是临床较常见的先天性心脏病,女性多于男性。开放的动脉导管位于肺总动脉分叉与主动脉之间,有管型、漏斗型和窗型,以漏斗型为多见。

1.症状

导管较细时,临床无症状。导管较粗时临床表现为反复呼吸道感染、肺炎,发育迟缓,早期即可发生心力衰竭。重症病例常有呼吸急促、心悸。临床无发绀,但若合并肺动脉高压,即出现发绀。

2.体征

胸骨左缘第 2 肋间可闻及粗糙、响亮、机器样的连续性杂音,向心前区、颈部及左肩部传导,肺动脉第二音亢进。脉压增宽,出现股动脉枪击音、毛细血管搏动和水冲脉。

3.辅助检查

(1)X 线检查:分流量小者,心影正常;分流量大者,多见左心房、左心室增大,主动脉结增宽,可有漏斗征,肺动脉段突出,肺血增多,重症病例左右心室均肥大。

(2)心电图:左心房、左心室增大或双心室肥大。

(3)超声心动图:左心房、左心室大,肺动脉与降主动脉之间有交通。

(四)法洛四联症

法洛四联症是临床上最常见的发绀型先天性心脏病,病变包括肺动脉狭窄、室间隔缺损、主动脉骑跨及右心室肥大,其中肺动脉狭窄程度是决定病情严重程度的主要因素。主动脉骑跨及室间隔缺损存在使体循环血液中混有静脉血,临床上出现发绀与缺氧,并代偿性引起红细胞增多现象。

1.症状

发绀是主要症状,它出现的时间早、晚和程度与肺动脉狭窄程度有关,多见于毛细血管丰富的浅表部位,如唇、指(趾)甲床、球结膜等。患儿活动后有气促、易疲劳、蹲踞等;并常有缺氧发作,表现为呼吸加快、加深,烦躁不安,发绀加重,持续数分钟至数小时,严重者可表现为神志不清,惊厥或偏瘫,死亡。发作多在清晨、哭闹、吸乳或用力后诱发,发绀严重者常有鼻出血和咯血。

2.体征

生长发育落后,全身发绀,眼结膜充血,杵状指(趾);多有行走不远自动蹲踞姿势或膝胸位。胸骨左缘第 2～4 肋间闻及粗糙收缩期杂音;肺动脉第二心音减弱。

3.辅助检查

(1)X 线检查:心影呈靴形,上纵隔增宽,肺动脉段凹陷,心尖上翘,肺纹理减少,右心房、右心室肥厚。

(2)心电图:电轴右偏,右心房、右心室肥大。

(3)超声心动图:显示主动脉骑跨及室间隔缺损,右心室流出道、肺动脉狭窄,右心室内径增大,左心室内径缩小。

(4)血常规:血红细胞增多,一般在 $(5.0～9.0)×10^{12}/L$,血红蛋白 170～200 g/L,红细胞容积 60%～80%。当有相对性贫血时,血红蛋白低于 150 g/L。

二、护理评估

(一)健康史

了解母亲妊娠史,在孕期最初 3 个月内有无病毒感染、放射线接触和服用过影响胎儿发育的药物,孕母是否有代谢性疾病。患儿出生有无缺氧、心脏杂音,出生后各阶段的生长发育状况。是否有下列常见表现:喂养困难,哭声嘶哑,易气促、咳嗽,发绀,蹲踞现象,突发性晕厥。

(二)症状、体征

评估患儿的一般情况,生长发育是否正常,皮肤发绀程度,有无气急、缺氧、杵状指(趾),有无哭声嘶哑,有无蹲踞现象,胸廓有无畸形。听诊心脏杂音位置、性质、程度,尤其要注意肺动脉第二心音的变化。评估有无肺部啰音及心力衰竭的表现。

(三)社会、心理

评估家长对疾病的认知程度和对治疗的信心。

(四)辅助检查

了解并分析 X 线、心电图、超声心动图、血液等检查结果。较复杂的畸形者还应了解心导管检查和心血管造影的结果。

三、常见护理问题

(一)活动无耐力

与氧的供需失调有关。

(二)有感染的危险

与机体免疫力低下有关。

(三)营养失调

低于机体需要量,与缺氧使胃肠功能障碍、喂养困难有关。

(四)焦虑

与疾病严重,花费大,预后难以估计有关。

(五)合作性问题

脑血栓、脑脓肿、心力衰竭、感染性心内膜炎、晕厥。

四、护理措施

(1)休息:制定适合患儿活动的生活制度,轻症无症状者与正常儿童一样生活,但要避免剧烈活动;有症状患儿应限制活动,避免情绪激动和剧烈哭闹;重症患儿应卧床休息,给予妥善的生活照顾。

(2)饮食护理:给予高蛋白、高热量、高维生素饮食,适当限制食盐摄入,并给予适量的蔬菜类粗纤维食品,以保证大便通畅。重症患儿喂养困难,应有耐心,少量多餐,以免导致呛咳、气促、呼吸困难等,必要时从静脉补充营养。

(3)预防感染:病室空气清新,穿着衣服冷热要适中,防止受凉,应避免与感染性疾病患儿接触。

(4)注意心率、心律、呼吸、血压变化,必要时使用监护仪监测。

(5)防止法洛四联症患儿因哭闹、进食、活动、排便等引起缺氧发作,一旦发生可立即置于胸膝卧位,吸氧,遵医嘱应用普萘洛尔、吗啡和纠正酸中毒。

(6)青紫型先天性心脏病患儿由于血液黏稠度高,暑天、发热、吐泻时体液量减少,加重血液浓缩,易形成血栓,有造成重要器官栓塞的危险,因此应注意多饮水,必要时静脉输液。

(7)合并贫血者可加重缺氧,导致心力衰竭,须及时纠正。

(8)合并心力衰竭者按心力衰竭护理。

(9)做好心理护理关心患儿,建立良好护患关系,充分理解家长及患儿对检查、治疗、预后的期望心理,介绍疾病的有关知识、诊疗计划、检查过程、病室环境,消除恐惧心理。

(10)健康教育:①向家长讲述疾病的相关护理知识和各种检查的必要性,以取得配合。②指导患儿及家长掌握活动种类和强度。③告知家长如何观察病情变化,一旦发现异常(婴儿哭声无力,呕吐,不肯进食,手脚发软,皮肤出现花纹,较大患儿自诉头晕等),应立即呼叫。④向患儿及家长讲述重要药物如地高辛的作用及注意事项。

五、出院指导

(1)饮食宜高营养、易消化,少量多餐。人工喂养儿用柔软的奶头孔稍大的奶嘴,每次喂奶时间不宜过长。

(2)休息根据耐受力确立适宜的活动,以不出现乏力、气短为度,重者应卧床休息。

(3)避免感染居室空气新鲜,经常通风,不去公共场所、人群集中的地方。注意气候变化及时添减衣服,预防感冒。按时预防接种。

(4)发热、出汗时要给足水分,呕吐、腹泻时应到医院就诊补液,以免血液黏稠而发生脑血栓。

(5)保证休息,避免哭闹,减少外界刺激以预防晕厥的发生。当患儿在吃奶、哭闹或活动后出现气急、发绀加重或年长儿诉头痛、头晕时应立即将患儿取胸膝卧位并送医院。

(汪　静)

第三节　急性感染性喉炎

急性感染性喉炎是由病毒或细菌等引起的喉部黏膜的急性炎症,多见于 5 岁以下的儿童,冬、春季发病较多。由于小儿喉腔狭小、黏膜下血管淋巴组织丰富,声门下组织疏松等解剖特点,患儿易出现犬吠样咳嗽、声音嘶哑、吸气性喉鸣伴呼吸困难,严重时出现喉梗阻症状,若处理不及时,可危及生命。

一、临床特点

(一)症状

1.发热

患儿可有不同程度的发热,严重时体温可高达 40 ℃以上并伴有中毒症状。

2.咳嗽

轻者为刺激性咳嗽,伴有声音嘶哑,较重的有犬吠样咳嗽。

3.喉梗阻症状

呈吸气性喉鸣、三凹征,重者迅速出现烦躁不安、吸气性呼吸困难、发绀、心率加快等缺氧症状。临床将喉梗阻分为 4 度。

(1)Ⅰ度喉梗阻:安静时如常人,但活动(或受刺激)后可出现喉鸣及吸气性呼吸困难。胸部听诊呼吸音清晰,心率无改变。

(2)Ⅱ度喉梗阻:即使在安静状态下也有喉鸣和吸气性呼吸困难。听诊可闻喉鸣传导或气管呼吸音,呼吸音强度大致正常。心率稍快,一般状况尚好。

(3)Ⅲ度喉梗阻:吸气性呼吸困难严重,除上述表现外,还因缺氧严重而出现明显发绀,患儿常极度不安、躁动、恐惧、大汗,胸廓塌陷,呼吸音明显减低。心率增快,常＞140 次/分,心音低钝。

(4)Ⅳ度喉梗阻:由于呼吸衰竭及逐渐体力耗竭,患儿极度衰竭,呈昏睡状或进入昏迷,三凹征反而不明显,呼吸微弱,呼吸音几乎消失,胸廓塌陷明显,心率或慢或快,心律不齐,心音微弱,面色由发绀变成苍白或灰白。

(二)体征

咽部充血,肺部无湿性啰音。直达喉镜检查可见黏膜充血肿胀,声门下黏膜呈梭状肿胀,黏膜表面有时附有黏稠性分泌物。

二、护理评估

(一)健康史

询问发病情况,病前有无上呼吸道感染现象。

(二)症状、体征

检查患儿有无发热、声音嘶哑、咳嗽、气促、三凹征。

(三)社会、心理

评估患儿及家长的心理状态,对疾病的了解程度,家庭环境及经济情况,了解患儿有无住院的经历。

(四)辅助检查

了解病原学及血常规检查结果。

三、常见护理问题

(一)低效性呼吸形态

与喉头水肿有关。

(二)舒适的改变

舒适的改变与咳嗽、呼吸困难有关。

(三)有窒息的危险

有窒息的危险与喉梗阻有关。

(四)体温过高

体温过高与感染有关。

四、护理措施

(一)改善呼吸功能,保持呼吸道通畅

(1)保持室内空气清新,每天定时通风 2 次,保持室内湿度在 60% 左右,以缓解喉肌痉挛,湿化气道。

(2)适当抬高患儿颈肩部,怀抱小儿使头部稍后仰以保持气道通畅,体位舒适。

(3)Ⅱ度以上喉梗阻患儿应给予吸氧。

(4)吸入用布地奈德混悬液＋肾上腺素用生理盐水稀释后雾化吸入,每天 3～4 次。以消除喉水肿,恢复气道通畅。

(5)指导较大患儿进行有效的咳嗽,当患儿剧烈咳嗽时,可嘱患儿深呼吸以抑制咳嗽。

（二）密切观察病情变化

根据患儿三凹征、喉鸣、发绀及烦躁的表现来判断缺氧的程度，及时发现喉梗阻，积极处理，避免窒息。如有喉梗阻先兆，立即通知医师，备好抢救物品，积极配合抢救。

（三）发热护理

监测体温变化，发热时给温水擦浴，解热贴敷前额，必要时按医嘱给予药物降温。

（四）提高患儿的舒适度

卧床休息，减少活动，各种护理操作尽量集中进行，避免哭闹。一般情况下不用镇静剂，若患儿过度烦躁不安，可遵医嘱用地西泮、苯巴比妥肌内注射或 10% 水合氯醛灌肠。因氯丙嗪及吗啡有抑制呼吸的作用，不宜应用。

五、健康教育

（1）向患儿家长讲解疾病的有关知识和护理要点，指导家长耐心细致地喂养，进食易消化的流质或半流质，多饮水，不吃有刺激性的食物，避免患儿进食时发生呛咳。

（2）向家长说明雾化吸入的重要性，鼓励患儿配合治疗。

（3）避免哭闹时间过长，吸入有害气体或进食辛辣食物，刺激损伤喉部。

六、出院指导

（1）注意锻炼身体，合理喂养，增强机体抵抗力。

（2）养成良好卫生生活习惯，饭后漱口，多饮水，保持口腔清洁。

（3）一旦发生痉挛性喉炎（出现呼吸紧促如犬吠，喉鸣，吸气困难，胸廓塌陷，唇色发绀）应立即送医院治疗，并保持气道通畅（患儿头向后仰，解开衣领）。

（汪　静）

第四节　急性上呼吸道感染

急性上呼吸道感染是小儿最常见的疾病，主要侵犯鼻、鼻咽和咽部，常诊断为"急性鼻咽炎（普通感冒）""急性咽炎""急性扁桃体炎"等，也可统称为上呼吸道感染。

一、病因

各种病毒和细菌都可引起上呼吸道感染，尤以病毒为多见，占上呼吸道感染发病病原体的 60% 甚至 90% 以上，常见有鼻病毒、腺病毒、副流感病毒、流感病毒、呼吸道合胞病毒等，其他病毒如冠状病毒、肠道病毒、单纯疱疹病毒、EB 病毒等也可引起。细菌感染常继发于病毒感染之后，其中溶血性链球菌占重要地位，其次为肺炎链球菌、葡萄球菌、嗜血流感杆菌，偶尔也有革兰阴性杆菌。亦有报道肺炎支原体菌亦可引起上呼吸道感染。

二、病理改变

病变部位早期表现为毛细血管和淋巴管扩张，黏膜充血水肿、腺体及杯状细胞分泌增加及单核细胞和吞噬细胞浸润、以后转为中性粒细胞浸润，上皮细胞和纤毛上细胞坏死脱落。恢复期上皮细胞新生、黏膜修复、恢复正常。

三、临床表现

本病多为散发，偶然亦见流行。婴幼儿患病症状较重，年长儿较轻。婴幼儿患病时可有或无流涕、鼻塞、打喷嚏等呼吸道症状，常突发高热、呕吐、腹泻，甚至因高热而引起惊厥。年长儿患者常有流涕、鼻塞、打喷嚏、咽部不适、发热等症状，可伴有轻度咳嗽与声嘶。部分患儿发病早期可出现脐周围阵痛、咽炎、咽痛等症状，咽黏膜充血，若咽侧索也受累，则在咽两外侧壁上各见一纵行条索状肿块突出。疱疹性咽峡炎，在咽弓、软腭、悬雍垂黏膜上可见数个或数十个灰白色小疱疹，直径 1～3 mm，周围有红晕，1～2 天破溃成溃疡。咽结合膜热患者，临床特点为发热 39 ℃左右，咽炎及结膜炎同时存在，而有别于其他类型的上呼吸道感染。急性扁桃体炎除了发热咽痛外，扁桃体可见明显红肿，表面有黄白色脓点，可融合成假膜状。

四、实验室检查

病毒感染时白细胞计数多偏低或正常，粒细胞不增高。病因诊断除病毒分离与血清反应外，近年来广泛利用免疫荧光、酶联免疫等方法开展病毒学的早期诊断，对初步鉴别诊断有一定帮助。细菌感染时白细胞计数及中性粒细胞可增高；由链球菌引起者血清抗链球菌溶血素"O"滴度增高，咽拭子培养可有致病菌生长。

五、诊断

急性上呼吸道感染具有典型症状，如发热、鼻塞、咽痛、扁桃体肿大等全身和局部症状，结合季节、流行病学特点等，临床诊断并不困难，但对病原学的诊断则需依靠病毒学和细菌学检查。

六、鉴别诊断

(1)症状中以高热惊厥和腹痛严重者，须与中枢神经系统感染和急腹症等疾病相鉴别。

(2)很多急性传染病早期，也有上呼吸道感染的症状，虽然现在预防接种比较普遍及传染病发病率明显下降，但在传染病流行季节要仔细询问麻疹、猩红热、腮腺炎、百日咳、流感及脊髓灰质炎的流行接触史。当夏季时尤要注意和中毒性疾病的早期相鉴别。

(3)如有高热、流涎、拒食、咽后壁及扁桃体周围有小疱疹及小溃疡者，可诊断为疱疹性咽峡炎；如高热、咽红伴眼结膜充血，可诊为咽结合膜热；扁桃体红肿且有渗出者为急性扁桃体炎或化脓性扁桃体炎；如有明显流行史、高热、四肢酸痛、头痛等全身症状而较鼻咽部症状更重时，要考虑为流行性感冒。

七、治疗

(一)一般治疗

充分休息，多饮水，注意隔离，预防并发症。世界卫生组织在急性呼吸道感染的防治纲要中指出，关于感冒的治疗主要是家庭护理和对症处理。

（二）对症治疗

1.高热

高热时口服阿司匹林类,剂量为 1 次 10 mg/kg,持续高热可 4 小时口服 1 次;亦可用对乙酰氨基酚,剂量为 1 次5～10 mg/kg,市场上多为糖浆剂,便于小儿服用。高热时还可用赖氨酸阿司匹林或复方氨林巴比妥等肌内注射,同时亦可用冷敷、温湿敷、乙醇擦浴等物理方法降温。

2.高热惊厥

出现高热惊厥可针刺人中、十宣等穴位或肌内注射苯巴比妥钠 1 次 4～6 mg/kg,有高热惊厥史的小儿可在服退热剂同时服用苯巴比妥等镇静剂。

3.鼻塞

乳儿鼻塞妨碍喂奶时,可在喂奶前用 0.5%麻黄碱 1～2 滴滴鼻,年长儿亦可加用氯苯那敏等脱敏剂。

4.咽痛

疱疹性咽峡炎时可用冰硼酸、锡类散、金霉素鱼肝油或碘甘油涂抹口腔内疱疹或溃疡处;年长儿可口含碘喉片及其他中药利咽喉片,如华素片、度米芬、四季润喉片、草珊瑚、西瓜霜润喉片等。

（三）病因治疗

如诊断为病毒感染,目前常用 1%利巴韦林滴鼻,2～3 小时双鼻孔各滴 2～3 滴,或口服利巴韦林口服液（威乐星）,或用利巴韦林口含片。亦有用口服金刚烷胺、吗啉胍片,但疗效不肯定。如明确腺病毒或单纯性溃疡病毒感染亦有用碘苷、阿糖胞苷。近年来有报道用干扰素治疗重症病毒性感染取得较好疗效。如诊断为细菌感染,大多合并有中耳炎、鼻窦炎、化脓性扁桃体炎、淋巴结炎及下呼吸道炎症时,可选用复方新诺明、氨苄西林、阿莫西林或其他抗生素。但多数上呼吸道感染病例不应滥用抗生素。

（四）风热两型

风热两型治法以清热解表为主,常用中成药有银翘解毒片、桑菊感冒片、感冒退热冲剂、板蓝根冲剂及双黄连口服液等。

八、预防

减少上呼吸道感染的根本办法在于预防。平时要多户外活动,增强体质,要避免交叉感染,特别是在感冒流行季节要少去公共场所或串门;注意气候骤变,及时添减衣服;对体弱儿及反复呼吸道感染儿可服玉屏风散或左旋咪唑,0.25～3 mg/(kg·d),每周服 2 天停 5 天,3 个月为 1 个疗程,亦可口服卡慢舒。这些治疗目的多是增强机体抵抗力,预防呼吸道感染复发。

九、并发症

正常 5 岁以下小儿平均每年患急性呼吸道感染 4～6 次。但有的患儿患呼吸道感染的次数过于频繁,可称为反复呼吸道感染,简称复感儿。

（一）影响因素

由于小儿正处在生长发育之中,身体的免疫系统还未发育完善,缺乏抵御微生物侵入的能力,故很容易患急性呼吸道感染,但有的患儿由于环境或机体本身条件比一般小儿更易患急性呼吸道感染,影响因素有以下几点。

1.机体条件

如患儿长期营养不良,婴儿母乳不足又未及时添加辅食,体内缺乏必需的蛋白质、脂肪及热量不足,影响器官组织的正常发育致抵抗力低下;也有的家庭经济条件并不差,但父母缺乏科学育儿知识,偏食或喂养不合理,特别是只喝牛奶、巧克力,缺乏多种维生素和微量元素如铁、锌等,也会对免疫系统造成损害,抗病能力下降而易患病。

2.环境因素

环境因素特别是大气污染或被动吸烟。如冬天屋内生炉子,空气中大量烟雾、粉尘及有害物质进入小儿呼吸道;同样被动吸烟也是。这些有害物质不但损伤呼吸道正常黏膜,而且还可降低抵抗力,诱发呼吸道感染。有报道在吸烟家庭中生长的婴儿比无吸烟家庭的小儿患急性呼吸道感染的机会大数倍至近10倍。

3.先天因素

小儿患有先天的免疫缺陷病或暂时性免疫低下也可造成反复呼吸道感染。

(二)诊断

根据1987年全国小儿呼吸道疾病学术会议讨论标准作出诊断(表8-1)。

表 8-1 小儿反复呼吸道疾病诊断标准

年龄(岁)	上呼吸道感染(次/年)	下呼吸道感染(次/年)
0~2	7	3
3~5	5	2
6~12	5	2

(三)治疗

急性感染可参照上述方法外,还要针对引起反复上呼吸道感染的原因,如增加营养、改善环境因素。应该指出患先天性免疫缺陷的小儿是极少数,大部分还是护理问题,因此,增强患儿体质是治疗及预防的根本。加强体育锻炼及注意户外活动,使患儿增强适应外界环境及气候变化的能力;同时注意对反复呼吸道感染患儿的生活护理,随气候变化增减衣服,切忌过捂过饱,这些都是治疗反复呼吸道感染的关键。

十、护理评估

(一)健康史

询问发病情况,注意有无受凉史,或当地有无类似疾病的流行,患儿发热开始时间、程度,伴随症状及用药情况;了解患儿有无营养不良、贫血等病史。

(二)身体状况

观察患儿精神状态,注意有无鼻塞、呼吸困难,测量体温,检查咽部有无充血和疱疹,扁桃体及颈部淋巴结是否肿大,结合咽喉膜有无充血,皮肤有无皮疹,腹痛及支气管、肺受累的表现。了解血常规等实验室检查结果。

(三)心理社会状况

了解患儿及家长的心理状态和对该病因、预防及护理知识的认识程度;评估患儿家庭环境及经济情况,注意疾病流行趋势。

十一、常见护理诊断与合作性问题

(一)体温过高

体温过高与上呼吸道感染有关。

(二)潜在并发症(惊厥)

其与高热有关。

(三)有外伤的危险

发生外伤与发生高热惊厥时抽搐有关。

(四)有窒息的危险

窒息与发生高热惊厥时胃内容物反流或痰液阻塞有关。

(五)有体液不足的危险

其与高热大汗及摄入减少有关。

(六)低效性呼吸形态

这与呼吸道炎症有关。

(七)舒适的改变

此与咽痛、鼻塞等有关。

十二、护理目标

(1)患儿体温降至正常范围(36～37.5 ℃)。

(2)患儿不发生惊厥或惊厥时能被及时发现。

(3)患儿维持于舒适状态无自伤及外伤发生。

(4)患儿呼吸道通畅无误吸及窒息发生。

(5)患儿体温正常,能接受该年龄组的液体入量。

(6)患儿呼吸在正常范围,呼吸道通畅。

(7)患儿感到舒适,不再哭闹。

十三、护理措施

(1)保持室内空气新鲜,每天通风换气 2～4 次,保持室温 18～22 ℃,湿度 50%～60%,空气每天用过氧乙酸或含氯制剂喷雾消毒 2 次。有患儿居住的房间最好用空气消毒机,消毒净化空气。

(2)密切观察体温变化,体温超过 38.5 ℃时给予物理降温,如头部冷敷、腋下及腹股沟处置冰袋,温水或乙醇擦浴。冷盐水灌肠,必要时给予药物降温;对乙酰氨基酚、安乃近、柴胡、肌内注射复方氨林巴比妥。

(3)发热者卧床休息直到退热 1 天以上可适当活动,做好心理护理,提供玩具、画册等有利于减轻焦虑,不安情绪。

(4)防止发生交叉感染,患儿与正常小儿分开,接触者戴口罩,防止继发细菌感染。

(5)保持口腔清洁,每天用生理盐水漱口 1～2 次,婴幼儿可经常喂少量温开水以清洗口腔,防止口腔炎的发生。

(6)保持鼻咽部通畅,鼻腔分泌物和干痂及时清除,鼻孔周围应保持清洁,避免增加鼻腔压力,使炎症经咽管向中耳发展引起中耳炎。鼻腔严重时于清洁鼻腔分泌部后用 0.5% 麻黄碱液滴鼻,每次 1～2 滴;对鼻塞而妨碍吸吮的婴幼儿,宜在哺乳前 10～15 分钟滴鼻,使鼻腔通畅,保持吸吮。

(7)多饮温开水,以加速毒物排泄和降低体温,患儿衣着、被子不宜过多,出汗后及时给患儿用温水擦干汗液,更换衣服。

(8)4 小时测体温 1 次,体温骤升或骤降时要随时测量并记录,如患儿病情加重,体温持续不退,应考虑并发症的可能,需要及时报告医师并及时处理,如病程中出现皮疹,应区别是否为某种传染病的早期征象,以便及时采取措施。

(9)注意观察咽部充血、水肿等情况,咽部不适时给予润喉含片或雾化吸入(雾化吸入药物可用利巴韦林、糜蛋白酶、地塞米松加 20～40 mL 注射用水 2 次/天)。

(10)室内安静减少刺激,发生高热惊厥时按惊厥护理常规。

(11)给予易消化和富含维生素的清淡饮食,必要时静脉补充营养和水分。

(12)患儿安置在有氧气、吸痰器的病室内。

(13)平卧、头偏向一侧,注意防止舌咬伤。防止呕吐物误吸,防止舌后倒引起窒息,应托起患儿下颌同时解开衣物及松开腰带,以减轻呼吸道阻力。

(14)密切观察病情变化,防止发生意外,如坠床或摔伤等。

(15)抽搐时上、下牙之间放牙垫,防止舌及口唇咬伤,患儿持续发作时,可按照医嘱给予对症处理。

(16)按医嘱用止痉药物,如地西泮、苯巴比妥等,观察患儿用药后的反应,并记录。

(17)治疗、护理等集中进行,保持安静,减少刺激。

(18)保持呼吸道通畅,及时吸痰,发绀者给予吸氧,窒息者给人工呼吸,注射呼吸兴奋剂。

(19)高热者给予物理降温或退热剂降温,在严重感染并伴有循环衰竭,抽搐、高热者,可行冬眠疗法,冬眠期间不能搬动患儿或突然竖起,防止直立性休克。

(20)详细记录发作时间,抽动的姿势、次数及特点,因有的患儿抽搐时间相当短暂,虽有几秒钟,抽搐姿势也不同,有的像眨眼一样,有的口角微动,有的肢体像无意乱动一样等,因此需仔细注视才能发现。

(21)密切观察血压、呼吸、脉搏、瞳孔的变化,并做好记录。

十四、健康教育

(1)指导家庭护理。因上呼吸道感染患儿多不住院,要帮助患儿家长掌握上呼吸道感染的护理要点:让患儿多饮水,促进代谢及体内毒素的排泄;饮食要清淡,少食多餐,给高蛋白、高热量、高维生素的流质或半流质饮食;要注意休息,避免剧烈活动,防止咳嗽加重。患儿鼻塞时呼吸不畅可在哺乳及临睡前用0.5%的麻黄碱溶液滴鼻,每次 1～2 滴,可使鼻腔通畅。但不能用药过频,以免引起心悸等表现。

(2)指导预防并发症的方法,以免引起中耳炎、鼻窦炎,介绍如何观察并发症的早期表现,如高热持续不退而复升,淋巴结肿大、耳痛或外耳道流脓,咳嗽加重、呼吸困难等,应及时与医护人员联系并及时处理。

(3)介绍上呼吸道感染的预防重点,增加营养和体格锻炼,避免受凉;在上呼吸道感染流行季节避免到人多的公共场所;有流行趋势时给易感儿服用板蓝根、金银花、连翘等中药汤剂预防,对反复发生上呼吸道感染的小儿应积极治疗原发病,改善机体健康状况。鼓励母乳喂养,积极防治各种慢性病,如维生素 D 缺乏性佝偻病、营养不良及贫血等,在集体儿童机构中,有如上呼吸道感染流行趋势,应早期隔离患儿,室内用食醋熏蒸法消毒。

(4)用药指导。指导患儿家长不要给患儿滥服感冒药,如成人速效伤风胶囊及其他市场流行各种感冒药、消炎药、抗病毒药,必须在医师指导下服药,服药时不要与奶粉、糖水同服,两种药物必须间隔半小时以上再服用。

(汪　静)

第五节　急性支气管炎

急性支气管炎是小儿常见的一种呼吸道疾病。本病常继发于上呼吸道感染之后,也常为肺炎的早期表现。也有的是小儿急性传染病如麻疹、百日咳、伤寒、猩红热等疾病的早期症状或并发症。

急性支气管炎,由各种病毒和细菌或二者混合感染所引起。另外,小儿年龄小,体格弱,气温变化冷热不均,公共场所或居室空气污浊,都可诱发本病。

疾病开始时表现为上呼吸道感染症状,发热、流鼻涕、咳嗽,咳嗽逐渐加重并且有痰,起初是白色黏痰,几天后变为黄色脓痰。有的小儿嗓子呼噜呼噜作响,早晚咳嗽较重,经常因咳嗽将食物吐出。还常伴有头痛、食欲缺乏、疲乏无力、睡眠不安、腹泻等症状。

另外,有一种特殊型的支气管炎,称为急性毛细支气管炎也叫哮喘性支气管炎。主要表现为下呼吸道梗阻症状,似支气管哮喘样发作,患儿鼻翼翕动,呈喘憋状呼吸,很快出现呼吸困难,缺氧发绀。这种类型多见于 2 岁以内虚胖小儿,往往有湿疹或其他过敏史。

一、护理要点

(1)发热时要注意卧床休息,选用物理降温或药物降温。
(2)室内保持空气新鲜,适当通风换气,但避免对流风,以免患儿再次受凉。
(3)须经常协助患儿变换体位,轻轻拍打背部,使痰液易于排出。

二、注意事项

(1)急性支气管炎一般1周左右可治愈。有部分患儿咳嗽的时间要长些,逐渐会减轻、消失,适当地服用止咳剂即可。不过在患病的早期,对于痰多的患儿,不主张用止咳剂,以免影响排痰。痰稠咳重者可服用祛痰药。

(2)也有部分患儿发展为肺炎,就按护理肺炎患儿的方法精心护理。如果急性支气管炎发作时缺氧、发绀,必须住院治疗,若缺氧得不到及时纠正,会发生脑缺氧等并发症。其他最常见的并发症就是心力衰竭。

(3)对于哮喘重的患儿,在使用氨茶碱等缓解支气管痉挛的药物时,应在医师指导下用药,家长不可乱用。中药麻杏石甘汤或小青龙汤加减治疗急性支气管炎有一定效果,也可采取中西医结合治疗。

(汪　静)

第六节 腹　泻

一、护理评估

(一)健康史

应详细询问喂养史,是母乳喂养还是人工喂养,喂何种乳品,冲调浓度、喂哺次数及量,添加辅食及断奶情况。并了解当地有无类似疾病的流行。并注意患儿有无不洁饮食史、肠道内外感染、食物过敏史、外出旅游和气候变化史等。询问患儿腹泻开始时间,次数、颜色、性质、量、气味。并是否伴随发热、呕吐、腹胀、腹痛及里急后重等症状。既往有无腹泻史、其他疾病史和长期服用广谱抗生素史等。

(二)身体状况

观察患儿生命体征,有无腹痛、里急后重、大便性状为松散或水样,密切观察患儿生命体征、体质量、出入量、尿量、神志状态、营养状态,皮肤弹性、眼窝凹陷、口舌黏膜干燥、神经反射等脱水表现。并评估脱水的程度和性质,检查肛周皮肤有无发红、破损;了解大便常规、大便致病菌培养等实验室检查结果。

(三)心理社会状况

腹泻是小儿的常见病、多发病,年龄越小、发病率越高,特别是在贫困和卫生条件较差的地区,家长缺乏喂养及卫生知识是导致小儿易患腹泻的重要原因。故应了解患儿家长的心理状况及对疾病的病因、护理知识的认识程度,注意评估患儿家庭的经济状况、聚居条件、卫生习惯、家长的文化程度及家长对病因、护理知识的了解程度,认识疾病流行趋势。

(四)实验室检查

了解大便常规及致病菌培养等化验结果。分析血常规、红细胞计数、血清电解质、血尿素氮、二氧化碳结合力等可了解体内酸碱平衡紊乱性质和程度。

二、护理诊断

(一)体液不足
体液不足与腹泻、呕吐丢失过多和摄入量不足有关。

(二)体温过高
体温过高与肠道感染有关。

(三)有皮肤黏膜完整性受损的危险
有皮肤黏膜完整性受损的危险与腹泻大便次数增多刺激臀部皮肤及尿布使用不当有关。

(四)知识缺乏(家长)
与喂养知识、卫生知识及腹泻患儿护理知识缺乏有关。

(五)营养失调
营养低于机体需要量,呕吐腹泻等消化功能障碍所致。

(六)排便异常腹泻

排便异常腹泻与喂养不当,肠道感染或功能紊乱。

(七)腹泻

腹泻与喂养不当、感染导致胃肠道功能紊乱有关。

(八)有交叉感染的可能

交叉感染与免疫力低下有关。

(九)潜在并发症

1.酸中毒

酸中毒与腹泻丢失碱性物质及热能摄入不足有关。

2.低血钾

低血钾与腹泻、呕吐丢失过多和摄入不足有关。

三、护理目标

(1)患儿腹泻、呕吐、排便次数逐渐减少至正常,大便次数性状颜色恢复正常。

(2)患儿脱水、电解质紊乱纠正,体质量恢复正常,尿量正常,获得足够的液体和电解质。

(3)体温逐渐恢复正常。

(4)住院期间患儿能保持皮肤的完整性,不再有红臀发生。

(5)家长能说出婴儿腹泻的病因、预防措施和喂养知识,能协助医护人员护理患儿。

(6)患儿不发生酸中毒,低血钾等并发症。

(7)避免交叉感染的发生。

(8)保证患儿营养的补充将患儿体质量保持不减或有增加。

四、护理措施

新入院的患儿首先要测量体质量,便于了解患儿脱水情况和计液量。以后每周测 1 次,了解患儿恢复和体质量增长情况。

(一)体液不足的护理

1.口服补液疗法的护理

该方法适用于无脱水、轻中度脱水或呕吐不严重的患儿,可采用口服方法,它能补充身体丢失的水分和盐,执行医嘱给口服补液盐时应在 4～6 小时之内少量多次喂,同时可以随意喂水,口服液盐一定用冷开水或温开水溶解。

(1)一般轻度脱水需 50～80 mL/kg,中度脱水需 80～100 mL/kg,于 8～12 小时内将累积损失量补足;脱水纠正后,将余量用等量水稀释按病情需要随时口服。对无脱水患儿,可在家进行口服补液的护理,可将口服补液盐溶液加等量水稀释,每天 50～100 mL/kg,少量频服,以预防脱水(新生儿慎用),有明显腹胀、休克、心功能不全或其他严重并发症者及新生儿不宜口服补液。在口服补液过程中,如呕吐频繁或腹泻、脱水加重,应改为静脉补液。服用口服补液盐溶液期间,应适当增加水分,以防高钠血症。

(2)护理中的注意事项:①向家长说明和示范口服液的配制方法。②向家长示范喂服方法,2 岁以下的患儿 1～2 分钟喂 1 小勺约 5 mL,大一点的患儿可用杯子直接喝,如有呕吐,停10 分钟后再慢慢喂服(2～3 分钟喂一勺)。③对于在家进行口服补液的患儿,应指导家长病情观察方法。口服补液可直到腹泻停止,并继续喂养。如病情不见好转或加重,应及时到医院就诊。④密切观察病情,如患儿出现眼睑水肿应停止服用口服补液盐液,改用白开水或母乳,水肿消退后再按无脱水的方案服用。4 小时后应重新估计患儿脱水状况,然后选择上述适当的方案继续治疗护理。

2.禁食、静脉补液

该方法适用于中度以上脱水,吐、泻重或腹胀的患儿。在静脉输液前协助医师取静脉血做钾、钠、氯、二氧化碳结合力等项目检查。

(1)第 1 天补液:①输液总量,按医嘱要求安排 24 小时的液体总量(包括累积损失量、继续损失量和生理需要量)。并本着"急需先补、先快后慢、见尿补钾"的原则分批输入。如患儿烦躁不安,应检查原因,必要时可遵医嘱给予适量的镇静剂,如氯丙嗪,10%水合氯醛,以防患儿因烦躁不安而影响静脉输液。一般轻度脱水 90~120 mL/kg,中度脱水 120~150 mL/kg,重度脱水150~180 mL/kg。②溶液种类,根据脱水性质而定,若临床判断脱水困难,可先按等渗脱水处理。对于治疗前 6 小时内无尿的患儿首先要在 30 分钟内给输入 2∶1 液,一定要记录输液后首次排尿时间,见尿后给含钾液体。③输液速度,主要取决于脱水程度和继续损失的量与速度,遵循先快后慢原则。明确每小时的输入量,一般茂菲氏滴管 14~15 滴为 1 mL,严格执行补液计划,保证输液量的准确,掌握好输液速度和补液原则。注意防止输液速度过速或过缓。注意输液是否通畅,保护好输液肢体,随时观察针头有无滑脱,局部有无红肿渗液及寒战发绀等全身输液反应。对重度脱水有明显周围循环障碍者应先快速扩容;累积损失量(扣除扩容液量)一般在前8~12 小时内补完,每小时 8~10 mL/kg;后 12~16 小时补充生理需要量和异常的损失量,每小时约 5 mL/kg;若吐泻缓解,可酌情减少补液量或改为口服补液。④对于少数营养不良、新生儿及伴心、肺疾病的患儿应根据病情计算,每批液量一般减少 20%,输液速度应在原有基础减慢2~4 小时,把累积丢失的液量由 8 小时延长到 10~12 小时输完。如有条件最好用输液泵,以便更精确地控制输液速度。

(2)第 2 天及以后的补液:脱水和电解质紊乱已基本纠正,主要补充生理需要量和继续损失量,可改为口服补液,一般生理需要量为每天 60~80 mL/kg,用 1/5 张含钠液;继续损失量是丢多少补多少,用1/3~1/2张含钠液,将这两部分相加于 12~24 小时内均匀静脉滴注。

3.准确记录出入量

准确记录出入量,是医师调整患儿输液质和量的重要依据。

(1)大便次数、量(估计)及性质、大便的气味、颜色、有无黏液、脓血等。留大便常规并做培养。

(2)呕吐次数、量、颜色、气味,以及呕吐与其他症状的关系,体现了患儿病情发展情况。比如呕吐加重但无腹泻;补液后脱水纠正由于呕吐次数增多而效果不满意,这时要及时报告医师,以及早发现肠道外感染或急腹症。

4.严密观察病情,细心做好护理

(1)注意观察生命体征:包括体温、脉搏、血压、呼吸、精神状况。若出现烦躁不安、脉率加快、呼吸加快等,应警惕是否输液速度过快,是否发生心力衰竭和肺水肿等情况。

(2)观察脱水情况:注意患儿的神志、精神、皮肤弹性、有无口渴,皮肤、黏膜干燥程度,眼窝及前囟凹陷程度,机体温度及尿量等临床表现,估计患儿脱水程度,同时要动态观察经过补充液体后脱水症状是否得到改善。如补液合理,一般于补液后 3~4 小时应该排尿,此时说明血容量恢复,所以应注意观察和记录输液后首次排尿的时间、尿量。补液后 24 小时皮肤弹性恢复,眼窝凹陷消失,则表明脱水已被纠正。补液后眼睑出现水肿,可能是钠盐过多;补液后尿多而脱水未能纠正,则可能是葡萄糖液补入过多,宜调整溶液中电解质比例。

(3)密切观察代谢性酸中毒的表现:中、重度脱水患多有不同程度的酸中毒,当 pH 下降、二氧化碳结合力在 25%容积以下时,酸中毒表现明显。当患儿出现呼吸深长、精神萎靡、嗜睡,严重者意识不清、口唇樱红、呼吸有丙酮味。应准备碱性液,及时使用碱性药物纠正,应补充碳酸氢钠或乳酸钠。注意碱性液体有无漏出血管外,以免引起局部组织坏死。

(4)密切观察低血钾表现:常发现于输液后脱水纠正时,当发现患儿尿量异常增多,精神萎靡、全身乏力、不哭或哭声低下、吃奶无力、肌张力低下、反应迟钝、恶心呕吐、腹胀及听诊肠鸣音减弱或消失,呼吸频不规整,心电图显示 T 波平坦或倒置、U 波明显、S-T 段下移(或心律失常,提示有低血钾存在,应及时补充钾盐)等临床表现,及时报告医师,做血生化检查。如是低血钾症,应遵医调整液体中钾的浓度。补充钾时应按照见尿补钾的原则,严格掌握补钾的速度,绝不可静脉推入,以免发生高血钾引起心搏骤停。一般按每天 3～4 mmol/kg(相当于氯化钾200～300 mg/kg)补给,缺钾明显者可增至 4～6 mmol/kg,轻度脱水时可分次口服,中、重度脱水予静脉滴入。并观察记录好治疗效果。

(5)密切观察有无低钙、低镁、低磷血症:当脱水和酸中毒被纠正时,大多表现有钙、磷缺乏,少数可有镁缺乏。低血钙或低血镁时表现为手足搐搦、惊厥;重症低血磷时出现嗜睡、精神错乱或昏迷,肌肉、心肌收缩无力(营养不良或佝偻病活动期患儿更甚),这时要及时报告医师。静脉缓慢注射 10%葡萄糖酸钙或深部肌内注射 25%硫酸镁。

(6)低钠血症:低钠血症多见于静脉输液停止后的患儿。这是以为患儿进食后水样便次数再次增多。主要表现为患儿前囟及眼窝凹陷、肢端凉、精神弱、尿少等。要及时报告医师要继续补充丢失液体。

(7)高钠血症:高钠血症出现在按医嘱禁食补液或口服补液后,患儿出现烦躁不安、口渴、尿少、皮肤弹性差,甚至惊厥。这时应报告医师,必要时取血查生化,待结果回报后根据具体情况调整液体的质和量。

(8)泌尿系统感染:患儿腹泻渐好,但仍发热,阵阵哭闹不安,此时要报告医师,根据医嘱留尿常规,并寻找感染病灶。并发泌尿系统感染的患儿多见于女婴,在护理和换尿布时一定要注意女婴儿会阴部的清洁,防止上行性尿路感染。

5.计算液体出入量

24 小时液体入量包括口服液体和胃肠道外补液量。液体出量包括尿、大便和不显性失水。呼吸增快时,不显性失水增加 4～5 倍,体温每升高 1 ℃,不显性失水每小时增加 0.5 mL/kg;环境湿度大小可分别减少或增加不显性失水;体力活动增多时,不显性失水增加 30%。补液过程中,计算并记录 24 小时液体出入量,是液体疗法护理工作的重要内容。婴幼儿大小便不易收集,可用"秤尿布法"计算液体排出量。

(二)腹泻的护理

控制腹泻,防止继续失水。

1.调整饮食

根据世界卫生组织的要求对于轻中度脱水的患儿不必禁食,腹泻期间和恢复期适宜的营养对促进恢复、减少体质量下降和生长停滞的程度、缩短腹泻后康复时间、预防营养不良非常重要。

故腹泻脱水患儿除严重呕吐者暂禁食 4~6 小时(不禁水)外,均应继续喂养进食是必要的治疗与护理措施。但因同时存在着消化功能紊乱,故应根据患儿病情适当调整饮食,达到减轻胃肠道负担、恢复消化功能之目的。继续哺母乳喂养;人工喂养出生 6 个月以内的小儿,牛奶(或羊奶)应加米汤或水稀释,或用发酵奶(酸奶),也可用奶谷类混合物,每天 6 次,以保证足够的热量。腹泻次数减少后,出生 6 个月以上的婴儿可用平常已经习惯的饮食,选用稀粥、面条、并加些熟的植物油、蔬菜、肉末等,但需由少到多,随着病情稳定和好转,并逐渐过渡到正常饮食。幼儿应给一些新鲜、味美、碎烂、营养丰富的食物。病毒性肠炎多有双糖酶缺乏,应限制糖量,并暂停乳类喂养,改为豆制代用品或发酵奶,对牛奶和大豆过敏者应该用其他饮食,以减轻腹泻,缩短病程。腹泻停止后,继续给予营养丰富的饮食,并每天加餐 1 次,共 2 周,以赶上正常生长。双糖酶缺乏者,不宜用蔗糖,并暂停乳类。对少数严重病例口服营养物质不能耐受者,应加强支持疗法,必要时全静脉营养。

2.控制感染

感染是引起腹泻的重要原因,细菌性肠炎需用抗生素治疗。病毒性肠炎用饮食疗法和支持疗法常可痊愈。严格消毒隔离,防止感染传播,按肠道传染病隔离,护理患儿前后要认真洗手,防止感染,遵医嘱给予抗生素治疗。

3.观察排便情况

注意大便的变化,观察记录大便次数、颜色、性状、气味、量、及时送检,并注意采集黏液脓血部分,进行动态比较,根据大便常规检验结果,调整治疗和输液方案,为输液方案和治疗提供可靠依据。

(三)发热的护理

(1)保持室内安静、空气新鲜、通风良好,保持室温在 18~22 ℃,相对湿度 55%~65%,衣被适度,以免影响机体散热。

(2)让患儿卧床休息限制活动量,利于机体康复和减少并发症的发生。多饮温开水或选择喜欢的饮料,以加快毒素排泄带走热量和降低体温。

(3)密切观察患儿体温变化 4 小时测体温 1 次,体温骤升或骤降时要随时测量并记录降温效果。体温超过 38.5 ℃时给予物理降温:温水擦浴;用 30%~50% 的乙醇擦浴;冰枕、冷毛巾敷患儿前额,或冷敷腹股沟、腋下等大血管处;冷盐水灌肠。物理降温后 30 分钟测体温,并记录于体温单上。

(4)按医嘱给予抗感染药及解热药,并观察记录用药效果,药物降温后,密切观察,防止虚脱。

(5)患儿的衣服,出汗后及时擦干汗液,更换衣服,并注意保暖,在严重情况下给予吸氧,以免惊厥抽搐发生。

(6)加强口腔护理,鼓励多漱口,口唇干燥时可涂护唇油。

(四)维持皮肤完整

由于腹泻频繁,大便呈酸性或碱性,含有大量肠液及消化酶,臀部皮肤常处于被大便腐蚀的状态,容易发生肛门周围皮肤糜烂,严重者引起溃疡及感染,要注意每次换尿布大便后须用温水清洗臀部及肛周并吸干,局部皮肤发红处涂以 5% 鞣酸软膏或 40% 氧化锌油并按摩片刻,促进血液循环。应选用消毒软棉尿布并及时更换。避免使用不透气塑料布或橡皮布,防止尿布皮炎发生。局部有糜烂者可在便后用温水洗净后用灯泡照烤,待烤干局部渗液后,再涂紫草油或 1% 甲紫效果更好。

（五）做好床边隔离

护理患儿前后均要认真洗手防止交叉感染。

（六）减轻患儿的恐惧

医护人员的检查、治疗应相对集中进行以减少患儿的哭闹,可根据患儿年龄给予不同玩具,减少其恐惧心理,若患儿哭闹不安影响静脉输液的顺利进行,必要时可根据医嘱适当应用镇静药物。

（七）对症治疗

腹胀明显者用肛管排气或肌内注射新斯的明。呕吐严重者针刺足三里、内关或肌内注射氯丙嗪等。

（八）注意口腔清洁

禁食患儿每天做口腔护理两次。由于长时间应用抗生素可发生鹅口疮。如口腔黏膜有乳白色分泌物附着即为鹅口疮,可涂制霉菌素;若发生溃疡性口炎时可用 3% 双氧水洗净口腔后,涂复方甲紫、金霉素鱼肝油。

（九）恢复期患儿护理

（1）新入院患儿分室居住,预防交叉感染。

（2）患儿消化功能恢复时,逐渐增加奶的质和量,细心添加辅食,避免小儿腹泻再次复发。

（十）健康教育

（1）宣传母乳喂养的优点,鼓励母乳喂养,尤其是出生后最初数月及出生后每个夏天更为重要,避免在夏季断奶。按时逐步加辅食,防止过食、偏食及饮食结构突然变动。如乳制品的调剂方法,辅食加方法,断奶时间选择方法,人工喂养儿根据具体情况。选用合适的代乳品。

（2）指导患儿家长配置和使用口服补液盐溶液。

（3）注意饮食卫生,培养良好的卫生习惯;注意食物新鲜、清洁和奶具、食具应定时煮沸消毒,避免肠道内感染。教育儿童养成饭前便后洗手,勤剪指甲的良好习惯。

（4）及时治疗营养不良、维生素 D 缺乏性佝偻病等,加强体格锻炼,适当进行户外活动。防止受凉或过热,营养不良,预防感冒,肺炎及中耳炎等并发症的发生,避免长期滥用广谱抗生素。

（5）气候变化时及时增减衣物,防止受凉或过热,冬天注意保暖,夏天多喝水。尤其应做好腹部的保暖。集体机构中如有腹泻的流行,应积极治疗患儿,做好消毒隔离工作,防止交叉感染。

（汪　　静）

第九章

肿瘤科护理

第一节 颅内肿瘤

一、概述

颅内肿瘤即各种脑肿瘤,是常见的神经系统疾病之一。一般分为原发和继发两大类。原发性颅内肿瘤可发生于脑组织、脑膜、脑神经、垂体、血管残余胚胎组织等;继发性颅内肿瘤由身体其他部位,如肺、子宫、乳腺、消化道、肝脏等的恶性肿瘤转移至脑部,或由邻近器官的恶性肿瘤由颅底侵入颅内。

据统计,就全身肿瘤的发病率而论,颅内肿瘤居第五位(6.31%),仅低于胃、子宫、乳腺、食管肿瘤。颅内肿瘤可发生于任何年龄,以成人多见,其发病年龄、好发部位与肿瘤类型存在相互关联。少儿多发生在幕下及脑的中线部位,主要为髓母细胞瘤、颅咽管瘤及室管膜瘤;成人以大脑半球胶质瘤为最多见,如星形细胞瘤、胶质母细胞瘤、室管膜瘤等,其次为脑膜瘤、垂体瘤及颅咽管瘤、神经纤维瘤、海绵状血管瘤等;老年人以多形性胶质母细胞瘤、脑膜瘤、转移瘤等居多。

(一)病因

颅内肿瘤和其他肿瘤一样,病因尚不完全清楚,可能与以下几种因素有关。

1.遗传因素

据报道,神经纤维瘤、血管网状细胞瘤和视网膜母细胞瘤等有明显家庭发病倾向,这些肿瘤常在一个家庭中的几代人出现。胚胎原始细胞在颅内残留和异位生长也是颅内肿瘤形成的一个重要原因,如颅咽管瘤、脊索瘤、皮样囊肿、表皮样囊肿及畸胎瘤。

2.电离辐射

目前已经肯定,X线及非离子射线的电离辐射能增加颅内肿瘤发病率。颅脑放射(即使是小剂量)可使脑膜瘤发病率增加10%,胶质瘤发病率增加3%~7%;潜伏期长,可达放射后10年以上。

3.外伤

创伤一直被认为是脑膜瘤或胶质细胞瘤发生的可能因素。文献报道在头颅外伤的局部骨折或瘢痕处出现脑膜瘤的生长。

4.化学因素

亚硝胺类化合物、致瘤病毒、甲基胆蒽、二苯蒽等都能诱发脑瘤。

(二)临床表现

1.一般的症状和体征

脑瘤患者颅内压增高症状占90%以上。

(1)头痛、恶心、呕吐:头痛多位于前额及颞部,开始为阵发性头痛渐进性加重,后期为持续性头痛阵发性加剧,早晨头痛更重,间歇期正常。颅后窝肿瘤可致枕颈部疼痛并向眼眶放射。幼儿因颅缝未闭或颅缝分离可没有头痛只有头昏。呕吐呈喷射性,多伴有恶心,在头痛剧烈时出现。由于延髓呕吐中枢、前庭、迷走神经受到刺激,故幕下肿瘤出现呕吐要比幕上肿瘤较早而且严重。

(2)视神经盘水肿及视力减退:是颅内高压的重要客观体征。颅内压增高到一定时期后可出现视神经盘水肿。它的出现和发展与脑肿瘤的部位、性质、病程缓急有关,如颅后窝肿瘤出现较早且严重,大脑半球肿瘤较颅后窝者出现较晚而相对要轻,而恶性肿瘤一般出现较早,发展迅速并较严重。早期无视力障碍,随着时间的延长,病情的发展,出现视野向心性缩小,晚期视神经继发性萎缩则视力迅速下降,这也是与视神经炎所致的假性视神经盘水肿相区分的要点。

(3)精神及意识障碍及其他症状:可出现头晕、复视、一过性黑、猝倒、意识模糊、精神不安或淡漠等症状,甚至可发生癫痫、昏迷。

(4)生命体征变化:颅内压呈缓慢增高者,生命体征多无变化。中度与重度急性颅内压增高时,常引起呼吸、脉搏减慢,血压升高。

2.局灶性症状和体征

局灶性症状是指脑肿瘤引起的局部神经功能紊乱。主要取决于肿瘤生长的部位,因此可以根据患者特有的症状和体征作出肿瘤的定位诊断。

(1)大脑半球肿瘤的临床症状:肿瘤位于半球的不同部位可产生不同定位症状和体征。①精神症状:常见于额叶肿瘤,多表现为反应迟钝,生活懒散,近期记忆力减退,甚至丧失,严重时丧失自知力及判断力,亦可表现为脾气暴躁,易激动或欣快。②癫痫发作:额叶肿瘤较易出现,其次为颞叶、顶叶肿瘤多见。包括全身大发作和局限性发作,有的病例抽搐前有先兆,如颞叶肿瘤,癫痫发作前常有幻想、眩晕等先兆,顶叶肿瘤发作前可有肢体麻木等异常感觉。

(2)锥体束损害症状:表现为肿瘤对侧半身或单一肢体力弱或瘫痪病理征阳性。

(3)感觉障碍:为顶叶的常见症状,表现为肿瘤对侧肢体的位置觉、两点分辨觉、图形觉、质料觉、失算、失明、左右不分、手指失认,实体觉的障碍。

(4)失语症:见于优势大脑半球肿瘤,分为运动性和感觉性失语。

(5)视野改变:枕叶及颞叶深部肿瘤因累及视辐射,表现为视野缺损,同向性偏盲及闪光、颜色等幻视。

3.蝶鞍区肿瘤的临床症状

早期就出现视力、视野改变及内分泌功能紊乱等症状,颅内压增高症状较少见。

(1)视觉障碍:肿瘤向蝶鞍区上发展压迫视交叉引起视力减退及视野缺损,蝶鞍肿瘤患者常因此原因前来就诊,眼底检查可发现原发性视神经萎缩和不同类型的视野缺损。

(2)内分泌功能紊乱:如性腺功能低下,女性表现为月经期延长或闭经,男性表现为阳痿、性欲减退及发育迟缓。生长激素分泌过盛在发育成熟前可导致巨人症,如相应激素分泌过多,则发育成熟后表现为肢端肥大症。

4.颅后窝肿瘤的临床症状

(1)小脑半球肿瘤:主要表现为患侧肢体协调动作障碍,可出现患侧肌张力减弱或无张力,膝腱反射迟钝,眼球水平震颤,有时也可出现垂直或旋转性震颤。

(2)小脑蚓部肿瘤:主要表现为躯干性和下肢远端的共济失调,行走时步态不稳,步态蹒跚,或左右摇晃如醉汉,站立时向后倾倒。

(3)脑干肿瘤:临床表现为出现交叉性麻痹,如中脑病变,表现为病变侧动眼神经麻痹;脑桥病变,可表现为病变侧眼球外展及面肌麻痹,同侧面部感觉障碍及听觉障碍;延髓病变,可出现同侧舌肌麻痹、咽喉麻痹、舌后 1/3 味觉消失等。

(4)小脑脑桥角肿瘤:表现为耳鸣、眩晕、进行性听力减退、颜面麻木、面肌抽搐、面肌麻痹及声音嘶哑、食水呛咳、病侧共济失调及眼球震颤。

5.松果体区肿瘤临床症状

(1)四叠体受压征:即瞳孔反应障碍、垂直凝视麻痹和耳鸣、耳聋是其特征性体征。

(2)两侧锥体束征:即尿崩症、嗜睡、肥胖、全身发育停顿,男性可见性早熟。

(三)诊断

1.病史与临床检查

这是正确诊断的基础。

(1)需要详细了解发病时间,首发症状和以后症状出现的次序,这些对定位诊断具有重要意义。

(2)临床检查:包括全身与神经系统等方面。神经系统检查注意意识、精神状态、脑神经、运动、感觉和反射的改变。需常规检查眼底,怀疑颅后凹肿瘤,需做前庭功能与听力检查。全身检查按常规进行。

2.辅助检查

原则上应选用对患者痛苦较轻、损伤较少、反应较小、意义较大与操作简便的方法。

(1)X 线检查:神经系统的 X 线检查包括头颅平片、脑脊髓血管造影、脑室、脑池及椎管造影等。脑血管造影可了解颅内肿瘤的供血情况,对血管性肿瘤价值较大。

(2)腰椎穿刺与脑脊液检查:仅作参考,颅内肿瘤常引起一定程度颅内压增高,但压力正常时,不能排除脑瘤。需要注意,已有显著颅内压增高,或疑为脑室内或幕下肿瘤时,腰穿应特别谨慎或禁忌,以免因腰穿特别是不适当的放出脑脊液,打破颅内与椎管内上下压力平衡状态,促使发生脑疝危象。

(3)CT 脑扫描与磁共振扫描:是当前对颅内瘤诊断最有价值的诊断方法。一般可发现直径3 mm 以上的肿瘤。肿瘤 CT 异常密度和 MRI 信号变化、脑室受压和脑组织移位、瘤周脑水肿范围,可反映瘤组织及其继发改变如坏死、出血、囊变和钙化等情况,并确定肿瘤部位、大小、数目、血供和与周围重要结构的解剖关系,结合增强扫描对绝大部分肿瘤作出定性诊断。

(4)放射性核素扫描:目前主要有单光子发射计算机断层显像(SPECT)与正电子发射计算机断层显像(PET)两项技术。PET 可显示肿瘤影像和局部脑细胞功能活力情况。

(5)内分泌检查:对诊断垂体腺瘤很有价值,此外酶的改变、免疫学诊断亦有一定参考价值,但多属非特异性的。

(6)活检:肿瘤定性诊断困难,影响选择治疗方法时,可利用立体定向和神经导航技术取活检行组织学检查确诊,指导治疗。

（四）治疗

颅内肿瘤治疗可通过手术治疗、化疗、放疗、分子靶向治疗及免疫治疗等方法。目前，综合治疗对大部分中枢神经系统肿瘤来讲，是较为合适的治疗方案。

1.手术治疗

原则是凡良性肿瘤应力争全切除以达到治愈的效果；凡恶性肿瘤或位于重要功能区的良性肿瘤，应根据患者情况和技术条件予以大部切除或部分切除，以达到减压的目的。

2.放疗

凡恶性肿瘤或未能全切除而对放射线敏感的良性肿瘤，术后均应进行放疗。目前包括常规放疗、立体定位放射外科治疗及放射性核素内放疗。如肿瘤位于要害部位，无法施行手术切除，而药物治疗效果不好时，可行脑脊液分流术、颞肌下减压术、枕肌下减压术或去骨瓣减压术等姑息性手术。

3.化疗

恶性肿瘤，特别是胶质瘤和转移瘤，术后除放疗外，尚可通过不同途径和方式给予化学药物治疗。但是由于血-脑屏障的存在，颅内肿瘤不同于其他部位的肿瘤，某些化疗药物难以到达颅内肿瘤细胞而起到杀伤作用。故化疗药物应与减弱血-脑屏障的药物联合应用。

4.免疫治疗

颅内肿瘤抗原的免疫原性弱，不易引起强烈的免疫反应，又由于血-脑屏障的存在，抗癌免疫反应不易落实至脑内。这方面有一些试验研究与药物临床试验，如应用免疫核糖核酸治疗胶质瘤取得一定效果，但尚需进一步观察、总结与发展。

5.对症治疗

（1）抗癫痫治疗：幕上脑膜瘤、转移瘤等开颅手术后发生癫痫的概率较高。术前有癫痫史或术后出现癫痫者，应连续服用抗癫痫药，癫痫停止发作6个月后可以缓慢停药。

（2）降低颅内压：对于发生颅内高压的患者，应使用脱水药、糖皮质激素、冬眠疗法等手段减轻脑组织损伤。

颅内肿瘤患者的预后与肿瘤的性质及生长部位有关。良性肿瘤如能彻底摘除可得到根治；恶性肿瘤预后较差，绝大多数肿瘤在经过综合治疗后仍有可能复发。

二、护理

（一）心理护理

面对肿瘤的威胁，患者通常要经过一个对疾病理解并接受治疗的复杂心理适应过程。护士通过为患者提供关于肿瘤和治疗信息，运用交流技巧，给患者以心理支持，可以促进患者对这一紧张状态的调整适应过程。同时，护士一定要在精神上经常地给予其安慰和鼓励，耐心解释治疗的安全性和有效性，以解除患者的焦虑和不安，这种心理上的支持，会使患者情绪稳定、乐观，有助于减轻治疗反应，使治疗顺利完成。

（二）头痛的护理

（1）密切观察患者病情，包括神志、瞳孔、生命体征的变化。对于躁动的患者需加床栏保护。

（2）给予脱水等对症治疗。

（3）环境要安静，室内光线要柔和。

（4）心理护理：多与患者交流，了解思想状况，进行细致的解释和安慰，同时与家属共同体贴关心患者,减轻患者的精神压力,以利患者积极配合治疗。

(5)指导患者卧床休息,可通过看报纸、听轻柔的音乐等方式分散注意力以减轻疼痛。

(6)饮食护理:指导患者进食清淡、宜消化的软食,可食新鲜的蔬菜、水果,保持大便的通畅,若便秘应指导患者勿用力解大便,以免腹压增高引起颅内压增高。

(三)癫痫的护理

(1)应尽量为其创造安静环境,以避免任何不良刺激,如疼痛、紧张、高热、外伤、过度疲劳、强烈的情绪波动(急躁、发怒)等。另外饮酒、食用刺激和油腻食物等也可诱发癫痫发作,应尽量避免其接触。

(2)仔细观察了解癫痫发作的诱因,以及时发现发作前的预兆。当患者出现前驱症状时,预示其可能在数小时或数天内出现癫痫发作,这时要做好患者的心理护理,帮助其稳定情绪,同时与医师联系,在医师指导下调整癫痫药物的剂量和/或种类,预防癫痫发作。

(3)癫痫发作时的护理,以及时移开身边硬物迅速让患者平卧,如来不及上述安排,发现患者有摔倒危险时应迅速扶住患者让其顺势倒下,严防患者忽然倒地摔伤头部或肢体造成骨折。如果癫痫发作时患者的口是张开的,应迅速用缠裹无菌纱布的压舌板或筷子等物品垫在患者嘴巴一侧的上、下牙之间,以防其咬伤舌头。如患者已经咬紧牙关,则使用开口器从臼齿处插入,避免使用坚硬物品,以免其牙齿脱落,阻塞呼吸道。发作时呼吸道的分泌物较多,可造成呼吸道的阻塞或误吸窒息而危及生命,应让其头侧向一方使分泌物流出,同时解开衣领及腰带保持呼吸通畅。通知医师,给予对症处理。

(四)预防跌倒的护理

评估患者易致跌倒的因素,创造良好的病室安全环境,地面保持干净无水迹,走廊整洁、畅通、无障碍物、光线明亮。定时巡视患者,严密观察患者的生命体征及病情变化,使用床栏并合理安排陪护。加强与患者及其家属的交流沟通,关注患者的心理需求。给予必要的生活帮助和护理。对使用床栏的患者,需告知下床前放下床栏,勿翻越。呼叫器、便器等常用物品放在患者易取处;对患者及其家属进行安全宣教。

(五)放疗的护理

(1)做好放疗前的健康宣教:告知患者放疗的相关知识及不良反应,耐心细致地向患者解释,消除患者对放疗的恐惧感。

(2)颅内压增高的观察和护理:当照射剂量达到 1 000～1 500 cGy 时,脑组织由于受到放射线的损伤,细胞膜的通透性发生改变,导致脑水肿而引起颅内压增高。因此,需密切观察患者的意识、瞳孔及血压的变化,如出现剧烈头痛或频繁呕吐,则有脑疝发生的可能,应立即通知医师,做好降压抢救处理。

(3)饮食护理:由于放疗后患者表现食欲差,饮食要保持色、香、味美以刺激食欲。鼓励患者进高蛋白、高维生素、高纤维的饮食,忌食过热、过冷、油煎及过硬食物。

(4)口腔护理:放疗期间保持口腔卫生,积极防治放射性口腔炎。加强口腔护理,每天用软毛牙刷刷牙,每次进食后用清水漱口。放疗期间及放疗后 3 年禁止拔牙,如确须拔牙应加强抗感染治疗,以防放疗后牙床血管萎缩诱发牙槽炎、下颌骨坏死、骨髓炎。

(5)照射野皮肤的护理:放疗中保持照射野部位清洁、干燥,指导患者局部避免搔抓,避免刺激,禁用碘酒、乙醇、胶布,忌用皂类擦洗,夏天外出可戴透气性好的太阳帽或打遮阳伞,防止日光对皮肤的直接照射引起损伤。

（6）观察体温及血常规的变化：体温38℃以上者，报告医师暂停放疗，观察血常规的变化，结合全身情况配合医师做好抗感染治疗。

三、健康教育

（1）注意营养均衡，多吃蔬菜、水果、粗纤维食物及易消化的食物，多饮水，保持大便通畅。

（2）注意休息，避免重体力劳动。

（3）放疗患者出院后一个月内应注意保护照射野皮肤。

（4）定期复查。

（朱　霞）

第二节　鼻　咽　癌

一、概述

鼻咽癌的发病有明显种族、地区和家族聚集现象，好发于黄种人。世界上80％的鼻咽癌发生于我国南方各省及其邻近区域。广东是世界最高发的地区。鼻咽癌发病率占头颈部恶性肿瘤首位，男女之比为（2.5～4）：1，随着年龄增长发病率增高，20～40岁开始上升，40～60岁为发病高峰。

（一）病因

鼻咽癌的病因尚不确定，目前较为确定的因素为：EB（Epstein-Barr）病毒感染、遗传因素、接触化学致癌物质等。

1.EB病毒感染

在发病中起重要作用，Old等1964年首先在鼻咽癌患者的血清中检测出EB病毒抗体，进一步的研究证明EB病毒与鼻咽癌密切相关。

2.遗传因素

鼻咽癌患者有种族和家族聚集现象。有家族史的鼻咽癌患病率明显高于无家族史者，侨居国外的中国南方某些地区的华人，鼻咽癌患病率高于当地人。

3.化学因素

可能与某些化学致癌物质（如芳香烃、亚硝胺）及某些微量元素（如镍）有关。

（1）芳香烃：李桂源（1988年）报道湘西鼻咽癌高发区的57个家庭中，每克烟尘3,4-苯并芘的含量明显高于低发区。

（2）亚硝胺：有报道食用咸鱼及腌制品食物是中国南方鼻咽癌高危因素，与食用咸鱼及腌制品食物中高浓度的亚硝胺化合物有关。

（3）微量元素：调查发现鼻咽癌高发区的大米和水中微量元素镍含量高于其他地区。镍能促进亚硝胺诱发鼻咽癌，提示镍可能是促癌因素。

4.癌基因

研究证明用癌基因ras家族做探针进行核酸杂交，鼻咽癌的转化基因与Ha-ras有同源序列,并呈长度多态性。

(二)病理分类

根据 WHO 2003 年的分类标准,鼻咽癌分为 3 型。

1.角化型鳞状细胞癌

依据分化程度可分为高、中、低分化,其中以高分化最常见。

2.非角化型癌

可分为分化型和未分化型两型。

3.基底细胞样鳞状细胞癌

此型发病率低。

(三)临床表现

常见为以下七大症状、三大体征。

1.症状

(1)血涕和鼻出血:最常发生在早晨起床吸鼻后痰中带血或擤鼻后涕中带血。18%~30%的患者以此为首发症状,确诊时超过70%的患者有此症状。癌灶表面呈溃疡或菜花型者这一症状更为常见,而黏膜下型的肿块则血涕较为少见。大出血是晚期鼻咽癌患者死亡的主要原因。

(2)鼻塞:位于鼻咽顶部的肿瘤常向前方浸润生长,导致同侧后鼻孔与鼻腔后的堵塞。大多数呈单侧,日益加重。

(3)耳部症状:单侧性耳鸣或听力减退、耳内闭塞感是早期鼻咽恶性肿瘤症状之一。原发癌灶在咽隐窝或鼓咽管枕区者肿瘤常更多的浸润、压迫鼓咽管,使鼓室形成负压,形成分泌性中耳炎的体征,如病灶较轻者行鼓咽管吹张法可获暂时缓解。

(4)头痛:为常见初发症状,常为一侧偏头痛,位于额部、颞部或枕部。脑神经损害或颅底骨破坏是头痛原因之一。确诊时有70%的患者有头痛。

(5)眼部症状:鼻咽癌晚期侵犯眼眶或眼球有关的神经,多为单侧眼球受累(与原发灶处于同一侧),以后再扩展至对侧。主要表现为视力障碍、复视、眼球活动受限、眼睑下垂等。

(6)脑神经症状及其他:面部皮肤麻木感,检查为痛觉和触觉减退或消失;舌肌萎缩和伸舌偏斜;迷走神经、舌咽神经受损,表现为声音嘶哑和吞咽困难。

(7)颈部肿块:多位于上颈部,颈部肿块无痛、质硬,早期可活动,晚期因粘连而固定,此为首发症状的占40%,60%~80%患者初诊时可触及颈部肿块。

2.体征

(1)鼻咽部肿物:分为结节型、浸润型、菜花型、黏膜下型和溃疡型。

(2)颈部淋巴结肿大:多为颈深上淋巴结肿大,为单侧或双侧。

(3)脑神经损害:常见为三叉、外展、舌下、舌咽、动眼神经受损。

(四)诊断

1.体格检查

行病变部位及全身常规体格检查。

2.鼻咽检查

(1)后鼻镜(间接鼻咽镜)检查:是一种简便、快捷、有效的检查方法,能早期检查出鼻咽部肿瘤。

(2)前鼻镜检查:出现鼻塞、血涕时行此检查,可观察鼻道有无出血、坏死物和肿块等,并可通过前鼻镜检查行鼻腔鼻咽肿物活检。

（3）鼻咽纤维镜检查：配备摄像、电视、录像等现代装置，可有效提高图像分辨率，这是最有效的现代检查工具。

3.血清学检查

EB病毒血清学检查可以作为鼻咽癌诊断的辅助指标，对早期诊断鼻咽癌有一定帮助。

4.影像学检查

（1）X线检查：目前用于鼻咽癌的常规X线检查已经被CT和MRI取代。如需排除转移时则肺部正位片和骨X线平片仍为必备常规检查。

（2）鼻咽部CT检查：能准确评价鼻咽部肿瘤的部位，对鼻咽癌的分期、放疗照射野设计和预后评估有重要作用。

（3）鼻咽部MRI：可清楚显示鼻咽部正常结构的层次和分辨肿瘤的范围，对诊断鼻咽癌分期更准确。对鉴别鼻咽癌是复发还是纤维化更有优势，对评价颅内病变、放射性脑病和脊髓病变更准确。

（4）B超检查：可以动态观察密切随诊，主要用于颈部和腹部的检查。目前认为B超诊断颈转移淋巴结的符合率约为95%，高于CT和MRI的结果。

（5）放射性核素骨显像（ECT）检查：在有骨痛或骨叩击痛区行ECT，阳性符合率比X线片高出30%左右。临床上应结合病史、体检及综合检查证据作为诊断依据。

（6）正电子发射计算机断层显像（PET）检查：对及时发现原发病灶、颈部淋巴结转移或远处转移灶更准确。

5.病理学检查

肿瘤活组织病理检查是确诊鼻咽癌的唯一定性手段。

（1）细胞学检查：鼻咽部脱落细胞学检查可找到肿瘤细胞。

（2）组织病理学检查：是鼻咽癌确诊依据，包括鼻咽部新生物活检和颈部淋巴结活检。

（五）治疗

1.治疗原则

因鼻咽解剖位置深，有重要血管神经相邻，病理又多属低分化癌，淋巴结转移率高，故放疗是目前鼻咽癌的首选治疗手段。早期病例可单纯体外放疗或以体外放疗为主，辅以近距离腔内后装放疗。晚期患者可放疗加化疗。其他辅助治疗有中药、免疫增强剂和生物调节剂。

2.治疗方法

（1）放疗：分外照射治疗和近距离放疗。

外照射治疗中常规放疗有采用直线加速器的高能X线或^{60}Co做外照射。一般情况下宜行连续性照射，每周5次，每次2 Gy，总量（DT）60～70 Gy/6～7周。调强适形放疗（IMRT）能使照射区的形状在三维方向上与受照射肿瘤的形状相适合，可按照临床的需要调整靶区内诸点的照射剂量（即放疗剂量适形），使靶区剂量更趋均匀，并进一步减少肿瘤邻近正常组织或器官受照射的剂量，提高放疗的效果。肿瘤靶区分次剂量较高，而周围正常组织的分次剂量较低，由此生不同的放射生物学效应保护了周围正常器官。由于鼻咽结构的特殊性，鼻咽肿物的形状往往不规则，采用常规外照射有时很难完全避开颈段脊髓或正常脑组织。而IMRT技术保证肿瘤靶区得到足量照射，同时可有效地保护周围正常组织，因此鼻咽癌比较适合采用调强适形放疗。

调强适形放疗和常规放疗相比较，由于面罩的影响，放疗急性期皮肤反应较常规放疗重；对于远期反应,由于调强适形放疗有效地保护了颞颌关节和腮腺功能,所以调强适形放疗对颞颌关节改变造成的张口困难及腮腺功能的破坏远低于常规放疗。

近距离放疗是目前鼻咽癌残留病灶最常见的治疗方法,具有不良反应小、疗效较好、操作简单的特点,适合外照射的补充治疗。

(2)化疗:对复发或转移性鼻咽癌,化疗是重要的手段。①诱导化疗:又称新辅助化疗,是指放疗前使用的化疗。②同步放化疗:是指放疗同时使用化疗。③辅助化疗:是指在放疗后进行的化疗。④常用化疗方案有:顺铂+氟尿嘧啶;顺铂+氟尿嘧啶+多柔比星;顺铂+氟尿嘧啶+博来霉素;顺铂+多西他赛等。

(3)手术:对于部分放疗后鼻咽或颈部残留或复发的病灶是一种有效的补救措施。

二、护理

(一)心理支持

多与患者交流,倾听患者的诉说,理解患者的心理感受。帮助患者解决实际问题,介绍疗效好的病例,与他们交谈,增强治疗信心。

(二)饮食护理

(1)进食温凉、低盐、清淡、高蛋白、低脂肪、富含维生素的无刺激性软食,可有效预防和减少口腔黏膜反应的发生,如肉泥、菜泥、果泥。忌烟酒,忌食煎、炸、辛辣、过硬、过热、过酸、过甜的刺激性食物,以保护口咽部黏膜。

(2)吞咽困难不能进食者给予静脉营养。

(3)部分患者在放疗期间因放射性口腔黏膜炎引起的疼痛、味蕾受损引起的味觉丧失而导致进食减少,体重下降。因此在患者因口腔黏膜炎疼痛而进食困难时,应指导患者用粗大的吸管吸食流质或半流质食物,确保营养供给。味觉丧失时,护士应鼓励患者进食,避免因进食减少而进一步影响患者的胃肠道功能,影响营养的消化吸收,而形成不能进食-胃肠道功能紊乱-营养吸收障碍的恶性循环。

(三)观察患者头痛情况

头痛严重时影响患者的精神状况、睡眠和进食,使患者全身状况下降,影响患者的治疗和预后。应根据患者的疼痛状况按三阶梯止痛原则进行处理,以减轻患者症状。

(四)放疗前清洁牙齿

治疗口腔炎症,要常规拔除深度龋齿和残根,除去金属冠齿等,待伤口愈合(10~14天)后方可行放疗。

(五)放疗期间观察鼻咽

观察鼻咽是否有出血情况,一般情况下鼻咽放疗出血较少见,少量出血时,指导患者勿用手抠鼻,以免加重出血。大出血者应施行后鼻孔填塞压迫止血,并遵医嘱给予止血剂,必要时请耳鼻喉科医师会诊,行外科治疗。头侧向一边,保持呼吸道通畅。

(六)保持鼻咽腔清洁

鼻咽冲洗每天1~2次,冲洗瓶的高度距头顶50 cm,水温为36~40 ℃,冲洗液体为生理盐水或专用鼻腔冲洗剂,冲洗液体量为500~1 000 mL,冲洗器放入鼻腔1~1.5 cm,水从鼻腔进入,从口腔或鼻腔出来,有出血时禁止冲洗。鼻咽冲洗的目的是清洁鼻腔和增强放射敏感性。护士应告知患者鼻腔冲洗的意义和重要性,防止因冲洗不彻底或未按时冲洗而导致鼻咽部感染或影响放疗效果。指导患者观察冲洗物的颜色及性质,有出血时及时告知医师,避免引起鼻咽部大出血。

(七)检查白细胞计数

放疗期间每周检查白细胞计数一次,白细胞计数$<3\times10^9$/L时,应暂停放疗;$<1\times10^9$/L时,予保护性隔离。放化疗期间患者免疫力低下,指导患者避免去公共场所,避免接触感冒或病毒感染者,以免并发严重的感染。

(八)放疗并发症的防护

1.口干

口干为最早出现的放疗反应之一。口腔涎腺包括腮腺、颌下腺、舌下腺和众多的小唾液腺,具有分泌功能的是浆液性和黏液性2种细胞。唾液的99%为水分,余下的为各种无机盐、消化性和免疫性蛋白,起着消化、冲洗、免疫、保护和润滑等多种功能。浆液性细胞对放疗高度敏感,在接受一定的照射剂量后(因个体差异不同,约放疗10次左右)会出现腺体的急性反应,随后腺泡变性、血管通透性增高,随着放疗照射体积和剂量的增加,腺泡会坏死,完全破坏,涎腺分泌功能大幅下降,其分泌量只有放疗前的10%~30%。涎腺功能在放疗后1年才会有轻度恢复。唾液的生化成分也有所变化,无机盐及蛋白成分升高,pH下降,唾液淀粉酶大幅下降。放疗到一定剂量,味觉减退反应出现,舌味蕾受损,舌乳头环状突起。从味觉产生机制看,不同部位的味蕾有不同的味觉感受器,如菌状乳头味蕾主要感觉甜,分布于舌尖,这一部位相对放射剂量较少,因而甜味受累最轻;轮廓乳头分布于舌根,受照射量最多,因而苦味就受累最重。口干的护理要点是刺激未纤维化的唾液腺分泌,缓解口腔干燥症状,当唾液腺未完全纤维化时,可通过催涎剂的作用使唾液得到一定代偿来改善口腔的内环境。放疗患者口干可用冷开水、茶或其他无糖无酸的冷饮、漱口液来湿润口腔。

2.放射性口腔黏膜炎

放射性口腔黏膜炎判断标准分为4度:①Ⅰ度,黏膜充血水肿,轻度疼痛;②Ⅱ度,黏膜充血水肿,中度疼痛,点状溃疡;③Ⅲ度,黏膜充血水肿,片状溃疡,疼痛加剧影响进食;④Ⅳ度,黏膜大面积溃疡,剧痛,不能进食。鼻咽癌放疗可以严重影响唾液腺分泌唾液,一些患者首次或第二次治疗后唾液腺由于一过性炎症反应可出现肿胀和不适,而且唾液腺分泌的减少更容易导致浆液成分的减少,唾液黏稠、pH下降和功能降低,导致餐后唾液的润滑、冲洗作用不充分,pH下降可引起龋齿,遵医嘱给予抗感染和止痛药物治疗。鼻咽癌常规对穿野放疗的患者由于口腔黏膜特别是腮腺受量高,反应重,甚至有些患者因为早期口腔黏膜和腮腺反应重而放弃治疗。鼻咽癌调强放疗的患者由于口腔黏膜特别是腮腺受量低,反应轻,放疗期间多只需口腔局部用药就能继续放疗,多数患者不必全身用药,也没有出现因为早期口腔黏膜和腮腺反应重而放弃治疗者。放射性口腔黏膜炎已经成为鼻咽癌放疗中最为严重的制约因素,其发生率几乎是100%。放疗使唾液分泌量及质量降低,口腔自洁及免疫能力下降。放疗开始后可使用康复新、维生素B_{12}、利多卡因、庆大霉素等配制的漱口液和2.5%的碳酸氢钠漱口液交替漱口。如为真菌感染可使用制霉菌素或氟康唑胶囊配制漱口液含漱。口腔局部溃疡及感染时,可局部喷洒金因肽或涂抹碘甘油,以促进表皮黏膜生长和缓解疼痛。

3.放射性皮炎

按国际抗癌联盟的标准,急性放射性皮炎损伤程度分为4度。①Ⅰ度:滤泡、轻度红斑脱皮、干性皮炎、出汗减少。②Ⅱ度:明显红斑、斑状湿性皮炎、中度水肿。③Ⅲ度:融合性湿性皮炎、凹陷性水肿。④Ⅳ度：坏死溃疡。随着放疗剂量的增加，患者照射野皮肤可出现不同程度的放射性反应。其发病机制一方面是放射线造成 DNA 的破坏，导致可逆或不可逆的 DNA 合成及分化不平衡，使皮肤基底细胞不能产生新的细胞，成熟的上皮细胞持续丢失，若不能及时增殖补充脱落的表层细胞，即引起皮肤损伤；另一方面是射线引起的小血管管腔狭窄或血栓形成，从而导致组织缺血、缺氧，导致皮肤损伤程度。放射性皮炎是放疗中常见的放射损伤，发生的程度与放射线的性质和放射野的面积、放疗剂量及患者的个体差异有关。研究表明皮肤受照射 5 Gy 就可能形成红斑，20～40 Gy 就可能形成脱皮及溃疡，严重者甚至出现经久不愈的溃疡。治疗和预防放射线皮肤损伤以往无有效药物和治疗方法，出现后多采用停止放疗、休息及抗感染治疗等对症处理，使治疗中断，放疗的生物效应减低，从而导致肿瘤局部控制疗效下降。经过临床实践，以下方法可预防和治疗放射性皮肤反应。

（1）涂抹比亚芬软膏保护照射区皮肤：比亚芬软膏的成分为三乙醇胺，为水包油型白色乳膏，对皮肤有深部保湿的作用。三乙醇胺中的水分能迅速被损伤皮肤吸收，预防和减轻照射野皮肤的干燥，改善患者的不适度。通过渗透和毛细作用原理，起到清洁和引流的双重作用，能提供良好的皮肤自我修复环境，可增加皮肤血流速度，帮助排除渗出物，促进皮肤的新陈代谢，补充丢失脱落的表皮细胞，促进受损的细胞再生修复。还通过舒张局部血管，加快血流速度，改善放疗后的血液循环障碍，减轻水肿，加快渗出物的排出，促进损伤组织的愈合。还可升高白细胞介素-1的浓度和降低白细胞介素 6 的浓度，刺激成纤维细胞的增生，增加胶原的合成。将三乙醇胺乳膏涂抹在照射野皮肤，轻轻按摩使药物渗入皮肤，每天 2 次，从放疗第一天开始使用直至放疗结束。需注意的是：在放疗前 4 小时停用三乙醇胺乳膏，清洗掉药物之后再行放疗。

（2）防止局部皮肤损伤：穿棉质低领宽松衣服，禁止用肥皂水擦洗照射区皮肤，清洁皮肤时只需用清水轻轻擦洗即可。并注意防晒。

（3）随着放疗剂量的增加，局部皮肤发生感染或破溃时，遵医嘱酌情暂停放疗，可给予"烧伤三号"（含有冰片、明矾）纱布湿敷、涂抹美宝湿润烧伤膏或在创面喷洒金因肽。金因肽的主要成分为重组人表皮生长因子衍生物，其分子结构和生物学活性与人体内源性表皮生长因子高度一致，可以提供组织再生和修复的基础，促进鳞状上皮细胞、血管内皮细胞等多种细胞的生长，加速创面愈合的速度。同时它还能促进上皮细胞、中性粒细胞、成纤维细胞等多种细胞向创面迁移，预防感染，提高上皮细胞再生度和连续性，预防和减少瘢痕形成，提高创面修复质量。

4.放射性龋齿和放射性骨髓炎

放射性龋齿和放射性骨髓炎属于迟发放疗反应。上、下颌骨骨组织受照射后，其组织血管发生无菌性血管炎，其后数月或数年发生血栓栓塞，骨组织血供减少。此时若发生牙组织感染和拔牙性损伤，局部伤口长期不愈，可导致放射性骨髓炎发生。骨坏死多发生在高剂量、大分割外照射，口底插植治疗的区域，特别是原有肿瘤侵犯的部位；也见于全身情况差、拔牙或下颌无牙的患者。由于血供的不同，下颌骨的坏死先于上颌骨。放射性骨髓炎临床表现为颌骨深部的间歇性钝痛或针刺样剧痛，软组织红肿，瘘管形成，伴有张口困难、口臭、牙龈出血、口干等，严重的死骨外露伴颌面畸形还会引起继发感染，危及患者生命。因此放疗前应常规洁牙，拔除或填补龋齿、残根，去除金属齿冠及清洁牙齿，活动义齿需在放疗终止一段时间后再使用，以免损伤牙黏膜。放疗后指导患者用含氟牙膏刷牙，坚持用竖刷或横竖相结合的方法刷牙，每次刷牙应持续 3 分钟以上。少进甜食或进食甜食后及时漱口。放疗后定期到口腔科检查，尽量不做拔牙的处理，如必须进行时，至少在 2 年后或更长时间，以免引起炎症感染和骨髓炎。鼓励患者每天坚持做鼓水运动及舌头舔牙龈运动,以防牙龈萎缩。

5.颈部活动受限和张口困难

当颈部、咀嚼肌或其他颞下颌关节周围软组织位于放射野时,放射线造成局部组织水肿、细胞破坏及纤维化,出现颈部活动受限和张口困难。在患者做张口锻炼的过程中,如发生放射性口腔黏膜炎,患者可能因为疼痛而不愿意坚持张口锻炼,护士在此期间要关心患者,遵医嘱指导患者含漱利多卡因漱口液后再行张口训练。如张口困难,可用暖水瓶的软木塞支撑在患者的门齿间,以达到张口锻炼的目的。为预防颈部肌肉纤维化,可做颈前后左右的缓慢旋转运动,按摩颞颌关节和颈部。放疗前应记录患者最大张口后上下门齿间的距离,放疗开始后每周测量门齿距一次,并指导患者行张口训练,每天 200~300 次,以保持最大张口度和颞颌关节的灵活度。

(九)静脉化疗的护理

化疗药物的观察护理:为预防顺铂(DDP)的肾脏毒性,需充分水化。使用顺铂前 12 小时静脉滴注等渗葡萄糖液 2 000 mL,使用当日输入等渗盐水或葡萄糖液 3 000~3 500 mL,同时给予氯化钾、甘露醇及呋塞米,鼓励患者多饮水,观察电解质的变化,每天尿量不少于 2 000~3 000 mL。静脉滴注时药品需避光。化疗前进行健康宣教,为保护肾功能输入大量的液体及利尿剂,会使尿量增加,小便次数频繁。紫杉醇类药物有 39% 的患者在用药后最初的 10 分钟内发生变态反应,表现为支气管痉挛性呼吸困难、荨麻疹和低血压。为了预防发生变态反应,治疗前 12 小时、6 小时分别给予地塞米松 10 mg 口服,治疗前 30 分钟给予苯海拉明 20 mg 肌内注射,静脉滴注西咪替丁 300 mg。紫杉醇类药物还可导致脱发,发生率为 80%,治疗前可告知患者,让其有心理准备,并指导患者购买假发。

三、健康教育

(1)放疗前要常规拔除深度龋齿和残根,待伤口愈合 10~14 天方可行放疗。

(2)指导患者放疗后 3 年内禁止拔牙,如确需拔牙应加强抗感染治疗,以防放射性骨髓炎的发生。

(3)指导患者坚持终身行鼻腔冲洗。

(4)指导患者在放疗期间和放疗结束后 3~6 个月,仍应坚持做颈部旋转运动和张口运动训练,防止颞颌关节功能障碍。

(5)加强口腔卫生,每天漱口 4~5 次,推荐使用含氟牙膏,建议每年清洁牙齿 1 次。放疗后造成多数患者永久性口干,嘱多饮水,保持口腔湿润。

(6)定期复查,建议随诊时间为第 1 年每 2~3 个月 1 次,第 2 年每 3~4 个月 1 次,第 3 年每 6 个月 1 次,以后每年 1 次。

鼻咽癌的预后与年龄、临床分期、病理类型、治疗方式等有关。青少年及儿童患者一般预后较好,5 年生存率在 60% 左右,妊娠哺乳期妇女预后极差。分期愈早,疗效愈好。

(朱　霞)

第三节 喉 癌

一、概述

喉的恶性肿瘤较良性肿瘤多见。恶性肿瘤中以上皮组织变来源的恶性肿瘤多见,90%~95%为鳞状细胞癌。喉癌为仅次于肺癌的呼吸道第二高发癌。在头颈部恶性肿瘤中其发病率仅次于鼻咽癌。喉癌早期病例的5年生存率可达80%以上;晚期采取综合治疗,5年生存率可达50%左右。

(一)病因

喉癌的致病原因至今尚不明,可能与以下因素有关。

1.烟、酒刺激

烟、酒刺激与喉癌发生有密切关系。临床上可见90%以上的喉癌患者有长期吸烟或饮酒史。吸烟可产生烟草焦油,其中苯并芘可致癌。酒精长期刺激黏膜可使其变性而致癌。

2.空气污染

空气污染严重的城市,喉癌发病率高。长期吸入有害气体如二氧化硫和生产性工业粉尘、二氧化硫铬、砷等吸入呼吸道易致喉癌。

3.癌前病变

慢性喉或呼吸道炎症刺激、喉部角化症如白斑病和喉厚皮病、喉部良性肿瘤如喉乳头状瘤反复发作可发生癌变。

4.病毒感染

可能与人类乳头状瘤病毒(human papilloma virus,HPV)感染有关。

5.其他因素

如职业因素,有报道喉癌和接触石棉、芥子气、镍等可能有关。遗传因素,芳烃羟化酶的诱导力受遗传因素控制,故喉癌致癌和遗传因素有关。性激素及其受体,喉癌患者雄激素相对升高,雌激素降低,男性显著高于女性。

(二)病理分类

1.组织学分型

喉癌中鳞状细胞癌最为常见,约占喉癌的90%以上,根据组织学分级标准分为高、中、低分化三级,以高、中分化多见。少见肿瘤包括小涎腺来源的肿瘤,其他少见肿瘤包括软组织肉瘤、淋巴瘤、小细胞内分泌癌、浆细胞瘤等。

2.根据肿瘤形态分型

根据肿瘤形态分型分为浸润型、菜花型、包块型、结节型。

3.按原发部位分型

声门上型:约占30%,一般分化较差,早期易发生淋巴结转移,预后亦差。声门型:最为多见,约占60%,一般分化较好,转移较少,晚期声门癌可发生淋巴结转移。声门下型:最少见,约占6%,易发生淋巴结转移,预后较差。

(三)临床表现

1.症状

(1)声音嘶哑:最常见症状,为声门癌的首发症状,声嘶呈持续性且进行性加重。声门上型癌晚期因肿瘤增大压迫声带或肿瘤侵入声门时也会出现声音嘶哑的症状。

(2)咽喉疼痛:多是声门上型癌的症状。肿瘤合并炎症或溃疡时,可有疼痛感及痰中带血。起初仅在吞咽时,特别是在进食初期时有一种"刮"的感觉,多吃几口以后症状消失。肿瘤进展,喉痛可变为持续性,且可向同侧耳部扩散。

(3)咽喉异物感:咽喉部常有吞咽不适及紧迫感,是声门上型癌的首发症状,但常被忽视,而不及时就医容易延误诊断。如出现吞咽障碍时,则为肿瘤的晚期症状。

(4)呼吸困难:为恶性肿瘤晚期症状,表现为吸气性呼吸困难,并呈进行性加重。声门下型癌因病变部位比较隐蔽,早期症状不明显,直至肿瘤发展到相当程度或阻塞声门下腔而出现呼吸困难,声门下型癌患者较常以呼吸困难为首发症状而来诊。

(5)颈部肿块:多为同侧或双侧颈部淋巴结转移,肿块长在喉结的两旁,无痛感,且呈进行性增大。

2.体征

(1)喉镜检查见喉新生物。

(2)声带运动受限或固定:肿瘤增大,导致声带固定或堵塞声门,可引起吞咽障碍和呼吸困难,为肿瘤的晚期症状。

(3)颈部淋巴结肿大:声门上型癌的区域淋巴结转移率高,可因颈部淋巴结肿大来就诊。

(四)辅助检查

1.颈部检查

颈部检查包括对喉外形和颈淋巴结的视诊和触诊。了解喉外形有无增宽,甲状软骨切迹有无破坏,喉摩擦音是否消失,颈部有无肿大淋巴结,有无呼吸困难及三凹征现象。

2.喉镜检查

间接喉镜检查为临床最常用的检查方法,可见喉部清晰的影像及观察声带的运动,了解喉病变的外观、深度和范围,且操作方便,患者无痛苦。间接喉镜、直接喉镜、纤维喉镜可以看清肿瘤部位、大小、声带活动度及肿瘤侵犯范围。

3.活检

喉癌确诊需病理活检证实,可在间接喉镜、直接喉镜或纤维喉镜下钳取肿瘤组织送检。

4.影像学检查

了解肿瘤范围、有无颈部淋巴结肿大及喉支架软骨破坏。

(1)X线检查:咽喉正侧位片可以明确病变的大体部位、大小、形状及软骨、气管或颈椎前软组织变化情况。晚期可有远处转移,应行常规的胸部X线片和腹部B超检查。

(2)CT、MRI检查:有助于明确肿瘤在喉内生长范围、有无外侵及侵袭程度,以及颈部肿大淋巴结与大血管的关系等。

(五)治疗

手术和放疗在喉癌的治疗中起着重要作用。早期喉癌单独使用放疗和手术切除,都可以获得较好的效果。晚期则以综合治疗——在手术后辅以放疗为佳。

1.手术治疗

手术方式主要分为喉部分切除术及喉全切术。原则是在彻底切除癌肿的前提下,尽可能保留或重建喉功能。

2.放疗

(1)单纯放疗:T_1、T_2早期喉癌都应以放疗为首选。放疗可以取得和手术治疗同样的效果,而且最大优点是能保持说话功能。单纯放疗可获得80%～100%的5年生存期。放疗剂量为60～70 Gy。早期单纯放疗即使效果不佳,还可行手术补救。单纯放疗主要用于早期声带癌及因全身情况不宜手术治疗的患者。

(2)术前放疗:放射剂量一般为每4～5周40～50 Gy。放疗结束后2～4周内行手术治疗。主要适用于较晚期、肿瘤范围较大的患者。放疗的目的是为了使肿瘤缩小,提高手术切除率,提高肿瘤局部控制率,可以预防或减少因手术而促使肿瘤的转移或扩散。对声门下癌先行放疗后再行喉切除术,可以减少气管造瘘处的肿瘤复发。

(3)术后放疗:目的是提高局部控制率,放射剂量需给予60 Gy以上。喉部分切除术或全喉切除术后2～4周可行放疗。

3.化疗

喉癌95%以上为鳞状细胞癌,对化疗不敏感,多作为综合治疗的一部分。

4.生物治疗

疗效尚不肯定,处于试验阶段。主要方法包括重组细胞因子如干扰素等、免疫细胞疗法、肿瘤疫苗和单克隆抗体及其耦联物。

二、护理

(一)心理支持

由于喉部手术后,患者不能进行正常的语言交流,给患者的心理和形象上造成了双重的恶性刺激。应做好解释工作,多关心和体贴患者,鼓励家属多陪伴,给予情感支持。治疗期间注意加强沟通工作,和患者使用纸笔进行交流,及时了解患者的需要,给予帮助,并告知其成功病例,树立战胜疾病的信心。

(二)饮食护理

注意饮食,进食高蛋白质、高维生素、清淡、易消化的流质或半流质食,禁烟、酒,多喝水。鼓励患者取坐位或半坐位进食,进食后休息15～30分钟再活动,应少食多餐。放疗期间患者感觉精神倦怠、喉干口燥,饮食则以清热解毒、生津润肺为主,出现咽喉疼痛、吞咽疼痛、胸骨后疼痛时进食温凉容易吞咽的流质或半流质饮食,如鱼肉、梨汁、萝卜汁、绿豆汤、西瓜等。汤水宜以清热利咽、润肺生津为原则,如胡萝卜马蹄汤、冬瓜老鸭汤、银耳莲子百合汤等。放疗期间忌食热性食物和热性水果,如羊肉、狗肉、兔肉及橘子、荔枝、龙眼等。特别是放化疗期间,由于口腔黏膜反应及喉头水肿严重导致进食困难时,可给予静脉营养支持。

(三)口腔护理

嘱患者多饮水,常含话梅或维生素C,促进唾液分泌。

(四)放疗的护理

(1)喉癌患者术后如身体恢复良好,2周内可行放疗。放疗前必须将金属气管套管更换为塑料套管,佩带金属气管套管不能进行放疗,防止金属套管影响疗效及可能发生次波射线对局部造成损伤。

(2)气管套管护理:根据患者咳痰量每天清洗内套管1~3次。方法为套管取出后用温开水或生理盐水浸泡(塑料制品的套管如用开水或热水浸泡清洗,可发生变形),清除痰痂后用75%乙醇浸泡消毒15分钟后再用温开水或生理盐水冲洗干净。定期更换固定的纱带及气管套纱块,保持气管造口周围皮肤清洁、干燥,气管造口最好用大纱块遮挡,预防感染,污染时及时更换。放疗期间注意观察套管内的痰量、颜色、性质,痰中带血时应多饮水并加强气道湿化。

(3)放疗处皮肤的护理:气管造口处皮肤受射线损伤,易被痰液污染感染,可每天给予生理盐水清洗造口周围皮肤,避免使用酒精及活力碘。

(4)放疗并发症的防护:主要表现为声音嘶哑、咽下疼痛、吞咽困难、口干、味觉改变、体重减轻等症状,喉癌晚期放疗最常见的并发症是喉头水肿、喉软骨炎和喉软骨坏死。护士应密切观察病情变化,指导患者多饮水,禁烟酒,进食清淡温凉饮食。避免用声,尽量减少与患者的语言交流,改用纸笔交流。并注意观察呼吸情况,指导患者有效咳痰,保持呼吸道通畅,床边备好吸痰装置。放疗期间易引起咽部疼痛充血、喉头水肿或痰液黏稠时,可用生理盐水3~5 mL加庆大霉素1支、α-糜蛋白酶或沐舒坦1支行雾化吸入,每天1次,严重时可行2~3次。必要时可加用抗感染、消肿和激素药物。喉头水肿多于放疗后3个月内消退,对超过半年仍不消退或逐渐加重者应注意有无局部残存、复发或早期喉软骨坏死的发生。

(五)语言康复护理

语言康复护理是全喉切除术后患者的重要康复内容。由于喉部手术后失去发音器官,又因呼吸气道的改变,使患者难以适应。可帮助患者进行食管语言训练、安装人工发音装置和进行发声重建手术,帮助患者重建发音功能。第一食管语言训练,全喉切除术后的患者由于解剖部位的差异,可出现口腔音、咽音、和食管音三种语言声音类型。而食管音则是全喉切除术后患者能发出的最好声音,发食管音的生理过程为两个阶段,一是空气进入食管阶段。二是食管壁肌肉收缩,使空气振动形成排气发声。训练食管音是全喉切除术后患者最方便、最自然、最好的语言康复方法,经济适用,但并不是每个患者都能训练成功。第二安装人工发音装置,即人工喉是一种人造的发音装置,代替声带的振动发出声音,再通过构语器官形成语言。根据声音传送形式分为经口传声和颈部传声两种。经口人工喉已经由气动人工喉发展为电子人工喉,可获得3 m以上距离的清晰的发音效果。第三发声重建手术,近年来国内外进行了多种气管食管造瘘发声重建术和气管食管造瘘口安装单向阀门发音管。既可与全喉切除术一期完成,也可施行二期手术,使语言功能得以康复,提高生活质量。对全喉切除术后的患者应及时进行鼓励、诱导,使他们树立信心和勇气,将心理治疗和语言康复相结合,使患者积极配合治疗和训练,可指导患者去专业机构加强语言康复功能训练。

三、健康教育

(1)指导患者注意保护喉咙,避免说话过多,产生疲劳,多采用其他方式进行交流。

(2)指导患者或家属学会清洗、消毒和更换气管内套管的方法。保持造瘘口清洁干燥,及时清理分泌物。外出或淋浴时注意保护造瘘口,防止异物吸入。室内保持一定的湿度。

(3)由于长期戴有气管套管者喉反射功能降低,应嘱患者将痰液及脱落坏死组织及时吐出,以防止吸入性肺炎发生。

(4)湿化气道,预防痂皮。根据情况定时向气道内滴入抗生素湿化液,嘱多饮水,以稀释痰液防止痰液干燥结痂。

（5）帮助患者适应自己的形象改变,鼓励其面对现实,照镜子观察自己的造口。教患者一些遮盖缺陷的技巧如自制围巾、饰品,保持自我形象整洁等。为了保持呼吸道通畅,勿穿高领毛衫。

（6）加强锻炼,增强抵抗力,注意保暖,避免到公共场所,防止上呼吸道感染。禁止游泳、淋浴,防止污物进入气管造口,引起吸入性肺炎。

（7）禁烟酒和刺激性食物,保持大便通畅,气管切开后患者不能屏气,影响肠蠕动,应多吃新鲜蔬菜水果等预防便秘。

（8）发现出血、呼吸困难、造瘘口有新生物或颈部扪及肿块,应及时到医院就诊。定期随诊,治疗结束后第1~2年内每3个月复查1次。

喉癌的预后与原发肿瘤的部位、肿瘤的大小、有无淋巴结转移、病理类型等相关。声门上型与声门下型分化较差,发展较快,预后较差;声门型分化较好,发展较慢,预后较好。早期喉癌单独使用放疗和手术切除,可以获得80%以上的5年生存率。

（朱 霞）

第四节 食 管 癌

一、疾病概述

（一）概念

食管癌是常见的一种消化道肿瘤。全世界每年约有30万人死于食管癌,我国每年死亡达15万余人。食管癌的发病率有明显的地域差异,高发地区发病率可高达150/10万以上,低发地区则只在3/10万左右。国外以中亚、非洲、法国北部和中南美洲为高发。我国以太行山地区、秦岭东部地区、大别山区、四川北部地区、闽南和广东潮汕地区、苏北地区为高发区。

（二）相关病理生理

临床上将食管分为颈、胸、腹3段。胸段食管又分为上、中、下3段。胸中段食管癌较多见,下段次之,上段较少。95%以上的食管癌为鳞状上皮细胞癌,贲门部腺癌可向上延伸累及食管下段。

食管癌起源于食管黏膜上皮。癌细胞逐渐增大侵及肌层,并沿食管向上下、全周及管腔内外方向发展,出现不同程度的食管阻塞。晚期癌肿穿透食管壁,侵入纵隔或心包。食管癌主要经淋巴转移,血行转移发生较晚。

（三）病因与诱因

病因至今尚未明确,可能与下列因素有关。

1.亚硝胺及真菌

亚硝胺是公认的化学致癌物,在高发区的粮食和饮水中,其含量显著增高,且与当地食管癌和食管上皮重度增生的患病率呈正相关。各种霉变食物能产生致癌物质,一些真菌能将硝酸盐还原为亚硝酸盐,促进二级胺的形成,使二级胺比发霉前增高50~100倍。少数真菌还能合成亚硝胺。

2.遗传因素和基因

食管癌的发病常表现家族聚集现象,河南林县食管癌有阳性家族史者占60%。在食管癌高发家族中,染色体数量及结构异常者显著增多。

3.营养不良及微量元素缺乏

饮食缺乏动物蛋白、新鲜蔬菜和水果,摄入的维生素 A、维生素 B₁、维生素 B₂、维生素 C 缺乏,是食管癌的危险因素。食物、饮水和土壤内的微量元素,如钼、铜、锰、铁、锌含量较低,亦与食管癌的发生相关。

4.饮食习惯

嗜好吸烟、长期饮烈性酒者食管癌发生率明显升高。进食粗糙食物,进食过热、过快等因素易致食管上皮损伤,增加了对致癌物的敏感性。

5.其他因素

食管慢性炎症、黏膜损伤及慢性刺激亦与食管癌发病有关,如食管腐蚀伤、食管慢性炎症、贲门失弛缓症及胃食管长期反流引起的 Barrett 食管(食管末端黏膜上皮柱状细胞化)等均有癌变的危险。

(四)临床表现

1.早期

早期常无明显症状,但在吞咽粗硬食物时可能有不同程度的不适感觉,包括咽下食物哽噎感,胸骨后烧灼样、针刺样或牵拉摩擦样疼痛。食物通过缓慢,并有停滞感或异物感。可能是局部病灶刺激食管蠕动异常或痉挛,或局部炎症、糜烂、表浅溃疡等所致。哽噎停滞感常通过饮水后缓解消失。症状时轻时重,进展缓慢。

2.中晚期

食管癌典型的症状为进行性吞咽困难。先是难咽干的食物,继而只能进半流质、流质,最后水和唾液也不能咽下。常吐黏液样痰,为下咽的唾液和食管的分泌物。患者逐渐消瘦、脱水、无力。若出现持续胸痛或背部肩胛间区持续性疼痛表示为晚期症状,癌已侵犯食管外组织。当癌肿梗阻所引起的炎症水肿暂时消退,或部分癌肿脱落后,梗阻症状可暂时减轻,常误认为病情好转。若癌肿侵犯喉返神经,可出现声音嘶哑;若压迫颈交感神经节,可产生 Horner 综合征。若侵入气管、支气管,可形成食管、气管或支气管瘘,出现吞咽水或食物时剧烈呛咳,并发生呼吸系统感染。后者有时亦可因食管梗阻致内容物反流入呼吸道而引起。最后出现恶病质状态。若有肝、脑等脏器转移,可出现黄疸、腹水、昏迷等状态。

(五)辅助检查

1.食管吞钡造影检查

食管吞钡造影检查是可疑食管癌患者影像学诊断的首选,采用食管吞钡 X 线双重对比造影检查方法。早期可见如下。

(1)食管黏膜皱襞紊乱、粗糙或有中断现象。

(2)局限性食管壁僵硬、蠕动中断。

(3)局限性小的充盈缺损。

(4)浅在龛影,晚期多为充盈缺损,管腔狭窄或梗阻。

2.内镜及超声内镜检查(EUS)

食管纤维内镜检查可直视肿块部位、形态,并可钳取活组织做病理学检查;超声内镜检查可用于判断肿瘤侵犯深度、食管周围组织及结构有无受累,有无纵隔淋巴结或腹内脏器转移等。

3.放射性核素检查

利用某些亲肿瘤的核素,如^{32}P、^{131}I等检查,对早期食管癌病变的发现有帮助。

4.纤维支气管镜检查

食管癌外侵常可累及气管、支气管,若肿瘤在隆嵴以上应行气管镜检查。

5.CT、PET/CT检查

胸、腹CT检查能显示食管癌向管腔外扩展的范围及淋巴结转移情况,而PET/CT检查则更准确地显示食管癌病变的实际长度,对颈部、上纵隔、腹部淋巴结转移诊断具有较高准确性,在寻找远处转移灶比传统的影像学方法如CT、EUS等具有更高的灵敏性。

(六)治疗原则

以手术为主,辅以放疗、化疗等综合治疗。主要治疗方法有内镜治疗、手术、放疗、化疗、免疫及中医中药治疗等。

1.非手术治疗

(1)内镜治疗:食管原位癌可在内镜下行黏膜切除,术后5年生存率可达86%～100%。

(2)放疗:放射和手术综合治疗,可增加手术切除率,也能提高远期生存率。术前放疗后间隔2～3周再做手术较为合适。对手术中切除不完全的残留癌组织处做金属标记,一般在手术后3～6周开始术后放疗。而单纯放射疗法适用于食管颈段、胸上段食管癌,也可用于有手术禁忌证而病变不长、尚可耐受放疗的患者。

(3)化疗:食管癌对化疗药物敏感性差,与其他方法联合应用,有时可提高疗效。

(4)其他:免疫治疗及中药治疗等亦有一定疗效。

2.手术治疗

手术治疗是治疗食管癌首选方法。对于全身情况和心肺功能良好、无明显远处转移征象者,可采用手术治疗;对估计切除可能性小的较大的鳞癌而全身情况良好的患者,可先做术前放疗,待瘤体缩小后再手术;对晚期食管癌、不能根治或放疗、进食有困难者,可做姑息性减状手术,如食管腔内置管术、食管胃转流吻合术、食管结肠转流吻合术或胃造瘘术等,以达到改善、延长生命的目的。

二、护理评估

(一)一般评估

1.生命体征(T、P、R、BP)

患有食管癌的患者生命体征常无变化。如肿瘤较大压迫气管可引起呼吸急促、心率加快。

2.患者主诉

患者在吞咽食物时,有无哽噎感,胸骨后烧灼样、针刺样或牵拉摩擦样疼痛;有无进行性吞咽困难等症状。

3.相关记录

相关记录包括体重、有无消瘦、饮食习惯改变、吸烟、嗜酒、排便异常情况。有无其他伴随疾病,如糖尿病、冠状动脉粥样硬化性心脏病(冠心病)、高血压、慢性支气管炎等记录。

(二)身体评估

1.局部

了解患者有无吞咽困难、呕吐等;有无疼痛,疼痛的部位和性质,是否因疼痛而影响睡眠。

2.全身

评估患者的营养状况,体重有无减轻,有无消瘦、面部颜色(贫血)、脱水或衰弱;了解患者有无锁骨上淋巴结肿大和肝肿块;有无腹水、胸腔积液等。

(三)心理-社会评估

患者对该疾病的认知程度及主要存在的心理问题,患者家属对患者的关心程度、支持力度、家庭经济承受能力如何等。引导患者正确配合疾病的治疗和护理。

(四)辅助检查阳性结果评估

(1)血液化验检查:食管癌患者若长期进食困难,可引起营养失调低蛋白血症、贫血、维生素、电解质缺乏,但该类患者多有脱水、血液浓缩等现象,血液化验检查常不能正确判断患者的实际营养状况,应注意综合判断、科学分析。

(2)了解食管吞钡造影、内镜及超声内镜检查、CT、PET/CT 等结果,以判断肿瘤的位置、有无扩散或转移。

(五)治疗效果评估

1.非手术治疗评估要点

胸痛、背痛等症状是否改善或加重,吞咽困难是否改善或加重,放、化疗引起的胃纳减退、骨髓造血功能抑制等不良反应有无好转。

2.手术治疗评估要点

术后患者生命体征是否平稳,有无发热、胸闷、呼吸浅快、发绀及肺部痰鸣音等;伤口是否干燥,有无渗液、渗血;各引流管是否通畅,引流量、颜色与性状等;术后有无大出血、感染、肺不张、乳糜胸、吻合口瘘等并发症的发生;患者术后进食情况,有无食物反流现象。

三、主要护理诊断(问题)

(一)营养失调

营养失调与低于机体需要量与进食量减少或不能进食、消耗增加等有关。

(二)体液不足

体液不足与吞咽困难、水分摄入不足有关。

(三)焦虑

焦虑与对癌症的恐惧和担心疾病预后等有关。

(四)知识缺乏

知识缺乏与对疾病的认识不足有关。

(五)潜在并发症

1.肺不张-肺炎

肺不张、肺炎与手术损伤及术后切口疼痛、虚弱致咳痰无力等有关。

2.出血

出血与术中止血不彻底、术后出现活动性出血及患者凝血功能障碍有关。

3.吻合口瘘

吻合口瘘与食管的解剖特点及感染、营养不良、贫血、低蛋白血症等有关。

4.乳糜胸

乳糜胸与伤及胸导管有关。

四、主要护理措施

(一)术前护理

1.心理护理

患者有进行性吞咽困难,日益消瘦,对手术的耐受能力差,对治疗缺乏信心,同时对手术存在着一定程度的恐惧心理。因此,应针对患者的心理状态进行解释、安慰和鼓励,建立充分信赖的护患关系,使患者认识到手术是彻底的治疗方法,使其乐于接受手术。

2.加强营养

尚能进食者,应给予高热量、高蛋白、高维生素的流质或半流质饮食。不能进食者,应静脉补充水分、电解质及热量。低蛋白血症的患者,应输血或血浆蛋白给予纠正。

3.呼吸道准备

术前严格戒烟,指导并教会患者深呼吸、有效咳嗽、排痰。

4.胃肠道准备

(1)注意口腔卫生。

(2)术前安置胃管和十二指肠滴液管。

(3)术前禁食,有食物潴留者,术前晚用等渗盐水冲洗食管,有利于减轻组织水肿,降低术后感染和吻合口漏的发生率。

(4)拟行结肠代食管者,术前需按结肠手术准备护理。

5.术前练习

教会患者深呼吸、有效咳嗽、排痰、床上排便等活动。

(二)术后护理

(1)严密观察生命体征的变化。

(2)保持胃肠减压管通畅:术后24～48小时引流出少量血液,应视为正常,如引出大量血液应立即报告医师处理。胃肠减压管应保留3～5天,以减少吻合口张力,以利愈合。注意胃管连接准确,固定牢靠,防止脱出。

(3)密切观察胸腔引流量及性质:胸腔引流液如发现有异常出血、混浊液、食物残渣或乳糜液排出,则提示胸腔内有活动性出血、食管吻合口漏或乳糜胸,应采取相应措施,明确诊断,予以处理。

(4)观察吻合口漏的症状:食管吻合口漏的临床表现为高热、脉快、呼吸困难、胸部剧痛、不能忍受;患侧呼吸音低,叩诊浊音,白细胞升高甚至发生休克。处理原则:①胸膜腔引流,促使肺膨胀。②选择有效的抗生素抗感染。③补充足够的营养和热量。目前多选用完全胃肠内营养(TEN)经胃造口灌食治疗,效果确切、满意。④严密观察病情变化,积极对症处理。⑤需再次手术者,积极完善术前准备。

(三)休息与活动

适当休息,保证充足的睡眠,进行呼吸功能锻炼,对手术后康复有重要的意义,可指导患者进行深呼吸、腹式呼吸、吹气球及呼吸功能训练仪(三球型)的训练,鼓励患者爬楼梯及进行扩胸运动,以不感到疲劳为宜。

(四)饮食护理

1.术前

大多数食管癌患者因不同程度吞咽困难而出现摄入不足,营养不良,水、电解质失衡,使机体对手术的耐受力下降,故术前应保证患者营养素的摄入。

(1)能进食者,鼓励患者进食高热量、高蛋白、丰富维生素饮食;若患者进食时感食管黏膜有刺痛,可给予清淡无刺激的食物,告知患者不可进食较大、较硬的食物,宜进半流质或水分多的软食。

(2)若患者仅能进食流质而营养状况较差,可给予肠内营养或肠外营养支持。

2.术后饮食

(1)术后早期吻合口处于充血水肿期,需禁饮禁食3～4天,禁食期间持续胃肠减压,注意经静脉补充营养。

(2)停止胃肠减压24小时后,若无呼吸困难、胸内剧痛、患侧呼吸音减弱及高热等吻合口瘘的症状时,可开始进食。先试饮少量水,术后5～6天可进全清流质,每2小时100 mL,每天6次。术后3周患者若无特殊不适可进普食,但仍应注意少食多餐,细嚼慢咽,进食不宜过多、过快,避免进食生、冷、硬食物(包括质硬的药片和带骨刺的鱼肉类、花生、豆类等),以防后期吻合口瘘。

(3)食管癌、贲门癌切除术后,胃液可反流至食管,致反酸、呕吐等症状,平卧时加重,嘱患者进食后2小时内勿平卧,睡眠时将床头抬高。

(4)食管胃吻合术后患者,可由于胃拉入胸腔、肺受压而出现胸闷、进食后呼吸困难,建议患者少食多餐,1～2个月后,症状多可缓解。

(五)用药护理

严格按医嘱要求用药,注意控制输液速度和用量,必要时使用输液泵输注液体。注意观察有无药物不良反应,发现问题及时处理。

(六)心理护理

食管癌患者往往对进行性加重的吞咽困难、日渐减轻的体重感到焦虑不安;对所患疾病有部分认识,求生的欲望十分强烈,迫切希望能早日手术,恢复进食,但对手术能否彻底切除病灶、今后的生活质量、麻醉和手术意外、术后伤口疼痛及可能出现的术后并发症等表现出日益紧张、恐惧,甚至明显的情绪低落、失眠和食欲下降。

(1)加强与患者及家属的沟通,仔细了解患者及家属对疾病和手术的认知程度,了解患者的心理状况,并根据患者的具体情况,实施耐心的心理疏导。讲解手术和各种治疗与护理的意义、方法、大致过程、配合与注意事项。

(2)营造安静舒适的环境,以促进睡眠。必要时使用安眠、镇静、镇痛类药物,以保证患者充分休息。

(3)争取亲属在心理上、经济上的积极支持和配合,解除患者的后顾之忧。

(七)呼吸道管理

食管癌术后患者易发生呼吸困难、缺氧,并发肺不张、肺炎,甚至呼吸衰竭,主要与下列因素有关:年老的食管癌患者常伴有慢性支气管炎、肺气肿、肺功能低下等;开胸手术破坏了胸廓的完整性;肋间肌和膈肌的切开,使肺的通气泵作用严重受损;术中对肺较长时间的挤压牵拉造成一定的损伤;术后迷走神经功能亢进,引起气管、支气管黏膜腺体分泌增多;食管胃吻合术后,胃拉入胸腔,使肺受压,肺扩张受限;术后切口疼痛、虚弱致咳痰无力,尤其是颈、右胸、上腹三切口患者。护理措施包括以下几点。

(1)加强观察:密切观察呼吸形态、频率和节律,听诊双肺呼吸音是否清晰,有无缺氧征兆。

（2）气管插管者，以及时吸痰，保持气道通畅。

（3）术后第 1 天每 1～2 小时鼓励患者深呼吸、吹气球、使用深呼吸训练器，促使肺膨胀。

（4）痰多、咳痰无力的患者若出现呼吸浅快、发绀、呼吸音减弱等痰阻塞现象时，立即行鼻导管深部吸痰，必要时行纤维支气管镜吸痰或气管切开吸痰，气管切开后按气管切开常规护理。

（八）胃肠道护理

1.胃肠减压的护理

（1）术后 3～4 天内持续胃肠减压，妥善固定胃管，防止脱出。

（2）加强观察：严密观察引流液的量、性状及颜色并准确记录。术后 6～12 小时可从胃管内抽吸出少量血性液或咖啡色液，以后引流液颜色逐渐变浅。若引流出大量鲜血或血性液，患者出现烦躁、血压下降、脉搏增快、尿量减少等，应考虑吻合口出血，需立即通知医师并配合处理。

（3）保持通畅：经常挤压胃管，避免管腔堵塞。胃管不通畅者，可用少量生理盐水冲洗并及时回抽，避免胃扩张使吻合口张力增加而并发吻合口瘘。胃管脱出后应严密观察病情，不应盲目再插入，以免戳穿吻合口，造成吻合口瘘。待肛门排气、胃肠减压引流量减少后，拔除胃管。

2.结肠代食管（食管重建）术后护理

（1）保持置于结肠襻内的减压管通畅。

（2）注意观察腹部体征，了解有无发生吻合口瘘、腹腔内出血或感染等，发现异常及时通知医师。

（3）若从减压管内吸出大量血性液或呕吐大量咖啡样液伴全身中毒症状，应考虑代食管的结肠襻坏死，需立即通知医师并配合抢救。

（4）结肠代食管后，因结肠逆蠕动，患者常嗅到粪便气味，需向患者解释原因，并指导其注意口腔卫生，一般此情况于半年后可逐步缓解。

3.胃造瘘术后的护理

（1）观察造瘘管周围有无渗液或胃液漏出。由于胃液对皮肤刺激性较大，应及时更换渗湿的敷料，并在瘘口周围涂氧化锌软膏或置凡士林纱布保护皮肤，防止发生皮炎。

（2）妥善固定用于管饲的暂时性的或永久性造瘘，防止脱出或阻塞。

（九）并发症的预防和护理

1.出血

观察并记录引流液的性状、量。若引流量持续 2 小时都超过 4 mL/(kg·h)，伴血压下降、脉搏增快、躁动、出冷汗等低血容量表现，应考虑有活动性出血，及时报告医师，并做好再次开胸的准备。

2.吻合口瘘

吻合口瘘是食管癌手术后极为严重的并发症，多发生在术后 5～10 天，病死率高达 50%。发生吻合口瘘的原因：食管的解剖特点，无浆膜覆盖、肌纤维呈纵形走向，易发生撕裂；食管血液供应呈节段性，易造成吻合口缺血；吻合口张力太大；感染、营养不良、贫血、低蛋白血症等影响吻合口愈合。应积极预防。术后应密切观察患者有无呼吸困难、胸腔积液和全身中毒症状，如高热、寒战，甚至休克等吻合口瘘的临床表现。一旦出现上述症状，立即通知医师并配合处理。包括嘱患者立即禁食；协助行胸腔闭式引流并常规护理；遵医嘱予以抗感染治疗及营养支持；严密观察生命体征，若出现休克症状，积极抗休克治疗；再次手术者，积极配合医师完善术前准备。

3.乳糜胸

食管、贲门癌术后并发乳糜胸是比较严重的并发症,多因伤及胸导管所致,多发生在术后2～10天,少数患者可在2～3周后出现。术后早期由于禁食,乳糜液含脂肪甚少,胸腔闭式引流可为淡血性或淡黄色液,但量较多;恢复进食后,乳糜液漏出量增多,大量积聚在胸腔内,可压迫肺及纵隔并使之向健侧移位。由于乳糜液中95%以上是水,并含有大量脂肪、蛋白质、胆固醇、酶、抗体和电解质,若未及时治疗,可在短时期内造成全身消耗、衰竭而死亡,必须积极预防和及时处理。其主要护理措施包括以下几点。

(1)加强观察:注意患者有无胸闷、气急、心悸,甚至血压下降。

(2)协助处理:若诊断成立,迅速处理,即置胸腔闭式引流,以及时引流胸腔内乳糜液,使肺膨胀。可用负压持续吸引,以利于胸膜形成粘连。

(3)给予肠外营养支持。

(十)健康教育

1.疾病预防

避免接触引起癌变的因素,如减少饮用水中亚硝胺及其他有害物质、防霉去毒;应用维 A 酸类化合物及维生素等预防药物;积极治疗食管上皮增生;避免过烫、过硬饮食等。

2.饮食指导

根据不同术式,向患者讲解术后进食时间,指导选择合理的饮食及注意事项,预防并发症的发生。

(1)宜少量多餐,由稀到干,逐渐增加食量,并注意进食后的反应。

(2)避免进食刺激性食物与碳酸饮料,避免进食过快、过量及硬质食物;质硬的药片可碾碎后服用,避免进食花生、豆类等,以免导致吻合口瘘。

(3)患者餐后取半卧位,以防止进食后反流、呕吐,利于肺膨胀和引流。

3.活动与休息

保证充足睡眠,劳逸结合,逐渐增加活动量。术后早期不宜下蹲大小便,以免引起直立性低血压或发生意外。

4.加强自我观察

若术后 3～4 周再次出现吞咽困难,可能为吻合口狭窄,应及时就诊。

定期复查,坚持后续治疗。

五、护理效果评估

通过治疗与护理,患者是否有以下改善。

(1)营养状况改善,体重增加;贫血状况改善。

(2)水、电解质维持平衡,尿量正常,无脱水或电解质紊乱的表现。

(3)焦虑减轻或缓解,睡眠充足。

(4)患者对疾病有正确的认识,能配合治疗和护理。

(5)无并发症发生或发生后得到及时处理。

(王倩倩)

第五节 甲 状 腺 癌

一、概述

甲状腺癌是头颈部肿瘤中常见的恶性肿瘤,是最常见的内分泌恶性肿瘤,占全身肿瘤的1%。发病率按国家或地区而异。甲状腺癌可发生于任何年龄阶段,女性多于男性,男女比例为1∶3,20~40岁为发病高峰期,50岁后明显下降。

(一)病因

发生的原因不明,相关因素如下。

1.电离辐射

电离辐射是唯一一个已经确定的致癌因素。放射线对人体有明显的癌作用,尤其是儿童及青少年,被照射的小儿年龄越小、发生癌的危险度越高。

2.碘摄入异常

摄碘过量或缺碘均可使甲状腺的结构和功能发生改变,高碘或缺碘地区甲状腺癌发病率升高。

3.性别和激素

甲状腺的生长主要受促甲状腺素(TSH)支配,神经垂体释放的TSH是甲状腺癌发生的促进因子。有试验表明,甲状腺乳头状癌组织中女性激素受体含量较高。

4.遗传因素

5%~10%甲状腺髓样癌患者及3.5%~6.25%乳头状癌患者有明显的家族史,推测这类癌的发生可能与染色体遗传因素有关。

5.甲状腺良性病变

如腺瘤样甲状腺肿和功能亢进性甲状腺肿等一些甲状腺增生性疾病偶尔发生癌变。

(二)病理分型

目前原发性甲状腺癌分为分化型甲状腺癌(乳头状癌、滤泡状癌)、髓样癌、未分化癌等。

1.分化型甲状腺癌

(1)乳头状癌:是甲状腺癌中最常见的类型,占甲状腺癌的80%以上。分化良好,恶性程度低,病情发展缓慢、病程长、预后好。一般以颈淋巴结转移最为多,血行转移较少见,血行转移中以肺转移为多见。

(2)滤泡状癌:较乳头状癌少见,世界卫生组织将嗜酸性细胞癌纳入滤泡状癌中。滤泡状癌占甲状腺癌的10.6%~15%,居第二位,发展缓慢、病程长、预后较好,以滤泡状结构为主要组织学特征。患病年龄比乳头状癌患者大。播散途径主要是通过血液转移到肺、骨和肝,淋巴转移相对较少。在分化型甲状腺癌中,其预后不及乳头状癌好,以嗜酸性细胞癌的预后最差。

2.髓样癌

髓样癌较少见,发生在甲状腺滤泡旁细胞,亦称为C细胞的恶性肿瘤。C细胞的特征主要为分泌甲状腺降钙素及多种物质,并产生淀粉样物等。发病主要为散发性,少数为家族性。女性较多,以颈淋巴结转移较为多见。

3.未分化癌

此类甲状腺癌,较少见,约占甲状腺癌的1%,恶性程度较高,发展快,预后极差。以中年以上男性多见。未分化癌生长迅速,往往早期侵犯周围组织,常发生颈淋巴结转移,血行转移亦较多见。

(三)临床表现

1.症状

(1)颈前肿物:早期缺乏特征性临床表现,但95%以上的患者均有颈前肿块,质地硬而固定,表面不平。乳头状癌、滤泡状癌、髓样癌等类型颈前肿物生长缓慢,而未分化癌颈前肿物发展迅速。

(2)周围结构受侵的表现:晚期常压迫喉返神经、气管、食管而产生声音嘶哑、呼吸困难或吞咽困难等症状。

(3)其他脏器转移的表现,以及耳、枕、肩、等处疼痛。

(4)内分泌表现:可伴有腹泻或阵发性高血压,甲状腺髓样癌可出现与内分泌有关的症状,如顽固性腹泻(多为水样便)和阵发性高血压。

2.体征

(1)甲状腺结节:多呈单发,活动受限或固定,质地偏硬且不光滑。

(2)颈淋巴结肿大:乳头状癌、未分化癌、髓样癌等类型颈淋巴结转移率高,多为单侧颈淋巴结肿大。滤泡状癌以血行转移为多见。

(四)辅助检查

1.影像学检查

(1)B超检查:甲状腺B超检查有助于诊断。恶性肿瘤的超声检查可见边界不清,内部回声不均匀,瘤体内常见钙化强回声。

(2)单光子发射计算机断层显像(SPECT)检查:可以明确甲状腺的形态及功能,一般将甲状腺结节分为三种:热结节、温结节、凉(冷)结节,甲状腺癌大多表现为凉(冷)结节。

(3)颈部CT、MRI检查:可提出良、恶性诊断依据。明确显示甲状腺肿瘤的癌肿侵犯范围。

(4)X线检查:颈部正侧位片可观察有无胸骨后扩展、气管受压或钙化等,常规胸片可观察有无转移等。

(5)PET检查:对甲状腺良恶性病变的诊断准确率高。

2.血清学检查

血清学检查包括甲状腺功能检查、血清甲状腺球蛋白(Tg)、血清降钙素等。

3.病理学检查

(1)细胞学检查:细针穿刺细胞学检查是最简便的诊断方法,诊断效果取决于穿刺取材方法及阅片识别细胞的经验。

(2)组织学检查:确诊应由病理组织切片,活检检查来确定。

(五)治疗

以外科手术治疗为主,配合内、外照射治疗、内分泌治疗、化疗等。

1.手术治疗

如确诊为甲状腺癌,应及时行原发肿瘤和颈部转移灶的根治手术。

2.放疗

(1)外放疗:甲状腺癌对放射线的敏感性与甲状腺癌的分化程度成正比,分化越好,敏感性越差;分化越差,敏感性越高。分化型甲状腺癌如甲状腺乳头状癌对放射线的敏感性较差,其邻近组织如甲状软骨、气管软骨、食管及脊髓等,均对放射线耐受性差,照射剂量过大时常造成严重并发症,一般不宜采用外放疗。未分化癌恶性程度高,肿瘤发展迅速,手术切除难以达到根治目的,临床以外放疗为主,放疗通常宜早进行。对于手术后有残余者或手术无法切除者,术后也可辅助放疗。常规放疗照射剂量为大野照射 50 Gy,然后缩野针对残留区加量至 60～70 Gy。如采用 IMRT 可以提高靶区治疗剂量,在保护重要器官的情况下,高危区的单次剂量可提高至2.2～2.25 Gy。

(2)内放疗:分化好的乳头状癌与滤泡状癌具有吸碘功能,特别是两者的转移灶都可能吸收放射性核素^{131}碘(^{131}I)。临床上常采用^{131}I来治疗分化型甲状腺癌的转移灶,一般需行甲状腺全切或次全切除术后,以增强转移癌对碘的摄取能力后再行^{131}I治疗。不同组织类型肿瘤吸碘不同,未分化型甲状腺癌几乎不吸碘,其次是髓样癌。

3.化疗

甲状腺癌对化疗敏感性差。分化型甲状腺癌对化疗反应差,化疗主要用于不可手术、摄碘能力差或远处转移的晚期癌,相比而言,未分化癌对化疗则较敏感,多采用联合化疗,常用药物为多柔比星及顺铂、多柔比星(ADM)、环磷酰胺(CTX),加紫杉类等。

4.内分泌治疗

术后长期服用甲状腺素片可以抑制 TSH 分泌及预防甲状腺功能减退,对预防甲状腺癌复发有一定疗效。对生长缓慢的分化型甲状腺癌疗效较好,对生长迅速的未分化甲状腺癌无明显疗效。

甲状腺癌的预后与病理类型、临床分期、根治程度、性别及年龄有关。年龄<15 岁或>45 岁者预后较差,女性好于男性。有学者等报道甲状腺癌的 10 年生存率乳头状癌可达 74%～95%,滤泡状癌为 43%～95%。未分化癌预后极差,一般多在数月内死亡,中位生存率仅为 2.5～7.5 个月,2 年生存率仅为 10%。

二、护理

(一)护理措施

1.饮食护理

饮食营养应均衡,宜进食高蛋白、低脂肪、低糖、高维生素无刺激性软食,除各种肉、鱼、蛋、奶外,多吃新鲜蔬菜、水果等。戒烟禁酒,少食多餐。如出现进食时咳嗽、声音嘶哑者,应减少流质饮食,细嚼慢咽,量宜少,并注意防止食物进入气管。忌食肥腻黏滞食物,油炸、烧烤等热性食物和坚硬不易消化食物。

2.保持呼吸道通畅

指导患者做深呼吸及咳嗽运动,有痰液及时咳出。对声嘶患者多给予生活上的照顾及精神安慰。

3.放疗期间的护理

(1)^{131}I内放疗护理:放射性核素^{131}I是治疗分化型甲状腺癌转移的有效方法,其疗效依赖于肿瘤能否吸收碘。已有报道,^{131}I对分化型甲状腺癌肺转移及淋巴结转移治疗效果较好。给药前至少 2 周给予低碘饮食(日摄碘量在 20～30 μg),避免食用含碘高的食物如海带、紫菜、海鱼、海参、山药等,碘盐可先在热油中炸烧使碘挥发后食用,同时鼓励患者多吃新鲜蔬菜、水果、蛋、奶、豆制品及瘦肉。并防止从其他途径进入人体的碘剂,如含碘药物摄入、皮肤碘酒消毒、碘油造影等。患者空腹口服[131]I 2 小时后方可进食,以免影响药物吸收。口服[131]I 后应注意以下几点。①2 小时后嘱患者口含维生素 C 含片,或经常咀嚼口香糖,促进唾液分泌,以预防放射性唾液腺炎,并多饮水,以及时排空小便,加速放射性药物的排泄,以减少膀胱和全身照射。②注意休息,加强口腔卫生。避免剧烈运动和精神刺激,并预防感染、加强营养。③建立专用粪便处理室,勿随地吐痰和呕吐物,大小便应该使用专用厕所,便后多冲水,严禁与其他非核素治疗的患者共用卫生间,以免引起放射性污染。建立核素治疗患者专用病房。④服药后勿揉压甲状腺,以免加重病情。⑤2 个月内禁止用碘剂、溴剂,以免影响[131]I 的重吸收而降低治疗效果。⑥服药后应住[131]I 治疗专科专用隔离病房或住单间 7～14 天,以减少对周围人群不必要的辐射;指导患者正确处理排泄物和污染物,衣裤、被褥进行放置衰变处理且单独清洗。⑦女性患者 1 年内避免妊娠。[131]I 治疗后 3～6 个月定期随访,不适随诊,以便及时预测疗效。

(2)放疗时加强口腔护理,嘱患者多饮水,常含话梅或维生素 C,促进唾液分泌,预防或减轻唾液腺的损伤。饭前、饭后及临睡时用复方硼砂溶液漱口。黏膜溃疡者进食感疼痛,可用 2% 利多卡因漱口或局部喷洒金因肽。

(3)观察放疗期间的咽喉部情况,对放疗引起的咽部充血、喉头水肿应行雾化吸入,根据病情需要在雾化器内可加入糜蛋白酶、地塞米松、庆大霉素等药物,雾化液现配现用,防止污染。每天 1 次,严重时可行 2～3 次。出现呼吸不畅甚至窒息时,应立即通知医师,并做好气管切开的准备。

(二)健康教育

1.服药指导

甲状腺癌行次全或全切除者,指导患者应遵医嘱终身服用甲状腺素片,勿擅自停药或增减剂量,目的在于抑制 TSH 的分泌,使血中的 TSH 水平下降,使残存的微小癌减缓生长,甚至消失,防止甲状腺功能减退和抑制 TSH 增高。所有的甲状腺癌术后患者服用适量的甲状腺素片可在一定程度上预防肿瘤的复发。

2.功能锻炼

卧床期间鼓励患者床上活动,促进血液循环和切口愈合。头颈部在制动一段时间后,可开始逐步练习活动,促进颈部的功能恢复。颈淋巴结清扫术者,斜方肌可能受到不同程度损伤,因此,切口愈合后应开始肩关节和颈部的功能锻炼,随时注意保持患肢高于健侧,以纠正肩下垂的趋势。特别注意加强双上肢的活动,应至少持续至出院后 3 个月。

3.定期复查

复查时间,第 1 年应为每 1～3 个月复查 1 次。第 2 年可适当延长,每 6～12 个月复查 1 次。5 年以后可每 2～3 年随诊 1 次。指导患者在日常生活中可间断性用双手轻柔触摸双侧颈部及锁骨窝内有无小硬结出现,有无咳嗽、骨痛等异常症状,一旦出现,随时复查及时就医。

(王倩倩)

第六节 乳 腺 癌

乳腺癌是女性最常见的恶性肿瘤之一,发病率逐年上升,部分大城市乳腺癌占女性恶性肿瘤的首位。

一、病因

乳腺癌的病因尚未完全明确,研究发现乳腺癌的发病存在一定的规律性,具有高危因素的女性容易患乳腺癌。

(1)激素作用:雌酮及雌二醇对乳腺癌的发病有直接关系。

(2)家族史:一级亲属患有乳腺癌病史者的发病率是普通人群的2～3倍。

(3)月经婚育史:月经初潮早、绝经年龄晚、不孕及初次足月产年龄较大者发病率会增高。

(4)乳腺良性疾病:乳腺小叶有上皮增生或不典型增生可能与本病有关。

(5)饮食与营养:营养过剩、肥胖等都会增加发病机会。

(6)环境和生活方式:北美等发达国家发病率约为发展中国家的4倍。

二、临床表现

早期乳腺癌往往不具备典型的症状和体征,不易引起重视,常通过体检或乳腺癌筛查发现。以下为乳腺癌的典型体征。

(一)乳腺肿块

80％的乳腺癌患者以乳腺肿块首诊。

(1)早期:肿块多位于乳房外上象限,典型的乳腺癌多为无痛性肿块,质地硬,表面不光滑,与周围分界不清。

(2)晚期:①肿块固定;②卫星结节;③皮肤破溃。

(二)乳头溢液

非妊娠期从乳头流出血液、浆液、乳汁、脓液,或停止哺乳半年以上仍有乳汁流出者。

(三)皮肤改变

皮肤出现"酒窝征""橘皮样改变"或"皮肤卫星结节"。

(四)乳头、乳晕异常

乳头、乳晕异常表现为乳头皮肤瘙痒、糜烂、破溃、结痂、脱屑、伴灼痛,以致乳头回缩。

(五)腋窝淋巴结肿

初期可出现同侧腋窝淋巴结肿大,肿大的淋巴结质硬、可推动。晚期可在锁骨上和对侧腋窝摸到转移的淋巴结。

三、辅助检查

(一)X线检查

钼靶X线摄片是乳腺癌诊断的常用方法。

(二)超声显像检查

超声显像检查主要用途是鉴别肿块囊性或实性,超声检查对乳腺癌诊断的正确率为 80%～85%。

(三)磁共振检查

软组织分辨率高,敏感性高于 X 线检查。

(四)肿瘤标志物检查

(1)癌胚抗原(CEA)。

(2)铁蛋白。

(3)单克隆抗体:用于乳腺癌诊断的单克隆抗体 CA15-3 对乳腺癌诊断符合率为33.3%～57%。

(五)活体组织检查

乳腺癌必须确定诊断方可开始治疗,目前检查方法虽然很多,但至今只有活检所得的病理结果方能做唯一确定诊断的依据。

1.针吸活检

其方法简便,快速,安全,可代替部分组织冰冻切片,阳性率较高,在 80%～90%,且可用于防癌普查。

2.切取活检

由于本方法易促使癌瘤扩散,一般不主张用此方法,只在晚期癌为确定病理类型时可考虑应用。

3.切除活检

疑为恶性肿块时切除肿块及周围一定范围的组织即为切除活检。

四、处理原则及治疗要点

(一)外科手术治疗

对早期乳腺癌患者,手术治疗是首选。

(二)辅助化疗

乳腺癌术后辅助化疗和内分泌治疗能提高生存率,降低复发率。辅助化疗方案应根据病情和术后病理情况决定,一般用 CMF(环磷酰胺＋甲氨蝶呤＋氟尿嘧啶)、CAF(环磷酰胺＋多柔比星＋氟尿嘧啶)、CAP(环磷酰胺＋多柔比星＋顺铂)方案,根据具体情况也可选用 NA(长春瑞滨＋表柔比星)、NP(长春瑞滨＋顺铂)、TA(紫杉醇＋多柔比星)或 TC(紫杉醇＋环磷酰胺)等方案。

(三)放疗

1.乳腺癌根治术后或改良根治术后辅助放疗

术后病理≥4 个淋巴结转移,或原发肿瘤直径＞5 cm,或肿瘤侵犯肌肉者,术后做胸壁和锁骨上区放疗;术后病理检查腋窝淋巴结无转移或有 1～3 个淋巴结转移者,放疗价值不明确,一般不需要做放疗;腋窝淋巴结未清扫或清扫不彻底的患者,也需放疗。

2.乳腺癌保乳术后放疗

所有保乳手术患者,包括浸润性癌、原位癌早期浸润和原位癌的患者均应术后放疗。但对于年龄≥70 岁,$T_1N_0M_0$,且 ER(＋)的患者可考虑术后单纯内分泌治疗,不做术后放疗。

(四)内分泌治疗

(1)雌激素受体(ER)(＋)和/或孕激素受体(PR)(＋)或激素受体不明显者,不论年龄、月经情况、肿瘤大小、腋窝淋巴结有无转移,术后均应给予内分泌治疗。ER(＋)和PR(＋)者内分泌治疗的疗效好(有效率为 $60\%\sim70\%$);(ER)或(PR)1 种(＋)者,疗效减半;ER(－)、PR(－)者内分泌治疗无效(有效率为 $8\%\sim10\%$),预后也差。然而 CerbB-2(＋)者,其内分泌治疗效果均不佳,且预后差。

(2)常用药物。①抗雌激素药物:他莫昔芬(三苯氧胺)、托瑞米芬(法乐通)。②降低雌激素水平的药物:阿那曲唑(瑞宁得)、来曲唑(氟隆)。③抑制卵巢雌激素合成:诺雷得(戈舍瑞林)。

(五)靶向治疗

靶向治疗适用于癌细胞 HER-2 高表达者,可应用曲妥珠单抗,单独使用或与化疗药物联合应用均有一定的疗效,可降低复发转移风险。

五、护理评估

(一)健康史

(1)询问与本病相关的病因、诱因或促成因素。

(2)主要评估的一般表现及伴随症状与体征。

(3)了解患者的既往史、家族史。

(二)身体状况

(1)观察患者的生命体征,有无发热。

(2)有无皮肤瘙痒。

(3)有无乏力、盗汗与消瘦等。

(三)心理-社会状况

(1)评估时应注意患者对自己所患疾病的了解程度及其心理承受能力,以往的住院经验,所获得的心理支持。

(2)家庭成员及亲友对疾病的认识,对患者的态度。

(3)家庭应对能力,以及家庭经济情况,有无医疗保障等。

六、护理措施

(一)心理护理

(1)做好患者及家属的思想工作,减轻焦虑。

(2)向患者解释待治疗结束后可以佩戴假乳或乳房重建术来矫正。

(3)向患者解释脱发只是应用化疗药物暂时出现的一个不良反应,化疗后头发会重新生长出来。

(4)指导患者使用温和的洗发液及软梳子,如果脱发严重,可以将头发剃光,然后佩戴假发或者戴帽子。

(5)坚持患肢的功能锻炼,使患肢尽可能地恢复正常功能,减轻患者的水肿,以免影响美观。

(二)肢体功能锻炼的护理

术后 24 小时内,活动腕关节,练习伸指、握拳、屈腕运动;术后 $1\sim3$ 天,进行前臂运动,屈肘伸臂,注意肩关节夹紧;术后 $4\sim7$ 天,可进行肘部运动,用患侧手刷牙、吃饭等,用患侧手触摸对侧肩及同侧耳;术后一周,进行摆臂运动,肩关节不能外展;术后 10 天,可进行托肘运动及爬墙运动(每天标记高度,直至患肢高举过头)。功能锻炼一般每天锻炼 3～4 次,每次 20～30 分钟为宜。

(三)饮食护理

指导患者加强营养支持,为患者提供高蛋白,高维生素,高热量,无刺激性,易消化的食物,如瘦肉、蛋、奶、鱼、橘皮、海带、紫菜、山楂、鱼、各种瓜果等,禁服用含有雌激素的保健品。鼓励患者多饮水,每天饮水量≥2 000 mL。

(四)乳腺癌化疗皮肤护理

乳腺癌的化疗方案中大多数都是发泡性药物,化学性静脉炎的发病率很高,静脉保护尤为重要,护士在进行静脉穿刺过程中应选择粗直,弹性良好的血管,有计划的更换使用血管,并在化疗后指导患者局部涂擦多磺酸黏多糖(喜疗妥)以恢复血管的弹性。

(五)乳腺癌放疗皮肤护理

选择宽大柔软的全棉内衣。照射野可用温水和柔软毛巾轻轻蘸洗,禁止用肥皂和沐浴液擦洗或热水浸浴。局部放疗的皮肤禁用碘酒、乙醇等刺激性药物,不可随意涂抹药物和护肤品。局部皮肤避免粗糙毛巾、硬衣领、首饰的摩擦;避免冷热刺激如热敷、冰袋等;外出时,局部放疗的皮肤防止日光照射,如头部放疗的患者外出时要戴帽子,颈部放疗的患者外出时要戴围巾。放射野位于腋下、腹股沟、颈部等多汗、皱褶处时,要保持清洁干燥,并可在室内适当暴露通风。局部皮肤切忌用手指抓挠,勤修剪指甲,勤洗手。护士应严密观察患者静脉滴注化疗药物时的用药反应,如静脉滴注紫杉醇类药物时,用药前遵医嘱应用地塞米松,用药前半小时肌内注射异丙嗪及苯海拉明等抗过敏药物;用药时给予血压监测,注意观察患者的血压变化,如出现过敏症状,应立即停药,遵医嘱给予对症处置。

七、健康教育

(1)向患者讲解肢体水肿的原因,要避免患肢提重物,避免在患肢静脉输液、测血压等。注意术后患肢的功能锻炼,保持血液通畅。穿衣先穿患侧,脱衣先脱健侧。

(2)护士应做好随访工作,定期检查患者功能锻炼的情况,以及时给予指导。

(3)指导患者术后 5 年内避免妊娠,防止乳腺癌复发。

(4)患者在治疗过程中配合医师监测血常规变化,每周化验血常规一次,定期复查。

(5)内分泌治疗的患者应定期复查子宫内膜,预防子宫内膜癌的发生。

八、乳腺癌自查方法

(一)对镜自照法

首先面对镜子,两手叉腰,观察乳房的外形。然后再将双臂高举过头,观察两侧乳房的形状、轮廓有无变化;乳房皮肤有无红肿、皮疹、浅静脉曲张、皮肤皱褶、橘皮样改变等异常;观察乳头是否在同一水平线上,是否有抬高、回缩、凹陷,有无异常分泌物自乳头溢出,乳晕颜色是否有改变。最后,放下两臂,双手叉腰,两肘努力向后,使胸部肌肉绷紧,观察两侧乳房是否等高、对称,乳头、乳晕和皮肤有无异常。

(二)平卧触摸法

首先取仰卧位,右臂高举过头,并在右肩下垫一小枕头,使右侧乳房变平。然后将左手四指并拢,用指端掌面检查乳房各部位是否有肿块或其他变化。检查方法有三种:一是顺时针环形检查法,即用四个手指从乳头部位开始环形地从内向外检查。二是垂直带状检查法,即用四手指指端自上而下检查整个乳房。三是楔形检查法,即用四手指指端从乳头向外呈放射状检查。然后用同样方法检查左侧乳房,并比较两侧乳房有何不同。最后用拇指和示指轻轻挤捏乳头,如有透明或血性分泌物应及时报告医师。

(三)淋浴检查法

淋浴时,因皮肤湿润更容易发现乳房问题。方法是用一手指指端掌面慢慢滑动,仔细检查乳房的各个部位及腋窝是否有肿块。

(王倩倩)

第七节 肺 癌

一、概述

肺癌大多数起源于支气管黏膜上皮,因此也称支气管肺癌,是肺部最常见的恶性肿瘤。肺癌的发生与环境的污染及吸烟密切相关,肺部慢性疾病、人体免疫功能低下、遗传因素等对肺癌的发生也有一定影响。根据肺癌的生物学行为及治疗特点,将肺癌分为小细胞肺癌、鳞癌、腺癌、大细胞癌。根据肿瘤的位置分为中心型肺癌及周边型肺癌。肺癌转移途径有直接蔓延、淋巴结转移、血行转移及种植性转移。

二、诊断

(一)症状

肺癌的临床症状根据病变的部位、肿瘤侵犯的范围、是否有转移及肺癌副癌综合征全身表现不同而异,最常见的症状是咳嗽、咯血、气短、胸痛和消瘦,其中以咳嗽和咯血最常见,咳嗽的特征往往为刺激性咳嗽、无痰;咯血以痰中夹血丝或混有粉红色的血性痰液为特征,少数患者咯血可出现整口的鲜血,肺癌在胸腔内扩散侵犯周围结构可引起声音嘶哑、Hornet 综合征、吞咽困难和肩部疼痛。当肺癌侵犯胸膜和心包时可能表现为胸腔积液和心包积液,肿瘤阻塞支气管可引起阻塞性肺炎而发热,上腔静脉综合征往往是肿瘤或转移的淋巴结压迫上腔静脉所致。小细胞肺癌常见的副癌综合征主要表现恶病质、高血钙和肺性骨关节病或非恶病质患者清/球蛋白倒置、高血糖和肌肉分解代谢增加等。

(二)体征

1.一般情况

以消瘦和低热为常见。

2.专科检查

如前所述,肺癌的体征根据其病变的部位、肿瘤侵犯的范围、是否有转移及副癌综合征全身表现不同而异。肿瘤阻塞支气管可致一侧或叶肺不张而使该侧肺呼吸音消失或减弱,肿瘤阻塞支气管可继发肺炎出现发热和肺部啰音,肿瘤侵犯胸膜或心包造成胸腔或心包积液出现相应的体征,肿瘤淋巴转移可出现锁骨上、腋下淋巴结增大。

(三)检查

1.实验室检查

痰涂片检查找癌细胞是肺癌诊断最简单、最经济、最安全的检查,由于肺癌细胞的检出阳性率较低,因此往往需要反复多次的检查,并且标本最好是清晨首次痰液立即检查。肺癌的其他实验室检查往往是非特异性的。

2.特殊检查

(1)X线摄片:可见肺内球形灶,有分叶征、边缘毛刺状,密度不均匀,部分患者见胸膜凹陷征(兔耳征),厚壁偏心空洞,肺内感染、肺不张等。

(2)CT检查:已成为常规诊断手段,特别是对位于肺尖部、心后区、脊柱旁、纵隔后等隐蔽部位的肿瘤的发现有益。

(3)MRI检查:在于分辨纵隔及肺门血管,显示隐蔽部的淋巴结,但不作为首选。

(4)痰细胞学:痰细胞学检查阳性率可达80%,一般早晨血性痰涂片阳性率高,需连查3次以上。

(5)支气管镜检查:可直接观察气管、主支气管、各叶、段管壁及开口处病变,可活检或刷检取分泌物进行病理学诊断,对手术范围及术式的确定有帮助。

(6)其他:①经皮肺穿刺活检,适用于周围型肺内占位性病变的诊断,可引起血胸、气胸等并发症;②对于有胸腔积液者,可经胸穿刺抽液离心检查,寻找癌细胞;③PET对于肺癌鉴别诊断及有无远处转移的判断准确率可达90%,但目前价格较高。

其他诊断方法如放射性核素扫描、淋巴结活检、胸腔镜下活检术等,可根据病情及条件酌情采用。

(四)诊断要点

(1)有咳嗽、咯血、低热和消瘦的病史和长期吸烟史;晚期患者可出现声音嘶哑、胸腔积液及锁骨淋巴结肿大。

(2)影像学检查有肺部肿块并具有恶性肿瘤的影像学特征。

(3)病理学检查发现癌细胞。

(五)鉴别诊断

1.肺结核

(1)肺结核球:易与周围型肺癌混淆。肺结核球多见于青年,一般病程较长,发展缓慢。病变常位于上叶尖后段或下叶背段。在X线片上肿块影密度不均匀,可见到稀疏透光区和钙化点,肺内常另有散在性结核病灶。

(2)血行播散性肺结核:易与弥漫型细支气管肺泡癌混淆。血行播散性肺结核常见于青年,全身毒性症状明显,抗结核药物治疗可改善症状,病灶逐渐吸收。

(3)肺门淋巴结结核:在X线片上肺门肿块影可能误诊为中心型肺癌。肺门淋巴结结核多见于青少年,常有结核感染症状,很少有咯血。

2.肺部炎症

(1)支气管肺炎:早期肺癌产生的阻塞性肺炎,易被误诊为支气管肺炎。支气管肺炎发病较急,感染症状比较明显。X线片上表现为边界模糊的片状或斑点状阴影,密度不均匀,且不局限于一个肺段或肺叶。经抗菌药物治疗后,症状迅速消失。肺部病变吸收也较快。

(2)肺脓肿：肺癌中央部分坏死液化形成癌性空洞时，X线片上表现易与肺脓肿混淆。肺脓肿在急性期有明显感染症状，痰量多，呈脓性，X线片上空洞壁较薄，内壁光滑，常有液平面，脓肿周围的肺组织或胸膜常有炎性变。支气管造影空洞多可充盈，并常伴有支气管扩张。

3.肺部其他肿瘤

(1)肺部良性肿瘤：如错构瘤、纤维瘤、软骨瘤等有时需与周围型肺癌鉴别。一般良性肿瘤病程较长，生长缓慢，临床上大多没有症状。X线片上呈现接近圆形的块影，密度均匀，可以有钙化点，轮廓整齐，多无分叶状。

(2)支气管腺瘤：是一种低度恶性肿瘤。发病年龄比肺癌轻，女性发病率较高。临床表现与肺癌相似，常反复咯血。X线片表现有时也与肺癌相似。经支气管镜检查，诊断未能明确者宜尽早做剖胸探查术。

4.纵隔淋巴肉瘤

纵隔淋巴肉瘤可与中心型肺癌混淆。纵隔淋巴肉瘤生长迅速，临床上常有发热和其他部位浅表淋巴结肿大。在X线片上表现为两侧气管旁和肺门淋巴结肿大。对放射疗法高度敏感，小剂量照射后即可见到肿块影缩小。纵隔镜检查亦有助于明确诊断。

三、治疗

治疗肺癌的方法主要有外科手术治疗、放疗、化疗、中医中药治疗及免疫治疗等。尽管80%的肺癌患者在明确诊断时已失去手术机会，但手术治疗仍然是肺癌最重要和最有效的治疗手段。然而，目前所有的各种治疗肺癌的方法效果均不能令人满意，必须适当地联合应用，进行综合治疗以提高肺癌的治疗效果。具体的治疗方案应根据肺癌的分级和 TNM 分期、病理细胞学类型、患者的心肺功能和全身情况及其他有关因素等，进行认真详细地综合分析后再做决定。

(一)手术治疗

手术治疗的目的是彻底切除肺部原发癌肿病灶和局部及纵隔淋巴结，并尽可能保留健康的肺组织。

肺切除术的范围决定于病变的部位和大小。对周围型肺癌，一般施行肺叶切除术；对中心型肺癌，一般施行肺叶或一侧全肺切除术。有的病例，癌变位于一个肺叶内，但已侵及局部主支气管或中间支气管，为了保留正常的邻近肺叶，避免行一侧全肺切除术，可以切除病变的肺叶及一段受累的支气管，再吻合支气管上下切端，临床上称为支气管袖状肺叶切除术。如果相伴的肺动脉局部受侵，也可同时做部分切除，端-端吻合，此手术称为支气管袖状肺动脉袖状肺叶切除术。

手术治疗效果：非小细胞肺癌、T_1 或 $T_2N_0M_0$ 病例经手术治疗后，约有半数的患者能获得长期生存，有的报道其 5 年生存率可达 70% 以上。Ⅱ期及Ⅲ期病例生存率则较低。据统计，我国目前肺癌手术的切除率为 85%～97%，术后 30 天病死率在 2% 以下，总的 5 年生存率为 30%～40%。

手术禁忌证：①远处转移，如脑、骨、肝等器官转移（即 M_1 患者）；②心、肺、肝、肾功能不全，全身情况差的患者；③广泛肺门、纵隔淋巴结转移，无法清除者；④严重侵犯周围器官及组织，估计切除困难者；⑤胸外淋巴结转移，如锁骨上（N_3）等，肺切除术应慎重考虑。

(二)放疗

放疗是局部消灭肺癌病灶的一种手段。临床上使用的主要放疗设备有 ^{60}Co治疗机和加速器等。

在各种类型的肺癌中，小细胞癌对放射疗法敏感性较高，鳞癌次之，腺癌和细支气管肺泡癌最低。通常是将放射疗法、手术与药物疗法综合应用，以提高治愈率。临床上常采用的是手术后放射疗法。对癌肿或肺门转移病灶未能彻底切除的患者，于手术中在残留癌灶区放置小的金属环或金属夹做标记，便于术后放疗时准确定位。一般在术后1个月左右患者健康状况改善后开始放射疗法，剂量为40～60 Gy，疗程约6周。为了提高肺癌病灶的切除率，有的病例可手术前进行放疗。

晚期肺癌病例，并有阻塞性肺炎、肺不张、上腔静脉阻塞综合征或骨转移引起剧烈疼痛者及癌肿复发的患者，也可进行姑息性放射疗法，以减轻症状。

放射疗法可引起倦乏、胃纳减退、低热、骨髓造血功能抑制、放射性肺炎、肺纤维化和癌肿坏死液化空洞形成等放射反应和并发症，应给予相应处理。

下列情况一般不宜施行放疗：①健康状况不佳，呈现恶病质者；②高度肺气肿放疗后将引起呼吸功能代偿不全者；③全身或胸膜、肺广泛转移者；④癌变范围广泛，放疗后将引起广泛肺纤维化和呼吸功能代偿不全者；⑤癌性空洞或巨大肿瘤，后者放疗将促进空洞形成。

对于肺癌脑转移患者，若颅内病灶较局限，可采用γ刀放疗，有一定的缓解率。

（三）化疗

有些分化程度低的肺癌，特别是小细胞癌，疗效较好。化学疗法作用遍及全身，临床上可以单独应用于晚期肺癌病例，以缓解症状，或与手术、放射等疗法综合应用，以防止癌肿转移复发，提高治愈率。

常用于治疗肺癌的化学药物有环磷酰胺、氟尿嘧啶、丝裂霉素、多柔比星、表柔比星、丙卡巴肼、长春碱、甲氨蝶呤、洛莫司汀、顺铂、卡铂、紫杉醇等。应根据肺癌的类型和患者的全身情况合理选用药物，并根据单纯化疗还是辅助化疗选择给药方法、决定疗程的长短及哪几种药物联合应用、间歇给药等，以提高化疗的疗效。

需要注意的是，目前化学药物对肺癌疗效仍然较低，症状缓解期较短，不良反应较多。临床应用时，要掌握药物的性能和剂量，并密切观察不良反应。出现骨髓造血功能抑制、严重胃肠道反应等情况时要及时调整药物剂量或暂缓给药。

（四）中医中药治疗

按患者临床症状、脉象、舌苔等表现，应用辨证论治法则治疗肺癌，一部分患者的症状得到改善，生存期延长。

（五）免疫治疗

近年来，通过试验研究和临床观察，发现人体的免疫功能状态与癌肿的生长发展有一定关系，从而促使免疫治疗的应用。免疫治疗的具体措施如下。

1.特异性免疫疗法

用经过处理的自体肿瘤细胞或加用佐剂后，皮下接种进行治疗。此外尚可应用各种白细胞介素、肿瘤坏死因子、肿瘤核糖核酸等生物制品。

2.非特异性免疫疗法

用卡介苗、短小棒状杆菌、转移因子、干扰素、胸腺素等生物制品，或左旋咪唑等药物以激发和增强人体免疫功能。

当前肺癌的治疗效果仍不能令人满意。由于治疗对象多属晚期，其远期生存率低，预后较差。因此，必须研究和开展以下几方面的工作，以提高肺癌治疗的总体效果：①积极宣传，普及肺癌知识，提高肺癌诊断的警惕性，研究和探索早期诊断方法，提高早期发现率和诊断率；②进一步研究和开发新的有效药物,改进综合治疗方法;③改进手术技术,进一步提高根治性切除的程度和同时最大范围地保存正常肺组织的技术;④研究和开发分子生物学技术,探索肺癌的基因治疗技术,使之能有效地为临床服务。

四、护理措施

(一)做好心理支持,克服恐惧绝望心理

当患者得知自己患肺癌时,会面临巨大的身心应激,而心理应对结果会对疾病产生明显的积极或消极影响,护士通过多种途径给患者及家属提供心理与社会支持。根据患者的性别、年龄、职业、文化程度、性格等,多与其交谈,耐心倾听患者诉说,尽量解答患者提出的问题和提供有益的信息,帮助患者正确估计所面临的情况,让其了解肺癌的有关知识及将接受的治疗、患者和家属应如何配合、在治疗过程中的注意事项,请治愈患者现身说法,增强对治疗的信心,积极应对癌症的挑战,与疾病做斗争。

(二)保持呼吸道通畅,做好咳嗽、咳痰的护理

分析患者病情,判断引起呼吸困难的原因,根据不同病因,采取不同的护理措施。

(1)如肿瘤转移至胸膜,可产生大量胸腔积液,导致气体交换面积减少,引起呼吸困难,要配合医师及时行胸腔穿刺置管引流术。

(2)若患者肺部感染痰液过多、纤毛功能受损、机体活动减少,或放疗、化疗导致肺纤维化,痰液黏稠,无力咳出而出现呼吸困难,应密切观察咳嗽、咳痰情况,详细记录痰液的色、量、质,正确收集痰标本,以及时送检,为诊断和治疗提供可靠的依据,并采取以下护理措施。①提供整洁、舒适的环境,减少不良刺激,病室内维持适宜的温度(18～20 ℃)和相对湿度(50%～60%),以充分发挥呼吸道的自然防御功能;避免尘埃与烟雾等刺激,对吸烟的患者与其共同制订有效的戒烟计划;注意患者的饮食习惯,保持口腔清洁,避免油腻、辛辣等刺激性食物,一般每天饮水1 500 mL以上,可保证呼吸道黏膜的湿润和病变黏膜的修复,利于痰液稀释和排除。②促进有效排痰:指导患者掌握有效咳嗽的正确方法,患者坐位,双脚着地,身体稍前倾,双手环抱一个枕头。进行数次深而缓慢的腹式呼吸,深吸气末屏气,然后缩唇,缓慢地通过口腔尽可能呼气(降低肋弓、使腹部往下沉)。在深吸一口气后屏气3～5秒,身体前倾,从胸腔进行2～3次短促有力的咳嗽,张口咳出痰液,咳嗽时收缩腹肌,或用自己的手按压上腹部,帮助咳嗽,有效咳出痰液。湿化和雾化疗法,湿化疗法可达到湿化气道、稀释痰液的目的,适用于痰液黏稠和排痰困难者。常用湿化液有蒸馏水、生理盐水、低渗盐水。临床上常在湿化的同时加入药物以雾化方式吸入。可在雾化液中加入痰溶解剂、抗生素、平喘药等,达到祛痰、消炎、止咳、平喘的作用。胸部叩击与胸壁震荡,适用于肺癌晚期长期卧床、体弱、排痰无力者,禁用于肺癌伴肋骨转移、咯血、低血压、肺水肿等患者。操作前让患者了解操作的意义、过程、注意事项,以配合治疗,肺部听诊,明确病变部位。叩击时避开乳房、心脏和骨突出部位及拉链、纽扣部位。患者侧卧,叩击者两手手指并拢,使掌侧呈杯状,以手腕力量,从肺底自下而上、由外向内、迅速而有节律地叩击胸壁,震动气道,每一肺叶叩击1～3分钟,120～180次/分,叩击时发出一种空而深的拍击音则表明手法正确。胸壁震荡法时,操作者双手掌重叠置于欲引流的胸壁部位,吸气时手掌随胸廓扩张慢慢抬起,不施加压力,从吸气最高点开始,在整个呼气期手掌紧贴胸壁,施加一定的压力并做轻柔的上下抖动,即快速收缩和松弛手臂和肩膀,震荡胸壁5～7次,每一部位重复6～7个呼吸周期,震荡法在呼气期进行,且紧跟叩击后进行。叩击力量以患者不感到疼痛为宜,每次操作时间5～15分钟,应在餐后2小时至

餐前30分钟完成,避免治疗中呕吐。操作后做好口腔护理,除去痰液气味,观察痰液情况,复查肺部呼吸音及啰音变化。③机械吸痰:适用于意识不清、痰液黏稠无力咳出、排痰困难者。可经患者的口、鼻腔、气管插管或气管切开处进行负压吸痰,也可配合医师用纤维支气管镜吸出痰液。

(三)咯血或痰中带血患者的护理

应予以耐心解释,消除其紧张情绪,嘱患者轻轻将气管内存留的积血咯出,以保持呼吸道通畅,咯血时不能屏气,以免诱发喉头痉挛,血液引流不畅导致窒息。小量咯血者宜进少量凉或温的流质饮食,多饮水,多食富含纤维素食物,以保持大便通畅,避免排便时腹压增加而咯血加重;密切观察咯血的量、色,大咯血时,护理方法见应急措施。大量咯血不止者,可采用丝线固定双腔球囊漂浮导管经纤支镜气道内置入治疗大咯血的方法;同时做好应用垂体后叶素的护理,静脉滴注速度勿过快,以免引起恶心、便意、心悸、面色苍白等不良反应,监测血压、血氧饱和度;冠心病患者、高血压病患者及孕妇忌用;配血备用,可酌情适量输血。

(四)疼痛的护理

(1)采取各种护理措施减轻疼痛。提供安静的环境,调整舒适的体位,小心搬动患者,避免拖、拉、拽动作,滚动式平缓地给患者变换体位,必要时支撑患者各肢体,指导、协助胸痛患者用手或枕头护住胸部,以减轻深呼吸、咳嗽或变换体位所引起的胸痛;胸腔积液引起的疼痛,可嘱患者患侧卧位,必要时用宽胶布固定胸壁,以减少胸部活动幅度,减轻疼痛;采用按摩、针灸、经皮肤电刺激止痛穴位或局部冷敷等,以降低疼痛的敏感性。

(2)药物止痛,按医嘱用药,根据患者疼痛再发时间,提前按时用药,在应用镇痛药期间,注意预防药物的不良反应,如便秘、恶心、呕吐、镇静和精神紊乱等,嘱患者多进食富含纤维素的蔬菜和水果,缓解和预防便秘。

(3)患者自控镇痛,可自行间歇性给药,做到个体化给药,增加了患者自我照顾和对疼痛的自主控制能力。

(五)饮食支持护理

根据患者的饮食习惯,给予高蛋白、高热量、高维生素、易消化饮食,调配好食物的色、香、味,以刺激食欲,创造清洁舒适、愉快的进餐环境,促进食欲。病情危重者应采取喂食、鼻饲或静脉输入脂肪乳、复方氨基酸和含电解质的液体。对于有大量胸腔积液的患者,应酌情输血、血浆或清蛋白,以减少胸腔积液的产生,补充癌肿或大量抽取胸腔积液等因素所引起的蛋白丢失,增强机体抗病能力。有吞咽困难者应给予流质饮食,进食宜慢,取半卧位以免发生吸入性肺炎或呛咳,甚至窒息。

(六)做好口腔护理

向患者讲解放疗、化疗后口腔唾液腺分泌减少,pH下降,易发生口腔真菌感染和牙周病,使其理解保持口腔卫生的重要性,以便主动配合。患者睡前及三餐后进行口腔护理;戒烟酒,以防刺激黏膜;忌食辛辣及可能引起黏膜创伤的食物,如带刺或碎骨头的食物,用软牙刷刷牙,勿用牙签剔牙,并延期牙科治疗,防止黏膜受损;进食后,用盐水或复方硼砂溶液漱口,控制真菌感染;口唇涂润滑剂,保持黏膜湿润,黏膜口腔溃疡,按医嘱应用表面麻醉药止痛。

(七)化疗药物毒性反应的护理

1.骨髓抑制反应的护理

化疗后机体免疫力下降,发生感染、出血。护士接触患者之前要认真洗手,严格执行无菌操作,避免留置尿管或肛门指检,预防感染;告知患者不可到公共场所或接触感冒患者;在做全身卫生处置时,要特别注意易感染部位,如鼻腔、口腔、肛门、会阴等,各部位使用毛巾要分开,以免交叉感染;监测体温,观察皮肤温度、色泽、气味,早期发现感染征象;当白细胞总数降至 $1×10^9/L$ 时,做好保护性隔离。对血小板计数 $<50×10^9/L$ 时,密切观察有无出血倾向,采取预防出血的措施,避免患者外出活动,防止身体受挤压或外伤,保持口腔、鼻腔清洁湿润,勿用手抠鼻痂、牙签剔牙,尽量减少穿刺次数,穿刺后应实施局部较长时间按压,必要时,遵医嘱输血小板控制出血。

2.恶心呕吐的护理

化疗期间如患者出现恶心呕吐,按医嘱给予止吐药,嘱患者深呼吸,勿大动作转动身体,给予高营养清淡易消化的饮食,少食多餐,不催促患者进食,忌食辛辣等刺激性食物,戒烟酒,不要摄入加香料、肉汁和油腻的食物,建议平时咀嚼口香糖或含糖果,加强口腔护理去除口腔异味。对已有呕吐患者灵活掌握进食时间,可在其间歇期进食,多饮清水,多食薄荷类食物及冷食等。

3.静脉血管的保护

在给化疗药时,要选择合适的静脉,给化疗药前,先观察是否有回血,强刺激性药物护士应在床旁监护,或采用静脉留置针及中小静脉插管;观察药物外渗的早期征象,如穿刺部位疼痛、烧灼感、输液速度减慢、无回血、药液外渗,应立即停止输注,应用地塞米松加利多卡因局部封闭,24 小时内给予冷敷,50%硫酸镁湿敷,24 小时后可给予热敷。

4.应用化疗药后的护理

应用化疗药后常出现脱发,影响患者形象,增加其心理压力,护士要告诉患者脱发是暂时的,停药后头发会再生,鼓励其诉说自己的感受,帮助其调整外观的变化,让患者戴假发或帽子、头巾遮挡,改善自我形象,夜间睡眠可佩戴发帽,减轻头发掉在床上而至的心理不适;指导患者头发的护理,如动作轻柔减少头发梳、刷、洗、烫、梳辫子等,可用中性洗发护发素。

五、健康教育

(1)宣传吸烟对健康的危害,提倡不吸烟或戒烟,并注意避免被动吸烟。

(2)对肺癌高危人群要定期进行体检,早期发现肿瘤,早期治疗。

(3)改善工作和生活环境,防止空气污染。

(4)给予患者和家属心理上的支持,使之正确认识肺癌,增强治疗信心,维持生命质量。

(5)督促患者坚持化疗或放疗,告诉患者出现呼吸困难、咯血或疼痛加重时应立即到医院就诊。

(6)指导患者加强营养支持,合理安排休息,适当活动,保持良好精神状态,避免呼吸道感染以调整机体免疫力,增强抗病能力。

(7)对晚期癌肿转移患者,要指导家属对患者临终前的护理,告知患者及家属对症处理的措施,使患者平静地走完人生最后一程。

(王倩倩)

第八节　胃　　癌

一、定义

胃癌为起源于胃黏膜上皮的恶性肿瘤。

二、疾病相关知识

(一)流行病学特征

胃癌是最常见的恶性肿瘤之一,患病率仅次于肺癌。病死率高,发病率存在明显的性别差异,男性约为女性的2倍,55～70岁为高发年龄段。

(二)临床表现

1.早期

早期多无症状,部分患者可出现消化不良表现:食欲缺乏、恶心呕吐、食后胃胀、嗳气、反酸等,是一组常见而又缺乏特异性的胃癌早期信号。

2.进展期

(1)消化系统症状:上腹痛,是进展期最早出现的症状,开始有早饱感(指患者虽饥饿,但进食后即感饱胀不适),而后出现隐痛不适,最后疼痛持续不缓解。

(2)全身症状:食欲缺乏、乏力、食欲缺乏呈进行性加重,消瘦、体重呈进行性下降、贫血。

(3)肿瘤转移症状:肺部——咳嗽、呃逆、咯血;胸膜——胸腔积液、呼吸困难;腹膜——腹水、腹部胀满不适;骨骼——全身骨骼痛;胰腺——持续上腹痛,并向背部放射。

早期胃癌和进展期胃癌均可出现上消化道出血,常为黑便。少部分早期胃癌可表现为轻微的上消化道出血症状,即黑便或持续大便隐血阳性。

(三)治疗

1.手术治疗

手术治疗是唯一有可能根治胃癌的方法。

2.化疗

有转移淋巴结癌灶的早期胃癌及全部进展期胃癌均可化疗,以使癌灶局限、消灭残存癌灶及防止复发和转移。

3.支持治疗

应用高能量静脉营养疗法可增强患者的体质;可应用对胃癌有一定作用的生物抑制剂,以提高患者的免疫力。

(四)康复

(1)主动与医师配合并按医嘱用药。

(2)建立病案卡,定期复查。

(五)预后

胃癌的预后直接与诊断时的分期有关,5年生存率较低,早期胃癌预后佳。

三、专科评估与观察要点

（1）腹痛：观察腹痛的部位、性质、程度变化，判断有无并发症。
（2）营养状况：观察体重、贫血征的变化。
（3）观察止痛药的效果及不良反应。

四、护理问题

（一）疼痛

腹痛与胃癌或其并发症有关。

（二）营养失调

低于机体需要量与摄入量减少及消化吸收障碍有关。

（三）活动无耐力

活动无耐力与疼痛、腹部不适有关。

（四）潜在并发症

消化道出血、穿孔、感染、梗阻。

五、护理措施

（一）疼痛的护理

（1）观察疼痛的部位、性质、是否有严重的恶心、呕吐、吞咽困难、呕血及黑便症状。
（2）遵医嘱使用相应止痛药、化疗药物。注意合理选择静脉，避免药液外渗。评估止痛剂效果。

（二）营养失调的护理

（1）饮食选择：鼓励能进食者尽可能进食易消化，营养丰富的流质或半流质饮食，少量多餐；监测体重，观察营养状况。
（2）建立中心静脉通路，做好相应维护。遵医嘱输注高营养物质，保证营养供给。应用生物抑制剂，以提高患者的免疫力。

（三）活动无耐力的护理

（1）注意休息，给予适量的活动，避免劳累。
（2）评估自理能力，做好基础护理，预防压疮。

（四）潜在并发症的护理

（1）监测生命体征：有无心力衰竭、血压下降、发热等。
（2）观察呕吐物、排泄物的颜色、性质、量，如出现呕咖啡色样物和/或排黑便考虑发生消化道出血；如有腹痛伴腹膜刺激征时考虑发生穿孔；如持续体温升高，应考虑存在感染，应寻找感染的部位及原因。以上情况均应立即通知医师，做相应处理。

（五）用药指导

1.化疗药

应用前应做好血管的评估，必要时给予中心静脉置管，避免药物外渗；注意观察药物的疗效及不良反应。

2.止痛药

严格遵医嘱用药，观察用药后患者腹痛的改善情况。

（六）晚期患者做好生活护理

生活护理包括口腔、足部、会阴的清洁。观察营养状况,消瘦明显者协助更换体位,定时翻身,保持皮肤清洁干燥,预防压疮的发生。

六、健康指导

（1）患者生活规律,保证休息,适量活动,增强抵抗力。

（2）注意个人卫生,防止继发感染。

（3）宣传与胃癌发生的相关因素,指导群众注意饮食卫生,避免或减少可致癌的食物,如熏烤、腌渍、发霉的食物。

（4）防治与胃癌有关的疾病,如萎缩性胃炎、胃溃疡等,可定期做胃镜检查,以便及时发现,高危人群应尽早治疗原发病或定期复查。

七、护理结局评价

（1）症状缓解,患者可以进行居家自我护理。

（2）患者营养状况尚可,未发生营养不良。

（3）无并发症的出现。

（4）患者心理健康,可以接受疾病,愿意配合治疗。

（王倩倩）

第九节　原发性肝癌

原发性肝癌是指由肝细胞或肝内胆管上皮细胞发生的恶性肿瘤,是我国常见的恶性肿瘤之一,病死率较高,在恶性肿瘤死亡排位中占第 2 位。近年来发病率有上升趋势,肝癌的 5 年生存率很低,预后凶险。原发性肝癌的发病率有较高的地区分布性,本病多见于中年男性,男女性别之比在肝癌高发区中 3∶1～4∶1,低发区则为 1∶1～2∶1。高发区的发病年龄高峰为40～49岁。

一、病因及发病机制

病因及发病机制尚不清楚,根据高发区的流行病学调查结果表明,下列因素与肝癌的发病关系密切。

（一）病毒性肝炎

在我国,乙型肝炎是原发性肝癌发生的最重要病因,原发性肝癌患者中 1/3 曾有慢性肝炎病史。肝癌患者血清中乙型肝炎标志物高达 90% 以上,近年来丙型肝炎与肝癌关系也逐渐引起关注。

（二）肝硬化

原发性肝癌合并肝硬化者占 50%～90%,乙肝病毒持续感染与肝细胞癌有密切关系。其过程可能是乙型肝炎病毒引起肝细胞损害继而发生增生或不典型增生,从而对致癌物质敏感。在多病因参与的发病过程中可能有多种基因发生改变,最后导致癌变。

(三)黄曲霉毒素

在肝癌高发区,尤其南方以玉米为主粮的地方调查提示,肝癌流行可能与黄曲霉毒素对粮食的污染有关,其代谢产物黄曲霉毒素 B_1 有强烈致癌作用。

(四)饮水污染

某些地区的流行病学调查结果发现,饮用池塘水者与饮用井水者的肝癌发病率和病死率有明显差异,可能与池塘水的蓝绿藻产生的微囊藻毒素污染饮用水源有关。

(五)遗传因素

在高发区肝癌有时出现家族聚集现象,尤以共同生活并有血缘关系者的肝癌罹患率高。可能与肝炎病毒垂直传播有关。

(六)其他

饮酒、亚硝胺、农药、某些微量元素含量异常如铜、锌、钼等、肝吸虫等因素也被认为与肝癌有关。吸烟和肝癌的关系还待进一步明确。

二、临床表现

(一)症状

肝癌起病隐匿,早期缺乏典型症状,多在肝病随访中或体检普查中,应用血清甲胎蛋白(AFP)及 B 超检查偶然发现肝癌,此时患者既无症状,体格检查亦缺乏肿瘤本身的体征,此期称为亚临床肝癌。一旦出现症状而来就诊者其病程大多已进入中晚期。不同阶段的肝癌,其临床表现有明显差异。

1.肝区疼痛

肝区疼痛最常见,半数以上患者呈间歇性或持续性的钝痛或胀痛,是由于肿块生长迅速、使肝包膜绷紧牵拉所致。当肿瘤侵犯膈肌时,疼痛可向右肩或右背部放射。向右后生长的肿瘤可致右腰疼痛。突然出现剧烈腹痛和腹膜刺激征提示癌结节包膜下出血或向腹腔破溃。

2.消化道症状

食欲缺乏、恶心、呕吐、腹泻、消化不良等,缺乏特异性。

3.全身症状

低热,发热与癌肿坏死物质吸收有关。此外还有乏力、消瘦、贫血、全身衰弱等,少数患者晚期呈恶病质。这是由于癌症所致的能量消耗和代谢障碍所致。

4.转移灶症状

如肺转移可出现咳嗽、咯血;胸膜转移可引起胸痛和血性胸腔积液;癌栓栓塞肺动脉,引起肺梗死,可突然出现严重呼吸困难和胸痛;癌栓栓塞下肢静脉,可出现下肢严重水肿;骨转移和脊柱转移,可引起局部压痛或神经受压症状;颅内转移可出现相应的神经定位症状和体征。

5.伴癌综合征

癌肿本身代谢异常,癌组织对机体发生影响而引起的内分泌或代谢异常的一组综合征称为伴癌综合征。如自发性低血糖症、红细胞增多症,其他罕见的有高脂血症、高钙血症、类癌综合征等。

(二)体征

1.肝大

进行性肝大是常见的特征性体征之一。肝质地坚硬,表面及边缘不光滑,有大小不等结节,伴不同程度的压痛。如癌肿突出于右肋弓下或剑突下,上腹可出现局部隆起或饱满。

2.脾大

脾大多见于合并肝硬化门静脉高压患者。因门静脉或脾静脉有癌栓或癌肿压迫门静脉引起。

3.腹水

腹水因合并肝硬化门静脉高压、门静脉或肝静脉癌栓所致。当癌肿表面破溃时可引起血性腹水。

4.黄疸

当癌肿浸润、破坏肝细胞时,可引起肝细胞性黄疸;当癌肿侵犯肝内胆管或压迫胆管时,可出现阻塞性黄疸。

5.转移灶相应体征

锁骨上淋巴结肿大、胸腔积液的体征,截瘫、偏瘫等。

(三)并发症

肝性脑病;上消化道出血;肝癌结节破裂出血;血性胸腹水;继发感染。上述并发症可由肝癌本身或并存的肝硬化引起,常为致死的原因。

三、辅助检查

(一)血清甲胎蛋白(AFP)测定

AFP 是目前诊断肝细胞肝癌最特异性的标志物,是体检普查的项目之一。肝癌患者 AFP 阳性率 70%~90%,诊断标准为:①AFP>500 μg/L 持续 4 周;②AFP 在>200 μg/L 的中等水平持续8 周;③AFP 由低浓度升高后不下降。

(二)影像学检查

(1)超声显像是目前肝癌筛查的首选检查之一,有助于了解占位性病变的血供。

(2)CT 在反映肝癌的大小、形态、部位、数目等方面有突出的优点,被认为是补充超声显像检查的非侵入性诊断的首选方法。

(3)肝动脉造影是肝癌诊断的重要补充方法,对直径 2 cm 以下的小肝癌的诊断较有价值。

(4)MRI 优点是除显示如 CT 那样的横截面外,还能显示矢状位、冠状位及任意切面。

(三)肝组织活检或细胞学检查

在超声或 CT 引导下活检或细针穿刺行组织学或细胞学检查,是目前确诊直径 2 cm 以下小肝癌的有效方法。缺点是易引起近边缘的肝癌破裂,有促进转移的危险。在非侵入性操作未能确诊时考虑使用。

四、诊断要点

有慢性肝炎病史,原因不明的肝区不适或疼痛,或原有肝病症状加重伴有全身不适、明显的食欲缺乏和消瘦、乏力、发热;肝进行性肿大、压痛、质地坚硬、表面和边缘不光滑。对高危人群血清 AFP 的检测及影像学检查。对既无症状也无体征的亚临床肝癌的诊断主要靠血清 AFP 的检测联合影像学检查。

五、治疗要点

早期治疗是改善肝癌预后的最主要的手段,而治疗方案的选择取决于肝癌的临床分期及患者的体质。

（一）手术治疗

首选的治疗方法,是影响肝癌预后的最主要因素,是提高生存率的关键。

（二）局部治疗

1.经导管动脉化疗栓塞

经导管动脉化疗栓塞为原发性肝癌非手术的首选方案,效果较好,应反复多次治疗。机制为先栓塞肿瘤远端血供,再栓塞肿瘤近端肝动脉,使肿瘤难以建立侧支循环,最终引起病灶缺血性坏死,并在动脉内灌注化疗药物。常用栓塞剂有吸收性明胶海绵和碘化油。

2.无水乙醇注射疗法(PEI)

PEI 是肿瘤直径＜3 cm,结节数在 3 个以内,伴肝硬化不能手术患者的首选治疗方法。在B 超引导下经皮肝穿刺入肿瘤内注入无水乙醇,促使肿瘤细胞脱水变性、凝固坏死。

3.物理疗法

局部高温疗法,如微波组织凝固技术、射频消融、高功率聚焦超声治疗、激光等。

（三）其他治疗方法

1.放疗

放疗在肝癌治疗中仍有一定地位。适用于肿瘤较局限,但不能手术者,常与其他治疗方法组成综合治疗。

2.化疗

化疗常用多柔比星及其衍生物、顺铂(CDDP)、氟尿嘧啶、丝裂霉素 C 和甲氨蝶呤(MTX)等。主张联合用药,单一用药疗效较差。

3.生物治疗

生物治疗常用干扰素、白细胞介素、LAK 细胞、TIL 细胞等,作为辅助治疗之一。

4.中医中药治疗

中医中药治疗用于晚期肝癌患者和肝功能严重失代偿无法耐受其他治疗者,可作为辅助治疗之一。

5.综合治疗

根据患者的具体情况,选择一种或多种治疗方法联合使用,为中晚期患者的主要治疗方法。

六、常用护理诊断

(1)疼痛(肝区痛):与肿瘤迅速增大、牵拉肝包膜有关。

(2)预感性悲哀:与获知疾病预后有关。

(3)营养失调(低于机体需要量):与肝功能严重损害、摄入量不足有关。

七、护理措施

（一）一般护理

1.休息与体位

给患者创造安静舒适的休息环境,减少各种不良刺激。协助并指导患者取舒适卧位。为患者创造安静、舒适环境,提高患者对疼痛的耐受性。

2.饮食护理

鼓励进食,给予高蛋白、适量热量、高维生素、易消化饮食,如出现肝性昏迷,禁食蛋白质。伴腹水患者,限制水钠摄入。如出现恶心、呕吐现象,做好口腔护理。在化疗过程中患者往往胃肠道反应明显,可根据其口味适当调整饮食。

3.皮肤护理

晚期肝癌患者极度消瘦,严重营养不良,因为疼痛影响,常拒绝体位变动。因此要加强翻身、皮肤按摩,如出现压疮,做好相应处理。

(二)病情观察

监测生命体征,观察有无肝区疼痛、发热、腹水、黄疸、呕血、便血、24小时尿量等,以及实验室各项血液生化和免疫学指标。观察有无转移征象。

(三)疼痛护理

晚期癌症患者大部分有中度至重度的疼痛,多为顽固性的剧痛,严重影响生存质量。通过询问病史、观察或运用评估工具来判断疼痛的部位、性质、程度。

1.三阶梯疗法

目前临床普遍推行WTO推荐的三阶梯疗法,其原则为:①按阶梯给药,依药效的强弱顺序递增使用;②无创性给药,可选择口服给药,直肠栓剂或透皮贴剂给药等方式;③按时给药,而不是按需给药;④剂量个体化。按此疗法多数患者能满意止痛。

(1)第一阶梯:轻度癌痛,可用非阿片类镇痛药,如阿司匹林等。

(2)第二阶梯:中度癌痛及第一阶梯治疗效果不理想时,可选用弱阿片类药,如可卡因。

(3)第三阶梯:重度癌痛及第二阶梯治疗效果不理想者,选用强阿片类药,如吗啡。多采用口服缓释或控释剂型。癌痛的治疗中提倡联合用药的方法,加用一些辅助药以协同主药的疗效,减少其用量与不良反应,常用辅助药物:①弱安定药,如地西泮和艾司唑仑等;②强安定药,如氯丙嗪和氟哌利多等;③抗抑郁药,如阿米替林。

向患者说明接受治疗的效果及帮助患者正确用药,对于已掌握的规律性疼痛,在疼痛发生前使用镇痛药。疼痛减轻或停止时应及时停药。观察止痛疗效及不良反应。

2.其他方法

(1)放松止痛法:通过全身松弛可以阻断或减轻疼痛反应。

(2)心理暗示疗法:可结合各种癌症的治疗方法,暗示患者进行自身调节,告诉患者配合治疗就一定能战胜疾病。

(3)物理止痛法:可通过刺激疼痛周围皮肤或相对应的健侧达到止痛目的。

(4)转移止痛法:让患者取舒适体位,通过回忆、冥想、听音乐、看书报等方法转移注意力,减轻疼痛反应。

(四)肝动脉栓塞化疗护理

肝动脉栓塞化疗护理是肝癌非手术治疗的首选方法,已在临床上广泛应用,是一种创伤性的非手术治疗。

1.术前护理

(1)向患者和家属解释治疗的必要性、方法、效果。

(2)评估患者的身体状况,必要时先给予支持治疗。

(3)做好各种检查,如血常规、出凝血时间、肝肾功能、心电图、影像学检查等;检查股动脉和足背动脉搏动的强度。

（4）做好碘过敏试验和普鲁卡因过敏试验,如碘过敏试验阳性可用非离子型造影剂。

（5）术前 6 小时禁食禁饮。

（6）术前 0.5 小时可给予镇静药,并测量血压。

2.术中护理

（1）准备好各种抢救用品和药物。

（2）护士应尽量陪伴在患者的身边,安慰及观察患者。

（3）注射造影剂时,应严格控制注射速度,注射完毕后应密切观察患者有无恶心、心悸、胸闷、皮疹等过敏症状,观察血压的变化。

（4）注射化疗药物后应观察患者有无恶心、呕吐,一旦出现应帮助患者头偏向一侧,备污物盘,指导患者做深呼吸,如使用的化疗药物胃肠道反应很明显,可在注入化疗药物前给予止吐药。

（5）观察患者有无腹痛,如出现轻微腹痛,可向患者解释腹痛的原因,安慰患者,转移注意力;如疼痛较剧,患者不能耐受,可给予止痛药。

3.术后护理

（1）预防穿刺部位出血:拔管后应压迫股动脉穿刺点 15 分钟,绷带包扎后,用沙袋（1～2 kg）压迫6～8 小时;保持穿刺侧肢体平伸 24 小时;术后 8 小时内,应每隔 1 小时观察穿刺部位有无出血和渗血,保持敷料的清洁干燥;一旦发现出血,应立即压迫止血,重新包扎,沙袋压迫;如为穿刺点大血肿,可用无菌注射器抽吸,24 小时后可热敷,促进其吸收。

（2）观察有无血栓形成:应检查两侧足背动脉的搏动是否对称,患者有无肢体麻木、胀痛、皮肤温度降低等,出现上述症状与体征,应立即报告医师及时采取溶栓措施。

（3）观察有无栓塞后综合征:发热、恶心、呕吐、腹痛。如体温超过 39 ℃,可物理降温,必要时用退热药。术中或术后用止吐药,可有效地预防和减轻恶心、呕吐的症状,鼓励患者进食,尽可能满足患者对食物的要求。腹痛是因肿瘤组织坏死、局部组织水肿而引起的,可逐渐缓解,如疼痛剧烈,可使用药物止痛。

（4）密切观察化疗后反应,以及时检查肝、肾功能和血常规,以及时治疗和抢救。补充足够的液体,鼓励患者多饮水、多排尿,必要时应用利尿剂。

（五）心理护理

肝癌患者的 5 个阶段的心理反应往往比其他癌症患者更为明显。要充分认识患者的心理反应,对部分出现过激行为,如绝望甚至自杀的患者,要给予正确的心理疏导;同时建立良好的护患关系,减轻患者恐惧。对于晚期患者,特别要维护其尊严,并做好临终护理。

（六）健康教育

1.疾病知识指导

原发性肝癌应以预防为主。临床证明,肝炎-肝硬化-肝癌的关系密切。因此,患病毒性肝炎的患者应及时正确治疗,防止转变为肝硬化,非乙型肝炎病毒携带者应注射乙型肝炎疫苗。加强锻炼,增强体质,注意保暖。

2.生活指导

禁食含有黄曲霉素的霉变食物,特别是发霉的花生和玉米,禁饮酒。肝癌伴有肝硬化者,特别是伴食管-胃底静脉曲张的患者,应避免粗糙饮食。

3.用药指导

在化疗过程中,应向患者做好解释工作,消除紧张心理,并介绍药物性质、毒副作用,使患者心中有数。①药物反应较重者,宜安排在睡前或饭后用药,以免影响进食。呕吐严重者应少食多餐,辅以针刺足三里、合谷、曲池等穴,对减轻胃肠道反应有一定作用。②注意防止皮肤破损,观察皮肤有无瘀斑、出血点,有无牙龈出血、鼻出血、血尿及便血等症状。③鼓励患者多饮水或强迫排尿,使尿液稀释。遵医嘱适量地服用碳酸氢钠以碱化尿液。④常选用 1∶5 000 高锰酸钾溶液坐浴,预防会阴部感染。

4.自我监测指导

出现右上腹不适、疼痛或包块者应尽早到医院检查。肝癌的疗效取决于早发现、早治疗,一旦确诊应尽早治疗,以手术为主的综合治疗可明显延长患者生命。观察肿瘤有无并发症和有无远处转移的表现,应警惕肝癌结节破裂、肝性脑病、消化道出血和感染等。手术后的癌肿患者应观察有无复发,定期复诊。化疗患者应定期检查肝肾功能、心电图、血常规、血浆药物浓度等,以及时了解脏器功能和有无药物蓄积。

(王倩倩)

第十节　原发性纵隔肿瘤

一、概述

纵隔是位于左右纵隔胸膜之间较大的间隙,为含有许多重要生命器官及结构的总称,是分隔左右胸膜腔和左右肺的间隔。纵隔内重要器官包括心包、心脏、气管、大血管、食管、淋巴组织、胸腺、神经以及纵隔内脏间的神经组织。

纵隔内包含多个器官,而且其胚胎结构来源较为复杂,因此会导致多种肿瘤的发生,如胸腺瘤、胸内甲状腺肿、淋巴瘤、支气管囊肿、皮样囊肿、畸胎瘤、恶性淋巴肉瘤、心包囊肿、脂肪瘤、神经源性肿瘤、食管囊肿等,以良性者居多。畸胎瘤多见于 30 岁以下,少数发生在 40 岁以上。本病除淋巴肉瘤和恶性淋巴瘤,多数预后良好。

(一)病因

目前尚未十分明确。我国中医认为本病可能与以下因素相关:外邪侵袭、情志失调、饮食不节、气机郁滞、脏腑气血失和、痰浊瘀血内生、痰瘀与气血互结,日久成积所致。纵隔内组织和器官较多,胎生结构来源复杂,所以纵隔区内肿瘤种类繁多。有原发的,有转移的,原发肿瘤中以良性多见,但也有相当一部分为恶性。

(二)临床表现

约 40% 的原发纵隔肿瘤患者无症状,这些患者多为常规胸片发现,另外 60% 有症状患者的症状多与病变压迫或侵犯周围组织结构有关,或为原发肿瘤伴有的全身综合征。临床常见的症状为胸闷、胸痛、咳嗽、呼吸困难、声音嘶哑、心慌、心律不齐、面颈部水肿、乏力、吞咽困难、体重下降及夜间盗汗。体检有发热、淋巴结肿大、喘鸣、上腔静脉综合征、声带麻痹、霍纳(Horner)综合征以及神经学方面异常。

（三）辅助检查

1.影像学检查

（1）X线检查：常规进行胸部正侧位X线检查，可作出初步诊断。

（2）CT及磁共振（MRI）检查：可显示肿瘤与周围解剖、血管的关系以及肿瘤的密度。

（3）单光子发射计算机断层显像（SPECT）。

（4）正电子发射计算机断层显像（PET）。

2.血清学及生化学检查

（1）血清放射免疫检测。

（2）激素测定：有助于不同纵隔肿瘤的鉴别诊断，如甲胎蛋白（AFP）及人绒毛膜促性腺激素（HCG）。

3.有创伤诊断方法

（1）外科活检术：对于靠近胸壁的纵隔肿瘤可行CT引导下穿刺活检检查。

（2）全麻下纵隔镜检查：有助于淋巴瘤及肿大淋巴结的诊断。

（3）支气管镜及食管镜检查：有助于明确支气管受压情况、受压程度以及肿瘤是否已侵入支气管或食管，以便确立手术的可能性。

（4）前纵隔切开切取组织活检。

（5）剖胸探查切除组织活检，早确诊，早切除。

（四）治疗原则

（1）手术治疗为主：绝大多数原发性纵隔肿瘤只要无禁忌证均应实施外科手术切除，再根据病理性质及完全切除与否来决定下一步是否进行放疗或化疗。

（2）恶变可能者、转移者，根据病理性质辅以放疗或化疗。

（3）恶性淋巴瘤可行放疗、化疗相结合的治疗方法。

二、护理

（一）护理要点

1.心理护理

纵隔肿瘤患者对疾病常有恐惧、焦虑心理，思想负担大。尤其对采取有创方法诊断（如针吸、胸腔镜、纵隔切开、胸廓切开术）以及手术、化疗、放疗等，使患者心理压力更大，因此护士应向患者解释各种治疗对挽救生命、缓解症状的重要意义，讲解有关诊断、治疗的知识，使患者对自己的病情、治疗方法及治疗效果有初步的了解，从而取得患者的密切配合。

2.特殊症状的护理

（1）呼吸困难：当肿瘤压迫或侵入支气管时，常会引起咳嗽、气短、呼吸困难、发绀等。应给予舒适体位，吸氧（2～4 L/min），雾化吸入（加入糜蛋白酶及抗生素），应用祛痰药物，必要时吸痰，保持呼吸道的通畅。

（2）胸背部疼痛：纵隔肿瘤侵犯或压迫胸壁可引起胸背部疼痛，用一般止痛药物可缓解。但若是胸壁、胸骨受累，则止痛药无效，必须控制病因才能止痛。

（3）咳出异物（毛发等）症状：此种情况多发生于生殖细胞瘤中，患者咳出的多为畸胎瘤的内容物。除了抗炎及止咳措施外，需手术切除肿瘤才能控制。应做好患者的心理护理，减轻患者的恐惧、害怕情绪。

3.放疗的护理

(1)监测血常规变化:当白细胞计数<3×10⁹/L 时,应暂停放疗,并遵医嘱行升白细胞治疗;当白细胞计数<1×10⁹/L 时,应做好保护性隔离,病房限制探视,并每天酌情行房间空气消毒 2~3 次。

(2)放疗时应注意心脏区的保护,监测心功能;胸部照射时可诱发肺水肿、肺炎、胸骨骨髓炎,表现为咳嗽、咳白色泡沫痰、呼吸急促、胸痛、咯血等,应注意观察,一经发现,并遵医嘱应用抗生素、肾上腺皮质激素、雾化吸入等。

(3)急性放射性食管炎是纵隔肿瘤放疗的常见并发症。向患者解释这只是暂时的症状,停止放疗后可逐渐消失。指导患者进清淡、易消化、无刺激的流质或半流质饮食,忌食粗、硬、烫、辛辣刺激性食物,进食速度宜缓慢,进食后漱口,并饮温凉开水以冲洗食管。症状严重者可用 2% 利多卡因 15 mL、维生素 B₁₂ 4 000 μg、庆大霉素 24 万 U 加入生理盐水 500 mL 中,每次取 10 mL 于三餐前及临睡前慢慢吞服;疼痛者可酌情给予止痛剂。

4.化疗的护理

(1)纵隔肿瘤常用的化疗药物有多柔比星类、丝裂霉素、长春新碱、顺铂、氟尿嘧啶等,由于这些药对血管的刺激性大,发生渗漏时有引起组织糜烂坏死的可能,而且化疗通常需要多个疗程,多次的化疗可引起化学性静脉炎,所以最好建议患者在化疗前进行 PICC 置管术。

(2)多柔比星等化疗药物可引起脱发,向患者解释脱发只是暂时性的,停止化疗后头发便可恢复生长。指导患者在化疗前剪短头发或全部剃光,以免脱落的头发粘在衣服及被服上引起患者不舒适及心理上的刺激。指导患者购买适合自己的假发或帽子,以满足患者对美观的需求。

(二)健康教育

(1)保持病房环境整洁,指导患者保持心情愉快。

(2)戒烟:吸烟会增加支气管的分泌,会加重原发支气管炎,尤其影响术后的咳痰,吸烟还影响肺功能,降低血氧饱和度,对手术及术后影响极大。对有长期吸烟者应做好耐心细致的说服工作,严格戒烟。

(3)加强口腔卫生:指导患者每天早晚及餐后刷牙、漱口,预防术后肺部并发症的发生。

(4)注意休息,适当进行体育锻炼:根据身体情况制定活动量,如散步、慢跑、打太极拳等。

(5)定期复查:如出现胸闷、气促等情况,应立即就诊。

(王倩倩)

第十章

传染科护理

第一节　流行性乙型脑炎

一、概述

流行性乙型脑炎是由乙型脑炎病毒引起的脑实质炎症为主要病变的中枢神经系统急性传染病。本病经蚊叮咬传播,常流行于夏秋季,主要分布于亚洲,是人畜共患的自然疫源性疾病,人与许多动物(猪、马、羊、鸡、鸭、鹅等)都可成为本病的传染源,人被乙脑病毒感染后,可出现短暂的病毒血症,但病毒数量少、且持续时间短,所以不是本病的主要传染源。猪的感染率高,感染后病毒数量多,病毒血症期长,且饲养面广,更新率快,因此猪是本病主要的传染源。病毒通常在蚊—猪—蚊等动物间循环。一般在人类流行前1～2个月,先在家禽中流行。该病临床上以高热、意识障碍、抽搐、病理反射及脑膜刺激征为特征,严重者可有呼吸衰竭,病死率高,部分患者可留有严重后遗症。目前尚无特效的抗病毒治疗药物,应采取积极的对症和支持治疗,维持体内水和电解质平衡,密切观察病情变化,重点处理好高热、抽搐、脑水肿和呼吸衰竭等危重症状,降低病死率和减少后遗症的发生。

二、护理

(一)一般护理

1.病室环境

病房使用防蚊设备,隔离至体温正常。保持病室环境安静,光线柔和、温湿度适宜、通风良好,防止声音、强光刺激。

2.对症护理

(1)高热:应以物理降温为主,药物降温为辅。物理降温包括冰敷额部、枕部和体表大血管部位,如腋下、颈部及腹股沟等处。药物降温应适当小剂量应用退热药,防止用药量过大致大量出汗而引起循环衰竭。注意降温不易过快过猛。

(2)意识障碍:加床挡防止坠床,必要时予以约束。

(3)惊厥或抽搐:是病情严重的表现,严重者可发生全身强直性抽搐,均伴有意识障碍。积极去除诱因,高热所致以降温为主;呼吸道分泌物多者,给予吸痰,保持呼吸道通畅,并给予吸氧,取侧卧位,头偏向一侧;舌后坠阻塞呼吸道,使用舌钳拉出后坠舌体,并使用简易口咽通气道;脑实质炎症所致使用地西泮、水合氯醛及苯巴比妥钠等镇静药物;脑水肿所致者予以脱水治疗。为避免诱发惊厥和抽搐发生,各种治疗护理尽量集中进行。

3.加强患者生活护理

做好眼、鼻、口腔、皮肤清洁护理,定时翻身、拍背、体位引流、吸痰,防止肺部感染和压疮发生,保持二便通畅。

(二)饮食护理

保持充足水分,1 000～2 000 mL/d,早期清淡流质饮食,恢复期予以高蛋白、高维生素、高热量饮食,昏迷及吞咽困难者予以鼻饲流质饮食,并做好留置胃管的护理。

(三)用药护理

按医嘱正确给药,评估用药效果。

(1)重型患者静脉补液,但不宜过多,以免加重脑水肿。

(2)持续高热伴反复抽搐患者采用亚冬眠疗法,具有降温、镇静、止痉作用。该类药物可抑制呼吸中枢及咳嗽反射,故用药过程中,应避免搬动患者,保持呼吸道通畅,密切观察生命体征变化。

(3)脑水肿患者遵医嘱早期足量使用 20%甘露醇静脉滴注,应注意 15～30 分钟滴入,并详细记录出入量。

(4)脑实质炎症使用地西泮等镇静药物治疗时,应密切观察呼吸节律及频率变化。

(5)血管扩张剂可改善微循环、减轻脑水肿、解除脑血管痉挛和兴奋呼吸中枢。常用药物有东莨菪碱、阿托品、酚妥拉明等,密切观察用药反应。

(四)并发症护理

常见并发症有支气管肺炎、肺不张、败血症、尿路感染及压疮等,加强护理,定期翻身、拍背,严格执行消毒隔离措施。

(五)病情观察

(1)密切观察患者体温、脉搏、呼吸、血压变化,高热持续时间。

(2)密切观察患者意识障碍程度、持续时间长短。

(3)密切观察患者有无惊厥、抽搐等,发作次数、发作持续时间、抽搐部位和方式。

(4)密切观察患者有无呼吸衰竭、颅内高压及脑疝等表现。观察呼吸频率、节律、幅度的改变,观察瞳孔大小、对光反射等。

(六)健康指导

(1)疾病预防指导加强对家畜的管理,人畜居住地分开,应消灭蚊滋生地,灭过冬蚊和早春蚊。

(2)保护易感人群:对初次进入流行区人员进行疫苗接种。

(3)向患者和/或家属提供保护性护理及日常生活护理相关知识,提高患者生活质量。

(4)恢复期患者仍有瘫痪、失语、痴呆等神经精神症状者,鼓励患者坚持康复训练和治疗,指导家属相应的护理措施及康复疗法,如语言、智力、吞咽和肢体功能锻炼,还可结合理疗、推拿按摩、高压氧及中药等治疗,使残疾降到最低程度。

(王艳芬)

第二节 甲型 H1N1 流感

一、疾病概述

（一）概念

2009 年 3 月，墨西哥暴发"人感染猪流感"疫情，造成人员死亡。随后，全球范围内暴发此疫情。普通猪流感是一种人畜共患传染性疾病，指发生于猪群的流感，通常人很少感染，患者大多数与病猪有直接接触史。研究发现，此次疫情是由新型猪源性甲型 H1N1 流感病毒引起的一种急性呼吸道传染病，其病原为变异后的新型甲型 H1N1 流感病毒，该毒株包含猪流感、禽流感和人流感 3 种流感病毒的基因片段，主要通过直接或间接接触、呼吸道等途径在人间传播。临床主要表现为流感样症状，多数患者临床表现较轻，少数患者病情重，进展迅速，可出现病毒性肺炎，合并呼吸衰竭、多脏器功能损伤，严重者可以导致死亡。由于人群普遍对该病毒没有天然免疫力，导致 2009 年甲型 H1N1 流感在全球范围内传播。2009 年 4 月 30 日，中华人民共和国卫健委宣布将"甲型 H1N1 流感"纳入《中华人民共和国传染病防治法》规定的乙类传染病，依照甲类传染病采取预防、控制措施。

（二）病原学

引起流行性感冒的主要病原体是流感病毒，属于正黏病毒科，流感病毒属。流感病毒具有包膜和分节段的单股负链 RNA，自外而内分为包膜、基质蛋白及核心三部分。根据基质蛋白抗原、基因特性和病毒颗粒核蛋白的不同，分为甲（A）、乙（B）、丙（C）三型。甲型流感可导致部分地区季节性流行，甚至能引起世界性暴发性大流行。

甲型 H1N1 流感病毒属正黏病毒科甲型流感病毒属的单链 RNA 病毒，根据病毒表面的糖蛋白血凝素（hema g glutinin，HA）和神经氨酸酶（neuraminidase，NA）的不同抗原特性可将甲型流感病毒分为多个亚型。HA 的作用像一把钥匙，帮助病毒打开宿主细胞的大门；NA 的作用是破坏细胞的受体，使病毒在宿主体内自由传播。这两种酶有高度的变异性，迄今为止已确定的甲型流感病毒都是根据 16 种 HA（H1～16）和 9 种 NA（N1～9）的排列组合从而命名各种亚型，如 H1N1、H1N2、H5N1 等。其中 HA1～3 型能够导致人类流感的大流行。由于大多数 H1N1 病毒株普遍存在于猪这种宿主体内，因此疾病暴发前期曾一度被世界卫生组织命名为"猪流感"。

甲型流感病毒表面 H 抗原具有高度易变性，因此，人类无法对该流感获得持久免疫力。流感病毒抗原性变异有抗原转变、抗原漂移两种形式，前者只在甲型流感病毒中发生。不同种属动物甲型流感病毒或不同亚型甲型流感病毒的核酸序列发生基因重排，形成重排病毒，即出现新毒株。由于病毒的抗原发生转变，人群对该病毒普遍缺乏免疫力，导致流感暴发或大流行。

典型的甲型 H1N1 流感病毒颗粒呈球状，直径为 80～120 nm，有囊膜。脂质囊膜上有许多放射状排列的突起糖蛋白（刺突），刺突分别是红细胞血凝素（HA）、神经氨酸酶（NA）和基质蛋白 M2，长度约为 10～14 nm。基质蛋白（M1）位于病毒包膜内部。病毒颗粒内为核衣壳，呈螺旋状对称，直径为 10 nm，包含 RNA 片段、聚合酶蛋白（PB1、PB2、PA），一些酶（包括糖蛋白血凝素、神经氨酸酶、离子通道蛋白 M2 及聚合酶蛋白）在病毒的整个生命周期中起着至关重要的作用。

甲型 H1N1 流感病毒为单股负链 RNA 病毒,基因组约为 13.6 kb,由大小不等的 8 个独立 RNA 片段组成,分别编码 10 种蛋白:NA、HA、PA(RNA 聚合酶亚基 PA)、PB1(RNA 聚合酶亚基 PB1)、PB2(RNA 聚合酶亚基 PB2)、M(基质蛋白,包括 M1 和 M2,由同一 RNA 片段编码)、NS(非结构蛋白,包括 N1 和 N2,由同一 RNA 片段编码)、NP(核蛋白)。甲型 H1N1 流感病毒由猪流感、禽流感和人流感 3 种流感病毒的基因片段组成,是猪流感病毒的一种新型变异株。

甲型 H1N1 流感病毒对热敏感,56 ℃条件下 30 分钟可灭活。对紫外线敏感,但用紫外线灭活猪流感病毒能引起病毒的多重复活。猪流感病毒为有囊膜病毒,对乙醇、碘伏、碘酊氯仿、丙酮等有机溶剂均敏感。

(三)流行病学

1.概述

全球历史上曾有多次流感大流行,发病率高,人群普遍对其易感,全球人群感染率为 5%～20%,病死率 0.1%。20 世纪共发生 5 次流感大流行,分别于 1900 年、1918 年、1957 年、1968 年和 1977 年,其中以 1918 年西班牙的大流感(H1N1)最严重,全球约 5 亿人感染,病死率为 2.5%。尽管在 2010 年 8 月份,世界卫生组织宣布甲型 H1N1 流感大流行期已经结束,但甲型 H1N1 流感在世界各地均存在随时卷土重来之势。

甲型 H1N1 流感的传播方式主要为呼吸道传播,其传播途径多,速度快,容易在人员密集、空气不流通的场所生存和传播,并随着人员的流动把流感病毒传播到四面八方而造成流行。当一种新的流感病毒在人类引起大规模流行后,感染过或注射过疫苗的人就对这种病毒有了一定的抵抗力,再次流行时传播和感染强度会大大减弱。同样,甲型 H1N1 流感已逐渐转变为季节性流感,并成为流感主导毒株。其流行特点是流行强度和流行范围较小,重症病例发生率较低。

2.传染源

传染源主要为甲型 H1N1 流感患者和无症状感染者。虽然猪体内已发现甲型 H1N1 流感病毒,但目前尚无证据表明动物为传染源。

甲型 H1N1 流感患者的传染期是出现症状前 1 天至发病后 7 天,或至症状消失后 24 小时(以两者之间较长者为准)。年幼儿童、免疫力低下者或者重患者的传染期可能更长。部分人虽携带病毒而自身可不发病,但仍可传染他人。

3.传播途径

甲型 H1N1 流感病毒主要通过感染者打喷嚏或咳嗽等飞沫或气溶胶经呼吸道传播,也可通过口腔、鼻腔、眼睛等处黏膜直接或间接接触传播。接触患者的呼吸道分泌物、体液和被病毒污染的物品亦可能造成传播。此外,要考虑到粪口传播,因为许多患者有腹泻症状,可能存在粪便排毒。人类不会通过接触猪肉类或者食用猪肉类产品感染甲型 H1N1 流感。

4.易感人群

人群普遍易感,无特异免疫力,9～19 岁年龄发病率高,短期内学校可发生聚集性病例。以下人群为感染甲型 H1N1 流感病毒的高危患者:①妊娠期妇女。②肥胖者(体重指数≥40 危险度高,体重指数在 30～39 可能是高危因素)。③年龄<5 岁的儿童(年龄<2 岁更易发生严重并发症)。④年龄>65 岁的老年人。⑤伴有以下疾病或状况者:慢性呼吸系统疾病、心血管系统疾病(高血压除外)、肾病、肝病、血液系统疾病、神经系统及神经肌肉疾病、代谢及内分泌系统疾病、免疫功能抑制(包括应用免疫抑制剂或 HIV 感染等致免疫功能低下)、19 岁以下长期服用阿司匹林者。以上人群如出现流感相关症状,较易发展为重症病例,应当给予高度重视,应尽早进行甲型 H1N1 流感病毒核酸检测及其他必要检查。

（四）发病机制与相关病理生理

甲型 H1N1 流感是一种流感病毒急性感染，发病机制既与病毒复制并直接造成细胞损伤和死亡有关，也与机体和病毒的免疫作用有关。病理发现主要来自尸体解剖，主要的病例改变为支气管和肺泡上皮细胞损伤，肺泡腔渗出、水肿，肺泡积血，中性粒细胞、淋巴细胞及单核样细胞浸润，部分肺组织形成以中性粒细胞浸润为主的脓肿灶。其他病理改变包括肺血栓形成和嗜血现象。

（五）临床特点

甲型 H1N1 流感是一种自限性的呼吸系统疾病，临床表现与季节性流感相似。大部分患者临床表现比较轻微，但具有高危因素的患者容易发展为重症甚至死亡。潜伏期一般为 1～7 天，多为 1～3 天，比普通流感、禽流感潜伏期长。

大多数病例有典型的流感样症状，表现为发热、咳嗽、咽痛和流鼻涕。8%～32%病例不发热。全身症状多见，如乏力、肌肉酸痛、头痛。恶心、呕吐和腹泻等消化道症状比季节性流感多见。严重症状包括气短、呼吸困难、长时间发热、神志改变、咯血、脱水症状、呼吸道症状缓解后再次加重。重症病毒性肺炎急性进展很常见，多出现起病后 4～5 天，可导致严重低氧血症、急性呼吸窘迫综合征（ARDS）、休克、急性肾衰竭。合并 ARDS 的重症患者可以出现肺栓塞。14%～15%甲型 H1N1 流感表现为 COPD 或哮喘急性加重，或其他基础病急性加重。少见的临床综合征包括病毒性脑炎或脑病，出现意识不清、癫痫、躁动等神经系统症状；及急性病毒性心肌炎。新生儿和婴儿典型流感样症状少见，但可表现为呼吸暂停、低热、呼吸急促、发绀、嗜睡、喂养困难和脱水。儿童病例易出现喘息，部分儿童病例出现中枢神经系统损害。妊娠中晚期妇女感染甲型 H1N1 流感后较多表现为气促，易发生肺炎、呼吸衰竭等。妊娠期妇女感染甲型 H1N1 流感后可导致流产、早产、胎儿宫内窘迫、胎死宫内等不良妊娠结局。

（六）辅助检查

1.血常规检查

白细胞总数一般正常，重症病例可表现为淋巴细胞降低。部分儿童重症病例可出现白细胞总数升高。

2.血生化检查

部分病例出现低钾血症，少数病例肌酸激酶、天门冬氨酸氨基转移酶、丙氨酸氨基转移酶、乳酸脱氢酶升高。

3.病原学检查

（1）病毒核酸检测：以 RT-PCR（最好采用 real-time RT-PCR）法检测呼吸道标本（咽拭子、鼻拭子、鼻咽或气管抽取物、痰）中的甲型 H1N1 流感病毒核酸，结果可呈阳性。

（2）病毒分离：呼吸道标本中可分离出甲型 H1N1 流感病毒。

（3）血清抗体检查：动态检测双份血清甲型 H1N1 流感病毒特异性抗体水平呈 4 倍或 4 倍以上升高。

4.胸部影像学检查

甲型 H1N1 流感肺炎在 X 线胸片和 CT 的基本影像表现为肺内片状影，为肺实变或磨玻璃密度，可合并网、线状和小结节影。片状影为局限性或多发、弥漫性分布，病变在双侧肺较多见。可合并胸腔积液。发生急性呼吸窘迫综合征时病变进展迅速，双肺有弥漫分布的片状影像。儿童病例肺炎出现较早,病变多为多发及弥漫分布,动态变化快,合并胸腔积液较多见。

(七)诊断

甲型 H1N1 流感的临床表现与季节性流感相同,因此,除流感病毒外,多种细菌、病毒、支原体、衣原体等亦可引起类似症状,包括呼吸道合胞病毒、副流感病毒、鼻病毒、腺病毒、冠状病毒,嗜肺军团菌感染等。临床表现均为不同程度的发热、咳嗽、咳痰、胸闷、气促、乏力、头痛和肌痛等,统称为流感样疾病。甲型 H1N1 流感病毒虽然是一种新型病毒,但是患者感染这种病毒后的症状表现却与上述疾病从临床表现上无法进行区分,很难从症状上判断是否感染了甲型 H1N1 流感。因此,最终确诊需要依据特异性的实验室检查,如血清学检查、核酸检测和病原体分离。

根据中华人民共和国卫健委甲型 H1N1 流感诊疗方案(2009 年第 3 版),本病的诊断主要结合流行病学史、临床表现和病原学检查,早发现、早诊断是防控与治疗的关键。

1.疑似病例

符合下列情况之一即可诊断为疑似病例。符合下述 3 种情况,在条件允许的情况下,可安排甲型 H1N1 流感病原学检查。

(1)发病前 7 天内与传染期的甲型 H1N1 流感疑似或确诊病例有密切接触,并出现流感样临床表现。密切接触是指在无有效防护的条件下照顾感染期甲型 H1N1 流感患者;与患者共同生活,暴露于同一环境;或直接接触过患者的气道分泌物、体液等。

(2)发病前 7 天内曾到过甲型 H1N1 流感流行(出现病毒的持续人间传播和基于社区水平的流行和暴发)的国家或地区,出现流感样临床表现。

(3)出现流感样临床表现,甲型 H1N1 流感病毒检测阳性,但未进一步排除既往已存在的亚型。

2.临床诊断病例

仅限于以下情况作出临床诊断:同一起甲型 H1N1 流感暴发疫情中,未经实验室确诊的流感样症状病例,在排除其他致流感样症状疾病时,可诊断为临床诊断病例。在条件允许的情况下,临床诊断病例可安排病原学检查。

甲型 H1N1 流感暴发是指一个地区或单位短时间内出现异常增多的流感样病例,经实验室检测确认为甲型 H1N1 流感疫情。

3.确诊病例

出现流感样临床表现,同时有以下一种或几种实验室检测结果即可确诊。

(1)甲型 H1N1 流感病毒核酸检测阳性(可采用 real-time RT-PCR 和 RT-PCR 方法)。

(2)血清甲型 H1N1 流感病毒的特异性中和抗体水平呈 4 倍或 4 倍以上升高。

(3)分离到甲型 H1N1 流感病毒。

4.重症与危重病例诊断

(1)重症病例:出现以下情况之一者为重症病例。①持续高热>3 天,伴有剧烈咳嗽,咳脓痰、血痰,或胸痛。②呼吸频率快,呼吸困难,口唇发绀。③神志改变,反应迟钝、嗜睡、躁动、惊厥等。④严重呕吐、腹泻,出现脱水表现。⑤影像学检查有肺炎征象。⑥肌酸激酶(CK)、肌酸激酶 M 同工酶(CK-MB)等心肌酶水平迅速增高。⑦原有基础疾病明显加重。

(2)危重病例:出现以下情况之一者为危重病例。①呼吸衰竭。②感染中毒性休克。③多脏器功能不全。④出现其他需进行监护治疗的严重临床情况。

（八）治疗原则

1.一般治疗

休息,多饮水,密切观察病情变化;对高热病例可给予退热治疗。

2.抗病毒治疗

此种甲型 H1N1 流感病毒目前对神经氨酸酶抑制剂奥司他韦、扎那米韦敏感,对金刚烷胺和金刚乙胺耐药。①奥司他韦:成人用量为 75 mg,每天 2 次,疗程为 5 天。对于危重或重症病例,奥司他韦剂量可酌情加至 150 mg,每天 2 次。对于病情迁延病例,可适当延长用药时间。1 岁及以上年龄的儿童患者应根据体重给药,体重不足 15 kg 者,予 30 mg,每天 2 次;体重 15～23 kg 者,予 45 mg,每天 2 次;体重 24～40 kg 者,予 60 mg,每天 2 次;体重大于 40 kg 者,予 75 mg,每天 2 次。对于儿童危重症病例,奥司他韦剂量可酌情加量。②扎那米韦:用于成人及 5 岁以上儿童。成人用量为 10 mg 吸入,每天 2 次,疗程为 5 天。5 岁及以上儿童用法同成人。

对于临床症状较轻且无并发症的甲型 H1N1 流感病例,无须积极应用神经氨酸酶抑制剂。感染甲型 H1N1 流感的高危人群应及时给予神经氨酸酶抑制剂进行抗病毒治疗。开始给药时间应尽可能在发病 48 小时以内(以 36 小时内为最佳),不一定等待病毒核酸检测结果,即可开始抗病毒治疗。孕妇在出现流感样症状之后,宜尽早给予神经氨酸酶抑制剂治疗。对于就诊时即病情严重、病情呈进行性加重的病例,须及时用药,即使发病已超过 48 小时,亦应使用。

3.其他治疗

(1)如出现低氧血症或呼吸衰竭,应及时给予相应的治疗措施,包括氧疗或机械通气等。

(2)合并休克时给予相应抗休克治疗。

(3)出现其他脏器功能损害时,给予相应支持治疗。

(4)出现继发感染时,给予相应抗感染治疗。

(5)妊娠期的甲型 H1N1 流感危重病例,应结合患者的病情严重程度、并发症发生情况、妊娠周数及患者和家属的意愿等因素,考虑终止妊娠的时机和分娩方式。

(6)对危重病例,也可以考虑使用甲型 H1N1 流感近期康复者恢复期血浆或疫苗接种者免疫血浆进行治疗。对发病 1 周内的危重病例,在保证医疗安全的前提下,宜早期使用。推荐用法:一般成人100～200 mL,儿童酌情减量,静脉输入。必要时可重复使用。使用过程中,注意变态反应。

（九）预防

目前中国甲型 H1N1 流感虽处于低发期,但国外有些国家仍然处在高发状态,形势依然严峻,不能掉以轻心。控制人感染甲型 H1N1 流感病毒,其关键在于预防。

1.控制传染源

积极监测疫情变化。一旦监测发现甲型 H1N1 流感患者,立即按照有关规定对疫源地彻底消毒。对确诊病例、疑似病例进行住院观察、预防隔离治疗。对与患者有密切接触者进行登记,给予为期 7 天的医学观察和随访,并限制活动范围,做到早发现、早报告、早诊断、早治疗。

2.切断传播途径

消毒是切断传播途径控制甲型 H1N1 流感病毒感染的重要措施之一。

(1)彻底消毒感染者工作及居住环境,对病死者的废弃物应立即就地销毁或深埋。

(2)收治患者的门诊和病房按照禽流感、SARS 标准做好隔离消毒:①医务人员要增强自我防护意识,进行标准防护。首先要勤洗手,养成良好的个人卫生习惯,用快速手消毒液消毒。进入污染区要穿隔离衣、戴口罩、帽子、手套,必要时戴目镜,学会正确穿脱隔离衣。②用过的体温计用75%的酒精浸泡15分钟,干燥保存;血压器、听诊器每次使用前后用75%的酒精擦拭消毒;隔离衣、压舌板使用一次性用品,保证不被交叉感染。③保持室内空气清新流通,对诊室、病房、教室、宿舍等公共场合进行空气消毒,采用循环紫外线空气消毒器,用乳酸2～4 mL/100 m² 或者过氧乙酸2～4 g/m³ 熏蒸,或用1%～2%漂白粉或含氯消毒液喷洒。④防止患者排泄物及血液污染院内环境、医疗用品,一旦污染需用 0.2%～0.4%的 84 消毒液擦拭消毒,清洗干净,干燥保管。⑤所用抹布、拖布清洁区、污染区分开使用,以及时更换,经常用 0.2%的84 消毒液擦拭桌子表面、门把手等物体表面,感染性垃圾用黄色塑料袋分装,专人焚烧处理。

(3)患者的标本按照不明原因肺炎病例要求进行运送和处理。

3.保护健康人群

(1)保持室内空气流通,每天开窗通风 2 次,每次 30 分钟。注意家庭环境卫生,保持室内及周围环境清洁。

(2)避免接触生猪或前往有猪的场所;避免到人多拥挤或通风不良的公共场所,接触流感样症状(发热、咳嗽、流涕)或肺炎等呼吸道患者,特别是儿童、老年人、体弱者和慢性病患者。

(3)养成良好的个人卫生习惯,经常使用肥皂和清水洗手,尤其在咳嗽或打喷嚏时,应用使纸巾、手帕遮住口鼻,然后将纸巾丢进垃圾桶;打喷嚏、咳嗽和擦鼻子后要洗手,必要时应用乙醇类洗手液;接触呼吸道感染者及其呼吸道分泌物后要立即洗手,接触确诊或疑似患者时要戴口罩。

(4)保持良好的饮食习惯,注意多喝水,营养充分,不吸烟,不酗酒。保证充足睡眠,勤于锻炼,减少压力。

(5)如出现流感样症状(发热、咳嗽、流涕等),应及时到医院检查治疗,不要擅自购买和服用药物,并向当地卫生机构和检验部门说明。确诊为流感者应主动与健康人隔离,尽量不要去公共场所,防止传染他人。

(6)对健康人群进行甲型 H1N1 流感疫苗预防接种。疫苗能增加人群的免疫力和降低病毒的复制能力,减慢感染扩散,降低流行峰值的高度,是个人预防的重要措施。儿童免疫接种达到70%的覆盖率即能有效地减轻流感在儿童中的流行,并能降低与其接触的社区人群的感染率。灭活流感疫苗(TIV)和减毒活疫苗(LAIV)是目前批准使用的甲型 H1N1 流感疫苗。美国推荐用常规 TIV 预防接种 6～59 个月的儿童,鼻喷剂 LAIV 只推荐在 5 岁以上儿童中使用。人群大规模接种流感疫苗可能会发生严重不良反应,必须引起高度重视。

二、护理评估

(一)流行病学评估

1.可能的传播途径

甲型 H1N1 流感病毒可通过感染者咳嗽和打喷嚏等传播,接触受感染的生猪、接触被人感染甲型 H1N1 流感病毒污染的环境、与感染甲型 H1N1 流感病毒的人发生接触。

2.传染源

甲型 H1N1 流感患者为主要传染源。虽然猪体内已发现甲型 H1N1 流感病毒,但目前尚无证据表明动物为传染源。

3.易感人群

老人和儿童、从疫区归来人员、甲型 H1N1 流感病毒实验室研究人员、体弱多病者易感。

(二)健康史评估

(1)了解患者的年龄、性别、身高、体重、营养状况等。

(2)询问患者起病的时间,起病急缓程度,有无发热、咳嗽、喉痛、头痛等全身症状。有无腹泻、呕吐肌肉痛等;询问患者既往治疗史,效果如何,服用过何种药物,服药的时间、剂量、疗效如何,有无不良反应。

(3)询问患者是否与猪流感患者有过密切接触。

(三)身体评估

(1)评估患者的体温、血压、脉搏;监测并记录体温的变化;评估患者的全身状况,有无身体疼痛、头痛、疼痛持续时间、头痛的性质,有无呕吐、腹泻,眼睛是否发红;进行体格检查。

(2)评估患者有无潜在并发症,如严重肺炎、急性呼吸窘迫综合征、肺出血、胸腔积液、全血细胞减少、肾衰竭、败血症、休克及 Reye 综合征等。

(四)心理-社会评估

由于患者对疾病缺乏认识,对隔离制度的不理解,容易产生恐惧、焦虑的心理,评估患者的精神状态,心理状况;评估其家庭支持系统对患者的关心和态度,对消毒隔离的认识。

(五)辅助检查结果评估

1.外周血常规

白细胞总数一般不高或降低。

2.病原学检查

(1)病毒核酸检测:以 RT-PCR 法检测呼吸道标本中的甲型 H1N1 流感病毒核酸,结果可呈阳性。

(2)病毒分离:呼吸道标本中可分离出甲型 H1N1 流感病毒。合并病毒性肺炎时肺组织中亦可分离出该病毒。

3.血清学检查

动态检测血清甲型 H1N1 流感病毒特异性中和抗体水平呈 4 倍或 4 倍以上升高。

4.影像学检查

可根据病情行胸部影像学等检查。合并肺炎时肺内可见斑片状炎性浸润影。

三、护理诊断/问题

(一)体温过高

体温过高与病毒血症有关。

(二)焦虑

焦虑与知识缺乏、隔离治疗等有关。

(三)潜在并发症

潜在并发症如肺炎、急性呼吸窘迫综合征、肺出血、胸腔积液等。

(四)有传播感染的危险

传播感染与病原体播散有关。

四、护理措施

(一)隔离要求

1.疑似病例

疑似病例安排单间病室隔离观察，不可多人同室。

2.确诊病例

确诊病例由定点医院收治。收入甲型 H1N1 流感病房，可多人同室。

3.孕产期妇女感染甲型 H1N1 流感

孕妇感染甲型 H1N1 流感进展较快，较易发展为重症病例，应密切监测病情，必要时住院诊治，由包括产科专家在内的多学科专家组会诊，对孕产妇的全身状况及胎儿宫内安危状况进行综合评估，并进行相应的处理。如果孕妇在妇幼保健专科医院进行产前检查，建议转诊至综合医院处理。接受孕产期妇女甲型 H1N1 流感转诊病例的医院必须具备救治危重新生儿的能力。孕产期妇女辅助检查应根据孕产期情况进行产科常规项目检查。孕妇行胸部影像学检查时注意做好对胎儿的防护。

(1)待产期的甲型 H1N1 流感病例应在通风良好的房间单独隔离。

(2)分娩期的甲型 H1N1 流感病例应戴口罩，防止新生儿感染甲型 H1N1 流感。分娩过程中加强监护，并使患者保持乐观情绪。与患者有接触的医务人员和其他人员均应戴防护面罩和手套，穿隔离衣。使用隔离分娩室或专用手术间，术后终末消毒。在产后立即隔离患甲型 H1N1 流感的产妇和新生儿，可降低新生儿感染的风险。新生儿应立即转移至距离产妇 2 米外的辐射台上，体温稳定后立即洗澡。

(3)患甲型 H1N1 流感的产妇产后应与新生儿暂时隔离，直至满足以下全部条件：①服用抗病毒药物 48 小时后。②在不使用退烧药的情况下 24 小时没有发热症状。③无咳嗽、咳痰。满足上述条件的产妇，可直接进行母乳喂养。在哺乳前应先戴口罩，用清水和肥皂洗手，并采取其他防止飞沫传播的措施。在发病后 7 天之内，或症状好转 24 小时内都应采取上述措施。鼓励产后母乳喂养，母乳中的保护性抗体可帮助婴儿抵抗感染。为避免母乳喂养过程中母婴的密切接触，隔离期间可将母乳吸出，由他人代为喂养。

(4)甲型 H1N1 流感的患者分娩的新生儿属于高暴露人群，按高危儿处理，注意观察有无感染征象，并与其他新生儿隔离。

(5)曾患甲型 H1N1 流感的产妇出院时，应告知产妇、亲属和其他看护人预防甲型 H1N1 流感和其他病毒感染的方法，并指导如何监测产妇及婴儿的症状和体征。出院后加强产后访视和新生儿访视，鼓励产妇继续母乳喂养。

(二)常规护理

实行严密隔离制度，嘱患者多卧床休息，多饮水，进食清淡、易消化、富含营养的食物。

(三)病情观察

严密监测患者的生命体征，记录患者体温、血压、心率的变化，记录出入量；评估患者的精神状态，意识情况；观察患者有无呼吸困难、少尿等症状，若有，提示有并发症的发生，以及时通知医师，配合治疗。

（四）用药护理

人类已研制出的所有流感疫苗对于猪流感都无效，但人感染猪流感是可防、可控、可治的。及早应用抗病毒药物，在进行常规抗病毒治疗的过程中，观察药物的疗效及不良反应，鼓励患者坚持治疗。为防止细菌感染的发生，可应用抗生素。

（五）心理护理

由于患者对甲型流感的认识不足，对隔离制度的不理解，容易产生焦虑、恐惧、孤独感；护理工作人员应热心的与患者交流，回答患者提出的问题，向患者及家属讲解此病的传播途径、隔离的意义，鼓励患者配合治疗，树立与疾病作斗争的信心，争取早日的康复。

（六）健康教育

（1）勤洗手，养成良好的个人卫生习惯。

（2）睡眠充足，多喝水，保持身体健康。

（3）应保持室内通风，少去人多不通风的场所。

（4）做饭时生熟分开很重要，猪肉烹饪至 71 ℃以上，以完全杀死猪流感病毒。

（5）避免接触生猪或前往有猪的场所。

（6）咳嗽或打喷嚏时用纸巾遮住口鼻，如无纸巾不宜用手，而是用肘部遮住口鼻。

（7）常备治疗感冒的药物，一旦出现流感样症状（发热、咳嗽、流涕等），应尽早服药对症治疗，并尽快就医，不要上班或上学，尽量减少与他人接触的机会。

（8）避免接触出现流感样症状的患者。

（七）出院标准

根据中国卫健委甲型 H1N1 流感诊疗方案，达到以下标准可以出院。

（1）体温正常 3 天，其他流感样症状基本消失，临床情况稳定，可以出院。

（2）因基础疾病或并发症较重，需较长时间住院治疗的甲型 H1N1 流感病例，在咽拭子甲型 H1N1 流感病毒核酸检测转为阴性后，可从隔离病房转至相应病房做进一步治疗。

五、护理效果评估

（1）患者体温逐渐恢复正常。

（2）患者能自我调节情绪，焦虑减轻。

（3）患者遵守隔离制度，坚持合理用药。

（4）患者无并发症的发生。

（5）住院期间没有新的感染病例。

（王艳芬）

第三节 肺 结 核

肺结核是结核分枝杆菌入侵机体后在一定条件下引发的肺部慢性感染性疾病，其中痰排菌者为传染性肺结核病。

一、病因和发病机制

(一)病原

结核菌称抗酸杆菌,经革兰染色后,结核菌多呈弱阳性反应。

(二)流行病学

开放性肺结核患者的排菌为主要传染源,呼吸道传播为主要途径。

(三)发病机制

当微小飞沫核(每颗粒含结核菌1～3条)进入肺泡后,结核菌为肺泡巨噬细胞吞噬。因菌量、毒力和巨噬细胞的酶及杀菌素含量不同,被吞噬的结核菌的命运有所不同。经过2～4周,机体产生两种形式的免疫反应,即细胞介导免疫(CMI)和迟发性变态(DTH)反应,构成对结核病发病和预后具有决定性影响的两大因素。

二、临床表现

(一)症状

1.全身症状

发热,多为长期午后低热,可伴倦怠、乏力、夜间盗汗。当病灶急剧进展扩散时则出现高热,呈稽留热型或弛张热型,可有畏寒。另外,可有食欲减退、体重减轻、妇女月经不调、易激惹、心悸、面颊潮红等轻度毒性和自主神经功能紊乱现象。

2.呼吸系统症状

可干咳或伴咳少量黏液痰,继发感染时咳脓痰,咯血,胸痛,气急。

(二)体征

取决于病变性质、部位、范围或程度。病灶以渗出为主或干酪性肺炎且病变范围较广时,出现实变体征,叩诊浊音,听诊闻及支气管呼吸音和细湿啰音。继发性肺结核在肩胛间区闻及细湿性啰音提示有极大诊断价值。空洞性肺结核位置表浅而引流支气管通畅时有支气管呼吸音或伴湿啰音;巨大空洞可出现带金属调空瓮音。慢性纤维空洞性肺结核的体征有胸廓塌陷、气管和纵隔移位,叩诊浊音,听诊呼吸音降低或有湿啰音及肺气肿体征。粟粒性肺结核肺部体征很少,偶可并发ARDS。

(三)临床分型

(1)原发性肺结核(1型):吸入感染的结核菌在肺部形成渗出性炎症病灶,多发生在上叶底部、中叶或下叶上部(肺通气较大部位),引起淋巴管炎和淋巴结炎。从X线表现分为原发复合征和胸内淋巴结核两个亚型,而临床上则分为隐匿型和典型原发性肺结核。

(2)血型播散性肺结核(2型):多由原发性肺结核发展而来,但成人更多见的是由继发于肺或肺外结核病灶(如泌尿生殖道的干酪样病灶)溃破到血管引起。根据结核菌侵入血液循环的途径、数量、次数、间隔时间和机体反应的不同分为急性、亚急性和慢性3种类型。

(3)继发性肺结核(Ⅲ型):临床上又分为浸润性和慢性纤维空洞性肺结核,结核球及干酪性肺炎属于浸润性肺结核。浸润性肺结核是原发感染经血行播散(隐性菌血症)而潜伏在肺内的结核菌,绝大多数逐渐死亡。只有当人体免疫力下降时原先潜伏在病灶内的结核菌始有机会重新繁殖,引起以渗出和细胞浸润为主、伴有不同程度的干酪样病灶。而慢性纤维空洞性肺结核为继发性进展未得到及时合理治疗、反复恶化的晚期结果。

（4）结核性胸膜炎（Ⅳ型）。

（5）肺外结核（Ⅴ型）：按病变部位及其脏器命名，如骨结核、结核性脑膜炎、肾结核等。

三、辅助检查

（一）胸部 X 线检查

胸部 X 线检查可早期发现病灶，并可对病灶部位、范围、性质、发展情况和治疗效果做出判断。常见的 X 线表现有纤维钙化的硬结病灶（斑点、条索、结节状，密度较高，边缘清晰），浸润性病灶（云雾状、密度较淡、边缘模糊），干酪性病灶（密度较高、浓密不一）和空洞（有环形边界的透光区）。胸部 CT 检查对于发现微小或隐蔽性病变，了解病变范围及组成，有重要意义。

（二）痰结核菌检查

痰结核菌检查为确诊肺结核最特异性方法。

1.厚涂片抗酸染色镜检

快速简便，阳性率高，假阳性少，目前普遍推荐。

2.结核菌培养

结核菌生长缓慢，使用改良罗氏培养液，一般需 4～8 周始能报告。

3.聚合酶链反应（PCR）方法

使标本中所含微量结核菌 DNA 得到扩增，用电泳法检出。特异性强，快速、简便，还可作菌型鉴定，但时有假阳性或假阴性。

（三）结核菌素试验

结核菌素是结核菌的代谢产物，主要成分为结核蛋白，是从液体培养液生长的人型结核菌提炼出来的。旧结素（OT）抗原不纯，可引起非特异性反应。纯蛋白衍生物（PPD）优于 OT，但 PPD 的抗原仍然比较复杂。流行病学调查和临床一般均以 5 U 为标准剂量。结果判断以 72 小时局部肿结直径大小为依据，见表 10-1。PPD 0.1 mL 为 5 U，用于临床诊断，硬结平均直径≥5 mm 为阳性反应。

表 10-1 OT 试验结果判断

局部肿结直径	结果及临床意义
≤4 mm	阴性（－）
5～9 mm	弱阳性（提示结核菌或非结核性分枝杆菌感染）（＋）
10～19 mm	阳性反应（＋＋）
≥20 mm 或虽然水疱不超过此直径但有水疱、坏死	强阳性反应（＋＋＋）

四、诊断要点

痰结核菌检查是诊断肺结核的主要依据，也是考核疗效、随访病情的重要指标。肺结核患者咳痰有时呈间歇排菌，故常需连续多次查痰方能确诊。

五、鉴别诊断

（一）伤寒

患者可表现为高热，表情淡漠，皮疹，相对缓脉，肝脾大，白细胞计数降低。在疾病早期与急性血行播散型肺结核很难鉴别。加以近来血肥达反应阳性率下降,不典型临床表现增多,更给诊断带来困难。

(二)肺泡细胞癌和转移性肺癌

患者可表现为两肺粟粒状结节,但分布不均,肺尖部一般不受累。此外,肺泡细胞癌常有某一部位特别浓集,而转移性肺癌的结节以下肺阴影明显,均有助鉴别。

(三)肺含铁血黄素沉积症

以咯血为主要症状,两肺结节以下肺野为多,除非合并感染,一般无高热,继发性者可有心脏病和肺部淤血的临床和 X 线表现。

(四)肺尘埃沉着病

高热等临床表现和胸部 X 线也不支持该病诊断。

六、治疗

抗结核化学药物治疗对结核病的控制起着决定性的作用,合理的化疗可使病灶全部灭菌、痊愈。传统的休息和营养疗法都只起辅助作用。

(一)抗结核药物

一般可分为抗结核药物(即一线药物)及次要抗结核药物(即二线抗结核药物,复治用药)两大类,随着耐多药结核病的增多,还有新药类。

(1)基本抗结核药物:WHO 所用的基本药物有异烟肼(INH,H)、利福平(RFP,R)、吡嗪酰胺(PZA,Z)、链霉素(SM,S)、乙胺丁醇(E)及氨硫脲(TBI,T)。

(2)次要抗结核药物:包括卡那霉素(KM)、阿米卡星(AK)、卷曲霉素(CPM,c)、对氨柳酸(PAS)、乙硫异烟胺(ETH)、丙硫异烟胺(PTH)、环丝胺酸(CS)。

(二)化疗原则

结核病化疗需要从结核菌、抗结核药物和宿主三者关系的诸多因素加以考虑。现代化疗的目标包括:①杀菌以控制疾病,临床细菌学转阴。②防治耐药以保持药效。③灭菌以杜绝或防止复发。鉴于结核菌的生物学特性、抗结核药的作用特点及两者相互作用的特有规律,抗结核化疗必须掌握和贯彻正确的原则,即早期、联合、规则、足量、全程,尤以联合、规则用药和完成计划疗程最为重要。

七、护理评估

(一)健康史

评估时,要仔细询问了解患者的年龄,机体免疫情况、既往健康状况等,特别要注意询问接触史和预防接种史。原发性肺结核多见于儿童或边远山区、农村初次进城的成人,而浸润性肺结核多见于成人。年老体弱、营养不良、糖尿病、硅肺及有免疫缺陷或使用免疫抑制剂等使机体全身或局部抵抗力下降时易感染发病或引起原已稳定的病灶重新活动。应了解既往有无淋巴结炎、胸膜炎、咳血或肺结核病史;是否进行过正规的抗结核化学治疗,疗效如何;有无与确诊的肺结核患者特别是痰菌阳性的患者接触,是否按常规接种过卡介苗等。

(二)身体状况

1.主要症状

(1)全身中毒症状:多数患者起病缓慢,常有午后低热、盗汗、乏力、食欲缺乏、体重下降等。

当肺部病变急剧进展播散时,可有不规则高热,女性患者可有月经失调或闭经等自主神经功能紊乱的症状。

(2)呼吸道症状:主要包括以下症状。①咳嗽、咳痰:一般为干咳或带少量黏液痰,继发感染时痰液呈黏液脓性且量增多。②咳血:约1/3患者有不同程度的咳血。根据咳血量的多少可分为:少量咳血,24小时咳血量在100 mL以内或仅痰中带血,主要因炎症病变的毛细血管扩张引起;中等量咳血,24小时咳血量在100～500 mL,可因小血管损伤或来自空洞的血管瘤破裂;大量出血,24小时咳血量在500 mL以上,或一次咳血量大于300 mL,大咳血时可发生失血性休克,有时血块阻塞大气道可引起窒息。③胸痛:因炎症波及壁层胸膜,可有相应部位胸痛,且随呼吸和咳嗽而加重。④呼吸困难:慢性重症肺结核时,呼吸功能减退,常出现渐进性呼吸困难,甚至发绀,如并发气胸或大量胸腔积液可急剧出现呼吸困难。

2.护理体检

早期病灶小或位于肺组织深部一般无明显体征。病变范围较大时,患侧呼吸运动减弱,叩诊浊音,可闻及支气管呼吸音或湿啰音。锁骨上下、肩胛区于咳嗽后可闻及湿啰音,对肺结核的诊断具有重要参考意义。病变广泛纤维化或胸膜增厚粘连时,可发现患侧胸廓塌陷、肋间隙变窄、气管向病侧移位,健侧有代偿性肺气肿。

3.临床类型

绝大多数人因机体免疫功能健全,感染结核菌后并不发病,称为结核感染。根据感染结核菌的来源,可分为原发性肺结核和继发性肺结核。原发性肺结核即初次感染所致的肺结核,多见于儿童;继发性肺结核多数为内源性感染,即潜伏在体内的结核菌在机体免疫力下降时,重新活动、再次繁殖而发病,也可因外源性感染(再感染)而发病。此时,机体已有相当的免疫力,结核菌一般不侵犯局部淋巴结,血行播散也少见,但肺内局部变态反应剧烈,容易发生干酪样坏死和形成空洞。临床上将肺结核分为五个类型。

(1)Ⅰ型:原发性肺结核。即初次感染所致的肺结核,多见于儿童或边远山区、农村初次进城的成人。症状轻、病程短,主要表现为微热、咳嗽、食欲缺乏、体重减轻等,数周好转。绝大多数患病儿童和青少年,病灶逐渐自行吸收或钙化,少数肺门淋巴结炎可经久不愈,甚至蔓延至附近纵隔淋巴结。肺部原发病灶的少量结核菌常可进入血循环播散到身体各脏器,因人体抵抗力强,仅产生肺尖等部位的孤立性病灶而逐渐愈合。但由于病灶内的结核菌可存活数年,当机体抵抗力下降时,可潜伏再发而发展为继发性肺结核。X线表现为原发病灶-淋巴管炎-淋巴结炎三者组成的哑铃状双极征象。

(2)Ⅱ型:血行播散性肺结核。包括急性、慢性或亚急性血行播散性肺结核。儿童多由原发性肺结核发展而来,成人多继发于肺或肺外结核病灶破溃至血管而引起。急性血行播散性肺结核儿童多见,当机体免疫力下降时,结核菌一次性或短期大量进入血液循环引起肺内广泛播散,常伴结核性脑膜炎和其他脏器结核。发病急剧,全身中毒症状严重,X线胸片见粟粒样大小的病灶,其分布和密度十分均匀。慢性或亚急性血行播散性肺结核为少量结核菌在较长时间内反复多次进入血流形成肺部播散。由于机体免疫力较强,病灶多以增殖为主,因此病情发展较缓慢,病程长,全身毒血症状轻,有些患者常无自觉症状,偶于X线检查时才被发现,X线可见两中上肺野粟粒状阴影,病灶可融合,密度不一,大小不等。

(3)Ⅲ型:浸润型肺结核。本型为临床上最常见的继发性肺结核,多见于成人。当人体免疫力下降时,潜伏在肺部病灶内的结核菌重新繁殖,引起以渗出和细胞浸润为主的肺部病变,可伴有不同程度的干酪样坏死。症状随病灶性质、范围及机体反应性而不同,轻者可无明显症状,或仅有低热、盗汗等;重者可有明显全身毒血症状和呼吸道症状,如发热、咳嗽、咳痰、咳血及呼吸困难等。X线胸片表现多种多样,多在肺尖、锁骨下区或下叶背段出现片状、絮状阴影,边缘较模糊。

(4)Ⅳ型:慢性纤维空洞性肺结核。由于浸润型肺结核未及时发现或治疗不及时、不彻底,或由于病情随机体免疫力的高低波动,病灶吸收、修复与恶化交替出现而导致空洞长期不愈、病灶出现广泛纤维化。本型病程长,患者可出现慢性咳嗽、咳痰、反复咳血和呼吸困难,严重者可发生呼吸困难。X线可见一侧或两侧有单个或多个厚壁空洞,伴有支气管播散病灶及明显的胸膜增厚,肺门向上牵拉,纵隔向患侧移位,肺纹理呈垂柳状,健侧呈代偿性肺气肿。

(5)Ⅴ型:结核性胸膜炎。当机体处于高敏状态时,结核菌侵入胸膜腔可引起渗出性胸膜炎。除全身中毒症状外,有胸痛和呼吸困难。早期出现局限性胸膜摩擦音,随着积液增多出现胸腔积液体征。X线检查可见中下肺野呈现一片均匀致密影,上缘呈外高内低凹面向上的弧形曲线。

4.并发症

有自发性气胸、脓气胸、支气管扩张、肺心病等。结核菌随血行播散可并发脑膜、心包、泌尿生殖系统及骨结核。

(三)实验室及其他检查

1.结核菌检查

痰中找到结核菌是确诊肺结核的主要依据。可直接涂片、厚涂片、荧光显微镜检查等,能快速找到结核菌。必要时留取24小时痰做浓缩细菌检查,应连续多次送检。痰菌阳性,说明病灶是开放性的,具有较强的传染性。如临床上高度怀疑肺结核,而细菌涂片检查又连续多次阴性者,宜取痰液标本进行细菌培养,不但可以提高阳性率,还可以鉴定菌型,做药物敏感试验。聚合酶链反应(PCR)法检查阳性率高,标本中有少量细菌即可获得阳性结果。

2.影像学检查

胸部X线检查不但可早期发现肺结核,而且对确定病灶部位、范围、性质、了解其演变过程及考核治疗效果都具有重要价值。胸部CT检查能发现微小或隐蔽性病变,有助于了解病变范围及组成,为早期诊断提供依据。

3.结核菌素(简称结素)试验

旧结素(OT)是结核菌的代谢产物,主要成分为结核蛋白,因抗原不纯可引起非特异性反应。目前多采用结素的纯蛋白衍生物(纯结素,PPD),通常取1:2 000结素稀释液0.1 mL(5 U)在前臂掌侧作皮内注射,注射后48~72小时测皮肤硬结直径,如<5 mm为阴性(-),5~9 mm为弱阳性(+),10~19 mm为阳性(++),20 mm以上或局部有水泡、坏死为强阳性(+++)。结素试验主要用于流行病学调查。我国城市中成年居民结核菌感染率高,用5 U结素进行试验,阳性仅表示有结核菌感染;但如果用1 U结素试验呈强阳性,则常提示体内有活动性结核病灶。结素试验对婴幼儿的诊断价值比成人高,因年龄越小,自然感染率越低。结素试验阴性除表明机体尚未感染结核菌外,还可见于:①结核菌感染尚未达到4~8周。②应用糖皮质激素、免疫抑制剂、营养不良及年老体弱者。③严重结核病和危重患者。

4.其他检查

慢性重症肺结核的外周血常规可有继发性贫血,活动性肺结核血沉增快,胸腔积液检查呈渗出性改变,必要时还可采用纤维支气管镜和浅表淋巴结活检作鉴别诊断。

(四)心理、社会评估

肺结核临床上多呈慢性经过,病程较长,同时因具有传染性,活动期需隔离治疗,导致患者较长时间不能与家人、朋友密切接触,情感交流受到影响,加上疾病带来的痛苦,因此患者常感到孤独、抑郁。因担心疾病传染给家人、同事或害怕家人和同事因自己感染肺结核遭受嫌弃,多数患者在患病期间十分关注亲友、同事对其的态度,对人际交往有自卑、紧张、恐惧心理。当出现咳血或大咳血时,患者会因此感到心情焦虑、紧张、恐惧,无所适从,从而导致出血的加重。恢复期,由于症状改善,一般情况好转,患者有时会对自己的疾病掉以轻心,不注意休息、不遵守医嘱,从而引起疾病反复,变成慢性或加重病情。本病住院及抗结核化疗时间均较长、医疗费用较高加上病后需休养较长的时间,需要一定的营养支持,给家庭带来一定的经济负担。

八、护理措施

(一)合理安排患者的休息和活动

(1)制定合理的休息与活动计划。护理人员应向患者及家属解释导致乏力的原因、休息的重要性,以取得患者的合作,并根据患者的具体情况与患者及家属共同制订休息和活动计划。

(2)督促患者严格执行休息与活动计划,并根据患者体能恢复情况及时加以调整。活动性肺结核患者或患者有咳血时,以卧床休息为主,可适当离床活动;大咳血患者应取患侧卧位,绝对卧床;恢复期可适当增加户外活动,如散步、打太极拳、做保健操等,加强体质锻炼,提高机体耐力和抗病能力。轻症患者在坚持化疗的同时,可进行正常工作和学习,但应避免劳累和重体力劳动。

(3)提供安静、整洁、舒适的病室环境,以利于患者的休息。了解患者的生活习惯,提供良好的生活护理,协助患者进餐、沐浴、如厕等。长期卧床患者应鼓励其在床上缓慢活动肢体,以保持肌张力。

(二)制定合理的饮食计划,保证足够的营养

(1)评估患者全身营养状况和进食情况,制定较全面的饮食营养摄入计划。向患者及家属解释宣传饮食营养与人体健康及疾病康复的关系,以取得患者和家属的合作。

(2)肺结核是一种慢性消耗性疾病,体内分解代谢加速及抗结核药的毒副反应,常使患者食欲减退、胃肠吸收功能紊乱,最终导致机体营养代谢的失衡和抵抗力的下降。饮食计划首先要保证蛋白质的摄入,适当增加鱼、肉、蛋、牛奶、豆制品等优质动植物食品,成人每天蛋白质总量为90～120 g,以增加机体的抗病能力及修复能力。同时每天要摄入一定量的新鲜蔬菜和水果,满足机体对维生素和矿物质的需要。注意食物的合理搭配,保证色、香、味俱全,以增加进食的兴趣和促进消化液的分泌。

(3)由于发热、盗汗导致机体代谢增加、体内水分消耗过多,应鼓励患者多饮水,成人每天≥1 500 mL。提供足够量的水分,既能保证机体代谢的需要,又有利于体内毒素的排泄。

(4)提供安静、整洁、舒适的就餐环境。每周测体重1次,评估患者营养改善状况和进食情况,以及时调整饮食营养摄入计划。

(三)保持呼吸道通畅

1.密切观察病情,以及时发现咳血先兆

定时监测患者的生命体征,密切观察患者的病情变化,如发现患者出现面色苍白、心悸、气急、大汗淋漓、烦躁不安等咳血先兆症状,应立即通知医师,并做好抢救准备。

2.心理护理

患者一旦出现咳血先兆,要做好心理护理,消除患者紧张情绪。少量咳血经静卧休息、有效处理后大多能自行停止。必要时遵医嘱使用小剂量镇静剂、止咳剂。但年老体弱、肺功能不全者要慎用强止咳药,以免抑制咳嗽反射和呼吸中枢,使血块不能咳出而发生窒息。向患者解释咳血时绝对不能屏气,以免诱发喉头痉挛、血液引流不畅形成血块,导致窒息。

3.大咳血的护理

(1)评估患者咳血的量、颜色、性质及出血的速度。

(2)嘱患者绝对卧床休息,协助患者取平卧位,头偏向一侧,尽量将血轻轻咯出,或取患侧卧位,以减少患侧活动度,防止病灶向健侧扩散,同时有利于健侧肺的通气功能。

(3)大咳血时暂禁食,咳血停止后宜进少量凉或温的流汁饮食,多饮水,多食含纤维素的食物,以保持大便通畅,避免排便时腹压增大而引起再度咳血。

(4)遵医嘱使用止血药物,密切观察止血效果和药物不良反应。可用垂体后叶素 5 U 加入 50% 葡萄糖 40 mL 中,在 15～20 分钟内缓慢静脉注射,或将垂体后叶素 10 U 加入 5% 葡萄糖 500 mL 中,静脉点滴。垂体后叶素的作用机制为收缩小动脉和毛细血管,降低肺循环血压,使肺血流减少而促进止血,但由于该药能同时收缩冠状动脉及子宫、肠道平滑肌,故高血压病、冠心病及哺乳期妇女禁用此药。如滴速过快会出现头痛、恶心、心悸、面色苍白、便意等不良反应,应加以注意。

(5)根据医嘱酌情给予输血,补充血容量,但速度不宜过快,以免肺循环压力增高,再次引起血管破裂而咳血。

4.窒息的抢救配合

如患者有窒息征象,应立即置患者于头低脚高位,轻拍背部,以便血块排出,并尽快用吸引器吸出或用手指裹上纱布清除口、咽、鼻部血块。气管血块清除后,若患者自主呼吸仍未恢复,应立即进行人工呼吸,给高流量吸氧或按医嘱应用呼吸中枢兴奋剂。

(四)用药护理

1.患者必须每天按时、按量有规律服药

不管患者有无症状或体征,社区护士都要督促患者严格按化疗方案用药,不遗漏、不中断,直至全程结束。加强访视宣传,取得患者合作。不规律服药是肺结核治疗失败的主要原因。只有全程治疗才能尽可能杀灭顽固的结核菌群,防止复发。

2.用药剂量要适当

患者不能盲目加大药量,否则不但造成浪费,且使毒副作用增加,因为抗结核药物对肝、肾、胃肠道都有一定的毒副作用,有的还会引起皮肤过敏性反应。

3.注意不良反应

服药期间应向患者说明用药过程中可能出现的不良反应,如发现巩膜黄染、肝区疼痛及胃肠道反应等异常情况要及时报告医师。

4.服药期间

(1)每月做 1 次痰液涂片(有条件的医院可在第 2、4 个月加痰液培养)至 6 个月治疗结束。

(2)服药后每月做 1 次肝功能、血常规及尿常规化验,以掌握药物的毒副作用。

(3)治疗后每两个月拍 1 次胸片,以观察病灶变化情况,停药后半年、1 年均需拍片复查。

(五)健康指导

根据患者及家属对结核病知识认识程度及接受知识的能力,进行卫生宣传教育,帮助患者及其家属获得他们必须具备和了解的与肺结核有关的知识。

要做好肺结核以下几点预防工作。

(1)早期发现患者并进行登记管理,以及时给予合理化疗和良好护理,以控制传染源。

(2)指导患者及家属采取有效的消毒、隔离措施。①患者咳嗽、喷嚏时要用手绢捂住口鼻,不大声喧哗,以免细菌扩散;有条件的患者在家中可单居一室,或用布帘隔开分床睡眠;饮食用具、衣服、卧具、手绢等要分开独用。②患者的痰要吐在专用有盖的能煮沸的容器内,可使用比痰量多一倍的消毒液浸泡至少两小时后再倒掉;痰量不多时,也可吐在纸内,将有痰的纸放在塑料袋内焚烧;食具要单独使用、单独洗刷消毒;日用品能煮沸的煮沸消毒,不能煮沸的,可用日光暴晒,每次两小时以上,连晒 2～5 天,并要经常翻动;室内保持良好通风,每天用紫外线照射消毒,或用 1% 过氧乙酸 1～2 mL 加入空气清洁剂内作空气喷雾消毒。

(3)接触者的检测预防。①家庭成员的检测及预防:肺结核病的家庭成员都应检查,儿童少年是重点。15 岁以下儿童都要做结核菌素试验,强阳性者需服抗结核药物预防;15 岁以上少年及成人做 X 线透视或拍片检查,以期早期发现患者。如果肺结核患者长期不愈、持续痰菌阳性,其家庭成员应每半年至 1 年做 1 次胸部透视,以便及时发现,早期治疗。②学校、幼儿园等集体机构如发现结核患者,应在患者班内或年级内对全体学生做结素试验,对强阳性者也要用药物预防。

(4)对未受结核菌感染的新生儿、儿童及青少年及时接种卡介苗(BCG),使人体对结核菌产生获得性免疫力。我国规定新生儿出生 3 个月内接种 BCG,每隔 5 年左右对结素反应转阴者补种,直至 15 岁。对边远结核低发地区进入高发地区的学生和新兵等结素阴性者必须接种 BCG。已感染肺结核或急性传染病痊愈未满 1 个月者,禁忌接种。

(王艳芬)

第四节　百　日　咳

百日咳是由百日咳杆菌引起的小儿急性呼吸道传染病。临床以阵发性痉咳伴有间断性鸡鸣吸气性吼声为其特征。病程长达 2～3 个月,故称百日咳。

一、护理评估

(一)流行病学资料

1.传染源

传染源是患者和感染者,传染期多在发病 1～3 周内,尤以第 1 周传染性最强。

2.传播途径

病原菌存在于患者的鼻咽部,通过飞沫传播。

3.易感人群

人群普遍易感,5 岁以下常见,尤以新生儿及婴幼儿发病率高,是因起保护作用的抗体可能属于IgM,不能通过胎盘传递给胎儿。冬春季多见,病后多数获持久免疫力。

(二)临床资料

潜伏期为3~21天,一般为7~10天。典型临床经过可分为三期。

1.前驱期(卡他期)

表现为咳嗽、流涕、喷嚏、低热等感冒症状,伴头昏、全身不适。3~4天后热退,感冒症状消失,但咳嗽逐日加重,尤以夜间为甚。此期可持续7~10天,传染性最强。

2.痉咳期

主要表现为阵发性痉挛性咳嗽,其特征为一连串10~30声短促咳嗽后,紧接一深长吸气,发出鸡鸣样吼声,以后继续咳嗽、吸气出现吼声,如此反复。直至咳出大量黏痰或吐出胃内容物,咳嗽暂停,不久痉咳发作时往往有面红耳赤、颈静脉怒张、口唇青紫、泪涕交流、弯腰捧腹、舌伸齿外、表情痛苦等。多次发作后出现眼睑浮肿,结膜下出血、舌系带溃疡等,但肺部无阳性体征。每天发作数次至数十次,日轻夜重。痉咳多为自发,亦可因进食、烟熏、劳累、受寒、情绪波动或检查咽部而诱发。此期约为2~4周或更长。

新生儿及幼婴因咳嗽无力,气道狭小,易被黏痰阻塞,因此发作时无痉咳,也无鸡鸣样吼声,而表现为阵发性屏气、青紫、窒息甚至惊厥而死亡。

3.恢复期

痉咳逐渐减轻至停止,咳嗽也逐渐消失,此期约为2~3周,有并发症者可迁延数周。

部分患者因抵抗力差可并发肺炎,并发脑病者少见,亦可并发营养不良、疝、脱肛等。

(三)社会、心理状态

患者多为儿童,咳嗽剧烈,日轻夜重,往往使患儿和家长得不到较好的休息,而且病程又长,家长和患儿产生焦虑不安和烦躁。该病传染性强,易于流行,因此,社会问题关键是要做好预防工作。

(四)实验室检查

1.血常规

血白细胞总数升高,可达$(20\sim40)\times10^9/L$,淋巴细胞达0.6~0.7。

2.细菌培养

采用咳碟法、鼻咽拭子法采样,于鲍-金培养基上培养,阳性率达90%以上。

3.免疫学检查

鼻咽拭子涂片,作直接免疫荧光抗体染色检测百日咳杆菌抗原,应用酶联免疫吸附试验检测血清百日咳特异性IgM抗体,有早期诊断价值。

二、护理诊断

(一)清理呼吸道无效

阵发性痉咳与呼吸道纤毛受损、黏稠痰液积聚有关。

(二)营养失调

低于机体需要量与呕吐有关。

(三)有窒息的危险

有窒息的危险与咳嗽无力、痰液黏稠、声带痉挛有关。

（四）有传播感染的可能

有传播感染的可能与呼吸道排菌有关。

三、护理目标

（1）患者呼吸道通畅，咳嗽消失。

（2）患者的营养供应能满足机体的需要。

（3）住院期间患者无窒息现象发生。

（4）患者了解隔离消毒的要求，并能主动配合医院采取的隔离消毒措施。

四、护理措施

（一）痉咳的护理

病室保持安静、清洁、温暖，空气新鲜、流通。避免冷风、烟熏、情绪激动等刺激因素，安排适当游戏，分散其注意力，保持患儿心情舒畅。治疗和护理操作要尽量简化，集中进行，以减少痉咳的发生。保证患儿充分休息，尤其是夜间要保证有足够的睡眠。对痰液黏稠不易咳出者，可给予祛痰剂、止咳剂，或将 α-糜蛋白酶、祛痰剂及普鲁卡因等配成雾化液进行雾化吸入。保持五官、口腔清洁。如发现舌系带溃疡，可用过氧化氢或 2％硼酸液洗净溃疡面，再涂以 1％甲紫或冰硼酸。遵医嘱早期使用抗生素，在发病 4 天内应用疗效更佳，至痉咳期使用抗生素只能缩短排菌期及预防继发感染，不能缩短病程。首选红霉素，亦可选用氯霉素、氨苄西林等。疗程为 7～10 天。用氯霉素时应注意监测血常规。

（二）饮食的护理

应选择富于营养、易消化、较黏稠的食物，不需长时间咀嚼、在胃中停留时间不久的食物，如稠米粥、面条、菜泥、肉糊、蒸鸡蛋糕等。宜少量多餐，喂时不能过急。如饭后因痉咳引起呕吐，应及时洗脸、漱口，待休息片刻再补喂。饮食的温度要适宜，过冷过热均易致呕吐。

（三）防止窒息

对新生儿、幼婴患者必须专人守护，密切观察病情，注意有无屏气、发绀、窒息等情况。一旦发生，应沉着冷静，立即排痰、给氧，必要时进行人工呼吸，操作准确，动作迅速敏捷，用力适当，以免引起出血、骨折等。同时通知医师并配合抢救。

（四）预防感染的传播

患者按呼吸道隔离至起病后 40 天，或自出现痉咳后 30 天。病室加强通风换气，每天用紫外线空气消毒一次。患儿的分泌物、呕吐物及被污染的物品应随时消毒处理。衣服、被褥等可置于日光下暴晒 1～2 小时。

在百日咳流行期间，对密切接触者医学观察 2～3 周，同时注射百日咳免疫球蛋白，或用红霉素、复方新诺明等药物预防。对易感人群要做好儿童基础免疫，接种三联菌苗。目前国内外已研制出含百日咳毒素和丝状血凝素的无细胞百日咳菌苗，副反应低，安全有效。

（五）观察病情

百日咳最常见的并发症是支气管肺炎，患者如出现持续高热、气急、鼻翼翕动、烦躁不安、发绀、肺部湿啰音等，则提示并发支气管肺炎，要及时处理。患者在痉咳后期，出现剧烈头痛、躁动不安、反复抽搐、意识障碍甚至昏迷等，提示并发脑炎，应立即报告医师，配合处理。

(六)家庭护理指导

一般病儿多在家里治疗护理,医护人员应每天访视 1～2 次,并将上述护理措施的内容对家长进行指导。

(王艳芬)

第五节 水 痘

水痘是由水痘-带状疱疹病毒引起的儿童常见的急性传染病,具有高度传染性。临床特征为全身症状轻微,皮肤、黏膜分批出现迅速发展的斑疹、丘疹、疱疹与结痂。

水痘-带状疱疹病毒属疱疹病毒科,只有一个血清型。病毒呈球形,直径 150～200 nm。核心是双股 DNA,其外壳是由微粒组成的立体对称二十面体的核衣壳,外包针状的脂蛋白囊膜,受感染的细胞形成多核巨细胞,核内出现嗜酸性包涵体。本病毒对外界抵抗力弱,不耐高温,不能在痂皮中存活,在疱疹液中 $-65\ ℃$ 可存活8年,能被乙醚灭活。

病毒经上呼吸道侵入机体,在黏膜细胞内生长繁殖,然后进入淋巴结内繁殖,而后进入血流,引起病毒血症和全身各器官病变。主要损害部位在皮肤,偶尔累及内脏。皮疹分批出现,与间歇性病毒血症一致。病变主要在表皮棘细胞中层及深层。细胞呈气球样变,细胞内水肿,变性细胞围绕在水肿周围,形成水痘疱疹,内含大量病毒。水痘疱疹以单房为主,一般真皮炎症变化很轻,皮肤损害表浅,上皮细胞再生,结痂后脱落,一般不遗留瘢痕。

小儿初次感染本病毒,临床表现为水痘,痊愈后获部分免疫力。曾患过水痘的儿童或成人潜伏再发则表现为带状疱疹,一般预后良好,成人病情较重,如无并发症,预后亦良好。

一、护理评估

(一)流行病学资料

1.传染源

患者是唯一的传染源,自出疹前 1～2 天至皮疹干燥结痂为止,均有传染性。

2.传播途径

主要通过飞沫和直接接触传播,被污染的衣物、玩具、用具等都具有传染性,在近距离内通过健康人的间接传染也有可能,故需严格隔离患者,应特别注意患者在住院期间医院内的传播。

3.人群易感性

人群对水痘普遍易感,以 1～6 岁儿童发病率高,冬春季多见。妊娠妇女患水痘时,可使胎儿受染。本病传染性极强,易感者接触患者后约 90％发病。病后获持久免疫力,但可发生带状疱疹。

(二)身心状态

1.症状、体征

潜伏期为 10～21 天,平均 14 天。

(1)典型水痘。可分前驱期和出疹期。①前驱期:婴幼儿常无症状或症状轻微,年长儿童及成人则常有畏寒、发热、乏力、头痛、咽痛、背痛、肌痛、咳嗽及少见的关节痛,持续一天左右。偶有猩红热样、麻疹样或荨麻疹样皮疹,此期持续2~3天。②出疹期:发热数小时或1~2天后,首先于躯干、头部,以后渐延及面部及四肢,初为红斑疹,数小时后变为丘疹,然后变为疱疹。疱疹表浅壁薄,多呈椭圆形,直径为3~5 mm,周围有稍凸起的红晕。疱疹初如露珠水滴,后变混浊常伴有瘙痒,经1~3天后结痂,1周左右脱痂,一般不留瘢痕。水痘皮疹呈向心性分布,大多在躯干、胸背、面部易受刺激处,四肢相对较少,分批出现,常在同一部位同时存在斑丘疹、疱疹及结痂。后期的皮疹可停留在斑丘疹阶段,口腔、咽部或外阴等黏膜处也可发生浅表疱疹,破溃后形成溃疡,有疼痛。皮疹愈多,全身症状愈重。

(2)其他类型水痘。可分为两种类型。①先天性水痘:孕妇前3~4个月内患水痘时,偶可引起严重的先天性畸形,如发育不良、智力迟钝、皮肤瘢痕、白内障、手腿萎缩等。②非典型水痘:由于继发感染或其他原因,疱疹可融合为巨型大疱,常发生于胸、腹、背和额部。有罕见病例可表现为血性皮疹,甚至伴有消化道出血和泌尿道出血,起病急骤、高热,全身症状危重。另有少数病例皮肤可大片坏死,呈致密黑色焦痂,并可累及肌层。

(3)并发症。较少见,有以下几种。①继发感染:如丹毒、蜂窝织炎、败血症、肺炎等。②原发性水痘肺炎:少见,发病以成人及年长儿居多,轻者无临床症状,重者可表现为高热、咳嗽、胸痛、咯血、呼吸困难、发绀及心动过速等。多数患者于1~2周内恢复,严重者可在24~48小时内死于急性呼吸衰竭和肺水肿。X线检查双肺呈弥漫性结节状浸润,以肺门及肺基底部较多。③水痘脑炎:发病率低于1‰,表现为头痛、呕吐、抽搐、昏睡、烦躁、昏迷等,病死率为5%~25%,可留有偏瘫、精神异常等后遗症,脑脊液检查与其他病毒性脑炎相似。

2.心理、社会因素评估

疱疹发病多为10岁以下的儿童,常表现为对疾病应对不当,对治疗、护理不合作。应及时评估患儿的心理状态及情绪反应。本病传染性强,预后良好,加强护理和隔离,对疾病恢复和防止疾病传播均很重要,应认真评估家属对疾病知识的了解程度。要评估社区医疗机构对疾病的防治态度。

(三)实验室检查及辅助检查

(1)白细胞总数正常或稍增高。

(2)刮取疱疹基底物,染色后可查多核巨细胞和核内包涵体。电镜检查病毒颗粒可用于快速诊断。可用免疫荧光法鉴定分离出水痘-带状疱疹病毒。可用酶联免疫法、补体结合试验检测抗体。用中和实验技术检查病毒抗原。

(3)继发肺炎时X线可表现为双肺点片状阴影,以肺底较多。

二、护理诊断

(一)有皮肤完整性受损的危险

有皮肤完整性受损的危险与皮疹有关。

(二)有传染的危险

有传染的危险与病毒的传染性有关。

(三)潜在并发症

1.继发感染

继发感染与机体抵抗力下降有关。

2.原发性水痘肺炎

原发性水痘肺炎与病毒波及呼吸系统有关。

三、护理目标

(1)加强护理,尽可能减轻皮肤受损程度。

(2)在住院期间不发生新的潜在并发症和新的病例。

四、护理措施

(一)休息与营养

发热期应卧床休息,给予充足的水分。宜给予易消化的饮食,并适当口服维生素 B_1、维生素 C。

(二)皮肤护理

(1)衣服宜宽大、柔软,被子、垫褥应平整、勤换洗。

(2)保持手、皮肤及口腔的清洁。修剪指甲,必要时包裹双手,防止抓破皮疹。皮疹较重者不宜洗澡或擦浴,婴儿需随时清理大小便,保持臀部清洁干燥。

(3)皮肤瘙痒者,可涂擦含 0.25% 冰片的炉甘石洗剂或 5% 碳酸氢钠溶液。疱疹有破裂者,局部可涂擦 2% 甲紫或抗生素软膏。

(三)慎用皮质激素

一般忌用皮质激素。若因其他疾病已采用皮质激素治疗的患者,感染水痘后应酌情尽快停用或减少激素用量。但在病程后期,水痘结痂后有严重并发症时,仍可酌情应用皮质激素。

(四)并发症的护理

(1)继发细菌感染主要是皮肤疱疹的继发细菌感染,严重者可致败血症,宜及早选用敏感的抗菌药物治疗。继发性肺炎用敏感抗生素治疗亦有效。

(2)原发性水痘肺炎及细菌感染的继发性肺炎的护理,可参阅麻疹肺炎。

(3)水痘脑炎的护理可参阅流行性乙型脑炎。

(五)预防疾病的传播

(1)采取呼吸道隔离和接触隔离。隔离期为出疹后 7 天或至全部疱疹干燥结痂为止,对易感儿童接触者医学观察 21 天。

(2)病室加强通风换气,幼托机构宜采用紫外线消毒。

(3)对有细胞免疫缺陷者、免疫抑制剂治疗者、患有严重疾病(白血病等)者、易感孕妇及体弱者,可用带状疱疹免疫球蛋白(ZIG)5 mL 肌内注射,在接触后 72 小时内注射有预防功效。近年来对水痘高危人群试用减毒活疫苗,对于自然感染的预防效果为 46%～100%,并可持续十年以上。

(4)无并发症的水痘患者,可在医务人员指导下实行家庭隔离治疗,严防与易感儿接触。有并发症的患者应住院隔离治疗。

(5)患者的呼吸道分泌物及其所污染的物品、被服等均须消毒处理。一般消毒剂、煮沸、日光暴晒均可达到消毒目的。

五、护理评价

(1)疱疹干燥结痂、脱落,皮肤恢复良好未留瘢痕。

（2）患者及家属掌握相应的消毒隔离知识,未造成疾病的传播。

（3）住院期间没有发生新的潜在并发症。

（赵　沛）

第六节　手　足　口　病

一、概述

手足口病是由一组肠道病毒引起的急性传染病,其中以柯萨奇病毒 A 组 16 型和肠道病毒 71 型感染最常见。本病传染源为患者和隐性感染者,传染性强,患者和病毒携带者的粪便、呼吸道分泌物及黏膜疱疹液中含有大量病毒,主要经粪-口途径传播,其次是呼吸道飞沫传播。一年四季均可发病,以夏、秋季节最多。多发生在 10 岁以下的婴幼儿,临床以发热及手、足、口腔等部位皮肤黏膜的皮疹、疱疹、溃疡为典型表现,少数患儿可引起心肌炎、肺水肿、无菌性脑脊髓膜炎、脑炎等并发症,个别重症患儿病情发展快,会导致死亡。手足口病的治疗目前尚缺乏特异、高效的抗病毒药物,以一般治疗、对症和病原治疗为主。

二、护理

（一）一般护理

（1）执行内科一般护理常规。

（2）休息:一周内绝对卧床,加强生活护理。

（3）皮肤疱疹护理:加强口腔护理,每天餐后用温水漱口。衣物被褥保持清洁,剪短指甲,必要时包裹双手,防止抓破皮肤。

（4）隔离预防措施:在标准预防的基础上,执行接触和飞沫隔离。隔离至皮疹消退及水疱结痂,一般需 2 周。

（二）饮食护理

多饮水,饮食宜清淡、富含维生素、易消化的流质或半流质饮食,禁食刺激性食物,不能进食者给予鼻饲或静脉补充营养治疗,并做好留置胃管的护理。

（三）用药护理

遵医嘱予以病原及对症治疗,观察治疗疗效。颅内高压患儿应限制入量,控制输液速度,给予 20% 甘露醇治疗,15～30 分钟滴入,并详细记录 24 小时出入量。应用米力农、多巴胺、多巴酚丁胺等血管活性药物,密切监测血压及循环系统的变化。

（四）并发症护理

1.神经系统受累

观察患儿有无头痛、呕吐、嗜睡、抽搐、瘫痪、脑膜刺激征、谵妄甚至昏迷,颅内高压或脑疝的表现等。

2.呼吸、循环衰竭

观察患儿有无呼吸困难、呼吸浅促或节律改变、咳白色、粉红色泡沫样痰、面色苍白、四肢发冷等,保持呼吸道通畅,吸氧。呼吸功能障碍者应及时行气管插管,使用正压机械通气。在维持血压稳定的情况下限制液体入量,遵医嘱应用血管活性药物,观察用药疗效。

(五)病情观

密切观察病情变化,以及时发现重症患者。

(1)密切观察体温、脉搏、呼吸、血压、血氧饱和度的变化。

(2)密切监测神经系统表现,如精神差、嗜睡、易惊、头痛、呕吐、谵妄、肢体抖动等。

(3)密切观察呼吸系统表现,如呼吸困难、呼吸浅促或节律改变,咳白色、粉红色泡沫样痰等,需警惕神经源性肺水肿。

(4)密切观察循环系统表现,如心率增快或减慢,出冷汗、四肢凉、皮肤花纹、血压升高或下降等。

(六)健康指导

(1)疾病预防指导:执行接触和飞沫隔离。隔离至皮疹消退及水疱结痂,一般需2周。患儿所用物品应消毒处理,可用含氯消毒液浸泡或煮沸消毒,不宜浸泡的物品可放在日光下曝晒。粪便需经含氯消毒液消毒浸泡2小时后倾倒。

(2)休息与饮食:卧床休息,饮食清谈、易消化、富含维生素,多饮水。

(3)养成良好的个人卫生习惯,口咽部疱疹者每天餐后应用温水漱口,手足疱疹者保持衣服、被褥清洁、干燥,剪短患儿指甲,必要时包裹双手,防止抓破皮肤。家属接触患儿前后及处理粪便后均要洗手。

(4)讲解早期重症手足口病症状体征,如高热持续不退、精神差、肢体抖动、呼吸节律改变等,以便及早识别重症患者,以及时救治。

(赵 沛)

第十一章
精神科护理

第一节 癔 症

一、疾病概述

癔症是指一类由精神因素,如重大生活事件、内心冲突、情绪激动、暗示或自我暗示,作用于易病个体引起的精神障碍。主要表现为意识范围缩小、选择性遗忘或情感暴发等精神症状或各种各样的躯体症状,但不能查出相应的器质性损害作为其病理基础。症状具有做作、夸大、富有情感色彩等特点,有时可由暗示而诱发或消除,有反复发作的倾向。

(一)临床表现

本病的临床表现复杂多样,主要表现为运动感觉功能障碍,提示患者可能存在某种神经系统或躯体疾病,但体格检查、神经系统检查都不能发现其内脏器官和神经系统有相应的损害。其症状和体征不符合神经系统解剖生理特征。症状在被发现时常常加重,患者对症状的焦虑增加时症状也趋于加重。

(二)临床分型

1.癔症性精神障碍(分离性障碍)

(1)癔症性意识障碍:表现为患者的意识范围缩小,时空感知局限,其言行多只反映精神创伤内容,而对外界其他事物却反应迟钝。此种状态突然发生,历时数十分钟,然后自行终止,恢复后患者对发病经过通常不能完全回忆。

(2)情绪暴发:常在遭遇精神刺激时发作,哭喊吵闹、捶胸顿足,甚至撕毁衣服,碰壁撞墙,尽情发泄心中的愤懑,有人劝阻或围观时症状更为剧烈,历时数十分钟后自行缓解,事后部分遗忘。

(3)癔症性遗忘:并非由器质性因素引起的记忆缺失。患者单单遗忘了某一个阶段的经历或某一性质的事件,而那一段经历或事件对患者来说往往是创伤性的。

(4)癔症性漫游:此症发生在白天觉醒时,患者离开住所或工作单位,外出漫游。在漫游过程中患者能保持基本的自我料理,如饮食、个人卫生等,并能进行简单的社会交往,如购票乘车等。短暂而肤浅的接触看不出患者有明显的失常。此种漫游事先无任何目的和构想,开始和结束都是突然的,一般历时数小时至数天,清醒后对发病经过不能完全回忆。

(5)癔症性双重人格或多重人格:患者突然失去了自己原来的身份体验,而以另一种身份进行日常活动。两种身份各自独立、互无联系、交替出现。常见形式为神怪或亡灵附体,此时患者对环境缺乏充分的觉察,注意和知觉仅限于周围的某些人和物。

(6)癔症性假性痴呆:一种在精神刺激后突然出现的、非器质性因素引起的智力障碍。对于简单的问题给予错误的回答,给人以做作的印象。

2.癔症性躯体障碍(转换性障碍)

其主要指运动障碍和感觉障碍等转化性症状,也包括躯体、内脏障碍等躯体化症状。查体和神经系统检查,及实验室检查均无相应的器质性损害,且神经症状也不符合神经解剖生理特点。

(1)运动障碍。①痉挛发作:受到精神刺激或暗示时发生,缓慢倒地、呼之不理、全身僵直或肢体抖动,或成角弓反张姿势。患者表情痛苦,眼角含泪,一般持续数十分钟。②局部肌肉的抽动或阵挛:表现为肢体的粗大颤动或某一群肌肉的抽动,症状可持续数分钟至数十分钟,或中间停顿片刻,不久又可持续。③肢体瘫痪:可表现为偏瘫、单瘫或截瘫。伴有肌张力增强,常固定某种姿势,被动运动时出现明显抵抗,病程久者出现失用性肌萎缩。④行走不能:坐、躺时双下肢正常,但不能站立行走,站立时无人支撑则缓缓倒地。⑤缄默症、失音症:不用语言而用书写和手势与人交流。想说话但发不出声音,或者仅仅是发出嘶哑、含糊、细微的声音。检查声带正常,可正常咳嗽。

(2)感觉障碍:表现为感觉过敏、缺失、异常、视觉、听觉障碍等。

(三)辅助检查

1.实验室检查

三大常规、肝肾功能、胸片、B超、心电图、脑电图等。与其他疾病的检查目的相反,脑电图、心电图、CT摄片、各种化验等检查的正常反而能支持本病的诊断。

2.神经系统检查

运动障碍。

3.精神状态检查

情绪的反常等。

4.心理测验

如明尼苏达多相个性调查和艾森克人格问卷。

(四)诊断要点

(1)符合癔症的诊断标准,有心理社会因素作为诱因。

(2)有躯体运动不能障碍,如肢体瘫痪、站立不能,或步行不能。

(3)有躯体感觉障碍,如失声、失明、耳聋等,或所有皮肤感觉的部分或全部丧失。

(4)临床表现为缺乏神经解剖生理基础。

(5)癔症性遗忘,癔症性漫游,癔症性双重或多重人格,癔症性精神病,或其他癔症形式。

(6)排除器质性疾病。

(五)治疗要点

1.心理治疗

根据患者精神障碍的种类、严重程度、人格结构、生活状况、既往治疗等,可采用暗示治疗、催眠治疗、支持性心理疗法、解释性心理治疗、松弛疗法等。

2.药物治疗

药物治疗的效果在于改善情感症状,根据患者的具体情况选用抗抑郁药、抗焦虑药、抗精神病药、苯二氮䓬类药等。

3.预防干预

定期的宣传或讲座,使大家了解相关的知识,使其改变不良心态,避免诱因,且使患者能够及早发现和早期得到治疗。对患者出现的伴随症状及时有效的给予控制也是预防癔症的方法之一。

二、护理评估

(一)评估主观资料

注意疾病发作与情感体验的关系,如患者对自身症状的过度关心,有意引起他人的同情和关心等;注意发作原因、频繁性、持续性、严重性,以及症状特点;伴随症状,如焦虑、抑郁等;患者个性特征、既往史和社会支持系统等。

(二)评估客观资料

一般状况与外表、思维、情感和行为表现,如评估夸张、表演、哭笑无常、情绪失控和自主神经功能紊乱等。

(三)评估相关因素

病理生理因素,如生活自理能力下降、情感暴发、假性痴呆、定向障碍、失明、耳聋等;评估可能导致自杀自伤的因素,如痉挛发作、癔症性漫游、焦虑、抑郁等。

三、护理诊断

有自杀、自伤的危险,有冲动行为的危险,营养不足,定向障碍,言语沟通障碍,焦虑,生活自理能力下降或丧失。

四、护理问题

患者对疾病缺乏充分的认识,患者对治疗的合作程度,患者对医师的依赖程度,患者对治疗效果的期望值。

五、护理目标

癔症患者最重要的护理目标是患者能够正确认识和对待所患疾病,善于分析患病原因,学会合理宣泄情绪,认识个性缺陷及以积极有效的心理应对方式应对应激事件,这是一个长期目标。具体包括:①症状减轻或消失。②能正确认识疾病表现,恰当的宣泄焦虑、抑郁情绪,减轻痛苦。③患者基本的生理及心理需要得到满足,舒适感增加。④能运用有效的心理预防机制及应对技巧控制不良情绪,减轻不适感。⑤能与他人建立良好的人际关系。⑥能增强处理压力与冲突的能力。⑦能正确认识心理、社会因素与疾病的关系。⑧家庭及社会支持逐步提高。⑨社会功能基本恢复。

六、护理措施

(一)安全和生活护理

(1)提供安静舒适的环境,减少外界刺激。由于患者富有暗示性,不能将其同症状较多的患者安排在同一病室,以免增加新症状或使原有症状更加顽固。

（2）加强观察和关心患者（但不被患者意识到）。加强不安全因素和危险物品的管理，以便早期发现自杀、自伤或冲动行为的先兆，防患于未然。

（3）癔症发作期应耐心喂饭，一时不能进食可稍缓喂饭。对躯体化症状的患者，应用暗示性言语引导进食，或分散其注意力，避免其全神贯注自己进食障碍等症状，而妨碍进食。同时在进食时，可用没有出现不良反应的事实，鼓励进食。

（4）对有自理缺陷的患者：①做好晨晚间护理和生活护理（如饮食、睡眠护理等）。②对癔症性瘫痪或木僵的患者定时翻身，做好皮肤、口腔等护理，防止压疮。并按计划进行肢体功能训练。③以暗示言语鼓励循序渐进地加强自主功能训练。

（5）鼓励患者参加文体活动。以娱乐性游艺为主，使患者在松弛的环境中，分散其注意力，避免对疾病过分关注。

（6）应尊重患者，允许保留自己的天地和注意尊重其隐私。

（二）心理护理

（1）建立良好的护患关系。谈话时，态度和蔼，注意倾听，提问简明扼要，着重当前问题给予简明的指导。鼓励患者回忆自己病情发作时的感受，接纳患者的焦虑和抑郁感受，并讨论和教会应对发作的简易方法。

（2）每天定时接触患者，分析癔症症状和焦虑等恶劣心境的原因和危害。使患者认识到对自身病症的过度关心和忧虑无益于恢复健康。应用支持性言语帮助患者度过困境，并且辅助患者有效地应对困难。应反复强调患者的能力和优点，不注重其缺点和功能性障碍。帮助列出可能解决问题的各种方案，当患者初步获得疗效时，应及时表扬。

（3）选择适当时机，结合检查的正常结果，使患者相信其障碍并非器质性病变所致，积极配合治疗。并针对其自我为中心的特点，加强心理疏导及个性教育。

（三）特殊护理

（1）在癔症发作时，不要流露紧张、厌烦情绪，或过分给予照顾。应将患者和家属隔离，避免多人围观。护士必须有条不紊地进行治疗护理，并使患者明白，发作不会危及生命，疾病一定能治愈。

（2）癔症相关的焦虑反应有时可表现为挑衅和敌意，须适当限制，并对可能的后果有预见性。如出现情感暴发或痉挛发作时，应安置在单间，适当约束，防止碰伤。应尊重患者，允许保留个人的空间注意其隐私，必要时专人陪护。

（3）意识狭隘时，应加强生活护理和观察。防止其他患者的伤害和防止其冲动、走失等意外行为。应在患者不经意中，强化其原来身份，促使恢复自我定向。

（4）严密观察患者的情绪反应，加强与患者的沟通，了解其心理变化。对不合理要求应认真解释和说服，防止患者的做作性自杀企图，弄假成真。

（5）对癔症性失明、失聪等患者，应让其了解功能障碍是短暂的，通过检查证明无器质性损害。在暗示治疗见效时，应加强语言、听力、视力训练，让患者看到希望。

（6）对患者当前的应对机制表示认同和支持。鼓励患者按可控制和可接受的方式表达焦虑、激动，允许自我发泄，但不要过分关注。

（7）对躯体化症状，要排除器质性病变。注意倾听，但避免对每一主诉都提供照顾，症状消失时要及时鼓励。

（8）遵医嘱给相应治疗药物，如抗焦虑药、抗抑郁药、抗精神病药等，让患者了解药物治疗作用和不良反应。

(9)在间歇期教会患者放松技术,与医师配合做好暗示治疗、行为治疗、生物反馈治疗等,使其增强治疗信心,并要争取病友、家庭和社会的支持。

(四)康复护理

康复期帮助患者认识和正确对待致病因素和疾病性质,克服个性缺陷,掌握疾病康复途径。要强化疾病可以治愈的观念,教会患者正确应对创伤性体验和困难,恰当处理人际关系,防止疾病复发。并要使其明白长期居家或住院逃避社会接触,不利于康复,但此时谈话应慎重,以免引起患者反感或误解,导致症状加重。

(李　剑)

第二节　神　经　症

一、疾病概述

神经症是一组精神障碍的总称。神经症是一组高发疾病,在门诊中常见。神经症的总患病率国外报道在5%左右。我国据精神疾病流行病学调查资料显示,神经症的总患病率为2.2%,女性高于男性;以40~44岁年龄段患病率最高,但初发年龄最多为20~29岁年龄段;文化层次低、经济状况差、家庭氛围不和睦者患病率较高。

其共同特征为起病常与心理社会因素有关;病前多有一定的素质和人格基础;症状主要表现为脑功能失调症状、情绪症状、强迫症状、疑病症状、分离或转换症状、多种躯体不适感等,这些症状在不同类型的神经症患者身上常混合存在,但均不伴有器质性病变;患者无精神病性症状,对疾病有相当的自知力,疾病痛苦感明显,有求治要求;社会功能相对完好,行为一般保持在社会规范允许的范围之内;病程大多持续迁延。

(一)临床表现

神经症的临床表现因为临床分型不同,所以其表现也很复杂多样,但是大体分为以下几类。

1.脑功能失调症状

(1)精神易兴奋:主要表现为三个特点。①在日常生活中,事无巨细均可使患者浮想联翩或回忆增多,尤其多发生在睡眠阶段。②不随意注意增强,患者极易被周围细微的事物变化所吸引,以致注意很难集中。③患者感受阈值降低,表现为他人轻言细语在患者听来嘈杂难耐,他人关门、移椅即感觉如同山崩地裂;对身体内部信息的感觉阈值下降则表现为躯体不适感觉增强。

(2)精神易疲劳:主要表现为能量不足、精力下降,工作稍久就觉得疲惫不堪,严重者一动脑筋就感到疲劳,注意力很难集中且不能持久,故思考问题十分困难。由于思维不清晰,精力不旺盛,故感到记忆力差,工作效率低,做事常丢三落四、茫无头绪。这种能量的不足并不伴有动机的削弱,因而患者苦于"力不从心"。

2.情绪症状

(1)焦虑:是指在缺乏充足的客观原因时,患者产生紧张、不安或恐惧的内心体验并表现相应的自主神经功能失调。此时患者警醒水平提高,严重者有大祸临头、惶惶不可终日之感;有运动性不安、坐卧不宁,伴心悸、出汗、尿频、震颤、眩晕、恶心等自主神经功能紊乱的症状。

(2)恐惧:特指患者对某种客观刺激产生的一种不合理的恐惧,而且患者明知这种情绪的出现是荒唐的、不必要的,却不能摆脱,是恐惧症的主要临床表现。患者同时伴有一系列自主神经症状,如面红或苍白、心跳呼吸加快、恶心、出汗、血压波动等,并常伴有相应的回避行为。

(3)易激惹:是一种负性情绪,它不仅仅指易发怒,还包括易伤感、易烦恼、易委屈、易愤慨等。这种情绪启动状态是情绪启动阈值和情绪自控能力双重降低的结果。极小的刺激便可触动情绪的扳机,一触即发、大发雷霆最为常见。

(4)抑郁症状:是种不愉快的情绪体验,可以表现为从轻度的缺少愉快感到严重的绝望自杀,核心症状是丧失感,如兴趣、动机、生活的期望、自我价值、自信心、欲望(如食欲、性欲)等,均可不同程度地下降或丧失。常伴有厌食、体重减轻、睡眠障碍、性欲减退、疲乏无力及慢性疼痛等症状。神经症患者的抑郁症状一般程度较轻,以躯体不适的表现较为多见。

3.强迫症状

(1)强迫观念:多表现为同一意念的反复联想,患者明知多余,但欲罢不能。这些观念可以是毫无意义的,对常识、自然现象和/或日常生活中遭遇的各种事件进行强迫性的穷思竭虑,患者常常是事无巨细、反复回忆思考,并为此痛苦不堪。强迫怀疑是强迫观念中常见的表现,如怀疑门没有锁好、煤气阀没有关好等,常伴随出现相应的强迫行为。

(2)强迫意向:是一种尚未付诸行动的强迫性冲动,使患者感到一种强有力的内在驱使。如患者站在高楼上,就有"跳下去"的冲动;抱起孩子,便出现"掐死他"的冲动等。这种冲动与患者的主观意愿相违背,所以一般情况下不会转变为行动。患者能够意识到这种冲动是不合理的、荒谬的,但经努力克制仍无法摆脱,冲动的反复出现使患者焦虑不安、忧心忡忡,以致患者极力回避相关场合,造成社会功能的损害。

(3)强迫行为:较为常见的表现有强迫性洗涤、强迫性检查、强迫性计数及强迫性仪式动作等。

4.疑病症状

疑病症状是指对自身的健康状况或身体的某些功能过分关注,以致怀疑患了某种躯体疾病或精神疾病,而与现实健康状况并不相符;医师的解释或客观医疗检查的正常结果不足以消除患者的疑病观念,因而到处反复求医。患者往往感觉过敏,对一般强度的外来刺激感到不堪忍受,对内脏的正常活动,也能"清晰"的感知并过分关注,如感到体内膨胀、堵塞、跳动、牵扯、扭转、流窜等。这些内感性不适便成为疑病观念的始因和基础,加上多疑固执的个性素质,便可发展成为疑病观念。

5.躯体不适症状

(1)慢性疼痛:神经症性的疼痛,以头颈部为最多见,其次是腰背、四肢,呈持续性或波动性。疼痛发生的频率与患者的心理压力及其他神经症症状有关。

(2)头昏:是神经症的常见症状,患者将体验描述为"头昏脑胀""头昏眼花""脑子不清晰"。头昏常与头痛、头胀相伴出现,患者自觉感知不清晰,注意力难以集中,记忆模糊,分析综合能力受损,焦虑、烦躁,并可伴有不同程度的自主神经症状。

(3)自主神经症状群:不同神经症的自主神经紊乱的表现可能不一样。神经衰弱的自主神经症状是泛化的,不具有明显的特点;焦虑症的自主神经症状以交感神经功能亢进为主要特点,主要表现在心血管方面如心悸、气促。也可同时出现副交感神经亢进的表现如尿频、多汗等。

6.睡眠障碍

睡眠障碍在神经症患者中极为普遍,其中失眠是睡眠障碍中最常见的形式,主要表现为睡眠时间短或睡眠质量差,或者对睡眠缺乏自我满足的体验。神经症患者以入睡困难为主诉最为常见,其次是易惊醒和早醒。

(二)临床分型

1.焦虑症

焦虑症又称焦虑性神经症,是一种以焦虑情绪为主的神经症,以广泛和持续性焦虑或反复发作的惊恐不安为主要特征,常伴有自主神经功能紊乱,肌肉紧张与运动性不安。以上表现并非由于实际的威胁所致,且其紧张恐慌的程度与现实情况很不相称。临床分为广泛性焦虑症与惊恐障碍两种主要形式。

(1)广泛性焦虑:又称慢性焦虑症,是焦虑症最常见的表现形式。常缓慢起病,以经常或持续存在的焦虑为主要临床相。①精神焦虑:表现为对未来可能发生的、难以预料的某种危险或不幸事件的经常担心,尽管也知道这是一种主观的过虑,但患者因不能自控而颇感苦恼。患者常有恐慌的预感终日心烦意乱,忧心忡忡,坐卧不宁,似有大祸临头之感。常伴有觉醒度提高,表现为过分的警觉,对外界刺激敏感,易于出现惊跳反应;注意力难于集中,易受干扰,难以入睡,睡中易惊醒;情绪易激惹;感觉过敏等。②躯体焦虑:表现为运动性不安与多种躯体症状,如搓手顿足,不能静坐,严重时有肌肉酸痛,多见于肩背部、颈部及胸部肌肉,紧张性头痛也很常见;自主神经功能紊乱以交感神经系统活动过度为主,表现为心动过速,皮肤潮红或苍白,口干,便秘或腹泻,出汗,尿频、尿急等症状,有的患者还可出现早泄、阳痿、月经紊乱等内分泌失调症状。

(2)惊恐障碍:又称急性焦虑障碍。其特点是患者在无特殊的恐惧性处境时,突然感到一种突如其来的惊恐体验,伴濒死感或失控感及严重的自主神经功能紊乱。患者觉得好像死亡将至、灾难将至,表现为奔走、惊叫,伴胸闷、心动过速、呼吸困难、头痛头晕、四肢麻木等自主神经症状。惊恐发作通常起病急骤,终止也迅速,一般历时5~20分钟,很少超过1小时,但不久又可突然再发。发作期间始终意识清晰,高度警觉,发作后仍心有余悸,担心再次发作,但此时焦虑体验不再突出,而已虚弱无力感为主,常需数小时到数天才能恢复。

2.强迫症

强迫症又称强迫性神经症,是以强迫症状为主要临床表现的一类神经症。本病通常在青少年期发病,也有起病于童年期者。起病缓慢,多数无明显诱因,基本症状为强迫观念,常伴有强迫动作或行为,也可有强迫情绪和强迫意向。可以一种为主,也可为几种症状兼而有之。以强迫观念最多见,强迫动作或行为多为减轻强迫观念引起的焦虑,而不得不采取的顺应行为。其特点是有意识的自我强迫和反强迫并存,两者强烈冲突使患者感到焦虑和痛苦;患者体验到观念和冲动系来源与自我,但违反自己的意愿,需极力抵抗,但无法控制;患者也意识到这些强迫症状是不必要的、异常的,但不能为主观意志所控制。患者自知力保持完好,求治心切。病程迁延者可表现为仪式动作为主而精神痛苦减轻,但社会功能严重受损。

3.恐惧症

恐惧症又称恐惧性神经症,是以恐惧症状为主要临床表现的神经症。患者对外界某种客观事物或情境产生异乎寻常的恐惧和紧张,发作时常伴有明显的焦虑不安及自主神经症状。患者明知这种恐惧反应是过分的、不合理的和不必要的,但在相同场合下仍反复出现,难以控制。为了解除这种焦虑不安,患者常主动回避他所恐惧的客观事物或情境,以致影响到正常的生活和工作。根据恐惧对象的不同可将恐惧症归纳为三大类。

(1)场所恐惧症：又称广场恐惧症、旷野恐惧症、聚会恐惧症等。是恐惧症中最常见的一种，主要表现为对某些特定环境的恐惧，如高处、广场、密封的环境和拥挤的公共场所等。

(2)社交恐惧症：主要特点是害怕被人注视，一旦发现他人注视自己就不自然，脸红、不敢抬头、不敢与人对视，甚至觉得无地自容，因而回避社交，不敢在公共场合演讲，集会不敢坐在前面。社交恐惧的对象可以是熟人，甚至是自己的亲朋、配偶，较常见的是异性、严厉的上司和未婚夫(妻)的父母亲等。

(3)单一恐惧症：指患者对某一具体的物件、动物等有一种不合理的恐惧。最常见的为对某种动物或昆虫的恐惧，如蛇、猫、蜘蛛、毛毛虫等，也可以是鲜血、尖锐锋利的物品或某些自然现象。

4.躯体形式障碍

躯体形式障碍是一种以持久的担心或相信各种躯体症状的优势观念为特征的神经症，常伴有焦虑或抑郁情绪。患者反复就医，各种医学检查的阴性结果和医师的再三解释均不能打消其疑虑。有时患者确实存在某种躯体障碍，但不能解释症状的性质、程度或患者的痛苦与先占观念。这些躯体症状被认为是心理冲突和个性倾向所致。躯体形式障碍包括躯体化障碍、未分化的躯体形式障碍、疑病障碍、躯体形式的自主功能紊乱、躯体形式的疼痛障碍等多种形式。

5.神经衰弱

神经衰弱是指大脑由于长期的情绪紧张和精神压力，使精神活动能力减弱的神经症，其主要特征是精神易兴奋和脑力易疲乏，常伴有情绪不稳定、易激惹、睡眠障碍、头痛、多种躯体不适等症状，这些症状不能归于躯体疾病、脑器质性疾病或某种特定的精神疾病。

(三)辅助检查

虽然诊断该疾病主要以临床表现为主，但是实验室的检查对该疾病的诊断也很重要，也可以与其他共症疾病相鉴别，因此除完成血常规、尿常规、大便常规、肝肾功能、胸片、B超、心电图外，还可以进行脑电图检查、神经系统的辅助检查和心理测验等。

(四)诊断要点

1.症状标准

以下症状之一为主要临床相：轻度抑郁症状，恐怖症状，强迫症状，惊恐发作，广泛性焦虑症状，疑病症状，神经衰弱症状，其他神经症症状或上述症状的混合。

2.严重程度标准

因上述症状造成至少下述情况之一：妨碍工作、学习、生活或社交；无法摆脱精神痛苦，以至于主动求医。

3.病程标准

持续病程至少 3 个月(除惊恐障碍外)。

4.排除标准

排除器质性精神障碍、精神分裂症等疾病。

神经症的共同特征除了上述诊断标准所列项目以外，起病常与心理因素或社会因素有关，患者具有一定的人格特征，没有任何可以证实的器质性病变，自知力完好，主动求治，人格完整，社会功能相对完好。

（五）治疗要点

神经症的治疗根据各种不同的类型各有不同,应该根据其神经症的类型和患者的具体情况制定个体的治疗方案,具体有下列几种治疗方法。

1.心理治疗

（1）心理疏导:引导患者认识疾病的性质,消除患者的疑虑。鼓励患者面对现实,发挥其主动性,树立战胜疾病的信心,正确对待病因,配合医师的要求进行训练。

（2）行为治疗:常用的行为疗法有系统脱敏疗法、厌恶疗法、阳性强化方法等。

（3）认知疗法:由于神经症患者有特殊的个体易感素质,因此常常作出不现实的、病理性的估计与认知,以致出现不合理的、不恰当的反应,这种反应超过一定限度与频度,便出现疾病。认知心理治疗通过分析与改变患者的错误的认知方式来纠正患者的神经症症状。

（4）其他心理治疗:如精神分析疗法、森田疗法等。

2.药物治疗

治疗神经症的药物种类较多,如抗焦虑药、抗抑郁药及促进大脑代谢药等。药物治疗的优点是控制靶症状起效较快,尤其是早期与心理治疗合用,有助于缓解症状,提高患者对治疗的信心,促进心理治疗的效果与患者的遵医行为。

二、护理评估

（一）一般情况

评估患者日常生活情况,如睡眠、衣着、饮食、大小便、自理能力;与周围环境接触如何;对周围事物是否关心;主动接触及被动接触状况;合作情况。

（二）生理功能

神经症患者常常有许多心因性的躯体不适主诉,这些症状是心理痛苦在躯体的表现,没有器质性的改变。所以除了要常规评估患者的生命体征、睡眠、全身营养与水电解质平衡情况、进食状况、排泄状况、躯体各器官功能及生活自理能力等情况以外,还应对患者的多种躯体不适主诉认真评估,鉴别其性质是器质性的还是心因性的,以便作出正确处理。

（三）心理功能

评估患者的精神症状、情感状态、行为表现、病前性格特点、对应激的心理应对方式。

（四）社会功能

神经症患者最常见的社会功能损害是人际交往能力的缺陷,与患者病前个性缺陷和不良的心理应对方式有关,可通过询问患者本人及其亲友来进行综合评估。

（五）家庭与环境

评估患者幼年时的生活环境、所受的教育、父母的教养方式、家庭经济状况及成年后的婚姻状况、子女、生活及工作学习环境等情况,以及患者的社会支持系统等资源,尤其要了解对患者有重要影响力的人,以制订合理有效的治疗和护理计划。

（六）其他方面

评估患者的家族史、既往疾病史;评估患者以往用药情况、治疗效果,有无药物不良反应等;评估患者的常规化验及特殊检查结果。

三、护理问题

(一)生理功能

睡眠形态紊乱,潜在的或现存的营养失调,疼痛或身体不适,皮肤完整性受损,部分自理能力下降。

(二)心理功能

1.焦虑

注意力难于集中,易受干扰,情绪易激惹。

2.抑郁

患者由于疾病的困扰情绪可能低落。

3.恐惧

惊恐相的表现。

(三)社会功能

潜在的或现存的自杀、自伤行为,有暴力行为的危险,自我保护能力改变,社交能力受损,个人应对无效,不合作(治疗的合作程度),知识缺乏(对疾病的了解程度)。

四、护理目标

神经症患者最重要的护理目标是患者能够正确认识和对待所患疾病,善于分析患病原因,学会合理宣泄情绪,认识个性缺陷及积极有效的心理应对方式应对应激性事件,这是一个长期目标。具体包括:①症状减轻或消失。②能正确认识疾病表现,恰当的宣泄焦虑、抑郁情绪,减轻痛苦。③患者基本的生理及心理需要得到满足,舒适感增加。④能运用有效的心理预防机制及应对技巧控制不良情绪,减轻不适感。⑤能与他人建立良好的人际关系。⑥能增强处理压力与冲突的能力。⑦能正确认识心理、社会因素与疾病的关系。⑧家庭及社会支持逐步提高。⑨社会功能基本恢复。

五、护理措施

(一)安全护理

为患者提供安静舒适的环境,减少外界刺激。加强安全护理,避免环境中的危险品及其他不安全因素,防患于未然。

(二)生理功能

睡眠障碍与躯体不适或疼痛是神经症患者常见的躯体问题。睡眠障碍的护理包括创造良好的睡眠环境、安排合理的作息制度、养成良好的睡眠习惯等。

值得一提的是,由于神经症患者许多躯体不适症状的缓解在于其应激因素的消除和内心冲突的最终解决,因此除一般护理外,要特别注意其心理功能的护理。鼓励患者参加适当的集体活动,减少白天卧床时间,转移注意力,减少对恐惧、焦虑、惊恐发作或强迫等症状的过分关注和担忧。另外,患者可能有食欲减退、体重下降等情况,因此护士要鼓励患者进食,帮助选择易消化、富营养和色香味俱全的食物。对便秘患者鼓励多进食蔬菜水果,多喝水,养成每天排便习惯。如便秘超过3天,应按医嘱给予缓泻剂或灌肠等帮助排便。

（三）心理功能

1.建立良好的护患关系

以和善、真诚、支持、理解的态度对待患者,耐心的协助患者,使患者感到自己是被接受、被关心的。如当患者主诉躯体不适时应做到确实的体格检查,进行客观评估,即使有时找不到器官的病理性证据来解释症状,也应理解其所主诉的疼痛不适是真实存在的,患者并非无病呻吟,护理人员应以一种接受的态度倾听,并选择适当的时机,结合检查的正常结果,使患者相信其障碍并非器质性病变所致。

2.鼓励患者表达自己的情绪

鼓励患者表达自己的情绪和不愉快的感受,协助其识别和接受负性情绪及相关行为。神经症患者内心常常不愿接受(或承认)自己的负性情绪和行为。护理人员通过评估识别出这些负性情绪后,要引导患者识别、继而接受它。

3.协助患者消除应激

与患者共同探讨与疾病有关的应激原及应对方法,协助患者消除应激,帮助其正确认识和对待疾病,学习新的应对方法,接受和应付不良情绪。

4.训练患者的应对技巧

提供环境和机会让患者学习和训练新的应对技巧,强化患者正性的控制紧张焦虑等负性情绪的技巧,例如根据焦虑症的特点设计某些应激情境,召集患同类疾病的患者一起做行为的模拟预演,及时提供反馈信息,辅以放松训练。活动结束后,鼓励他们交流心得,取长补短。

5.帮助患者学会放松

增进放松的方法很多,如静坐、慢跑、气功、打太极拳及利用生物反馈仪训练肌肉放松等,都是十分有效的方法。

6.积极鼓励患者

反复强调患者的能力和优势,忽略其缺点和功能障碍。鼓励患者敢于面对疾病表现,提供可能解决问题的方案,并鼓励和督促实施。经常告知患者他的进步,及时表扬鼓励,让患者明白自己的病情正在好转,有利于增强自信心和减轻无助无望感。

（四）社会功能

1.提供安静舒适的环境,减少外界刺激

(1)焦虑患者常坐立不安,不愿独处,可设专门陪护,以增强其安全感。

(2)应严密观察,严加防范患者可能发生的自杀、自伤及冲动伤人等行为,早发现早干预。

(3)及时督促患者完成药物治疗计划,观察药物疗效和不良反应,给予服药指导,以有效控制神经症的症状。

2.协助患者获得社会支持

护理人员应帮助患者认清现有的人际资源,并扩大其社会交往的范围,使患者的情绪需求获得更多的满足机会,并可防止或减少患者使用身体症状来表达情绪的倾向。同时协助患者及家庭维持正常角色行为。家庭是患者最主要的社会支持系统,它既可以帮助患者缓解压力,也可能是造成或加重患者压力的根源。护理人员应协助分析患者可能的家庭困扰,确认正向的人际关系,并对存在的困扰进行分析,如加入群体互助团体、成人教育班、社区活动或特殊的兴趣团体等,以便让患者发现他人有和自己同样的问题,而减少寂寞感,并增加情绪上的支持。

3.帮助患者改善自我照顾能力

神经症患者可因躯体不适的症状及焦虑、抑郁等负性情绪而忽视个人卫生,也可因仪式动作、强迫行为而导致生活自理能力的下降。护理人员应耐心协助患者做好沐浴、更衣、头发、皮肤的护理。这些活动均可增加患者对自己的重视与兴趣。护士对患者的每一个进步及时肯定、表扬鼓励,让患者感受他随时受到护士关注,有利于患者逐步树立起治病的信心。

(五)康复期护理

在神经症的康复期,护士应帮助患者正确认识和对待疾病及其致病因素,克服个性缺陷,教会患者正确应对生活困难和创伤性体验,恰当处理人际关系,防止疾病复发。积极参加社会活动,体现自身价值,增强治病信心,参加康复训练,以利身体康复。

(六)特殊护理(惊恐发作)

(1)患者在惊恐发作时,护士必须镇定、稳重,防止将医护人员的焦虑传给患者,应立即让患者脱离应激原或改换环境,有条不紊地进行治疗和护理。应明确地向患者表示,发作不会危及生命,病情一定能控制。

(2)对惊恐发作急性期的患者,要陪伴在患者身边,态度和蔼,耐心倾听和安抚,对其表示理解和同情,并可给予适当的按摩和安慰。对患者当前的应对机制表示认同、理解和支持。鼓励患者按可控制和可接受的方式表达焦虑、激动,允许自我发泄。

(3)与惊恐发作相关的焦虑反应有时可表现为挑衅和敌意,应适当限制,并对可能的后果有预见性,针对可能出现的问题,预先制定相应的处理措施。惊恐发作时,应将患者和家属分开或隔离,以免互相影响和传播,加重病情。

(4)有的患者坐立不安,不愿独处,又不愿到人多的地方,应尊重患者,创造有利治疗的环境,如允许保留自己的天地和注意其隐私,必要时设专人陪护等。

(5)遵照医嘱给予相应的治疗药物,如抗焦虑药、抗抑郁药等,控制惊恐发作,减轻病情,取得患者合作。

(6)在间歇期教会患者放松技术,参加反馈治疗,适当应用药物,避免再次发作,以使其相信该病有治愈的希望。配合医师做好行为治疗。做好家属工作,争取家庭和社会的理解和支持。

(李　剑)

第三节　精神分裂症

一、疾病概述

精神分裂症是最常见、最难描述、最难作出完整定义的重性精神病。在千余年的有关记载中,直到1896年才由德国的克雷培林将其作为一个独立疾病"早发性痴呆"进行描述,1911年瑞士的E.布鲁勒对本病进行了细致的临床观察,指出本病的临床特点是精神分裂:联想障碍、情感淡漠、意志缺乏和继之而来的内向性,提出了"精神分裂"的概念。加以本病的结局并非皆以衰退而告终,因此建议命名为精神分裂症。本病女性患病率高于男性,城市高于农村,但无论是城市还是农村,精神分裂症的患病率均与家庭经济水平呈负相关。该病造成的直接花费和间接损失巨大,构成患者家庭及社会疾病负担的重要部分。在我国精神分裂症的致残率达56.4%,患者及其亲属的身心健康遭到严重损害,造成家庭的沉重负担。

精神分裂症是一组常见而病因尚未完全阐明的重性精神疾病,具有感知、思维、情感、行为等多方面的障碍,以精神活动脱离现实与周围环境不协调为主要特征。患者一般无意识障碍和智力缺损,部分患者可出现认知功能损害。多起病于青壮年,常缓慢起病,病程迁延,有慢性化倾向和衰退的可能,而部分患者经治疗可保持痊愈或基本痊愈的状态。

(一)临床表现

1.早期症状

精神分裂症患者在发病初期、主要症状出现前,可出现一些非特异性症状。其表现多种多样,一般与起病类型有关。可包括以下几个方面。

(1)类神经衰弱状态:表现为不明原因的头痛、失眠、多梦易醒、做事丢三落四、注意力不集中、遗精、月经紊乱、倦怠乏力,虽有诸多不适,但无痛苦体验,且不主动就医。

(2)性格改变:一向温和沉静的人,突然变得蛮不讲理,为一点微不足道的小事就发脾气,或疑心重重,认为周围的人都跟自己过不去,见到有人讲话,就怀疑在议论自己,甚至他人咳嗽也疑为针对自己。或出现对自己身体某个部位过分、不合理地关注。

(3)情绪反常:如无故发笑,对亲人和朋友变得淡漠,疏远不理,既不关心他人,也不理会他人对他的关心,或无缘无故地紧张、焦虑、害怕。

(4)意志减退:如无明显原因而一反原有积极、热情、好学上进的状态,变得工作马虎,不负责任,甚至旷工,学习成绩下降,不专心听讲,不愿交作业,甚至逃学;或生活变得懒散,仪态不修,没有进取心,得过且过,常日高三竿而拥被不起。

(5)零星出现难以理解的行为:一反往日热情乐观的神情而沉默不语,动作迟疑,面无表情,或呆立、呆坐、呆视,独处不爱交往,或对空叫骂,喃喃自语,或做些莫名其妙、令人费解的动作。

由于早期症状不具特异性、出现频率较低,加之此时患者其他方面基本保持正常,已对早期症状有合理化解释,易被忽略。亲属虽觉得患者有某些变化,但也多站在患者的角度去理解患者的症状。但早期症状对精神分裂症的早期诊断及早期治疗有重要意义,值得重视。

2.核心症状

精神分裂症的临床症状十分复杂和多样,不同类型、不同阶段的临床表现可有很大差别。但它具有特征性的思维和知觉障碍,情感、行为不协调和脱离现实环境,可分为阳性、阴性症状及认知功能障碍。

(1)阳性症状:主要指正常心理功能的偏移或扭曲;涉及感知、思维、情感和意志行为等多个方面,多在疾病的早期或急性发作期出现。常见的阳性症状如下。

知觉障碍:包括幻觉、错觉和感知综合障碍。①幻觉指没有现实刺激作用于感觉器官时出现的知觉体验,是一种虚幻的知觉。最常出现的知觉障碍是听幻觉。其内容可以是非言语性的,如机器轰鸣声、流水声、鸟叫声。也可以是言语性的,如在无客观刺激下,患者听见有人喊自己的名字,或听到某些人的秽语,或听到来自"天外"的神灵或外星人的讲话。有的患者还可以听到声音对自己进行评价、议论或发号施令。幻听常影响患者的思维、情感和行为,如侧耳倾听,甚至与幻听对话,破口大骂,为之苦恼、不安或恐惧,并出现自杀及冲动毁物行为。少数患者还可出现幻视、幻嗅、幻味、幻触等。②正常人在光线暗淡、恐惧、紧张和期待等心理状态下可产生错觉,但经验证后可纠正和消除。临床上多见错听和错视,如将一条绳索看成一条蛇等。错觉还可见于其他精神障碍中,特别是意识障碍的情况下。③感知综合障碍指患者对客观事物整体感知没有偏差,但对其个别属性的感知发生障碍。常见有:视物变形症,指对外界事物的形状、大小、体积发生变化,如看到母亲的脸变形,眼睛小如瓜子,鼻子大如鲜桃;空间知觉障碍,患者感到周围事物的距离发生改变;时间感知综合障碍,患者对时间的快慢出现不正确的感知;非真实感,患者感到周围事物和环境发生变化,变得不真实。

思维障碍:包括思维联想障碍、思维逻辑障碍和思维内容障碍。①思维联想障碍是精神分裂症的重要症状之一,主要表现在联想结构和联想自主性方面。联想结构障碍是指思维联系过程缺乏连贯性、目的性和逻辑性。其特点是患者在意识清楚时,思维活动联想松弛,内容散漫,缺乏主题,一个问题与另一个问题之间缺乏联系。说话东拉西扯,以致他人弄不懂他要传达什么信息(思维散漫)。严重时言语支离破碎,个别语句之间缺乏联系,甚至完全没有逻辑关系(思维破裂)。联想自主性障碍常伴有明显的不自主感,患者感到难以控制自己的思维,常作出妄想性判断,如认为自己的思想受外力的控制或操纵,主要表现有思维云集、思维中断、思维插入、思维被夺等。②思维逻辑障碍主要是指概念的形成及判断、推理方面的障碍。如患者用一些很普通的词句、名词或动作表达某些特殊、只有患者自己明白的意义(病理性象征性思维)。如某患者经常反穿衣服,以表示自己"表里合一、心地坦白"。有些患者还自创一些新的符号、图形、文字或语言并赋予特殊含义(词语新作)。③思维内容障碍主要表现为各种妄想。妄想是在病理基础上产生的歪曲信念,发生在意识清晰情况下,是病态推理和判断的结果。据统计,最常出现的妄想有:被害妄想(出现率80%)、关系妄想(50%)、夸大妄想(39%)。其他常见还有嫉妒妄想、非血统妄想、物理影响妄想、钟情妄想等。

情感障碍:精神分裂症的患者可有焦虑、抑郁、易激惹等情感症状,尤其在疾病早期。但贯穿整个疾病过程的情感障碍特点是情感反应与环境不协调和情感的淡漠。疾病最早损害的是最细腻的情感,如对亲人的关怀和体贴。对一般人能鲜明、生动情感反应的刺激缺乏相应的情感反应,随着疾病发展,患者对周围事物的情感反应变得迟钝或平淡,对一切无动于衷,甚至对那些使人大悲大喜的事件,也表现得心如死水,不能唤起情感的共鸣。还可表现为矛盾意向、情感倒错。表情倒错,当提及悲伤的事时哈哈大笑,提及高兴的事时则痛哭流涕,有时对轻微小事则产生暴发性的情感反应。

意志行为障碍:最常见的症状是意志的下降或衰退,表现为主动性差,行为被动退缩,对生活毫无所求,如不主动与人来往,无故旷课或旷工等。严重的患者日常生活都懒于料理,长时间不梳洗,不换衣服,日益孤僻离群,脱离现实。有的患者表现为意向倒错,吃一些不能吃的东西,如肥皂、昆虫、喝痰盂里的水或伤害自己的身体。有的患者可对一事物产生对立的意向,表现为缄默、违拗。有的患者可表现为运动或行为障碍,如刻板动作、模仿动作。此外,患者的自杀行为值得高度注意。据报道,约50%的精神分裂症患者存有自杀观念,15%的患者出现自杀行为。其原因主要是抑郁情绪,幻觉和妄想等精神症状的影响也是其重要原因。

(2)阴性症状:指正常的心理功能缺失所表现的各种障碍。可表现为以下几个方面。①思维贫乏:患者言语减少、谈话内容空洞、应答反应时间延长等。②情感平淡或淡漠:患者对周围事物的情感反应变得迟钝或平淡,表情变化减少,最早涉及的是最细腻的情感,如对朋友、同事的关心、同情,对亲人的体贴。随着疾病发展,患者的情感体验日益贫乏,面部完全没有表情变化,对周围人或自己漠不关心,丧失对周围环境的情感联系。③意志活动减退:可表现在很多方面,如不修边幅,不注意个人卫生,不能坚持正常的工作或学习,精力缺乏,社交活动减少或完全停止,与家人或朋友保持亲密的能力丧失。

（3）认知功能障碍：早在1919年就有学者对精神分裂症患者的认知功能障碍作了描述，但直到近几年人们才开始关注该障碍在康复过程的重要作用。据统计，有85%左右的精神分裂症患者有认知功能障碍的表现。可具体表现为注意警觉障碍、记忆障碍、抽象思维障碍、信息整合障碍、运动协调障碍。

（二）临床类型

精神分裂症根据其临床表现出的主导症状分型。疾病的早期，往往很难明确分型，当疾病发展到一定阶段，其主导症状便逐渐明朗化，更便于分型。精神分裂症的不同亚型，有其特有的发病形式、临床特点、病程经过、治疗反应、预后，对临床有一定的指导意义。临床上常见的类型如下。

1.偏执型

偏执型又称妄想型，精神分裂症最常见的一个类型。发病年龄多在中年（25～35岁），起病缓慢或亚急性起病，其临床表现以相对稳定的妄想为主，关系和被害妄想多见，其次为夸大、自罪、影响、钟情和嫉妒妄想等。妄想可单独存在，也可伴有以幻听为主的幻觉。幻觉妄想症状长期持续。情感障碍表面上可不明显，智力通常不受影响。患者的注意和意志往往增强，尤以被害妄想者为著，警惕、多疑且敏感。在幻觉妄想影响下，患者开始时保持沉默，以冷静眼光观察周围动静，以后疑惑心情逐渐加重，可发生积极的反抗，如反复向有关单位控诉或请求保护，严重时甚至发生伤人或杀人。患者也可能感到已成为"众矢之的"，自己已无力反抗的心境下，不得已采取消极的自伤或自杀行为。因而此型患者容易引起社会治安问题。病程经过缓慢，发病数年后，在相当长时期内工作能力尚能保持，较少出现显著的人格改变和衰退。如能及时治疗多数疗效较好。患者若隐瞒自己表现或者强调理由时，往往不易早期发现，以致诊断困难。

2.紧张型

多在青春期或中年起病，起病较急，病程多呈发作性。以紧张性木僵或紧张性兴奋为主要表现，两种状态并存或单独发生，也可交替出现。典型表现是患者出现紧张综合征。该型近年来在临床上有减少趋势，预后较好。

（1）紧张性木僵：以运动抑制为突出表现。轻者动作缓慢，少语少动，或长时间保持某一姿势不动。重者终日卧床，不动不食，缄默不语，对外界刺激不起反应，唾液、大小便滞留。两眼睁大或紧闭，四肢呈强直状，对被动运动有抵抗，稍轻者可能有蜡样屈曲，不自主服从、模仿动作和言语，重复动作等紧张综合征。意识无障碍，即使是严重的运动抑制，也能感知周围事物，病后均可回忆。一般持续数天至数周。木僵状态可在夜间缓解或转入兴奋。

（2）紧张性兴奋：以运动兴奋为突出表现。行为冲动，言语刻板，联想散漫，情感波动显著。可持续数天至数周，病情可自发缓解，或转入木僵状态。

3.青春型

多在青春期（15～25岁）发病，起病较急，病情进展快，一般2周内达到高峰。症状以精神活动活跃且杂乱多变为主。情感改变为突出表现，情感肤浅、不协调、喜怒无常、变化莫测、表情做作，行为幼稚、奇特、好扮鬼脸，常有冲动行为。可表现出本能活动亢进，尤其是性欲亢进而格外惹人注目，如言语低级下流、当众手淫、裸体等。也可有意向倒错，如吃脏东西、吃痰、吃粪便等。也可出现幻觉、妄想，但多是片段而零乱的，内容荒谬与患者的幼稚行为相一致。因此，临床上这些患者看起来愚蠢和孩子气，常常不合时宜地扮怪相和傻笑，自我专注，幻觉、妄想支离破碎，而不像偏执型患者那样系统。此型病程发展较快,症状显著,内容荒谬,虽可缓解,也易再发,预后欠佳。

4.单纯型

多在青少年期起病,经过缓慢,持续发展。早期多表现类似"神经衰弱"的症状,如主观的疲劳感、失眠、记忆减退、工作效率下降等,但求医心情不迫切,即使求医也容易被疏忽或误诊。疾病初期,常不引起重视,甚至会误认为患者"不求上进""性格不够开朗"或"受到打击后意志消沉"等,直至经过一段时间后病情发展明显才引人注意,往往在病程多年后才就诊。本型症状以精神活动逐渐减退为主要表现。逐渐出现日益加重的孤僻退缩,行为被动,情感淡漠,失去对家人及亲友的亲近感,懒散,甚至连日常生活都懒于自理,丧失兴趣、社交活动贫乏、生活毫无目的,学习或工作效率逐渐下降。一般无幻觉和妄想,虽有也是片段的或一过性的,此型自动缓解者较少,治疗效果和预后差。

5.其他类型

(1)未分化型:此型患者症状符合精神分裂症的诊断标准,但症状复杂,同时存在各型的精神症状,无法归到上述分型中的任一类别,故将其放到"未分化型"中,此型患者在临床并不少见。

(2)残留型:在发展期的急性症状缓解后,尚残留片段、不显著的幻觉和妄想,或有某些轻微症状,但并不严重,仍可进行日常劳动。

(3)衰退型:病期时间已久,思维极度贫乏或破裂,情感淡漠,意志缺乏,行为退缩幼稚,病情固定少波动。

此外,英国学者 Crom 提出了精神分裂症阳性症状和阴性症状两个综合征的概念。阳性症状指精神活动异常或亢进,包括幻觉、妄想、行为冲动紊乱、情感不稳定且与环境不协调等,也称为Ⅰ型精神分裂症;阴性症状指精神功能减弱或缺乏,如思维贫乏、情感淡漠、意志活动减退、社会隔离、反应迟钝等,也称为Ⅱ型精神分裂症。研究发现两者在临床症状、对抗精神病药物的反应、预后、生物学基础上都有不同之处,按此法分型,将生物学和症状学结合在一起,有利于临床治疗药物的选择。

(三)辅助检查

精神分裂症一般没有客观的检查依据(除器质性所致精神障碍外),因此,实验室血常规、大小便常规及生化检查一般无阳性发现。神经系统检查一般正常。精神状况检查可有幻觉、妄想、行为冲动紊乱、思维贫乏、意志活动减退、社会隔离、反应迟钝、情感不稳定,淡漠且与环境不协调等。脑电图、脑涨落图、心理测验可有异常发现。CT 和 MRI 检查发现 $30\%\sim40\%$ 精神分裂症患者有脑室扩大或其他脑结构异常,以前额角扩大最为常见。

(四)诊断要点

精神分裂的诊断在遗传生物学、生物化学等实验室检查尚未发现有特异性变化以前,诊断主要依据全面可靠的病史、临床特点,即建立在临床观察和描述性精神病理学的基础上。目前国内常根据中国精神障碍分类与诊断标准第 3 版(CCMD-3)的标准进行诊断。具体诊断标准如下。

1.症状学标准

至少有以下两项,并非继发于意识障碍、智能障碍、情感高涨或低落,单纯型分裂症另规定。①反复出现的言语性幻听。②明显的思维松弛、思维破裂、言语不连贯,或思维贫乏或思维内容贫乏。③思想被插入、被撤走、被播散、思维中断或强制性思维。④被动、被控制、被洞悉体验。

⑤原发性妄想(包括妄想知觉,妄想心境)或其他荒谬的妄想。⑥思维逻辑倒错、病理性象征性思维或语词新作。⑦情感倒错,或明显的情感淡漠。⑧紧张症综合征、怪异行为或愚蠢行为。⑨明显的意志减退或缺乏。

2.严重程度标准

自知力障碍,并有社会功能严重受损或无法进行有效交谈。

3.病程标准

(1)符合症状学标准和严重程度标准至少已持续1个月,单纯型另有规定。

(2)若同时符合分裂症和情感障碍的症状标准,当情感症状减轻到不能满足情感障碍标准时,分裂症状需继续满足分裂症的症状标准2周以上,方可诊断为分裂症。

4.排除标准

排除器质性精神障碍及精神活性物质和非成瘾物质所致精神障碍。尚未缓解的分裂症患者,若又罹患本项中前述两类疾病,应并列诊断。

(五)治疗要点

精神分裂症的治疗中,抗精神病药物起着重要作用。支持性心理治疗是改善患者的社会生活环境以及为提高患者社会适应能力的康复措施,亦十分重要。一般在急性阶段,以药物治疗为主。慢性阶段,心理社会康复措施对预防复发和提高患者社会适应能力有十分重要的作用。

1.治疗总原则

(1)目前虽无法根治精神分裂症,但治疗能减轻或缓解病症,并减少其他疾病的患病率及死亡率。治疗目标是降低复发的频率、严重性及心理社会性不良后果,并增强发作间歇期的心理社会功能。

(2)识别分裂症的促发或延续因素,提倡早期发现,早期治疗。应用恰当的药物,心理治疗和心理社会康复。后者的目的在于减少应激事件,使患者主动配合治疗。

(3)确定药物及其他治疗,制订全面的全程综合性治疗计划。

(4)努力取得患者及其家属的配合,增强执行治疗计划的依从性。

(5)精神科医师除直接治疗患者,还常作为合作伙伴或指导者,以团队工作方式与其他人员共同根据患者的需要,最大程度地改善社会功能和提高生活质量。

(6)以适合患者及其家属的方式提供健康教育,并应贯穿整个治疗过程。

2.精神分裂症各期治疗原则

(1)前驱期:一旦明确分裂症的前驱症状,应立即治疗。药物可用于前驱期、先兆发作,或急性发病的防治以及改善间歇期症状。

(2)急性期:①尽力减轻和缓解急性症状,重建和恢复患者的社会功能。②尽早使用抗精神病药。如经典抗精神病药,及利培酮、奥氮平应作为一线药。如存在不依从情况,可用肌内注射或静脉给药。③其他药在一种抗精神病药疗效不佳时可并用,如卡马西平、丙戊酸盐、苯二氮䓬类,和改用氯氮平等二线药物。④紧张症、药物治疗无效或有禁忌证时,电休克治疗(ECT)可作为后备手段。

(3)恢复期:①减少对患者的应激,改善症状,降低复发可能性和增强患者适应社区生活的能力。如一种抗精神病药已使病情缓解,应续用相同量6个月,再考虑减量维持治疗。②心理治疗的支持作用。③避免过度逼迫患者完成高水平职业工作或实现社会功能,可增加复发风险。

(4)康复期:①保证患者维持和改善功能水平及生活质量,使前驱期症状或逐渐出现的分裂性症状得到有效控制,继续监测治疗不良反应。②一旦出现早期症状,应及时干预。③抗精神病药:长期的药物治疗计划应针对药物不良反应与复发风险加以权衡。初发患者经1年维持治疗,可尝试停药;多次反复发作者,维持治疗至少5年甚至终身。

3.治疗方法

(1)抗精神病药物治疗:能有效地控制急性和慢性精神症状,提高精神分裂症的临床缓解率;缓解期内坚持维持治疗者多可避免复发;在防止精神衰退治疗中常发挥出积极作用。

(2)电抽搐治疗:对紧张性兴奋和木僵、兴奋躁动、伤人、自伤和消极情绪严重者的疗效显著。症状控制后应配合精神药物治疗。

(3)胰岛素昏迷治疗:对妄想型和青春型精神分裂症疗效较好。由于治疗方法复杂、需要专门设施和受过训练的人员监护、治疗期长等因素的限制,现几乎已被更方便、安全的抗精神病药物取代。

(4)精神治疗:是指广义的精神治疗,纯精神分析治疗不适用于本症。作为一种辅助治疗有利于提高和巩固疗效,适用于妄想型和精神因素明显的恢复期患者,行为治疗有利于慢性期患者的管理与康复。

(5)精神外科治疗:是一种破坏性治疗措施,适应证应从严掌握,仅作为应用其他方法久治无效、危及社会和周围人安全的慢性难治患者最后的治疗手段。

二、护理评估

在对精神分裂症患者进行护理评估时需注意:要关心和了解患者的需求,不必注重精神分裂症的分型,因为分型对护理计划的制订关系不大;要重视患者的家属、同事、朋友提供的资料,因为许多患者对本身所患疾病缺乏自知力,很难正确反映病史;对患者心理状况、社会功能的评估,可通过与患者的直接交谈从语言、表情、行为中获得直接的资料,或可从患者的书信、日记、绘画等作品中了解情况,临床上还常借助于一些评估量表来测定。

(一)健康史

1.个人史

患者是否足月顺产、母孕期及分娩期有无异常、成长及智力情况,有无酗酒史、生活能否自理、大小便情况等。

2.现病史

此次发病的时间、表现、有无诱因、对学习工作的影响程度、就医经过、饮食、睡眠、是否服用安眠剂等。有无自杀、自伤或冲动、外走。

3.既往史

过去是否有过发病、发病的情形、第一次发病的时间和表现、治疗经过、效果如何、是否坚持服药、病后的社会交往能力等。

4.家族史

家族成员中是否有精神疾病患者。

(二)生理功能

(1)患者的生命体征是否正常。

(2)患者的饮食、营养状况,有无营养失调。

(3)患者睡眠情况,有无入睡困难、早醒、多梦等情况。

(4)患者的大小便情况,有无便秘、尿潴留等情况。

(5)患者有无躯体外伤。

(6)患者个人卫生,衣着是否整洁。

(7)患者日常生活是否自理等情况。

(三)心理功能

1.病前个性特点

(1)患者病前性格特点如何,是内向还是外向型。

(2)患者兴趣爱好有哪些,学习、工作、生活能力如何。

2.病前生活事件

患者在近期(6个月内)有无重大生活事件的发生,如至亲的死亡、工作变化、失业、离婚等,患者有什么样的反应程度。

3.应付悲伤/压力

患者是如何应对挫折和压力,具体的应付方式是什么,效果如何。

4.对住院的态度

患者对住院、治疗的合作程度,是否配合治疗和检查,对医护人员的态度怎样。

(四)社会功能

1.社会交往能力

(1)患者病前的社会交往能力如何,是否善于与人交往。

(2)患者病前对于社会活动是否积极、退缩、回避等。

2.人际关系

患者的人际关系如何,有无特别亲密或异常的关系,包括家属、男/女朋友、同事、同学、其他等。

3.支持系统

患者的社会支持系统怎样,患病后单位同事、同学、亲属与患者的关系有无改变,家庭成员对患者的关心程度、照顾的方式,婚姻状况有无改变等。

4.经济状况

患者经济收入、对医疗费用支出的态度等。

(五)精神状况

1.自知力

患者是否承认自己有病,是否有治疗的要求。

2.思维

(1)患者有无思维联想障碍,如思维破裂、思维散漫、思维贫乏。

(2)有无思维逻辑障碍,如词语新作、逻辑倒错。

(3)有无思维内容障碍,如妄想,及其内容、程度、频率、持续时间等。

3.情感情绪

患者的情感反应,有无情感淡漠、情感迟钝、情感反应与周围环境是否相符等。

4.意志行为

(1)患者的意志是否减退,行为是否被动、退缩。

(2)患者的行为与周围环境是否适宜,有无意向倒错。

（3）患者有无违拗、空气枕头等现象。

5.认知

患者有无幻觉、错觉,幻觉的表现形式和内容、程度、频率、持续时间等。

6.人格的完整性

患者有无人格改变、人格衰退、人格解体等表现。

（六）药物不良反应

患者有无锥体外系反应、自主神经系统反应、药物过敏史等。

三、护理诊断

（一）营养失调

营养低于机体需要量,与幻觉、妄想、极度兴奋、躁动,消耗量过大及摄入量不足有关。

（二）睡眠形态紊乱

如入睡困难、早醒、多梦等,与妄想、幻听、兴奋、环境陌生、不适应、睡眠规律紊乱等有关。

（三）躯体移动障碍

与疾病及药物所致不良反应有关。

（四）感知改变

与疾病症状及药物所致不良反应有关。

（五）思维过程改变

与思维内容障碍（妄想）、思维逻辑障碍、思维联想障碍等有关。

（六）自我形象紊乱

与疾病症状有关。

（七）不合作

与幻听、妄想、自知力缺乏、对药物的不良反应产生恐惧、违拗等有关。

（八）角色紊乱

与疾病症状及药物不良反应有关。

（九）生活自理缺陷

与药物不良反应所致运动及行为障碍、精神障碍及精神衰退导致生活懒散有关。

（十）有冲动、暴力行为的危险

对自己或对他人有冲动、暴力行为的危险,与命令性幻听、评论性幻听、被害妄想、嫉妒妄想、被控制妄想、精神运动性兴奋、缺乏自知力等有关。

四、护理问题

（一）语言沟通障碍

与精神障碍及药物不良反应有关。

（二）个人应对无效

与疾病症状及药物不良反应有关。

（三）功能障碍性悲哀

与精神疾病及药物不良反应有关。

(四)自我防护能力改变

与精神疾病及药物不良反应有关。

(五)社交孤立

与精神疾病及认知改变有关。

(六)医护合作问题

与药物不良反应,如急性肌张力障碍、直立性低血压等有关。

五、护理目标

(1)患者能用他人可以理解的语言或非语言方式与人沟通,并表达自己的内心感受。

(2)患者的精神症状逐步得到控制,日常生活不被精神症状所困扰,能最大限度地完成社会功能。

(3)患者在住院期间不发生冲动伤人、毁物的现象,能控制攻击行为。

(4)患者能学会控制自己情绪的方法,能用恰当的方法发泄自己的愤怒,适当表达自己的需要及欲望。

(5)患者按时按要求进食,患者体重不得低于标准体重的10%。

(6)患者能说出应对失眠的几种方法,患者睡眠得到改善,能按时入睡,时间保持在每天7~8小时。

(7)患者身体清洁无异味,患者在一定程度上生活自理。

(8)患者愿意配合治疗和护理,主动服药。患者能描述不配合治疗的不良后果。

(9)患者及其家属对疾病的知识有所了解。

六、护理措施

在护理措施的实施过程中,建立良好的护患关系,是极为重要且不容易实施的措施。因为多数患者对疾病没有自知力,不认为自己有病,因而拒绝治疗。甚至某些患者将医护人员涉入其精神症状之中,如被害妄想患者,可能认为医护人员也与他人串通加害他(她),因而对医护人员采取敌视态度甚至伤害医护人员。所以,护理人员应掌握与不同患者接触的技巧,与患者建立良好的护患关系。

(一)生活护理

患者受妄想幻觉内容的支配,拒绝进食;木僵、精神衰退的患者自理缺陷,导致生活不能料理,营养失调;睡眠障碍是各型分裂症各阶段的常见症状;抗精神病药物的不良反应也可导致患者生活料理困难等,因此做好分裂症患者的生活护理是非常必要的。

1.保证营养供给

精神分裂症患者因进食自理缺陷,往往有营养失调。所以保证患者正常进食,以纠正或防止营养失调,是护理工作面临的常见问题。护理人员应首先了解患者不进食的原因,针对不同原因采取不同的方法,保证患者正常进食。①如被害妄想患者害怕食物中有毒而不敢进食,幻听的患者受命令性幻听的支配不愿进食,护理人员应耐心说服解释,可让患者自己到配餐间参与备餐或现场示范食物无毒后督促其进餐,或鼓励与其他病友集体进餐。②坚持不进食者应给予鼻饲或输液。③如是兴奋、行为紊乱不知进食的患者,宜单独进食或喂食,以免干扰其他患者进餐。④对木僵患者及服用抗精神病药出现锥体外系反应者,宜准备半流质或容易消化的食物,由护理人员协助患者进食,并密切观察,以防止因吞咽困难导致噎食。⑤注意评估患者进餐后的情况,有无腹胀等,记录进食量,每周称体重一次。

2.保证充足的睡眠

睡眠障碍是精神分裂症患者初发、复发早期最常见的症状之一,应持续评估患者睡眠情况,如入睡时间、睡眠质量、觉醒时间、醒后能否继续入睡等,了解患者睡眠紊乱的原因。①提供良好的睡眠条件,保持环境安静,温度适宜,避免强光刺激。②对于新入院患者因环境陌生而入睡困难,护理人员应在病房多陪伴患者,直至入睡。③防止睡眠规律倒置,鼓励患者白天尽量多参加集体活动,保证夜间睡眠质量。④指导患者使用一些促进睡眠的方法,如深呼吸、放松术等。⑤对严重的睡眠障碍的患者,经诱导无效,可遵医嘱运用镇静催眠药物辅助睡眠,用药后注意患者睡眠的改善情况,作好记录与交班。

3.卫生护理

对生活懒散、木僵等生活不能或不完全自理的患者,应做好卫生护理、生活料理或督促其自理。①对木僵患者应做好口腔护理,皮肤护理,女患者经期的护理,二便护理。②保持呼吸道通畅,头偏向一侧。③对生活懒散者应教会患者日常生活的技巧,训练其生活自理能力,如穿衣、叠被、洗脸、刷牙等,训练应循序渐进,不能操之过急,对患者的点滴进步应及时表扬鼓励。

4.躯体状况观察

精神分裂症患者一般很少注意身体方面的疾病,即使有病也不求医,所以护理人员应该经常注意患者的身体状况,及时给予帮助。对抗精神病药物治疗所产生的不良反应,护理人员宜针对服药的反应予以记录,预防可能出现藏药、拒绝服药的情况发生。服药初期应特别注意是否有药物过敏或嗜睡反应,同时还应预防直立性低血压,告诉患者(或家属)改变体位宜缓慢。

(二)心理护理

1.与患者建立良好的护患关系

精神分裂症患者意识清晰,智能良好,无自知力,不安心住院,对医护人员有抵触情绪。护理人员只有与患者建立良好的护患关系,取得患者信任,才能深入了解病情,顺利完成观察和护理工作。护士应主动接触、关心、尊重、接纳患者,温和、冷静、坦诚的对待患者,适当满足其合理要求。

2.正确运用沟通技巧

(1)护理人员应耐心倾听患者的述说,鼓励患者说出对疾病和有关症状的认识及感受,鼓励其用语言表达内心感受而非冲动行为,并作出行为约定,承诺今后用其他方式表达愤怒和激动情绪。

(2)倾听时应对每一诉说作适当限制,不要与患者争论有关妄想的内容,而是适当提出自己的不同感受,仅在适当时机(如幻觉减少或妄想动摇时),才对其病态体验提出合理解释,并随时注意其反应。

(3)与患者交谈时,态度亲切温和,语言具体、简单、明确,对思维贫乏的患者,护士则不要提出过多要求,给患者足够的时间回答问题,不训斥、责备、讽刺患者。

(4)避免一再追问妄想内容的细节,以免强化其病理联想,使症状更加顽固。

(三)社会功能方面的护理

患者由于意志减退、情感淡漠,多有社会功能缺损或衰退,包括角色紊乱,个人生活自理能力下降或丧失,生活懒散,人际交往能力受损,孤僻、退缩,处于社会隔离状态等。对此,应鼓励患者参加集体活动,减轻不良刺激因素对患者的影响。安排合理工娱活动,转移其注意力,缓解其恶劣情绪。当患者情绪稳定后,可与患者共同制定生活技能训练和社交技巧训练计划,鼓励患者自理。对于极度懒散的患者,还可进行行为治疗,通过社会技能训练、工作康复、娱乐活动等手段,培养良好的生活习惯,促进生活、劳动技能的恢复,延缓精神衰退的进展。

(四)特殊护理

1.提供良好病房环境、合理安置患者

(1)严格执行病区安全管理与检查制度,注意门窗,钥匙的安全管理。

(2)将易激惹与兴奋躁动的患者分开居住与活动。

(3)将妄想明显、症状活跃、情绪不稳等患者与木僵、痴呆等行为迟缓的患者分开安置。

(4)有自杀、自伤行为的患者应避免单独居住,或安置在重症病房,由专人看护,一旦有意外发生,应及时处理。

2.加强巡视、了解病情

(1)及时发现自杀、自伤、冲动,或出走行为的先兆。

(2)掌握住院患者自杀、自伤、不合作、冲动、出走行为等发生的规律。

(3)对有明显危险的患者应严加防范,其活动应控制在工作人员视线范围内,并认真交接。

3.冲动行为的处理

(1)预防患者冲动行为的发生是非常重要的。做好病房的安全管理工作,提供安静、舒适的环境,患者应在护士的视线下活动。

(2)对不合作或冲动等过激言行不进行辩论,但不轻易迁就。

(3)在日常沟通、治疗护理等需与患者发生躯体接触时应谨慎,必要时应有他人陪同。

(4)患者一旦出现冲动行为,护士应保持冷静、沉着、敏捷,必要时让患者信任的护士予以口头限制,并配合药物控制。

(5)如有暴力行为,可酌情隔离或保护约束患者,约束时要向患者说明,并注意约束部位的血液循环,保证患者基本的生理需要,执行保护约束护理常规。

(6)病情缓解后及时解除隔离或约束,讲解冲动的危害性和进行隔离或约束的必要性。

(7)对患者做好冲动后心理疏导,让患者讲述冲动原因和经过,和患者共同评价冲动前后的感觉,让患者说出自己的感受,给予理解和帮助支持,以便进一步制订防范措施。

(8)同时注意妥善处理遭受冲动损害者。

4.自杀自伤或受伤的处理

(1)患者因幻觉妄想、冲动或怪异行为等,易导致自杀自伤或与他人的冲突,应注意保护患者的人身安全。

(2)有严重自杀、自伤倾向的患者应禁止其单独活动与外出、在危险场所逗留,外出时应严格执行陪伴制度,必要时设专人护理。

(3)一旦患者发生自杀、自伤或受伤等意外,应立即隔离患者,与医师合作实施有效抢救措施。

(4)对自杀、自伤后的患者,要做好自杀、自伤后心理护理,了解其心理变化,以便进一步制订针对性防范措施。

5.出走的护理

对有出走危险的患者,入院时就应注意热情接待,做好入院介绍。患者发生出走时,立即报告,组织力量及时寻找并通知家属。对出走回归的患者,要做好回归后心理护理,并了解外走经过,以便进一步制定防范措施,并严禁单独外出。

6.妄想与幻觉的护理

妄想与幻觉是精神分裂症的常见症状,可同时出现,也可单独出现。患者对妄想和幻觉的内容坚信不疑,并可支配患者的思维、情感、行为,特别是"命令性幻听",患者认为这些命令无法抗拒而必须执行,因而产生出走及危害社会、伤害自己和他人的行为,给患者的安全和病区的管理带来很大的困难。护理人员必须根据妄想和幻觉的内容特点及疾病的不同阶段进行护理。

妄想是精神分裂症患者最常见的思维障碍。在妄想内容的影响下,患者出现自杀、伤人、毁物、拒食、拒药等情况,需根据妄想的内容,有针对性地护理。①有被害妄想者,护士应耐心劝导,外出有人陪伴,如拒食可采用集体进餐,如对同病房患者有被害嫌疑时,及时将患者安置在不同病房,如护士也被牵连进其妄想内容,护士不要过多解释,注意安全,必要时进行调整。②有关系妄想者,护士在接触时,语言应谨慎,避免在患者看不到却听得到的地方低声轻语、发出笑声或谈论其病情症状,以免加重病情。③疑病妄想的患者认为自己患了不治之症,并有许多身体不适的主诉,护理人员要耐心解释,必要时配合医师给予暗示治疗。④自罪妄想的患者,认为自己罪大恶极,死有余辜,情绪低落,以致拒绝进食,坐以待毙,或捡拾饭菜,或无休止地劳动以求赎罪。护理人员应根据这些特点进行护理,可劝喂进食或将饭菜搅拌在一起,使患者误认为是剩饭剩菜,收到诱导进食的效果。对无休止地劳动的患者应限制其劳动强度和时间,督促其休息,避免过度劳累。注意规范患者的行为,对患者的怪异言行不辩论、不训斥,但也不轻易迁就。

对有幻觉的患者,首先要注意观察其表情、言语、情绪和行为的表现;掌握患者幻觉出现的次数、规律性、内容和时间。根据患者对幻觉所持的态度合理安置病室。①对幻觉出现频繁,并受幻觉支配而产生冲动、伤人、毁物、自伤者,应安置在重症监护室,由专门护士护理,以密切观察病情变化,防止意外发生。②对幻觉出现频繁影响日常生活的患者,应给予帮助,保证其基本需求。如果患者愿意诉说幻觉的内容,护理人员应认真倾听,给予同情和安慰,使患者感受到理解、关心和信任。③对因幻觉造成焦虑不安的患者,应主动询问,提供帮助;根据幻觉的内容,改变环境,设法诱导,缓解症状。④对因幻嗅、幻味而拒食的患者,应耐心解释,并可采取集体进餐的方法,以缓解疑虑。⑤有幻触、幻嗅的患者可嗅到病室有异常气味,床铺、身上穿的衣服有虫子爬的感觉,可及时为其改善居住条件,更换衣服、被褥。⑥幻觉有时在安静状态或睡眠前出现,可根据患者的特长组织参加工娱治疗活动,以分散患者的注意力;为患者创造良好的睡眠环境,缩短其入睡过程,保证足够的睡眠时间。

当患者对妄想、幻觉的信念开始动摇时,要抓紧时间和患者谈话,分析病情,引导患者进一步认识病态表现,促进自知力的恢复。

7.不合作患者的护理

(1)护士主动关心、体贴、照顾患者,使患者感到自己是被重视、接纳的。

(2)护士选择适当的时机向患者宣传有关知识,帮助患者了解自己的疾病,向患者说明不配合治疗会带来的严重后果。

(3)护士严格执行操作规程,发药速度宜慢,注意力高度集中,发药到手,看服到口,服后检查口腔、舌下、颊部及水杯,确保药物到胃,但要注意采取适当的方式,要尊重患者的人格。

(4)饮水杯采用白色透明塑料杯,服药用白开水,这样便于观察。

(5)一旦发现藏药患者要书面、口头交班,让全体护理人员在发药时重点观察这些患者。

（6）对一贯假服药者，每次服药时提前或最后单独进行，便于仔细检查，同时可避免其他患者学习其假服药方式。

（7）还要防止个别患者跑到洗手间用特殊催吐法将尚未溶解的药丸吐出，可观察患者10～20分钟。

（8）对拒绝服药的患者，应耐心劝导，必要时采取注射或使用长效制剂。

（9）对药物反应明显的患者要及时给予处置，以消除患者不适，提高其对药物的依从性。

（10）鼓励患者表达接受治疗时的感受和想法。

8.对意志减退、退缩淡漠的患者

（1）教会患者日常生活的基本技巧，开展针对性行为治疗。

（2）对受到挑衅或攻击时不能采取有效措施保护自己的患者，应加以保护。

（3）帮助制定和实施自理生活能力的训练计划，循序渐进，鼓励其参与工娱治疗和体育锻炼。

9.对情感障碍的患者

情感淡漠是患者的主要情感特点。所以护理人员很难接近患者，与患者有情感上的沟通。因此，护理人员必须坚持以真诚、友善的态度接纳患者，让患者感到他所处的环境是安全的和值得信赖的。护理人员可用语言的或非语言的方式来表达对患者的关注，如鼓励患者说出心里的感受，或是利用治疗性触摸，甚至静坐在患者身旁陪伴他。上述方法都有利于帮助患者走出自己的情感困境，改善情感障碍。

10.对木僵患者

生活护理：维持水、电解质、能量代谢平衡，必要时给予鼻饲；预防并发症的护理，如保持呼吸道通畅，做好口腔护理，取头偏向一侧卧位，做好二便护理，预防压疮；必要时遵医嘱配合医师做ECT，注意观察治疗作用与不良反应。

11.用药护理

遵医嘱给各种药物，严格执行"三查八对"用药治疗制度，密切观察患者用药后的治疗效果和不良反应，一旦出现异常情况与医师联系并果断处理。

七、护理评价

（1）患者的精神症状缓解的情况，是否出现伤人、自伤、毁物等行为。

（2）患者的自知力恢复情况如何。

（3）患者有无意外事件和并发症的发生。

（4）患者最基本的生理需要是否得到满足。

（5）患者是否配合治疗护理，并参加工娱活动。

（6）患者的生活技能，语言沟通及其他社会交往技能的恢复情况。

（7）患者的个人应对能力与自我防护能力是否获得改善。

（8）患者对疾病的看法和对治疗的态度是否改变。

（9）患者及其家属对疾病的知识是否有所了解。

八、健康指导

精神分裂症是一种迁延性、预后大多不良的精神疾病，且有反复发作的倾向，复发次数越多，其功能损害和人格改变愈严重，最终导致精神衰退和人格瓦解，对患者、家庭和社会造成很大损失。精神分裂症患者在接受治疗中,待症状基本消失后,仍需较长时间的药物维持治疗和接受心理方面的治疗和训练。有效地控制症状复发,使其社会功能和行为得到最大限度的调整和恢复,是分裂症患者系统治疗的一个重要步骤。但患者及家属对维持治疗的依从性较差,可能是不了解疾病的特点,不能耐受药物的不良反应,也可能是对疾病的治疗失去信心等原因,最终导致疾病加重。因此,对恢复期患者及其家属做好疾病知识的宣传和教育,是精神科护士的重要工作之一。

(1)教会患者和家属有关分裂症的基本知识,让患者和家属知道精神分裂症是容易复发的精神疾病,使其认识到疾病复发的危害,认识药物维持治疗、心理治疗对预防疾病复发及防止疾病恶化的重要性。

(2)让患者及家属知道有关精神药物的知识,对药物的作用、不良反应有所了解,告诉患者服用药物应维持的年限及服用中的注意事项。教育患者按时复诊,在医师指导下服药,不擅自增药、减药或停药。使患者及家属能识别药物不良反应的表现,并能采取适当的应急措施。

(3)教育患者及家属能识别疾病复发的早期征兆,如睡眠障碍、情绪不稳、生活不自理、懒散、不能正常完成社会功能等现象,应及时到医院就诊。

(4)教育患者正确对待和处理生活中发生的各种事件,适应并正确处理与已有关的社会矛盾,保持与亲朋好友的交往,引导患者扩大接触面,克服自卑心理,树立坚强的意志;努力克服性格中的缺陷,与外界保持良好的人际关系。

(5)教育患者保持良好生活习惯,患者应保持有规律的生活制度,即充足的睡眠、适度的娱乐、合理用脑及适当的体力劳动。

(6)教会患者和家属应对各种危机(如自杀、自伤、冲动)的方法,争取病友、家庭和社会支持。

(李　剑)

第四节　网络成瘾症

一、疾病概述

网络成瘾症是由于反复使用网络,不断刺激中枢神经系统,引起神经内分泌紊乱,以精神症状、躯体症状、心理障碍为主要临床表现,从而导致社会功能活动受损的综合征,并产生耐受性和戒断反应。多发于青少年。男性多于女性,多发生在初次上网的1年以内,以聊天和网络游戏为主。网络成瘾对个体、家庭和社会产生一定负面影响。

(一)危害

1.生理方面的危害

(1)电磁辐射的危害:世界卫生组织通过大量的实证研究表明,电磁辐射有可能诱导细胞产生变异。生物体是细胞构成的,其遗传物质是DNA。母细胞复制子细胞就是DNA的复制传递及表达过程。因而细胞变异会导致神经系统、内分泌系统、免疫系统的失调及各功能器官的损害。

(2)对视力的危害:医学研究证实眼睛长时间的注视电脑屏幕,视网膜上的感光物质视红质消耗过多,若未能补充其合成物质维生素A和相关蛋白质,会导致视力下降、近视、眼睛疼痛、畏光、暗适应能力降低等眼疾,过度疲劳还会引起房水运行受阻,导致青光眼。干眼症甚至失明等。

（3）对神经内分泌系统的损害：神经系统是人类思维、认知交流、情感传递的主要通道。网络成瘾不仅会对神经系统产生不良的刺激，而且会引起神经系统功能的异化。由于上网时间过长，会使大脑神经中枢持续处于高度兴奋状态，引起肾上腺素水平异常增高，交感神经过度兴奋，血压升高，体内神经递质分泌紊乱。这些改变可以引起一系列复杂的生理生化的变化，尤其是自主神经功能紊乱（如紧张、神经衰弱），体内激素水平失衡，机体免疫功能降低，可能导致个体生长发育迟缓，还可能引发心血管疾病、胃肠神经性疾病、紧张性头痛、焦虑症、抑郁症等，甚至可导致猝死。

（4）对身体功能的损害：长时间的上网，而缺乏必要的锻炼会使人们进入一个亚健康状态。①电脑操作时所累及的主要部位是腰、颈、肩、肘、腕等，长时间的操作电脑而缺乏锻炼，容易导致脊椎增生，出现脊椎畸形、颈椎病、腰椎间盘突出、腕关节综合征、关节无菌性炎症等慢性病。②长时间的使用网络会引发依赖骨骼肌收缩，回流的下肢静脉的压力增高，而长时间的静脉管腔扩张会引起静脉瓣功能性关闭不全，最终发展为器质性功能不全。③由于操作电脑时总是保持相对固定的身体姿势和重复、机械的运动，强迫体位的比重越来越大，极易突发肌肉和骨骼系统的疾病，出现重力性脂肪分布异常，产生肥胖症。有些甚至出现视屏晕厥现象，伴有恶心、呕吐、大脑兴奋过度，严重者还会造成睡眠节律紊乱。④电脑发出的气体可以危害人体的呼吸系统，导致肺部疾病的发生。

2.心理方面的危害

（1）认知发展受阻：青春期时逻辑能力、空间能力及发散性创造思维能力高度发展的关键时期，青少年本来应该有着活跃的思维和丰富的想象力，但是过度使用网络却让他们失去了平衡和多元化发展思维的关键时期。由于网络活动信息交流途径的单一，认知方式的刻板导致神经系统突触链接的次数减少或停止，产生神经回路失用现象，这将直接影响青少年认知思维的全面发展，更甚者会产生信息焦虑综合征和物理时间知觉错乱。

（2）反应功能失调：网络成瘾的患者整天把自己的思想情感沉浸于媒介内容之中，视野狭窄，对未来漠不关心，极端自我内化。久而久之，会造成抑郁焦虑的心理，甚至发展成抑郁等各类神经症。使得情感反应功能发生严重倒错，甚至出现"零度情感"现象。

（3）人格异化：患者长期生活在这种虚拟的环境中，必然使现实生活中形成的人格特质发生变化。他们会按照网络虚拟行为模式去组织生活方式，规范行为，最终导致心理层面的模式化和网络人格的变异，如分裂型、癔症型、强迫型、自恋型、偏执型、依赖型、反社会型、表演型等人格。

此外网络成瘾会导致患者学业荒废、工作无序、人际关系淡漠产生亲子冲突、情绪低落、思维迟缓、甚至产生自残和攻击的意念和行为，使人的社会性功能受到严重的损害。

3.公共社会方面的危害

（1）网络成瘾引发信任危机：网络空间是一个虚拟的数字社会，它很难形成像现实世界那样的社会规范，有很多行为也难以受到法律的明确约束。他们都以化名的形式上网，放纵自己的言行，忘却自己的社会责任，有的甚至任意说谎，伤害他人，从而丧失了道德感和责任感。久而久之，会使他们在现实生活中缺失真诚性而造成现实社会人际交往的混乱。

（2）网络成瘾引发网络犯罪：网络交往具有弱社会性和弱规范性的特征，他们自由自在、无所不为的网上行为特征使网络安全与犯罪问题凸显。

（3）网络成瘾引发道德沦丧：如因"网恋"而引发的婚外情，导致的家庭破裂和重组，有些网恋的双方在网上互相调情，后来证实是父女或是母子等。

（4）网络成瘾引发暴力犯罪：大多数网络成瘾的青少年没有经济来源，但因迷恋网络，又无法支付上网的费用,为弄钱上网而走上犯罪的道路。有关专家指出,目前网络成瘾症正在成为诱发青少年犯罪的重要因素。

据此,网络成瘾,或者网络病态,已成为一个世界性的社会问题,成千上万的人因此不能有正常的生活,成千上万的家庭也因此不能有正常的功能。所以,救治网络成瘾患者不仅是在拯救个人,也是在拯救社会。

(二)临床类型

网络成瘾症的类型可分为网络游戏成瘾;网络关系成瘾;网络色情成瘾;网络信息成瘾;网络交易成瘾等。其临床表现形式也多种多样,初期患者只是表现为对网络的精神依赖,之后就很容易发展成为躯体依赖。羞耻和隐瞒、回避是网瘾的根本特征。主要表现如下。

(1)患者随着反复使用网络,感觉阈限增高,对原有的上网行为不敏感,为了获得满足不断增加上网的时间和投入程度,即表现为耐受性增强。

(2)上网占据了患者整个思想与行为,表现为强烈的心理渴求与依赖。

(3)患者一旦停止或减少上网就会产生消极的情绪,表现出坐立不安、情绪波动、失眠、焦虑、双手颤抖、烦躁、食欲下降、注意力不集中、神情呆滞等症状,体现了戒断反应。

(4)对他人隐瞒迷恋网络的程度或因使用网络而放弃其他活动和爱好。

(5)在生理症状上,由于患者上网时间过长,会使大脑神经中枢持续处于高度兴奋状态,引起肾上腺素水平异常增高,交感神经过度兴奋,血压升高,体内神经递质分紊乱。

(6)精神症状与心理障碍认知的改变,思维迟缓,注意力不集中,自知力不完整。情感反应及行为活动的异常;包括淡漠僵化和情绪极不稳定,表现冲动、毁物等行为,甚至萌生自杀或攻击性意念和行为。

(7)社会功能的缺失孤僻、不合群、胆小沉默、不爱交往,社会活动兴趣减弱、进取心缺乏、意志薄弱等,甚至引发亲子冲突、人际交往受阻等。

以上症状并不单一存在,病情严重者可以继发或伴有焦虑、抑郁、强迫、恐惧、人格改变及精神分裂症样的症状。

(三)辅助检查

首先完善其他病因的检查,然后进一步完善实验室及其他检查实验室检查,对网络成瘾症并发症的诊断有着重要意义,根据疾病诊断的需要,进行必要的检查,如血、尿、大便、脑脊液等的检查,心电图、脑电图、超声波、核素及放射影像学检查等,心理测验和诊断量表也有一定的帮助。

(四)诊断要点

如果根据患者病史提示诊断该疾病并不困难,但是也需要排除其他疾病所致相同症状。

1.诊断标准

目前国际上没有明确统一的诊断标准,但是每个国家诊断的核心依据大致相同,国内较为认可的是师建国提出的网络成瘾诊断标准如下。

(1)自己诉说具有难以控制的强烈上网欲望,虽然努力自控,但还是欲罢不能。

(2)戒断症状,如果有一段时间减少或停止上网后就会明显地焦躁不安。

(3)每周上网5天以上,每次4小时以上。

(4)专注于思考或想象上网行为或有关情景。

(5)由于上网社会功能明显受损。

(6)上网的时间越来越长。

（7）企图缩短上网时间的努力总以失败告终。如果在过去 12 个月内表现出以上 3 条相符就可以确诊为网络成瘾。

2.中国网瘾评测标准

（1）前提条件：上网给青少年的学习、工作或现实中的人际交往带来不良影响。

（2）补充选项：总是想着去上网；每当网络的线路被掐断或由于其他原因不能上网时会感到烦躁不安、情绪低落或无所适从；觉得在网上比在现实生活中更快乐或更能实现自我。

在满足前提条件的基础上必须至少满足补充选项中的任意一个，才能判定该网民属于网瘾，这是目前国内常用的网瘾测评标准。

3.网瘾临床病症分级

（1）偶尔上网，对正常生活与学习基本没有什么负面影响。

（2）时间比第一项稍长，但基本上自己可以控制。

（3）自己有些控制不住，但在家长的提醒下可得以控制，对学习已经产生一定影响。

（4）开始对家长的限制有反感，逐步对学习失去兴趣。

（5）有时瞒着家属上网，并且用说谎的方式为自己掩饰，开始厌学。

（6）已产生对网络的依赖，一天不上网就不舒服。

（7）与父母有公开的冲突，亲子关系紧张，上网成了生活的主要目的。

（8）对父母的强烈厌倦，经常逃学，连续上网，通宵不归。并有其他很不理智的行为：如开始在家有暴力行为，敲打或毁坏东西等。

（9）不顾一切也要上网，若父母干涉，非打即骂，不但毫无亲情，甚至伤害亲人、逼父母分居或离婚。

（10）为了上网不惜走上犯罪的道路。

4.网瘾诊断量表

目前网络瘾的诊断也可以通过量表进行测量，常用的量表有：网络成瘾倾向的检测量表、网络瘾的诊断量表、网络瘾严重程度的测定量表（表 11-1～表 11-3）。

表 11-1　网络成瘾倾向的检测量表

（1）如果你不上网冲浪你是否会感到烦躁不安	是	否
（2）你是否原来只打算上网 15 分钟，但最终竟然超过了 2 个小时	是	否
（3）你每月的电话账单是否越来越长	是	否

注：如果以上回答均为是，则肯定有网络成瘾倾向。

表 11-2　网络瘾的诊断量表

（1）是否觉得上网已占据了你的身心
（2）是否觉得只有不断增加上网的时间才能感到满足，从而使得上网的时间经常比预定的时间长
（3）是否无法控制自己使用因特网的冲动
（4）是否因在线线路被掐断或由于其他原因不能上网时感到焦躁不安或情绪低落
（5）是否将上网作为解脱痛苦的唯一方法
（6）是否对家人或亲人隐瞒迷恋因特网的程度
（7）是否因迷恋因特网而面临失学、失业或失去家庭的危险
（8）是否在支付高额上网费用时有所后悔，但第二天却依然忍不住还要上网

注：如果有其中 4 项以上的表现肯定，且持续时间达 1 年以上，即为网瘾。

表 11-3　网络严重程度的测定量表

仔细阅读每道题,然后划出适合你的分数:1.几乎不会;2.偶尔会;3.有时候;4.大多数时间;5.总是

(1)你会发现上网时间常常超过原先计划的时间吗	1	2	3	4	5
(2)你会不顾家事而将时间都用来上网吗	1	2	3	4	5
(3)你会觉得上网时的兴奋感更胜于伴侣之间的亲密感吗	1	2	3	4	5
(4)你常会在网上结交新朋友吗	1	2	3	4	5
(5)你会因为上网费时间而受到他人的抱怨吗	1	2	3	4	5
(6)你会因为上网费时间而产生学习和工作的困扰吗	1	2	3	4	5
(7)你会不由自主地检查电子信箱吗	1	2	3	4	5
(8)你会因为上网而使得工作表现或成绩不理想吗	1	2	3	4	5
(9)当有人问你在网上做什么的时候,你会有所防卫和隐藏吗	1	2	3	4	5
(10)你会因为现实生活纷扰不安而在上网后得到欣慰吗	1	2	3	4	5
(11)再次上网前,你会迫不及待地想提前上网吗	1	2	3	4	5
(12)你会觉得"少了网络,人生是黑白的吗"	1	2	3	4	5
(13)当有人在你上网时打扰你,你会叫骂或是感觉受到妨碍吗	1	2	3	4	5
(14)你会因为上网而牺牲晚上的睡眠时间吗	1	2	3	4	5
(15)你会在离线时间对网络念念不忘或是一上网便充满"退思"吗	1	2	3	4	5
(16)你上网时会常常说"再过几分钟就好了"这句话吗	1	2	3	4	5
(17)你尝试过缩减上网时间却无法办到的体验吗	1	2	3	4	5
(18)你会试着隐瞒自己的上网时间吗	1	2	3	4	5
(19)你会选择把时间花在网络上而不想与他人出去走走吗	1	2	3	4	5
(20)你会因为没上网而心情郁闷、易怒、情绪不稳定,但一上网就百病全消吗	1	2	3	4	5

评分标准:各题分数相加,得总分。得分 20～49 分:你是正常上网行为,虽然有时候你会多花了时间上网消遣,但仍有自我控制能力;得分 50～79 分:你正面临着来自网络的问题,虽然并未达到积重难返的地步,但是你还是应该正视网络带给你人生的全面冲击;得分80～100分:你的网络生涯已经到了引起严重生活问题的程度了,你恐怕需要很坚强的意志力,甚至需要求助于心理医师才能恢复正常了。

本病主要通过鉴别致瘾原来与其他成瘾行为进行鉴别。

(五)治疗要点

网络成瘾症的治疗是需要多种治疗相结合的系统治疗,包括药物治疗,饮食治疗,物理治疗,心理治疗等。

1.药物治疗

在临床实践中,发现相当一部分网络成瘾的患者会伴有体内微量元素含量的异常及精神症状,如抑躁状态、焦虑症状、强迫症状、睡眠障碍等生理、心理问题。故患者可通过有效的药物使用来纠正患者神经内分泌紊乱和排除体内重金属物质的蓄积,改善所伴有的精神症状,中医补气、补血,调整体内的阴阳失衡,也可使患者恢复正常的身体状况。

2.饮食治疗

经过对人类的大脑的深入研究,人的精神行为除了与遗传因素和环境因素有关外,饮食结构对精神行为亦有一定的影响。如:体内维生素 C 缺乏可引起抑郁症、孤僻、性格改变等精神障

碍。因此针对网络成瘾患者调配适合他们营养状态的饮食,如牛奶、动物肝脏、玉米、绿叶蔬菜、鱼类、水果等。如香蕉可以更好地补充因上网带来的营养物质的缺乏及造成的精神行为的改变。此外多饮绿茶可以抵抗电脑的射线。

3.物理治疗

利用物理治疗仪参照中医穴位针灸刺激治疗,以及运用中医理论给予经络针灸给氧疗法。提高血氧含量,调节大脑供血等来缓解患者的自主神经功能紊乱症状。

4.心理治疗

心理治疗在网络成瘾症患者的治疗中很重要,但大多数患者是在家长的要求下,被迫接受治疗的。其对心理治疗的接受、顺从或抵触程度也各有不相同,缺乏治疗的积极动机,对治疗的过程和目标也缺乏认识;对言语性的治疗不感兴趣,部分存在的或完全不存在的自知力等是他们所共有的特性。因此,他们需要专业的心理治疗师根据他们各自不同的情况给予制定各自不同的治疗方案,并给予足够的耐心去解决他们各自的问题。

5.其他治疗

(1)家庭治疗:孩子戒除网瘾,父母也得改错。必须打破原来一味地打骂埋怨或者放纵溺爱,应该学会转移孩子的兴趣。

(2)内观疗法:是日本吉本伊信先生于 1937 年提出的一种源于东方文化的独特心理疗法。内观疗法的三个主题是:"他人为我所做的""我给他人的回报"和"我给他人带来的麻烦"。内观者围绕这三个主题,把自己的一生分成若干年龄段进行回顾,对自己人生中的基本人际关系进行验证,从而彻底洞察自己的人际关系,改变自我中心意识。这种治疗方法有一定的效果。

(3)此外,临床心理学家奥尔扎克认为:网瘾治疗方案与治疗赌博和酗酒的方法类似,但是网络瘾患者面临着一大挑战,就是电脑已经成为日常生活的一部分,诱惑依然存在。他们必须学会有节制地使用电脑,就像饮食失调症患者必须学会为了生存而进食一样。

二、护理评估

进行生理、心理和社会状态评估的主要方法是客观检查、心理测评、访谈及心理和行为观察。

(一)生理方面

(1)患者的营养发育是否正常,有无躯体疾病,以及健康史。

(2)患者的生活习惯,有无特殊嗜好,生活自理能力,个人卫生等。

(3)患者的生理功能方面,睡眠情况,二便情况等。

(4)患者的自主神经功能状态。

(二)心理方面

(1)患者对住院的态度及合作程度。

(2)患者以前的应激水平,正常的应激能力的高低。

(3)患者对疾病的理解程度。

(4)患者的精神状态焦虑、抑郁、认知状态、情感反应等。

(5)患者对网络的认识程度。

（三）社会功能方面

（1）患者的一般社会情况与同伴、家人的关系及社会适应能力。

（2）患者文化程度的高低、家属的文化程度，以及对患者的关心程度、教育方式等。

（3）患者网络成瘾后主要的心理社会问题。

三、护理诊断

（一）幻觉妄想、焦虑抑郁、自卑

与网络依赖引起的认知改变、情感反应变化有关。

（二）潜在或现存的冲动行为

与网络依赖引起的认知改变、焦虑等情感反应有关。

（三）自知力不全或缺乏

与网络依赖引起的认知改变有关。

（四）潜在或现存的自伤自杀行为

与网络依赖引起羞耻和隐瞒、回避症状等有关。

（五）社会功能障碍

与网络依赖引起认知改变、情感反应变化、自知力不全或缺乏有关。

（六）有外走的危险

与网络依赖引起认知改变、情感反应变化有关。

（七）不合作

与网络依赖引起认知改变、自知力不全或缺乏有关。

（八）应激能力减退

与网络依赖引起的认知改变、焦虑等情感反应有关。

（九）网络依赖

与反复使用网络，所产生的精神依赖与躯体依赖有关。

四、护理问题

（1）患者潜在或现存的营养不足，少食、偏食。

（2）睡眠障碍，失眠。

（3）生活自理能力下降或丧失。

（4）知识缺乏。

五、护理目标

（1）患者能够摄入足够的营养，保证水、电解质的平衡。

（2）患者的睡眠状况改善。

（3）患者没有受伤，并能述说如何预防受伤。

（4）患者未因感知、思维过程改变出现意外，并能正确应对。

（5）患者能对疾病有恰当的认识和评价，适应环境的改变，焦虑和恐惧情绪减轻。

（6）患者生活应激能力逐步提高。

（7）患者维护健康的能力和信心得到提高。

（8）患者对网络的依赖程度下降。

六、护理措施

（一）生活安全护理

（1）提供良好的病房环境,安全、安静、卫生。

（2）做好日常生活护理,注意态度,建立良好的护患关系。

（3）注意对患者的安全教育,争取病友、家属的理解和支持。

（4）遵医嘱给予相关的治疗,并观察药物的治疗作用与不良反应。

（二）心理护理

（1）患者心理依赖突出,应予整体认知疗法护理。

（2）年龄跨度大,护理措施应予以个性化实施。

（3）大部分患者为被动入院,抵触情绪较大,环境的改变也会加重患者的焦虑程度,是心理活动复杂化,应积极与患者进行语言或非语言的沟通。

（4）积极开展心理治疗与护理,协助患者根据个人能力和以往的经验培养其解决问题的能力。

（5）重视非语言性的沟通,因其对思想,情感交流有重要作用。

（6）经常深入的接触患者,了解病情的动态变化和心理活动。针对不同病情的患者采取不同的心理护理方法。

（三）特殊护理

（1）大多数患者思想活跃,反应灵敏,但自律能力差,缺乏自理能力,因此应予进行社会行为技能的训练,包括生活、学习、工作能力与社交能力等方面,主要培养患者生活自理能力,建立个人卫生技能量表,如洗漱、洗衣、饮食、整理内务等活动。要求整理房间规范、整齐、培养患者的自立、责任感。

（2）通过工娱治疗和适当的健身训练,鼓励网瘾患者积极参与群体活动,扩大交往接触面,达到提高生活情趣、促进身心健康的目的。如听音乐、看电视、庆祝节日等,以及带有学习和竞技的参与性活动,如健身、球类、书画等,通过大量的体能训练过剩的能量得到宣泄释放,恢复健康的心理状态。

（3）组织其观看优秀的青春励志影片,共同探讨积极的话题,引导患者从积极的方面去思考和解决生活中的实际问题。

（4）网络成瘾的患者一旦脱离网络会产生不同程度的戒断反应,甚至伴有精神症状和冲动行为,必要时应予保护性约束和隔离,因病情具有突发性和暴发性。应避免强光、声音等刺激,经常巡视病房,预防自伤、自残、毁物等意外情况的发生。应避免患者接触可能产生伤害的刀叉,玻璃等锐利工具。外出活动应予患者适当的活动指导,防止肌肉拉伤。

（5）尽可能地创造一个社会性的体验学习环境,提高其应对现实问题的能力。

（李 剑）

第五节　应激相关障碍

一、疾病概述

应激相关障碍是一组主要由心理、社会环境因素引起异常心理反应所致的精神障碍。常见的应激障碍有急性应激障碍、创伤后应激障碍和适应障碍。其共同特点:①心理社会因素是发病的直接原因。②临床症状表现与心理社会因素的内容有关。③病程、预后与精神因素的消除有关。④病因大多为剧烈或持久的精神创伤因素,如战争、亲人突然死亡、经历重大灾害事故、失恋等。⑤教育程度、智力水平,及生活态度和信念等因素可构成易感素质,例如同样是亲人的亡故,对于个性开朗、沉着的人来讲,其情感体验不会达到精神障碍的程度,而对个性怯懦、固执、敏感多疑、情绪不稳定、感情用事的人则可能引起精神障碍。一般预后良好,无人格方面的缺陷。

(一)临床类型及表现

1.急性应激障碍

急性应激障碍是由于突然而来且异乎寻常的强烈应激生活事件或持续困境的作用下所引起的一过性精神障碍。对于急性应激障碍的了解,不仅要观察其临床表现和疾病过程,还要分析发病的主要有关因素,以便采取有效的防治措施。本病发作急骤,经及时治疗,预后良好,精神状态可完全恢复正常。本病可发于任何年龄,但多见于青年人。男女患者接近,性别上无明显差异。本病起病急骤,一般在遭受超强应激性生活事件的影响后几分钟出现症状,临床表现在不同的患者上有较大的差异。但大体分为以下几类。

(1)以意识障碍为主的表现:患者多表现为定向力障碍、注意狭隘、言语缺乏条理、动作杂乱、对周围事物感知迟钝,可有人格解体,偶见冲动行为,有的可出现片段的心因性幻觉。患者事后常对发病情况出现部分遗忘。

(2)以伴有情感迟钝的精神运动性抑制为主的表现:患者表现为目光呆滞,表情茫然,情感迟钝,行为退缩,少语少动,甚至出现麻木,对外界刺激毫无反应的木僵状态。此型历时较短,一般不超过1周。有的可转入兴奋状态。

(3)以伴有强烈恐惧体验的精神运动性兴奋为主的表现:患者表现为激越兴奋、活动过多,有冲动、毁物行为。

(4)部分患者可伴有严重的情绪障碍,如焦虑、抑郁;也可同时伴有自主神经症状,如大汗、心悸、面色苍白等。

2.创伤后应激障碍

创伤后应激障碍是指突发性、威胁性或灾难性生活事件而导致个体延迟出现和长期持续存在的精神障碍,预后不好,可能有脑损害等。例如自然灾害、重大事故或人身受到侵害等。创伤后应激障碍的核心症状有3组,即闯入性症状、回避症状和警觉性增高症状。具体表现如下。

(1)闯入性症状:表现为无法控制地以各种形式重新回忆创伤经历和体验。这种反复体验症状使患者痛苦不堪,一方面难以控制症状的发生时间和次数,另一方面症状会引发个体强烈的痛苦感觉,就像再次经历创伤事件一样。闯入性症状主要有以下3种形式。①短暂"重演"性发作,即在无任何因素或相关物的影响下,创伤情景经常不由自主地出现在患者的联想和记忆中,或使患者出现错觉、幻觉,仿佛又完全置身创伤性事件发生时的情景,重新表现出事件发生时所伴发的各种强烈情感反应和明显的生理反应如心跳、出汗、面色苍白,持续的时间可从数秒钟到几天不等。此种短暂"重演"性发作的现象称为"闪回"。②暴露于与创伤性事件相关联或类似的事件、情景或其他线索时,出现强烈的痛苦情感或生理反应。如事件发生的周年纪念日、相近的天气及各种场景因素都可能促发患者的心理与生理反应。③闯入性症状还会在睡眠状态中以梦魇的形式出现,表现为患者梦中反复重现创伤性事件或做噩梦。

(2)回避症状:即回避与创伤性事件有关的刺激,以及对一般事物的反应显得麻木,反映了患者试图在生理和情感上远离创伤。主要表现:①回避表现,回避谈及与创伤有关的话题,回避可能勾起恐惧回忆的事情和环境,或不能回忆(遗忘)创伤性经历的某些重要方面。②麻木表现:患者整体上给人以木然、淡然的感觉。表现为对周围环境的一般刺激反应迟钝,很少参加活动或没有兴趣参加;情感淡漠,与他人疏远,有脱离他人或觉得他人很陌生的感受;难以体验和表达细腻的情感(例如,无法表达爱恋);对未来失去憧憬,如很少考虑或计划未来的学习、工作或婚姻等。

(3)警觉性增高的症状:表现为自发性的高度警觉状态,反映患者长时间处于对创伤事件的"战斗"或"逃跑"状态。警觉性过高的症状在创伤暴露后的第一个月最为普遍,具体表现如下。①难以入睡或易醒。②易产生惊跳反应,如遇到一些类似的场面或轻微的感觉刺激表现出容易受惊吓,出现惊恐反应,如紧张、恐惧、心慌、心跳、面色苍白、出冷汗等;或表现为易激惹。③难以集中注意力。

(4)临床表现随年龄的不同有所差异。年龄愈大,重现创伤体验和易激惹症状越明显。成人大多主诉与创伤有关的噩梦、梦魇;儿童因为语言表达、词汇等大脑功能发育尚不成熟等因素的限制,常常无法清楚叙述噩梦的内容,仅表现为从梦中惊醒、在梦中尖叫或主诉头痛、胃肠不适等躯体症状。

(5)症状通常在创伤后延迟出现,即经过一段无明显症状的间歇期后才发病,间歇期为数天至数月,甚至长达半年以上。症状一旦出现,则可持续数月至数年。大多数患者可自愈或治愈,少数患者由于病前人格缺陷或有神经症病史导致预后不良,迁延不愈或转化为持久的人格改变或社会功能缺损。

3.适应障碍

适应障碍是因长期存在应激原或困难处境,加上患者有一定的人格缺陷,产生以烦恼、抑郁等情感障碍为主,同时有适应不良的行为障碍或生理功能障碍,并使社会功能受损的一种慢性心因性障碍。疾病的发生是对某一明显的生活变化或应激性生活事件所表现的不适反应,如更换新的工作、移居国外、离退休后等引起的生活适应性障碍。是一种短期的和轻度的烦恼状态和情绪失调,常影响到社会功能,但不出现精神病性症状。患者中男女两性无明显差异;任何年龄都可发病,但是多见于成年人。本病的临床症状主要表现为情感障碍,或出现不良行为、生理功能障碍而影响生活。成年人多表现为抑郁症状,青少年多表现为品行障碍,儿童则多表现为退缩现象,如尿床、幼稚语言等。根据临床症状的不同,可分为以下几种类型。

(1)以焦虑、抑郁等情感障碍为主的抑郁型和焦虑型。①抑郁型适应障碍:是成人中最常见的适应障碍表现。主要表现为无望感、哭泣、心境低落等,但比抑郁症轻。②焦虑型适应障碍:以惶惑不知所措、紧张不安、注意力难以集中、胆小害怕和易激惹为主要表现,还可伴有心慌和震颤等躯体症状。③混合型适应障碍:表现为抑郁和焦虑的综合症状。

（2）以适应不良行为为主的品行障碍型和行为退缩型。①品行障碍型适应障碍:表现为对他人利益的侵犯或不遵守社会准则和规章、违反社会公德,如逃学、说谎、打架斗殴、毁坏公物等。②行为退缩型适应障碍:主要表现为孤僻离群、不注意卫生、生活无规律、尿床、幼稚言语或吸吮手指等。

（3）以上类型均可出现生理功能障碍,如睡眠不好、食欲不振、头痛、疲乏、胃肠不适等症状,同时可因适应不良的行为而影响到日常活动,导致社会功能受损。

患者的临床表现可以某一类型为主要症状,也可以混合出现,如情感障碍合并品行障碍出现。部分患者表现为不典型的适应障碍,如社会退缩,但不伴焦虑、抑郁心境;或社会功能减退,患者通常在应激性事件或生活改变发生后 1 个月内起病。病程一般不超过 6 个月。随着事过境迁,刺激的消除或者经过调整形成了新的适应,精神障碍也随之缓解。

（二）辅助检查

根据病史特点诊断该疾病并不困难,因为创伤应激患者症状有个体差异,共病的存在等可影响诊断和治疗。所以应该详细询问患者的病史,以及进行必要的实验室及体格检查,除需要完善血、尿等常规检查外,还应进行脑电图检查排除其他共症疾病,另外心理测试量表也对诊断也有一定帮助,如抑郁量表、创伤后应激障碍筛查量表等。

（三）诊断要点

1.诊断标准

目前,依据世界卫生组织精神与行为障碍分类 ICD-10,中国精神障碍分类与诊断标准 CCMD-3,美国精神障碍诊断与统计手册 DSM-Ⅳ,都有创伤后应激障碍的诊断分类,虽然有所区别但均能正确诊断该疾病,目前临床上一般都用 ICD-10。

2.鉴别诊断

（1）创伤应激障碍:与急性应激障碍的区别主要在于起病时间与病程。急性应激障碍在应激事件后迅速发病,病程短,不超过一个月,症状方面闯入性创伤体验与回避行为少见,分离症状多见。

（2）焦虑症:往往对自己健康过分忧虑,躯体主诉较多,甚至有疑病倾向,而无明确的精神创伤为起因,也无创伤性事件相关联的闯入性回忆和对特定主题和场景的回避。

（3）适应障碍:常发生于个体在经历程度较轻,但较持久的精神应激事件后,这些事情往往与生活的变迁如迁居、移民、地位的显著变化等有关。如青少年常见的应激是父母不和或离婚、迁居异地、学习环境的改变;成年人中常见的应激原是婚姻的冲突、经济问题,或残疾子女的出生等;老年人最常见的是退休、社会地位的变迁及丧失子女等。适应障碍的表现形式多样,主要以情绪障碍为主。

（四）治疗要点

应激相关障碍的治疗原则是保护个体,充分评估尽快减轻情绪反应,帮助患者更有效地处理应激事件产生的遗留问题,恢复心理和生理健康,避免更大的伤害。主要治疗方法为心理治疗与药物治疗相结合。治疗的关键在于尽可能去除精神因素或脱离引起精神创伤的环境,转移或消除应激原。

1.心理治疗

本病是由强烈的应激性生活事件引起的,因此心理治疗是主要治疗手段。根据患者病情的特点,选用指导性咨询、支持性心理治疗、精神分析治疗、认知行为治疗等方法。通过疏泄、解释、支持、鼓励、指导等手段,帮助患者摆脱痛苦,认识疾病,面对现实,配合治疗,提高适应能力。如急性应激障碍的患者在能接触的情况下,建立良好的医患关系,与患者促膝交谈。帮助患者怎样有力地应付这些心理应激如何发挥个人的缓冲作用避免过大的创伤。同时给患者最好的社会支持,尽快缓解其应激反应。同时调动患者的主观能动性,摆脱困境,树立战胜疾病的信心,促进康复,重新恢复正常社会生活。对于创伤后应激障碍的患者应主要采取危机干预的原则和技术,侧重于提供支持,帮助患者接受所面临的不幸与自身的反应,鼓励患者面对事件表达宣泄与创伤事件相伴随的情感。帮助患者认识其所具有的应对资源,并学习新的应对方式,并注意动员患者家属及其他社会关系的力量,强化社会支持。而对于适应障碍的患者则主要是帮助其如何解决应激性问题,也可以让其发泄一下情绪,对于青少年的行为问题则除了要进行家庭治疗外还要定期进行心理咨询,并给予鼓励,促进恢复。

2.药物治疗

对于精神症状明显的患者,需要用药物治疗进行对症处理,为心理治疗打好基础。对焦虑、恐惧不安者,可使用抗焦虑药;对抑郁症状突出者,可选用丙米嗪、阿米替林或选择性五羟色胺再摄取抑制剂等抗抑郁药;对有妄想、幻觉、兴奋躁动者可短期应用抗精神病药。症状消失后可继续服药数周再停药。

3.环境治疗

为了减弱或消除引起发病的应激处境不良作用,应尽可能离开或调整当时的环境,消除创伤性体验,这对整个治疗有积极的作用。另外对患者康复后的生活和工作方面的指导和安排应适当予以改变,必要时重新调换岗位,改善人际关系,建立新的生活规律等。根据患者的具体情况,协同有关方面进行安排,这对预防有良好作用。

4.其他治疗

对于严重抑郁、有自杀自伤行为,或明显冲动、有伤人毁物行为的患者,可采用电抽搐治疗,以迅速控制症状,保证患者和周围人的安全。对于木僵、抑郁等进食较差的患者,可给予补充营养、纠正水电解质平衡等支持疗法。

二、护理评估

对应激相关障碍患者的护理评估主要包括心理、生理、社会行为、应激原等方面的内容,其中尤其要注意有无危及生命和安全的行为存在,如自杀、自伤、拒食、拒水、冲动、伤人等。对应激原、应对方式、人格特征的评估则有助于选择针对性的护理措施。

(一)应激原评估

应评估应激原的发生原因、种类、强度、持续时间、发生频率、当时情景、与患者的切身利益关系是否密切、与疾病发生的关系等。

(二)精神状况和行为方式评估

(1)评估精神状况:包括感知觉症状,如有无幻觉、妄想等;情感状态,如有无抑郁、焦虑、恐惧、淡漠等;以及意识状态等。

(2)评估行为方式:有无现存或潜在的冲动、伤人、自杀、自伤、木僵等行为;有无退缩和品行障碍行为。

（三）生理功能评估

评估躯体的一般情况和各器官的功能水平,以及营养、饮食、睡眠和排泄等情况。

（四）心理应对方式和认知评估

评估患者平时对压力事件的处理方式、处理压力事件所需的时间、患者对应激事件的认识、对该疾病的态度。

（五）社会功能评估

评估患者的人际交往功能、日常生活能力、职业功能、社会角色等状况;评估患者社会支持来源、强度、性质和数量,以及患者家属对本病的认识情况,对患者所持的态度。

三、护理诊断

（一）创伤后综合征

与所发生的事件超出一般人承受的范围,遭受躯体和心理社会的虐待,经历多人死亡的意外事故,被强暴,面临战争,目击断肢、暴力死亡或其他恐惧事件,感受到对自己或所爱者的严重威胁和伤害等有关。

（二）急性意识障碍

与强烈的应激刺激、应对机制不良有关。

（三）强暴创伤综合征

与被强暴所致恐惧、焦虑等有关。

（四）迁居应激综合征

与居住环境改变有关。

（五）有自杀自伤的危险

与应激事件引起的焦虑、抑郁情绪有关。

（六）有暴力行为的危险

与应激事件引起的兴奋状态、冲动行为有关。

（七）有受伤的危险

与意识范围狭窄、兴奋躁动、行为紊乱有关。

（八）个人应对无效

与应激持续存在有关。

（九）焦虑

与长期面对应激事件、主观感觉不安、无法停止担心有关。

（十）恐惧

与经历强烈的应激、反复出现闯入症状有关。

（十一）思维过程改变

与应激引起的对周围环境认知的不正确有关。

四、护理问题

（一）有营养失调的危险

与生活不能自理有关。

（二）睡眠形态紊乱

与应激事件导致的情绪不稳、主观感觉不安、无法停止担心、环境改变、精神运动性兴奋有关。

（三）自理能力下降

与应激事件导致行为紊乱或行为退缩有关。

（四）社交能力受损

与应激事件引起的行为障碍有关。

（五）无效性角色行为

与家庭冲突、应激、不实际的角色期望、支持系统不足有关。

（六）感知改变

与应激引起的认知改变有关。

五、护理目标

（1）患者生活能够自理，未出现营养不良。

（2）患者和情绪良好，生活有规律。

（3）患者未出现自伤自杀行为、暴力行为、未受到伤害等。

（4）患者对环境改变的应激能力有所增强。

（5）患者的社交能力大大增强。

（6）患者对该疾病知识的了解有所增强，并能适当的调整自己的情绪。

六、护理措施

应激相关障碍的护理包括生理、心理和社会功能等多方面的综合护理措施，由于应激原不同、患者表现不同，因此不同类型的患者，其护理各有所侧重。对急性应激障碍发作期的患者，护理的重点在于保障患者的安全、满足患者的基本生理需要以及稳定患者情绪；对缓解期患者主要在于增强其应对能力。对创伤后应激障碍患者的护理主要在疾病早期以保障患者安全；消除情绪障碍为主，后期则以帮助其建立有效应对机制为主。对适应障碍患者的护理；主要在于帮助患者提高对应激的应对能力。

（一）生理护理

1.维持营养、水、电解质平衡

应激相关障碍患者常常由于抑郁情绪不思进食，或者处于木僵、退缩状态而拒绝进食，导致患者的营养状况较差。因此保证患者的正常入量，维持营养、水、电解质平衡是生理护理中的一项重要工作。护理人员可先了解患者的饮食习惯，尽量满足其口味，以促进和提高食欲；或安排患者与其他患者一起集体进餐，或采用少量多餐方式，也同样可以取得提高其食欲的效果。对抑郁、退缩或木僵状态患者，必要时需专人耐心劝导并协助喂饭。如上述方法均未奏效，可按医嘱行鼻饲管进食流质食品，或静脉补液，以保证患者的进食量。

2.改善睡眠

睡眠障碍是应激相关障碍患者比较常见的症状，尤其是合并抑郁或焦虑情绪的患者其睡眠障碍更为突出。因此，改善患者的睡眠是一项重要的护理工作。

3.协助料理个人生活

木僵或退缩状态的应激相关障碍患者常丧失料理自己日常生活起居的能力,甚至穿衣、梳理、如厕都无法进行。因此,需要护理人员对患者的生活料理提供帮助。对于终日卧床,完全不能自理个人生活的患者,护理人员需要做好各项基础护理,包括口腔护理、皮肤护理、二便护理、会阴护理等,以保证患者的各项基本生理需要得到满足,避免发生长期卧床所致的并发症如褥疮、口腔溃疡等。当患者的病情开始缓解,意志行为逐步增强时,应鼓励患者自行料理个人卫生。

（二）脱离应激原

由于应激相关障碍的病因较为明确,均为应激事件所引起,因此对于应激相关障碍,最首要的护理措施是帮助患者尽快消除精神因素或脱离引起精神创伤的环境,包括对患者康复后生活或工作方面的指导或安排、必要时重新调换工作岗位、改善人际关系、建立新的生活规律等,以转移或消除应激原,最大限度地避免进一步的刺激。同时提供安静、宽敞、温度适宜、色彩淡雅以及陈设简单、安全的环境,减少各种不良环境因素对患者的刺激和干扰。由于应激相关障碍患者富有暗示性,不宜将此类疾病的患者安排在同一房间,以免增加新症状或使原有症状更顽固。通过脱离应激原、减弱不良刺激的作用,可消除患者的创伤性体验,加速症状缓解。

（三）安全护理

急性应激障碍患者常由于意识障碍、精神运动性兴奋、精神运动性抑制等症状导致跌倒、出走、伤人、自伤等安全问题。而创伤后应激障碍患者和适应障碍患者常常因情绪低落导致自杀、自伤行为。因此对于以上患者需严加观察和护理,防止各种安全问题发生。具体措施如下。

(1)评估患者意识障碍的程度,评估自杀自伤、暴力行为的危险度。

(2)密切观察患者的各种表现,注意有无自杀自伤、暴力行为的征兆出现。一旦发现患者有明显的自杀自伤、暴力行为征兆时,应立即采取措施,保证患者及周围人员安全。

(3)提供安全舒适的环境,将患者安置于易观察的房间,并保证房间内设施安全、光线明亮、整洁舒适、空气流通。对各种危险物品,如刀剪、绳索、药物、玻璃等尖锐物品,需妥善保管。定期进行安全检查,发现危险物品或安全隐患要及时处理,杜绝不安全因素。

(4)对有自杀危险的患者,需加强沟通,掌握其病情、心理活动的变化,并利用各种机会,运用沟通技巧,鼓励患者表达思想、情感,争取动摇或取消患者的自杀意念。对患者的活动范围需控制在护理人员的视线内,避免患者独处,必要时设专人护理。尤其在夜间、清晨、节假日等容易发生自杀的时段,更要严加防范。

(5)当患者出现严重的精神运动性兴奋导致行为紊乱、冲动时,给予适当的保护性约束,以保证患者安全。

(6)对意识障碍患者加强观察和护理,限制其活动范围,防止走失、跌伤或受其他患者的伤害。

（四）心理护理

1.建立良好的护患关系

良好的护患关系是实施心理护理的基础。如果不能与应激相关障碍患者建立良好的沟通与合作关系,心理干预技术则难以实施,从而难以达到干预的最佳效果。与患者建立良好护患关系的措施如下。

(1)主动接触患者:以真诚、友善的态度关怀、体谅、尊重患者;接纳患者的病态行为,不加批评和指责;无条件的积极关注。

(2)耐心倾听,不催促患者回答或打断谈话。

(3)在对其进行护理治疗操作前应耐心解释,以取得患者的合作,减少刺激。④运用非语言沟通技巧如静静陪伴、抚触、鼓励关注的眼神,以传达护士的关心和帮助。

2.给予支持性心理护理

对急性期患者给予支持性心理护理,可使患者情感得到释放与疏泄,使其情绪尽快稳定,避免因回避和否认而进一步加重损害。具体方法包括以下几点。

(1)保持与患者密切接触:每天定时或在治疗护理中随时与患者交谈。

(2)鼓励表达:鼓励患者倾诉疾病发作时的感受和应对方法。

(3)认同接纳:对患者当前的应对机制表示认同、理解和支持,强调患者对应激事件的感受和体验完全是一种正常的反应。

(4)合理解释、指导:对患者的症状进行解释,帮助患者认识疾病的性质,以解除患者的思想顾虑,树立战胜疾病的信心;对疾病的发生发展情况进行适当的讲解,帮助患者分析疾病症状和导致不良心境的原因和危害性,使患者认识到恶劣心境有害于身心健康;帮助患者分析病因和如何对待这些病因,如何处理和解决好这些应激原;鼓励、指导患者正确对待客观现实。

(5)帮助宣泄:通过鼓励患者用言语描述、联想、回忆、表达及重新体验创伤性经历等;以达到让患者宣泄的目的;讨论创伤性事件包括患者的所见所闻、所思所想,减少患者可能存在自我消极评价;鼓励患者按可控制和可接受的方式表达焦虑、激动,允许自我发泄如来回踱步、哭泣等,但不过分关注。

(6)强化疾病可以治愈的观念,鼓励其重返工作岗位。

(7)鼓励患者参加活动:根据患者承受能力,安排适当的活动,让患者多与他人交往以分散其对创伤体验的注意力,减轻孤独感和回避他人、环境的行为。

3.帮助患者纠正负性认知

积极的、建设性的思维方式,可以用来改变自己对问题的看法并减轻应激与焦虑水平。当患者情绪稳定时,心理护理可进一步加深,采取认知治疗方法帮助患者分析和了解自己的心理状态,认识与情绪抑郁和适应障碍有关的心理因素,纠正自己的负性认知,并建立积极的应对策略。在激发患者生活兴趣和热情的同时,培养患者克服挫折和困难的决心和毅力。

(1)首先帮助患者找到自己的负性自动思维。通过提问、指导患者想象或角色扮演来探寻其在负性情感反应和创伤之间起中介作用的歪曲认知,并要求患者归纳出其中一般规律,自己找出认知上的错误。

(2)告诉患者的各种想法是如何导致不良情绪反应和行为表现的。

(3)指导患者通过与现实的检验,帮助患者发现自己的消极认知和信念是不符合实际的,并找出认知歪曲与负性情感的关系,从而矫正这些认知障碍。

(4)暴露疗法:暴露可以通过想象实现,有条件的话也可以是真正进入于某种情境,如在车祸后重新乘车或驾驶车辆,让患者面对与创伤有关的特定的情境、人、物体、记忆或情绪。反复的暴露可使患者认识到他/她所害怕和回避的场所已经不再危险,以帮助患者面对痛苦的记忆和感受,控制情绪,理性处事,正视现实,最大限度消除不合理理念。

4.帮助患者学习应对技能

(1)教会患者管理焦虑的方法,以更好地应对应激。主要的方法有放松训练(系统的肌肉放松)、呼吸训练(学习缓慢的腹式呼吸)、正性思维(用积极的想法替代消极的想法)、自信训练(学会表达感受、意见和愿望)、思维阻断法(默念"停"来消除令人痛苦的想法)。

(2)帮助患者学习以问题解决法,处理压力情景。指导患者通过对应激情景的模拟想象、实践、排演等方法,帮助患者学会应激处理的各种积极有效的认知和行为技能。如选择性的忽视、选择性的重视、改变原有的价值系统、改变原有的满足方式、降低自己的期望值及转移刺激等。

5.家庭干预

(1)帮助患者的家属学习有关疾病的知识,使患者的家属有正确的认识。

(2)帮助患者的家属理解患者的痛苦和困境,做到既要关心和尊重患者,又不过分迁就或强制患者。

(3)指导家属协助患者合理安排工作、生活,恰当处理与患者的关系。

(五)药物护理

遵医嘱给予相应治疗药物,如抗焦虑药,抗抑郁药、抗精神病药等,帮助患者了解和自行观察药物的作用和不良反应。以便及时地发现不良反应,予以处理,减轻患者的痛苦。

七、护理评价

(1)患者是否发生自伤自杀、冲动伤人行为,是否发生跌伤、走失后果。

(2)患者的生理需要是否得到满足。

(3)患者能否正确认识和应对应激事件。

(4)患者是否学会调整和控制情绪,及适应能力是否改善。

(5)患者对该疾病的认知度。

八、健康指导

帮助患者认识和正确对待致病因素和疾病性质,克服个性缺陷,掌握疾病康复途径,从而提高自我康复能力。使患者对严重应激障碍和适应障碍发作有正确的认识,消除模糊观念引起的焦虑、抑郁。如和患者共同学习疾病知识,以免担心疾病会演变成精神病。理解患者的痛苦和困境,既要关心和尊重患者,又不要过分迁就或强制患者。协助患者合理安排工作、生活,恰当处理与他人的关系,正确帮助患者恢复社会功能。

(李　燕)

第六节　心理因素相关生理障碍

心理因素相关生理障碍是指一组在病因方面以心理社会因素为主要原因,临床表现方面以生理障碍为主要表现形式的一组疾病。随着社会的发展,生活、工作节律的加快,人们的生活方式发生着变化,心理因素相关生理障碍越发引起关注。

一、进食障碍

(一)疾病概述

进食障碍指以进食行为异常为显著特征的一组综合征,主要包括神经性厌食症、神经性贪食症和神经性呕吐。也有人将单纯性肥胖症和异食癖归入进食障碍。该综合征的临床特征容易识别,多见于青少年女性。

1.临床类型及表现

(1)神经性厌食:本病的主要临床表现通常起病于 10～30 岁,女性多见。本病可以急性、亚急性起病。若无系统化的治疗,以后多呈慢性持续状态,自然病程预后不良,导致多种心理、社会和躯体后果。即使参与治疗,患者阻抗较大。临床表现如下。①心理症状:对发胖有强烈恐惧、过分关注体形、即使明显影响健康也在所不惜。表现为患者主观上自觉过胖。除此核心症状之外,还可合并有其他精神症状,较常见的是抑郁、焦虑、强迫、恐惧等。部分患者具有突出的人格特征,如固执、完美主义倾向等。②节食行为:主动节制饮食,使体重显著减轻,或者使体重明显达不到生长发育阶段的要求。患者故意减少食量,避免进食有营养的食物,偏食低热量食物。加强减轻体重的效果。常过度运动、诱导呕吐、或使用泻药、利尿药物、食欲抑制剂。部分患者在饥饿感或自责、内疚感的驱使下,出现阵发性贪食症,继而又采取前述的各种减肥措施。③躯体症状和体征:出现饥饿、营养不良相关的全身代谢、内分泌紊乱,以及各种器官的功能障碍、形态学改变。常见的有:轻到重度营养不良,体重低于正常,面色差、皮肤干燥、变薄、皮下脂肪消失、微循环差、水肿、毛发稀疏、低体温、怕冷肌肉瘦弱、下丘脑-垂体-性腺轴功能低下,副性特征减弱或不明显,性发育迟缓,女性闭经、低血压、心律不齐、心包积液消化功能减弱,胃炎、腹胀、便秘、肠梗阻等。④实验室检查:可见相应的微量元素低下,激素分泌减少,骨密度降低,脑代谢降低等。

(2)神经性贪食:本病是一种以反复发作性暴食及强烈的控制体重的先占观念为特征的综合征。作为进食障碍的一种类型,它可以是神经性厌食的延续,比神经性厌食常见。西方社会中女性的患病率估计为 2％～4％,约高出男性 10 倍;普通人群中的患病率约为 1％。虽然此病患者比神经性厌食症患者更愿意求助,但由于部分患者体重正常,且一些患者对贪食、暴食行为有羞耻感而不愿告诉他人,甚至在诊治与此相关的精神障碍或躯体疾病也不愿意告诉医师,贪食行为的识别率却较低。起病多见于青少年期,女性多见。临床表现如下。①暴食行为:患者经常在不连续的较短时间内过量进食,通常吃到十分难受为止。症状持续时间超过 3 个月。约一半的患者在出现暴食行为之前出现过短暂的或较长的厌食行为。②心理症状:暴食发作时感到对过量进食失去控制,对此感到内疚、恐惧、烦躁,害怕体重增加、身材发胖,继而有抵消进食效果的冲动。除此之外,可伴有其他精神症状,如抑郁、焦虑、强迫、恐惧;冲动控制不良、易怒、叛逆等。③补偿性减肥行为:常过度运动、诱导呕吐,或使用催吐药、泻药、利尿药、食欲抑制剂等。④躯体症状和体征:视减肥行为的不同效果,体重可以保持正常,也可以低于或高于正常。在低体重患者,也可以出现与饥饿、营养不良相关的代谢疾病。此外由于频繁的呕吐可能出现低钾、低氯性碱中毒的表现。

(3)神经性呕吐:是指一组自发或故意诱发反复呕吐的心理障碍。不影响下次进食的食欲,常与心情不快、紧张、内心冲突有关,无器质性病变。临床表现有:①反复发生于进食后的呕吐(自发的或故意诱发的),呕吐物为刚吃进的食糜。②体重减轻不显著(体重保持在正常平均体重值的 80％以上)。③无害怕发胖和减轻体重的想法。④无导致呕吐的神经和躯体疾病。没有癔症症状。

2.辅助检查

(1)由于进食不良导致的营养不良可导致电解质紊乱和各种微量元素低下。

(2)地塞米松抑制试验呈阳性。

(3)CT 检查:可见不同程度的脑萎缩,可见骨密度改变等。

(4)激素分泌检查:可发现生长激素水平升高、性腺激素水平低下等,这些改变随着体重的回升而恢复正常。

(5)可出现代谢性碱中毒及其他各种异常,如贫血、低蛋白血症、电解质的紊乱、低血糖、各种激素水平的异常等。

3.诊断要点

(1)神经性厌食:本症的诊断必须符合下列条件。①体重保持在标准体重期望值的85%以下的水平,即体重减轻超过了期望体重的15%以上,或 Quetelet 体重指数为 17.5 或更低[Quetelet 体重指数=体重千克数/(身高米数)^2]。②体重减轻是自己造成的,包括拒食"发胖食物",即下列一种或多种手段:自我引吐;自行导致的腹泻;过度运动;服用食物抑制剂。③有特异的精神病理形式的体像歪曲,表现为持续存在一种害怕发胖的无法抗拒的超价观念,患者强加给自己的一个较低的体重限度。④下丘脑-垂体-性腺轴广泛的内分泌障碍。在妇女表现为闭经;男性表现为性欲减退。下列情况也可以发生:生长激素及可的松水平升高,甲状腺素外周代谢变化及胰岛素分泌异常。⑤如果在青春期前发病,青春期发育会减慢甚至停滞。随着病情的恢复,青春期多可以正常度过。⑥症状至少已 3 个月,可有间歇发作的暴饮暴食。排除躯体疾病所致的体重减轻。

(2)神经性贪食:本症的诊断标准包括以下几点。①存在一种持续的难以控制的进食和渴求食物的优势观念,并且患者屈从于短时间内摄入大量食物的贪食发作。②至少用下列一种方法抵消食物的发胖作用:自我诱发呕吐;滥用泻药;间歇禁食;使用厌食剂、甲状腺素类制剂或利尿剂。如果是糖尿病患者,可能会放弃胰岛素治疗。③常有病理性怕胖。④常有神经性厌食既往史,两者间隔数月至数年不等。⑤发作性暴食至少每周两次,持续 3 个月。⑥排除神经系统器质性病变所致的暴食,及癫痫、精神分裂症等精神障碍继发的暴食。

(3)神经性呕吐:本症的诊断标准包括以下几点。①自发的或故意诱发的反复发生于进食后的呕吐,呕吐物为刚吃进的食物。②体重减轻不显著(体重保持在正常平均体重值的80%以上)。③可有害怕发胖或减轻体重的想法。④这种呕吐几乎每天发生,并至少已持续 1 个月。⑤排除躯体疾病导致的呕吐及癔症或神经症等。

4.治疗要点

治疗包括门诊和住院条件下的心理治疗和躯体治疗。最重要的治疗目的是:①矫正核心病理信念,重建自我观念,改进情绪及行为调节能力。②患者愿意主动进食,停止异常进食及减肥行为,体重恢复到并维持在正常范围。③处理共病、并发症。④5 年内持续随访,预防复发。具体治疗方法如下。

(1)住院治疗:根据患者的疾病特点及患者的合作程度、个人的应对能力,制定适合个体的治疗方案,但是大部分含有:进食行为管理、体重监测、个别心理治疗;家庭教育与家庭治疗;营养治疗,处理躯体并发症,必要时辅以精神药物治疗。

(2)心理治疗。①一般心理治疗:给予患者解释、疏泄、安慰、鼓励,帮助其了解与进食障碍相关的知识,并予以心理支持。②认知心理治疗:通过探讨和纠正患者的错误认知,可帮助患者正确认识自己的体像和疾病,从而消除心理冲突。③行为治疗:通过充分利用正强化和负强化的方法,调动患者自己的积极性,可以有效地改善清除行为,逐渐建立规律适量是饮食习惯,对短期内增加体重有一定治疗效果。

(3)家庭治疗:尽可能对患者家庭进行访谈,选择家庭干预方法,包括心理教育式家庭治疗、结构式家庭治疗、认知行为家庭治疗和系统式家庭治疗。

(4)药物治疗:药物治疗主要针对患者的抑郁,焦虑等情感症状,选用抗抑郁药、抗精神病药等。

(二)护理

1.护理评估

主要包括营养状况、生命体征、体重变化情况、饮食习惯和结构、节食情况、情绪状况、患者所认为的理想体重和对自身体形的看法、患者为减轻体重所进行的活动种类和量、患者对治疗的合作程度、患者与家属的关系,以及家属对疾病的知识和态度等。

2.护理诊断

(1)营养失调:营养摄入低于机体需要量,限制和/或拒绝进食,或存在消除行为有关。

(2)体液不足:体液不足与摄入不足或过度运动、自行吐泻行为导致消耗过大有关。

(3)应对无效:应对无效与感觉超负荷,支持系统不得力、对成长过程的变化缺乏心理准备有关。

(4)身体意向紊乱:身体意向紊乱与社会文化因素、心理因素导致对身体形象看法改变有关。

(5)活动无耐力:活动无耐力与饮食不当引起的能量供给不足有关。

(6)有感染的危险:感染与营养不良导致机体抵抗力下降有关。

3.护理问题

(1)家庭应对无效、妥协或无能:家庭应对无效、妥协或无能与家庭关系矛盾有关。

(2)患者心理应对无效:患者心理应对无效与患者的认知功能失控,心理平衡调节失控有关。

(3)患者的饮食习惯改变:患者的饮食习惯改变与患者自身体像认知功能障碍有关。

(4)患者对治疗依从性改变:患者对治疗依从性改变与患者的认知失控,心理冲突没有得到消除有关。

4.护理目标

(1)恢复正常营养状况。

(2)重建正常进食行为模式。

(3)纠正体像障碍,重组导致进食障碍发生的歪曲信念。

(4)掌握可行的应对策略,预防复发。

5.护理措施

(1)生理护理:①向患者讲解低体重的危害,并解释治疗目的,以取得患者配合。②评估患者达到标准体重和正常营养状态所需的热量,与营养师和患者一起制定饮食计划和体重增长计划,确定目标体重和每天应摄入的最低限度、热量,以及进食时间。③鼓励患者按照计划进食,并提供安静舒适的进食环境,鼓励患者自行选择食物种类,或提供适合患者口味的食物。④每天定时使用固定体重计测量患者体重,并密切观察和记录患者的生命体征、出入量、心电图、实验室检查结果(电解质、酸碱度、血红蛋白等),直至以上项目指标趋于平稳为止。⑤进食时和进食后需严密观察患者,以防患者采取引吐、导泻等清除行为。⑥其他生理护理问题,如贫血和营养不良导致的活动无耐力、体液不足、有感染的危险等,需采取相应护理常规。

(2)心理护理:①与患者建立相互信任的关系,向患者表示关心和支持,使患者有被接纳感。②评估患者对肥胖的感受和态度,鼓励患者表达对自己体像的看法,帮助患者认识其主观判断的错误。③帮助患者认识"完美"是不现实的,并通过正向反馈如表扬、鼓励等,帮助患者学会接受现实的自己。④帮助患者正确理解体形与食物的关系,帮助其认识营养相关问题,重建正常进食行为模式。⑤帮助患者识别引起逃避食物摄取行为的负性认知,如"进食导致肥胖""感到肥胖就是真的肥胖"等。指出其思维方式和信念是不合理的,并帮助患者学习以合理的信念思考问题。⑥教会患者处理应激事件的策略,使其掌握可行的应对策略,预防复发。⑦其他心理问题的护理,如有无抑郁、有无自杀的危险等,根据情况进行相应的心理护理。

(3)家庭干预:主要方法是指导家庭对患者的教育管理方法,提倡疏导而不是制约;指导家庭与患者之间加强沟通等。

6.护理评价

(1)患者营养状况是否改善,躯体并发症是否好转。

(2)患者能否遵从治疗计划。

(3)患者是否已建立健康的进食习惯。

(4)患者对形象的理解是否现实。

(5)患者家庭是否能够提供足够支持。

(6)患者是否已掌握有效可行的应对策略。

7.健康指导

(1)鼓励家属携带患者特别喜好的家庭制作的食品。

(2)避免饮咖啡(会降低食欲)和碳酸盐饮料(导致饱胀感)。

(3)限制过量活动,活动量以能增加营养物质的代谢和作用,以增加食欲为宜。

(4)告知患者家属摄入足够、均衡营养的重要性:高热量和高蛋白、足量维生素的食物可以促进体重增加和维持氮平衡。

(三)预后及预防

1.预后

神经性厌食症的病程变异较大,有的一次发作不久即完全缓解,但更多的则是迁延数年不愈。完全治愈的病例不多,部分患者症状有好转,但仍会持续存在体像障碍、进食障碍和心理问题。本病的死亡率为 10%～20%。

神经性贪食症呈慢性病程,症状可迁延数年。如无电解质紊乱或代谢低下等病症时对患者的生命没有严重伤害。约 30%患者可完全缓解,40%患者残留部分症状。

与进食障碍预后良好相关的因素有:发病年龄小、病程短、不隐瞒症状、病前的心理社会适应情况较好、体重降低不太明显、对疾病的自我认识水平较高。预后不良的因素多是:家庭矛盾突出,病前的心理社会适应情况差,社会经济水平低,体重降低过多,对疾病认识不足、有诱吐、服泻剂等清除行为,有强迫、焦虑、抑郁等症状。

2.预防

进食障碍的预防包括对社区加强知识宣教,尤其是目标人群如青春期、女性、学生等人群定期进行多途径的相关知识介绍。宣传体形美的正常标准和内涵、合理营养的必要性及过度消瘦的后果。

二、睡眠障碍

(一)疾病概述

睡眠是一种周期性、可逆的静息现象,它与醒觉交替进行,且与昼夜节律相一致。睡眠的调节系统和过程,是一种基于自主生理心理基础调节的,受环境、认知和心境影响的中枢多维神经网络调节系统和过程。精神科常见的睡眠障碍是各种心理社会因素引起的非器质性睡眠和觉醒障碍,包括失眠症、嗜睡症、发作性睡病、异常睡眠等。

1.临床类型及表现

(1)失眠症:是一种对睡眠的质和量持续相当长时间的不满意状况,是最常见的睡眠障碍。失眠症的临床表现主要为入睡困难、睡眠不深、易惊醒、自觉多梦、早醒、醒后不易再睡、醒后感到疲乏或缺乏清醒感。其中最常见的症状是难以入睡,其次是早醒和维持睡眠困难,如经常醒转、多梦、醒后不易再睡等。

(2)嗜睡症:是指不存在睡眠量不足的情况下出现白天睡眠过多,或醒来时达到完全觉醒状态的过渡时间延长的情况。本病的临床表现为白昼睡眠时间延长,醒转时要想达到完全的觉醒状态非常困难,醒转后常有短暂的意识模糊,呼吸及心率增快,常可伴有抑郁情绪。部分患者可有白天睡眠发作,发作前多有难以控制的困倦感,常影响工作、学习和生活,患者为此感到苦恼、焦虑。

(3)发作性睡病:又称为醒觉不全综合征,是一种原因不明的睡眠障碍,主要表现为长期警醒程度降低和不可抗拒的发作性睡眠。大多数患者有一种或几种附加症状,如猝倒症、睡前幻觉或睡瘫,如包括以上全部症状,则成为发作性睡病四联症。本病最基本的症状是白天有不可抗拒的短暂睡眠发作,发作时常在1~2分钟内进入睡眠状态,时间一般持续数分钟至数十分钟。睡眠发作前有不可抗拒的困倦感,部分患者可无发作先兆,从相对清醒状态突然陷入睡眠。发作性睡病可在任何活动中入睡。因此,睡眠发作的后果有时很严重。

(4)异常睡眠:是指在睡眠过程或觉醒过程中所发生的异常现象,包括神经系统、运动系统和认知过程的异常。分为3类:梦魇症、夜惊症和睡行症。①梦魇症:指在睡眠过程中被噩梦所惊醒,梦境内容通常涉及对生存、安全的恐惧事件,如被怪物追赶、攻击或是伤及自尊的事件。该症的一个显著特征是患者醒后对梦境中的恐惧内容能清晰回忆,伴有心跳加快和出汗,但患者能很快恢复定向力,处于清醒状态,部分患者难以再次入睡。患者白天可出现头昏、注意力不集中、易激惹,使工作生活能力受到影响。②睡惊症:是出现在夜间的极度恐惧和惊恐发作,伴有强烈的语言、运动形式和自主神经系统的高度兴奋状态。患者表现为睡眠中突然惊叫、哭喊、骚动或坐起,双目圆睁,表情恐惧,大汗淋漓,呼吸急促,心率增快,有时还伴有重复机械动作,有定向障碍,对他人问话、劝慰无反应,历时数分钟而醒转或继续安睡。患者若醒转,仅能对发作过程有片段回忆,次晨完全遗忘,且无梦境体验。③睡行症:俗称梦游症,是睡眠和觉醒现象同时存在的一种意识模糊状态。主要表现为患者在睡眠中突然起身下床徘徊数分钟至半小时或进食、穿衣出家门等,有的口中还念念有词,但口齿欠清,常答非所问,无法交谈。睡行时常表情茫然、双目凝视,难以唤醒,一般历时数分钟,少数持续0.5~1小时,继而自行上床或随地躺下入睡。次日醒后对所有经过不能回忆。

2.辅助检查

(1)了解睡眠障碍的最重要方法是应用脑电图多导联描记装置进行全夜睡眠过程的监测。因为睡眠不安和白天嗜睡的主诉有各种不同,而脑电图多导联描记对于准确诊断是必不可少的。各种量表测定如:夜间多相睡眠图、Epworth睡眠量表(ESS)、多相睡眠潜伏期测定;夜间多相睡眠图最适用于评价内源性睡眠障碍如阻塞性睡眠呼吸暂停综合征和周期性腿动或经常性深睡状态如REM行为紊乱或夜间头动。对于失眠尤其是入睡困难为主的失眠的评价则无裨益。多相睡眠潜伏期测定常在夜间多相睡眠图后进行用于评价睡眠过度,该法常可发现发作性睡病中的日间过度睡眠和入睡初期的 REM 期。多相睡眠潜伏期测定应该在患者正常的清醒周期中进行,并随后观察一个正常的夜间睡眠。

(2)其他辅助检查:CT 及 MRI 等检查、血常规、血电解质、血糖、血尿素氮、心电图、腹部 B 超、胸透。

3.诊断要点

(1)失眠症。①症状标准:几乎以失眠为唯一症状,包括难以入睡、睡眠不深、多梦、早醒,或醒后不易再睡,醒后不适感、疲乏,或白天困倦等;具有失眠和极度关注失眠结果的优势观念。②严重标准:对睡眠数量、质量的不满引起明显的苦恼或社会功能受损。③病程标准:至少每周发生 3 次,并至少已 1 个月。④排除标准:排除躯体疾病或精神障碍症状导致的继发性失眠。如果失眠是某种躯体疾病或精神障碍(如神经衰弱、抑郁症)症状的一个组成部分,不另诊断为失眠症。

(2)嗜睡症。①症状标准:白天睡眠过多或睡眠发作;不存在睡眠时间不足;不存在从唤醒到完全清醒的时间延长或睡眠中呼吸暂停;无发作性睡病附加症状(猝倒、睡眠瘫痪、入睡前幻觉、醒前幻觉)。②严重标准:明显痛苦或影响社会功能。③病程标准:几乎每天发生,至少已一月。④排除标准:不是由于睡眠不足、药物、酒精、躯体疾病、某种精神障碍的症状组成部分。多导睡眠图检查:平均睡眠潜伏期小于 8 分及小于 2 次的入睡快眼动睡眠。

(3)发作性睡病。①嗜睡或突然感觉肌无力。②白天频繁小睡或突然进入入睡,症状持续至少 3 个月。③猝倒发作。④相关症状还包括睡眠瘫痪、睡眠幻觉、自动行为、夜间频繁觉醒。⑤多导睡眠图证实下述一项以上:睡眠潜伏期<10 分钟;REM 睡眠潜伏期<20 分钟;多次小睡潜伏期试验平均潜伏期<5 分钟;出现两次或两次以上睡眠始发的 REM 睡眠。⑥HLA检测证实 DQB1:0602 或 DR2 阳性。⑦临床症状不能用躯体和精神方面疾病解释。⑧可以伴有其他睡眠障碍,如周期性肢体运动障碍、中枢性或外周性睡眠呼吸暂停,但不足以称为引起以上症状的主要原因。上述 8 项中如符合第②和第③两项,或符合①、④、⑤和⑦项,均可诊断。

(4)睡眠异常。①梦魇症:从夜间睡眠或午睡中惊醒,并能清晰和详细地回忆强烈恐惧的梦境,这些梦境通常危及生存、安全,或自尊,一般发生于后半夜的睡眠中;一旦从恐怖的梦境中惊醒,患者能迅速恢复定向和完全苏醒;患者感到非常痛苦。②睡惊症:反复发作地在一声惊恐性尖叫后从睡眠中醒来,不能与环境保持适当接触,并伴有强烈的焦虑、躯体运动,及自主神经功能亢进(如心动过速、呼吸急促及出汗等),持续 1～10 分钟,通常发生在睡眠初 1/3 阶段;对他人试图干涉夜惊发作的活动相对缺乏反应,若干涉几乎总是出现至少几分钟的定向障碍和持续动作;事后遗忘,即使能回忆,也极有限;排除器质性疾病(如痴呆、脑瘤、癫痫等)导致的继发性夜惊发作,也需排除热性惊厥;睡行症可与夜惊并存,此时应并列诊断。③睡行症:反复发作的睡眠中起床行走,发作时,睡行者表情茫然、目光呆滞,对他人的招呼或干涉行为相对缺乏反应,要使患者清醒相当困难;发作后自动回到床上继续睡觉或躺在地上继续睡觉;尽管在发作后的苏醒初期,可有短暂意识和定向障碍,但几分钟后,即可恢复常态,不论是即刻苏醒或次晨醒来均完全遗忘;不明显影响日常生活和社会功能;反复发作的睡眠中起床行走数分钟至半小时;排除器质性疾病(如痴呆、癫痫等)导致的继发性睡眠-觉醒节律障碍,但可与癫痫并存,应与癫痫性发作鉴别,排除癔症;睡行症可与夜惊并存,此时应并列诊断。

4.治疗要点

失眠症的治疗主张首先使用非药物治疗,并强调调节睡眠卫生和体育锻炼的重要性。一些研究表明,体育锻炼可以获得和某些药物相当的疗效。

(1)心理治疗:①支持性心理治疗是最基本最普遍的心理治疗措施,其内容包括给失眠者以关心与安慰,向他们解释失眠的性质,并宣讲睡眠卫生知识。②认知行为治疗是失眠心理干预的重要组成部分,其目的是改变使失眠持续存在的适应不良的认知行为活动,加强睡眠行为与卧床、睡眠时间和卧室周围的环境之间的联系,使患者睡在床上的时间比以前缩短并加强睡眠。③认知治疗方法是引导患者重新评估自己对失眠原因、失眠过程的症状体验和可能后果的看法的正确性,改变不良的潜在的认知过程以缓解心理上的困扰,纠正不良的睡眠习惯,最终改变睡眠模式。

(2)药物治疗:常用的改善睡眠药有苯二氮䓬类、巴比妥类和醛类镇静催眠药,以及中药等。但是进行药物治疗需要有药物治疗的指征:①期望立即控制症状。②失眠导致严重的功能受损。③非药物治疗疗效不满意。④其他医学情况得到治疗后失眠仍持续存在。

(二)护理

1.护理评估

了解失眠发生的时间、失眠的表现、失眠的原因、既往治疗情况和效果、患者对待失眠的态度和认识、患者的精神症状、心理状态及患者的躯体症状,如生命体征,是否有受伤史,应激原,睡眠习惯,工作状态等。

2.护理诊断

(1)睡眠形态紊乱:与社会心理因素刺激、焦虑、睡眠环境改变、药物影响等有关。

(2)疲乏:与失眠、异常睡眠引起的不适状态有关。

(3)焦虑:与睡眠形态紊乱有关。

(4)恐惧:与异常睡眠引起的幻觉、梦魇有关。

(5)绝望:与长期处于失眠或异常睡眠状态有关。

(6)个人应对无效:与长期处于失眠或异常睡眠有关。

3.护理问题

(1)社会功能受损:与长期睡眠习惯改变导致社会功能改变有关。

(2)情绪不稳定:与长期睡眠习惯改变导致心境改变有关。

(3)个人角色功能改变:与异常睡眠导致角色功能发挥受阻有关。

4.护理目标

(1)对于失眠症患者重建规律、有质量的睡眠模式。

(2)对于其他睡眠障碍患者要做到保证患者安全、减少发作次数、消除心理恐惧。

5.护理措施

(1)对失眠患者的护理:包括心理护理、睡眠知识宣教、用药指导等。

心理护理:①建立良好的护患关系,加强护患间的理解和沟通,了解患者深层次的心理问题。②帮助患者认识心理刺激、不良情绪对睡眠的影响,使患者学会自行调节情绪,正确面对心理因素,消除失眠诱因。③帮助患者了解睡眠的基本知识,如睡眠的生理规律、睡眠质量的高低不在于睡眠时间的长短等,引导患者认识睡眠,以正确的态度对待失眠,消除对失眠的顾虑,解除心理负担。

睡眠知识宣教:①生活规律,将三餐、睡眠、工作的时间尽量固定。②睡前避免易兴奋的活动,如看刺激紧张的电视节目、长久谈话等,避用浓茶、咖啡、可乐等兴奋剂。③白天多在户外活动,接受太阳光照。④睡前使用诱导放松的方法,包括腹式呼吸、肌肉松弛法等,使患者学会有意识地控制自身的心理生理活动,降低唤醒水平。⑤营造良好的睡眠环境:保持环境安静,空气流通,温湿度适宜,避免光线过亮等。⑥教会患者一些促进入睡的方法,如睡前喝杯热牛奶,听轻音乐等。

用药指导:指导患者按医嘱服药,并向患者讲解滥用药物的危害及正确用药的5个基本要点。①选择半衰期较短的药,并使用最低有效剂量,以减轻白天镇静作用。②间断给药(每周2~4次)。③短期用药(连续用药不超过3~4周)。④缓慢停药,酌情减量。⑤用药不可同时饮酒,否则会增加药物成瘾的危险性。

(2)对其他睡眠障碍的护理:包括保证患者安全、消除心理恐惧、减少发作次数等。①保证患者安全:对家属和患者进行健康宣教,帮助其对该病的认识,增强他们的安全意识,以有效防范意外的发生。②消除心理恐惧:对患者和家属进行健康宣教,帮助他们认识该病的实质、特点及发生原因,以纠正其对该病的错误认识,消除恐惧、害怕心理。同时又要客观面对该病,做好终身带病生活的思想准备。③减少发作次数:帮助患者及家属认识和探索疾病的诱发因素,尽量减少可能诱使疾病发作的因素,如睡眠不足,饮酒等。另外,建立生活规律化,减少心理压力,避免过度疲劳和高度紧张,白天定时小睡等,都可使患者减少发作的次数。发作频繁者,可在医师指导下,服用相应药物,也可达到减少发作的目的。

6.护理评价

(1)患者睡眠是否改善。

(2)患者对其睡眠质量是否满意。

(3)患者睡眠过程中是否无安全意外发生。

(4)患者及家属对睡眠障碍的相关知识是否已了解。

7.健康指导

(1)生活要规律:指导睡眠障碍患者生活要规律,将三餐、睡眠、工作的时间尽量固定。①睡前避免易兴奋的活动,如看刺激紧张的电视节目、长久谈话等,避用浓茶、咖啡、可乐等兴奋剂。②白天应多在户外活动,接受太阳光照。③睡前使用诱导放松的睡眠方法,包括腹式呼吸、肌肉松弛法等,学会有意识地控制自身的心理生理活动,降低唤醒水平。④创造营造、良好的睡眠环境,保持环境安静,空气流通,温湿度适宜,避免光线过亮等。⑤教会患者一些促进入睡的方法,如睡前喝杯热牛奶,听轻音乐等。

(2)按医嘱服药:指导患者按医嘱服药,并向患者讲解滥用药物的危害及正确用药的5个基本要点,如下。①选择半衰期较短的药,并使用最低有效剂量,以减轻白天镇静作用。②间断给药(每周2~4次)。③短期用药(连续用药不超过4周)。④缓慢停药,酌情减量。⑤用药不可同时饮酒,否则会增加药物成瘾的危险性。

(三)预后及预防

1.预后

睡眠与健康的关系历来受到人们的重视,对于各种原因引起的睡眠障碍,首先要针对原发因素进行处理,经过科学规范的治疗后一般预后良好。少数由于器质性所致的睡眠障碍预后较差。

2.预防

(1)首先要缓解精神过度的紧张。

(2)要纠正对睡眠的种种误解,消除对失眠的畏惧心理。

(3)要正确评价自己。

(4)客观看待外界事物,学会疏泄自己。

(5)可采用一些自我催眠措施。

(6)建立良好、规律的生活方式、适当锻炼。

三、性功能障碍

(一)疾病概述

性功能障碍是指个体不能有效地参与所期望的性活动,不能产生满意的性交所必需的生理反应和体会不到相应的快感。在人的一生中,约有 40% 的男性和 60% 的女性出现过性功能障碍。

1.临床类型及表现

(1)性欲障碍。①性欲减退:性欲减退是指成年人对性的渴望与兴趣下降,也称为性冷淡。患者主要表现为对性生活不感兴趣,无性交愿望,常导致夫妻关系紧张、婚姻危机甚至家庭破裂。②性厌恶:性厌恶是指对性生活的极度恐惧和不安。当患者想到或即将要与性伴侣发生性关系时,即产生负情绪,表现为紧张、不安、焦虑和恐惧,并采取回避行动,部分患者会有呕吐、恶心、心悸、大汗等现象。

(2)性兴奋障碍。①男性性激起障碍:表现为阴茎勃起障碍,也称为阳痿。②女性性激起障碍:表现为持续存在或反复出现阴道干燥,润滑性分泌液减少,缺乏主观的兴奋和快感,也称阴冷症。

(3)性高潮障碍。①早泄:指持续地发生性交时射精过早,在阴茎进入阴道之前、正当进入阴道时或进入不久或阴茎尚未充分勃起即发生射精,以致使性交双方都不能得到性快感或满足。②阴道痉挛:指性交时环绕阴道口外 1/3 部位的肌肉非自主性痉挛或收缩,使阴茎不能插入或引起阴道疼痛。

2.辅助检查

(1)实验室检查:包括血常规、尿常规、肝肾功能、血糖、尿糖,血脂、FSH、LH、睾酮、催乳素、雌二醇(E_2)、甲状腺刺激素、糖耐量试验,必要时需查染色体等。根据各项检查的临床意义,可以作出是否为内分泌勃起功能障碍或其他疾病所致勃起功能障碍的诊断。

(2)体格检查:除一般体检外,应重点了解心血管、神经、生殖系统及第二性征发育情况。①如有的人足背动脉搏动扪不清,但能触到胫后动脉搏动,提示阴茎动脉可能存在疾病。②神经系统要进行深反射、浅反射、自主神经反射检查,如怀疑为神经性勃起功能障碍,还应测定海绵体肌反射时间有无延长和尿路动力学检查。③外生殖器检查应观察阴茎的长度、大小和在疲软状态时有无畸形,注意有无包茎、包皮炎、阴茎头炎。阴茎部尿道下裂或会阴不尿道下裂若伴有痛性阴茎勃起,往往导致勃起功能障碍。④睾丸的大小与质地的检查。一般睾丸小于 6 mL 会明显影响睾酮的分泌,睾丸畸形或无睾症及第二性征发育不良,也可导致勃起功能障碍。⑤前列腺的大小、质地和有无结节的检查,以了解有无前列腺良性增生、炎症或肿瘤。

(3)特殊检查:①视听觉性刺激反应测定(VSS)、夜间阴茎勃起测试(NPT),以及观察快速严冬相睡眠期(REM),用以鉴别是心理性勃起功能障碍还是器质性勃起功能障碍。②球海绵体肌反射、骶髓延迟反射、躯体感觉诱发电位试验、尿流率、尿流动力学等试验,用以确定是否为神经性勃起功能障碍。③多普勒超声阴茎血压指数测定、阴茎海绵体灌流试验、阴茎海绵体造影、阴茎内动脉造影等,用以确定是否为血管性勃起功能障碍。

3.诊断要点

指一组与心理社会因素密切相关的性功能障碍。一般表现为对性活动缺乏兴趣或缺乏快感、没有能力体验或控制性欲高潮,或者患有某种妨碍有效性交的生理障碍(比如阴茎勃起失败、阴道不能润滑)。常见为性欲减退、阳痿、早泄、性乐高潮缺乏、阴道痉挛、性交疼痛等。可以同时存在一种以上的性功能障碍。

(1)症状标准:成年人不能进行自己所希望的性活动。

(2)严重标准:对日常生活或社会功能有所影响。

(3)病程标准:符合症状标准至少已3个月。

(4)排除标准:不是由于器质性疾病、药物、酒精及衰老所致的性功能障碍,也不是其他精神障碍症状的一部分。

4.治疗要点

(1)心理治疗:对起病与心理精神因数关系密切的患者,可对其实施心理治疗,包括夫妻治疗、认知行为治疗和精神分析治疗。夫妻治疗的主要任务是帮助夫妻增进感情,以减少对性生活的心理压力及对性交失败的担心。认知行为治疗可帮助患者增强对性行为的正确的正性感受和满意度,并消除负行为,建立新的适应行为。精神分析治疗主要是帮助患者找出导致其性欲下降的相关心理因素或心理创伤。

(2)药物治疗:如西地那非,但药物治疗对提高患者性功能的作用有限。抗抑郁药可提高部分患者的性欲,镇痛药可减轻性交疼痛。

(3)技术治疗:如抚摸性器官、身体接触等,此治疗方法可有效降低夫妻双方在性交全过程中可能出现的焦虑或担忧,使用于各种性功能障碍。

(二)护理

1.护理评估

由于多数患者羞于谈及性问题,因此在评估前首先要保证环境安静、私密,并征得患者同意,同时向患者保证谈话内容保密后,才进行评估。评估一般包括以下几方面内容。

(1)患者性生活的类型和质量:性生活方式、性交频率、是否获得过快感。

(2)患者既往和现有的性问题:性问题的表现、程度、持续时间。

(3)患者对现存性问题和潜在性问题的感受:患者是否担心、焦虑,是否存认为性问题影响自己的生活。

(4)患者的性观念:患者对性和性生活的认识水平。

(5)可能的影响因素:夫妻关系及情感,有无健康问题、压力、焦虑,童年生活经历及创伤情况。

(6)既往和目前的治疗情况:接受哪些治疗方法,效果如何。

2.护理诊断

(1)无效性生活形态:与害怕怀孕,对生活应激缺乏有效应对、与性伴侣关系紧张等因素有关。

(2)性功能障碍:指个体所经受的一种得不到满足和不愉快、不恰当的性功能改变的状态,与价值观冲出、对相关知识缺乏或误解、有过创伤经历等因素有关。

(3)焦虑：与长期不能获得满意性生活有关。

(4)个人应对无效：与性问题长期存在有关。

3.护理问题

(1)家庭功能受损：与个人生理方面与患者的性功能不良有关。

(2)情绪不稳定：与性功能障碍导致情绪改变有关。

(3)知识缺乏：与缺乏相关性科学知识有关。

4.护理目标

(1)患者能确认与性功能障碍有关的压力源。

(2)患者能建立有效的应对方式。

(3)患者能恢复满意的性生活。

5.护理措施

(1)评估患者的性生活史和对性生活的满意度，影响患者性功能的因素及患者对疾病的感受。

(2)探明患者的家庭环境、出生成长经历，找出引起其消极性态度如压抑、低自尊、内疚、恐惧或厌恶的原因。

(3)帮助患者理解生活压力与性功能障碍的关系。

(4)帮助患者确认影响其性功能的因素有哪些。

(5)与患者讨论如何改变其应对压力的方式，和怎样变通解决问题的方法。

(6)帮助患者寻找增加性生活满意度的方法，如自慰、在性生活前采取淋浴、相互爱抚等增加性生活情趣的技巧，以患者降低对性生活的焦虑恐惧，可有效提高性欲或消除性交疼痛。必要时向患者提供相关材料。

(7)了解患者的用药史和药物不良反应，确认性障碍是否是由药物所致。

(8)向患者讲解有关性解剖和性行为的基础知识，帮助患者正确认识和理解，以降低患者的无能感和焦虑程度。

(9)如患者紧张不安，不能有效参与性治疗时，可在治疗前向患者教授放松技巧。

(10)帮助患者认识其性欲的降低来自自己的心理因素，例如不愉快的回忆或者性配偶的行为特征，如动作粗暴、缺乏修饰等，使患者能有意识的避免这些因素对性生活带来的负性影响。

6.护理评价

(1)患者是否能够确认与性功能障碍有关的压力源。

(2)患者是否掌握有效的应对方式。

(3)患者是否恢复满意的性生活。

(4)患者是否正确认识和理解有关性和性功能的知识。

7.健康指导

(1)遇到烦恼忧伤，应冷静思考，不应长期背上精神负担，及时放松与调整紧张心态，缓和与消除焦虑不安的情绪。做一些自己喜欢的事情，如欣赏音乐、参加集体活动和阅读有益的书籍，或找家人亲友倾诉，心情反而会舒畅，性压抑也会逐渐消失。

(2)积极参加体育锻炼持续的、适当的体育锻炼和户外活动很有益处，坚持日常运动，可调节紧张的脑力劳动或神经体液失衡，如每天慢跑或散步30分钟。争取有规律的生活，保证充足的睡眠，积极减肥。

（3）避免不良生活习惯避免不健康的饮食习惯,减少应酬,避免酗酒,控制饮食,充分认识到戒烟的重要性和必要性。

（4）必要时应去医院,排除泌尿系统疾病,如慢性前列腺炎、附睾炎、尿道炎,或其他如内分泌疾病、各种全身性慢性疾病。

（三）预后及预防

1.预后

由于个体差异或病因不同,性功能障碍的预后也不尽相同,部分患者可自然缓解,多数患者有复发的可能,甚至终身患病。总病程受患者与性伴侣的关系及患者年龄的影响较大。

2.预防

增加对性相关知识的了解、加强体育锻炼、增加配偶间的沟通交流、积极治疗躯体疾病,减少服用对性功能有影响的药物等,均能有效预防性功能障碍的发生。

（李　燕）

第七节　情感障碍

一、疾病概述

（一）情感障碍的概述

对情感障碍的认识是一漫长的过程。公元前 8 世纪,就有忧郁的临床描述。公元前 4 世纪,Hippocrates 首创"忧郁"这一名称,将抑郁症描述为"厌食、沮丧、失眠、烦躁和坐立不安",认为是黑胆汁和痰淤积而影响到脑功能所致。关于躁狂和抑郁的关系,早在公元前 1 世纪就有记载,临床上可发现躁狂和抑郁可以存在同一患者的不同时期,表现间歇性的愤怒、情感不稳、易激惹、失眠,有时感到悲伤和自卑,有交替发作的倾向。1854 年,法国医师 Falret 发现躁狂和抑郁在同一患者身上交替出现,命名为"环性精神病",其症状为发作性,可自行缓解,躁狂与抑郁可相互交替。1882 年,德国精神病学家 Kahlbaum 首先提出躁狂和抑郁是同一疾病的两个阶段,指出本病的主要特征是精神活动的完整性,情感、思维、行为的协调性,同时他把慢性抑郁命名为恶劣心境,将以心境高低波动为特征的障碍命名为环性精神障碍。1896 年,德国精神病学家 Kraepelin 通过多年的纵向观察研究,将躁狂和抑郁合二为一,命名为躁狂抑郁性精神病（manic-depresive insanity,MDI）,该命名一直沿用至今。他观察发现该病在发作期以情感障碍为主要表现,预后良好,无精神衰退,呈周期性病程。1951 年 Bleuler 采用"情感性精神病"一词,主要指双相情感障碍和临床表现较重的躁狂发作或抑郁发作,未包括各类症状较轻的躁狂或抑郁的一些亚型。1957 年,德国 Leonhard 根据情感相位特征提出单相与双相障碍的概念,既有躁狂又有抑郁发作者称为双相障碍。反复出现躁狂或抑郁发作而无相反相位者,称为单相障碍,提出了遗传是区分单、双相障碍的重要因素。1966 年,Angst 和 Peris 的研究进一步证实了 Leonhard 单、双相障碍的分类概念,并逐渐被人们所接受,现已成为情感障碍的分类基础。

（二）情感障碍的分类

情感障碍的分类较为复杂,由于该病的病因未明,以致产生各种观点,并提出不同的分类。

而且,一般来讲,对躁狂症分类的不同观点较少,而抑郁症较多,因此分类主要是对抑郁症的分类。

1.根据病因分类

(1)原发性/继发性:由 Robins 和 Guze(1970 年)首先提出,这种分类主要基于情感障碍的发生是否继发于其他精神疾病或躯体疾病,或由于酒精中毒或其他物质所致。继发者既往无情感障碍发作史,而有其他精神疾病、躯体疾病或物质滥用等。原发者既往健康或有情感障碍史,而不是基于症状差异及有无明显的社会应激。有人估计原发性情感障碍约占 55%,继发性占 33%,难以区分者占 12%。

(2)反应性/内源性:由 Gilespie(1929 年)最早提出,把由外界应激反应所产生的抑郁称为反应性,而与环境无关者称为内源性。反应性抑郁多起病急,在应激事件后发生,临床上有焦虑、激越、易激惹和恐怖等症状,常是可理解的正常痛苦体验和失望情绪的延续,伴有入睡困难,病程短,多在 1～2 个月内恢复。内源性抑郁缺乏促发的应激,具有一定的生物学基础,临床上除有抑郁心境、兴趣丧失、自责自罪外,尚有食欲下降、体重减轻、性欲低下、早醒及抑郁情绪呈昼重夜轻改变的生物学症状,对抗抑郁药及电痉挛反应较好。

2.根据症状分类

(1)精神病性/神经症性:精神病性一词是指患者检验现实能力的丧失,伴有幻觉、妄想或木僵等精神病性症状。精神障碍程度严重,属于重性精神病范畴。所谓神经症性是指非精神病性的,患者推理判断虽有歪曲,但没有丧失现实接触能力。有人认为精神病性抑郁是一种独立的亚型,患者家族中患精神病性抑郁的比例较高,血清中多巴胺-β-羟化酶活性低,尿中 MHPG 低,脑脊液中 HVA 高,血清皮质醇水平高、DST 阳性率高。神经症性抑郁发病具有一定的心理因素,由内心冲突引起的,是对失望产生的一种过分沮丧反应,是长期适应不良人格特征的结果。临床上主要表现焦虑、易激惹、入睡困难,无内源性抑郁症的生物学症状,病程呈慢性、波动性。

(2)激越性与迟滞性:前者以焦虑、激越为突出症状,精神运动性抑制症状不明显;后者有明显的精神运动性抑制及思维迟缓,常伴有生物性症状,如睡眠障碍、食欲降低等。

3.根据病程分类

(1)单相与双相:由 Leonhard(1962 年)首先提出,既有躁狂发作,又有抑郁发作者称为双相障碍;只表现为躁狂或抑郁者为单相障碍。根据 Perris(1966 年)调查。单相躁狂仅占 1.1%,经长期纵向研究,发现在躁狂发作前常有轻微和短暂的抑郁发作,所以多数学者认为有躁狂发作就是双相障碍,只有抑郁发作才是单相障碍。正因为这样,在 ICD-10 和 DSM-Ⅳ中将有躁狂发作者称为双相,但我国 CCMD-3 中仍保留反复发作躁狂的诊断。

DSM-Ⅳ中将双相分为两个亚型。双相Ⅰ型:有躁狂、抑郁发作史,躁狂发作严重。双相Ⅱ型:有躁狂、抑郁发作史,抑郁发作重,躁狂发作轻;与双相Ⅰ型不同,不仅是躁狂程度轻,而且家族中患双相Ⅱ型者比双相Ⅰ型多,另外发次数较多,对治疗反应可能较差。

(2)发作性与慢性:一般认为情感障碍是一种发作性、周期性、自限性的疾病,发作间歇期,病情可充分缓解。近年来发现有 15%患者多次反复,迁延多年,趋于慢性。

4.根据年龄分类

根据年龄分类可分为更年期抑郁和老年期抑郁。更年期抑郁主要指中年以后发病,女性较多见,伴有应激因素,其特点是激越和疑病症状明显,认为本病与内分泌变化有关,但家族史调查不支持,因其亲属中患情感障碍的频率较高,而在更年期发病者却不多。且用性激素治疗未获得良好的效果。因此,这一术语已趋于废弃。老年期抑郁是指首次发病于老年期,临床特点是以情绪低落、焦虑、迟缓、绝望感及躯体症状为主,但不能归因于躯体疾病或脑器质性病变,一般病程较长,部分患者预后不良。

5.根据分类系统分类

目前,在我国使用的精神障碍分类系统主要有:世界卫生组织的《疾病和有关健康问题的国际分类》(International Statistical Clasification of Diseases and Related Health Problems,ICD-10);美国的《精神障碍诊断与统计手册》(Diagnostic and Statistical Manual of Mental Disorders,DSM-Ⅳ);中国的《中国精神障碍分类及诊断标准》(Chinese Clasification and Diagnostic Criteriaof Mental Disorder,CCMD-3)。这些分类标准对情感障碍的分类简述如下。

(1)ICD-10情感障碍的分类:①躁狂发作。②双相障碍。③抑郁发作。④复发性抑郁发作。⑤持续性情感障碍。⑥其他情感障碍。⑦未特定的情感障碍。

在ICD-10中,躁狂和抑郁发作分别根据严重程度分为轻、中、重,再按有无精神病性症状分别列出。

(2)DSM-Ⅳ情感障碍的分类:主要包括三部分内容。①抑郁障碍:重性抑郁障碍;恶劣心境;未在他处标明的抑郁障碍。②双相障碍:双相Ⅰ型障碍;双相Ⅱ型障碍;环性情感障碍;未在他处标明的双相障碍。③其他情感障碍:DSM-Ⅳ强调在诊断情感障碍时要注明病情轻重和病程特点,以及是否伴有精神病性症状等。

(3)CCMD-3情感障碍的分类:①躁狂发作。②双相障碍。③抑郁发作。④持续性情感障碍。⑤其他或待分类的情感障碍。

CCMD-3中情感障碍的分类条目,与ICD-10相比,列出单相躁狂症的分类,并将反复发作躁狂症置于躁狂症中,而不作为双相障碍的一种亚型。

(三)情感障碍的临床表现

情感障碍的分型较多,这对制订治疗方案非常重要。临床表现则分为抑郁发作和躁狂发作两种,某些患者可同时存在抑郁和躁狂症状,称为混合状态。

1.抑郁发作

抑郁发作一般起病较缓,但因突然的心理社会因素诱发者发病较急。抑郁发作的表现可分为核心症状群、生物性症状群和其他伴随症状群三个方面。

(1)核心症状群。抑郁发作的核心症状包括心境低落、兴趣或乐趣丧失及精力下降。诊断抑郁状态要求至少存在两个症状。①心境低落:抑郁发作时的总体情绪基调是低沉灰暗的,抑郁心境的程度可以从轻度的情绪不佳到悲伤、悲观绝望。患者主诉心情沉重,高兴不起来,即使是让人高兴的事情感觉到的也只是痛苦难熬,觉得生活没有意义,虚度日如年感。并且这种心境低落不能通过自我调节、他人安慰以及改变环境等得到有效缓解。患者通常表述在抑郁状态下所体验到的悲伤情绪与丧失亲友所导致的悲哀不同,这是区别内源性抑郁和反应性抑郁的主要鉴别点之一。②兴趣或乐趣丧失:兴趣丧失是指患者对日常活动以及既往的爱好丧失了热忱和兴趣,如聚会、文娱体育活动等。兴趣的丧失往往从某些方面开始,如工作、异性交往等,随着抑郁症状的发展,患者逐渐对任何事物无论好坏都失去了兴趣,疏远亲友,回避社交,离群索居。乐趣丧失是指患者无法从生活中体验到乐趣,对能享受乐趣的活动无愉快感,对令人愉快的环境缺乏情感反应,又称为快感缺失。③精力丧失:患者的精力明显减退,表现为无任何原因地持续疲乏感,休息也不能够缓解。开始时患者常感到精力不足,易疲乏,被动机械地参加一些日常活动。随着病情加重,更加无精打采,做任何事情都感到吃力,干不了家务,工作也难以胜任,丧失了主动性和积极性,生活变得懒散。

以上三个核心症状相互联系,可以在同一患者身上同时出现,但很多患者只是以其中某个或者两个症状更为突出。例如,有的患者否认情绪低落,但是对周围事物不感兴趣;而有的患者有时能够参加一些社交或者娱乐活动,表面看来兴趣仍然存在,但进一步询问发现其无法在这些活动之中获得乐趣,缺乏愉快感。

(2)生物性症状群:生物性症状群包括以早醒为特征的睡眠障碍、食欲下降、性欲下降、以肠胃道症状为主的躯体不适症状(检查不出器质性病变)、抑郁整体病情的昼重夜轻节律、精神运动性迟滞等。①睡眠障碍:失眠是抑郁状态最常见的伴随症状之一,也是不少患者就诊的首要主诉。表现为无原因的顽固性长时间失眠,包括入睡困难、睡眠浅、易惊醒、多梦、早醒、醒后无法再入睡以及睡眠感缺失等。其中以早段失眠(入睡困难)最为多见,而以末段失眠(早醒)最具有特征性。抑郁症患者清晨醒来,尤其在四五点钟时,是情绪最低的时期(与皮质激素分泌最低点规律一致),最为难熬和痛苦,此时自杀观念最为强烈。不典型患者可以出现贪睡,睡眠过多的情况。②食欲下降:多数抑郁状态的患者都有食欲下降和体重减轻的症状。轻者表现为食之无味,但自己能够勉强进食,进食量没有明显减少,体重在一段时间内也没有明显变化;随着病情发展,严重者完全丧失了进食的欲望,体重明显下降,甚至导致营养不良。少数不典型患者则表现为食欲亢进和体重增加。③性欲下降:在抑郁发作的早期就可能出现性欲减低甚至完全丧失。男性患者可能出现阳痿,女性患者快感缺失。有些患者能够勉强维持性行为,但无法从中体验到乐趣。④躯体症状:抑郁症患者有时以各种躯体不适作为主诉,常到综合医院反复就诊及检查,都不能发现明确的器质性病变。症状可涉及全身各个系统,从含糊不清的身体感觉到具体的脏器不适,包括头痛头胀,全身疼痛发冷,周身无力,胃肠道功能紊乱,心慌气短乃至胸前区疼痛,尿频尿急等。其中以肠胃道症状最为多见。⑤昼重夜轻的节律变化:抑郁状态患者的总体情绪基调是低落的,但在一天之中这种抑郁情绪也会有所变化,即昼重夜轻。患者的症状在清晨醒来时最为严重,为新的一天而担忧,不知道自己如何继续生活,而在下午和晚间则有所减轻。这是"内源性抑郁"的典型表现。与之恰恰相反,心因性抑郁的症状往往在下午或晚间加重。⑥精神运动性迟滞和激越:约半数抑郁状态的患者存在精神运动性迟滞,是抑郁症的典型症状之一,多见于"内源性"抑郁。患者整个精神活动呈现显著的、普遍性的抑制,做任何事情都缺乏动力。具体表现为思维发动迟缓和闭塞、联想困难,患者感到自己变笨了、反应迟钝、记忆力减退、注意力下降;言语行动迟钝缓慢,语调低沉,答话简单,面部表情贫乏或缺乏,人际交流差或缺乏交流,工作效率下降。严重者不语、不动、不食,可达木僵程度。

精神运动性激越的患者则与之相反,大脑持续处于紧张状态,思维内容杂乱缺乏条理。同样无法集中注意力思考问题,思维的效率下降;在言语行为上则表现为烦躁不安,易激惹,无目的的失控行为过多。

(3)其他伴随症状群:明显的认知症状,包括负性认知偏差(自我评价过低,自责自罪,无价值感,无用感和无助感)以及注意力困难和记忆力减退。焦虑症状也非常常见,严重病例还可能出现幻觉、妄想等精神病性症状,此时自知力可能不完整。

认知症状:①负性认知偏差,早在20世纪70年代,Beck即提出了抑郁症患者存在和心境一致的负性认知偏差。患者自我评价过低,过分贬低自己的能力,以批判、消极和否定的态度看待自己的现在、过去和将来。出现自责、内疚、无价值感、无助感,严重时可出现自罪观念甚至罪恶妄想。有人总结为"三自"(自责、自罪、自杀)和"三无"(无望、无用、无助)症状。②认知功能损害:抑郁症伴发的认知损害以注意力和记忆力下降为主。患者感到自己思维迟钝,脑力劳动效率降低,理解力变差,犹豫不决或踌躇,记忆力降低,注意力涣散,难以胜任正常的工作。这类症状能够随着治疗后抑郁情绪的好转而恢复。

自杀观念和行为:自杀是抑郁症患者最严重而危险的症状,也是抑郁症患者的主要死亡原因。约半数的抑郁症患者会出现自杀观念。开始时经常会想到与死亡有关的内容,觉得生活没有意思,人生不值得留恋,出现生不如死的感觉,进而主动寻找自杀的方法采取行动。自杀观念可能在疾病的早期就出现,抑郁症患者最终会有 $10\% \sim 15\%$ 死于自杀。偶尔患者会出现"扩大性自杀",如女性患者杀死自己的孩子后再自杀,不希望孩子留在世上继续痛苦。

焦虑症状:焦虑与抑郁常常伴发,而且经常成为抑郁症的主要症状之一。在老年期抑郁症尤其多见。常见的焦虑症状包括坐立不安、心神不宁、莫名的紧张惊恐和过度的担心等。主观的焦虑症状常伴有一些躯体症状,如胸闷、心慌、气促、尿频、多汗等。临床上将具有明显焦虑色彩的抑郁症患者称为"激越性抑郁症"。

精神病性症状:严重病例还可能出现幻觉、妄想等,但一般不成为主要临床相。内容多以抑郁情绪为背景,如罪恶妄想、虚无妄想、疑病或被害妄想,现实解体和人格解体等;幻听内容则以自我谴责和嘲弄多见。这些幻觉和妄想一般不具有原发、荒谬等精神分裂症的特征。

很多抑郁症患者伴有强迫症状,以强迫性思维多见,多为反复思考和担心发生不好的事情。

自知力:相当一部分的抑郁症患者自知力完整,主动求治。存在精神运动性迟滞症状、木僵,伴有精神病性症状,以及具有明显自杀倾向患者的自知力受损,缺乏对自己当前状态的清醒认识,甚至完全丧失自知力。双相障碍抑郁发作患者的自知力不如单相抑郁症患者保持的完整。

2.躁狂发作

躁狂发作一般起病较急。以持续的情绪高涨或者易激惹为核心症状,伴有思维奔逸、自我评价过高、活动增多、食欲性欲增强、睡眠需求减少等。典型躁狂发作的临床相即"协调性精神运动性兴奋",也称"躁狂性兴奋"。

(1)主要症状:情绪高涨和易激惹是躁狂发作的最核心症状,是诊断所必需。此外,情绪高涨和易激惹、思维奔逸、意志行为活动增多共同构成了躁狂发作的"三高"症状。①情绪高涨和易激惹:患者表现轻松、愉快,整日兴高采烈,洋洋自得,觉得周围的一切都非常美好,生活绚丽多彩,自己也无比幸福和快乐,常自称为是"乐天派"。患者显得豁达开朗、幽默诙谐,其情绪高涨往往生动、鲜明、与内心体验及周围环境相协调,具有一定的感染力,往往能引起周围人的共鸣。部分患者愉快心境不明显,而代之以情绪不稳定,易激惹,对轻微的刺激回应强烈的情绪反应,如大发脾气、狂笑或大哭等;可因小事或要求未得到满足而暴跳如雷,出现冲动伤人毁物行为。通常这种情绪持续时间短,转瞬即逝,患者也并不在意或计较。②思维奔逸:患者表现联想过程明显加快,头脑中的概念接踵而至,思维内容丰富;常引经据典、高谈阔论、滔滔不绝;内容夸大,虽并不荒谬,但显得肤浅和表面化,凌乱不切实际,给人以信口开河之感。患者常主诉"变聪明了""嘴巴跟不上脑袋想的速度"。客观观察可以发现患者说话速度比正常时快很多,用词也变得非常灵活多样,善用形容词,显得颇具文采。当患者思维速度过快口头表达跟不上时,就如同思维松弛样漫无主题,需仔细分析才能发现词句间的联系。③意志行为活动增多:言语动作增多是情绪高涨和思维奔逸的外部表现。患者常口若悬河,唇干舌燥,却仍然无休无止。患者表现精神运动性兴奋状态,其目的性活动明显增多,整日忙碌不休,打电话、定约会、到处奔波,去完成其伟大计划或使命。喜热闹爱与人交往,与不相识的人也一见如故。其兴趣广泛但无定性,做事有始无终。爱打扮,行为轻浮爱接触异性,有时举止粗鲁不计后果;凡事缺乏深思熟虑,行为冲动具冒险性。精力充沛,好管闲事和打抱不平,爱提意见;凡事以我为中心,经常与人争执,谩骂甚至伤人等。患者经常是言语和行为动作一起增多,表现的载歌载舞,手舞足蹈。爱出风头,喜欢在大庭广众之下表演,如自告奋勇为众人献艺或发表演讲等,成为令人瞩目的中心人物。

(2)其他症状。①自我评价过高:在情绪高涨的背景上,患者常自我感觉良好。感到身强力壮,精力充沛,自己才思敏捷,能够一目十行。往往过高地评价自己的才智、地位,自命不凡,盛气凌人,可出现夸大观念。认为自己肩负着极为重大的使命,具有特殊的才能;自己受到重用,将要担任某组织的领导等。夸大观念可发展为夸大妄想,荒谬程度多不高,有时在夸大的基础上出现关系、被害妄想,多为时短暂。②判断力降低:患者表现得胆大、轻率,乱投资,喜接近异性等。无节制地取乐而不计后果,行为冲动。如性生活方面不检点,追逐性乐无所顾忌;无自控地狂买乱购大量无用处的东西;处事鲁莽欠深思熟虑,冲动性地到处投资签约,到头来血本无归。追求刺激,行为具有冒险性,吸烟酗酒或者滥用药物,甚至是吸毒、卖淫、触犯法律等。③注意力分散:患者的主动和被动注意力均有增强,但不能持久,容易受周围环境变化的影响而突然改变话题,因此叙述一个问题时常有始无终。可出现观念飘忽,音联意联现象。难于集中注意力完成正在从事的任务,办事虎头蛇尾,不断发现新的目标,投入新的活动或计划。④食欲及性欲增强:躁狂症患者食欲明显增加,有的患者饮食无节,暴食或贪食。因患者活动增多,体力消耗过大,有时会导致体重下降。尤其是在无法正常饮水、进食和睡眠的情况下,可能导致明显的消瘦甚至衰竭。躁狂症患者常酷爱打扮,浓妆艳抹,喜爱色彩鲜明的服饰,性欲增强,包括男女两性社交和性生活的增加。⑤睡眠需求减少:躁狂症患者表现明显的睡眠减少,每天仅睡几个小时,仍然精力充沛,丝毫不感到疲倦,可以夜以继日地工作。患者常主诉"太忙了,没有时间睡觉"。⑥精神病性症状:躁狂患者自我评价过高,其夸大观念有时可达到夸大妄想程度,如认为自己是最伟大的,能力是最强的,是世界上最富有的等,内容不如精神分裂症的荒谬。在此基础上可能继发关系妄想和被害妄想等,但一般持续时间不长,多随情感症状的消失而缓解。⑦自知力:处于躁狂发作中的患者不觉得自己的行为活动有何不妥,早期可能会承认自己的心情和精力有所改变,但很满意这种状态,多数不会自己主动就医,往往是疾病发展到了严重的程度,才被家人或朋友送往医院。其自知力不佳甚至缺乏。

二、护理评估

对情感障碍患者进行评估时,除了从现病史、既往史、个人发育史、家族史等方面进行评估外,更应从生理功能、心理功能和社会功能等多方面去了解和评估患者病前个性特点、病前生活事件、患者应对挫折和压力的心理行为方式和效果;患者所面临的困境和出现的问题,对治疗的态度;还应对患者的家庭、生活环境、可利用的社会支持系统等情况进行全面分析,特别是对患者的危险行为如自杀、伤人等要重点评估。对患者的精神状况进行评估时,除了要进行详细的精神检查外,还可以使用心理测量工具来评估躁狂、抑郁、焦虑等情绪的严重程度,如 HAMD、HAMA、BRMS 等。

(一)躁狂发作的护理评估

1.健康史

(1)个人史:母孕期是否正常,患者是否足月顺产,成长及发育情况,学习及智力状况等。

333

(2)既往史:患者以往健康状况,有无慢性疾病史,患病的经过、诊断及治疗效果情况等。

(3)疾病史:患者以往精神障碍病史,患病的经过、诊断及治疗效果情况等。

(4)家族史:患者家族中有无患精神疾病的亲属,与患者的密切程度,具体发病情况等。

(5)生活习惯:患者的饮食量,进餐次数,进餐时间,有无特殊饮食嗜好;生活自理能力情况,能否自行洗漱、进餐、整理个人卫生,按时起居等。

2.生理功能方面

患者的意识状态、生命体征;患者的睡眠情况,有无入睡困难、早醒、多梦、睡眠减少等情况;患者的二便情况,有无便秘、尿潴留等情况;患者的营养状况,有无营养失调,食欲旺盛等情况;患者有无躯体外伤;患者个人卫生,衣着是否有奇装异服等情况。

3.心理功能方面

(1)病前个性特点:患者病前性格特点如何,兴趣爱好有哪些,学习、工作、生活能力如何等。

(2)病前生活事件:患者在近期(6个月内)有无重大生活事件发生,如至亲的死亡、工作变化、离婚,及患者的反应程度怎样等。

(3)应付悲伤/压力:患者是如何应对挫折和压力,具体的应付方式是什么,效果如何等。

(4)对住院的态度:患者对住院、治疗的合作程度,是否配合治疗和检查,对医护人员的态度怎样等。

4.社会功能方面

(1)社会参与能力:患者病前的社会参与情况如何,如积极、独处、退缩等。

(2)人际关系:患者的人际关系如何,有无特别亲密或异常的关系,包括家属、男/女朋友、同事、同学、其他等。

(3)支持系统:患者的社会支持系统怎样,患病后单位同事、同学、亲属与患者的关系有无改变,家庭成员对患者的关心程度、照顾的方式,婚姻状况有无改变等。

5.精神状况

对患者的情感、认知及行为反应等方面进行全面评估。

(1)情感情绪:患者有无情绪高涨、易激惹、兴奋、情绪不稳等表现。

(2)认知:患者有无幻觉、错觉、注意力随境转移,患者思维障碍的表现形式怎样,如思维奔逸、夸大妄想等。

(3)行为与活动:患者有无冲动;患者的行为与周围环境是否适切;患者语言有无增多、夸大、好提意见;患者活动有无增多、精力充沛、爱管闲事、行为鲁莽、有冒险性等情况;兴趣广泛而无定性等情况。

(4)自知力:患者是否承认自己有病,是否有治疗的要求等。

6.药物不良反应

患者有无手震颤、恶心呕吐、运动失调等表现,有无药物过敏史等。

(二)抑郁发作的护理评估

1.健康史

同躁狂发作的评估。

2.生理功能方面

患者的意识状态、生命体征;患者睡眠情况,有无入睡困难、早醒、多梦、醒后难于入睡等情况;患者的二便情况,有无便秘、尿潴留等情况;患者的营养状况,有无营养失调,食欲减退等情况;患者有无躯体外伤;患者个人卫生,衣着是否整洁,生活是否自理等情况。

3.心理功能方面

同躁狂发作的护理评估。

4.社会功能方面

同躁狂发作的护理评估。

5.精神状况

对患者的情感、认知及行为反应等方面进行全面评估。

(1)情感情绪:患者有无情绪不稳、情绪低落、焦虑、抑郁、无助、无用、罪恶感、沮丧,尤其是有无自杀意念等表现。

(2)认知:患者有无认知范围变小,过分注意自己,忽视外界环境;患者有无幻觉、错觉;患者思维障碍的表现形式怎样,如缓慢、自责、自罪等情况。

(3)行为与活动:患者有无自伤、自杀、哭泣等行为反应;患者的行为与周围环境是否适切;患者有无语言活动减少、不食不动,抑郁性木僵的表现。

(4)自知力:患者是否承认自己有病,是否有治疗的要求。

6.药物不良反应

患者有无直立性低血压、头晕、排尿困难及有无药物过敏史等。

三、护理诊断/问题

(一)常用护理诊断/问题

1.躁狂发作的护理诊断

(1)有暴力行为的危险:与情感控制力下降、激惹状态、挑衅滋事、意识障碍所致谵妄和错乱等有关。

(2)有外走的危险:与情绪控制力下降、缺乏自知力有关。

(3)营养失调:营养摄入低于机体需要量,与极度兴奋、活动过多,消耗增加、摄入不足等有关。

(4)睡眠形态紊乱:入睡困难、睡眠需求减少,与精神运动性兴奋有关。

(5)思维过程障碍:与躁狂所致的思维联想过程和思维内容障碍有关。

(6)个人应对不良:与好管闲事、情绪不稳定、易激惹有关。

(7)自知力不全或缺乏:与疾病所致精神症状有关。

2.抑郁发作的护理诊断

(1)有自伤(自杀)的危险:与抑郁、悲观情绪、自责自罪观念、自我评价低、无价值感等有关。

(2)焦虑:与情绪抑郁、无价值感、罪恶感、内疚、自责、疑病等因素有关。

(3)营养失调:营养摄入低于机体需要量,与抑郁所致食欲下降,自罪、木僵状态等所致摄入量不足有关。

(4)睡眠形态紊乱:早醒、入睡困难,与情绪低落等因素有关。

(5)思维过程障碍:与认知障碍、思维联想受抑制有关。

(6)个人应对无效:与情绪抑郁、无助感、精力不足、疑病等因素有关。

(7)自知力不全或缺乏:与精神疾病症状有关。

(8)自我防护能力改变:与精神运动抑制、行为反应迟缓有关。

(二)其他护理诊断/问题

1.躁狂发作的护理诊断

(1)生活自理能力下降:与极度兴奋有关。

(2)便秘:与生活起居无规律、饮水量不足等有关。

(3)感知改变:与躁狂的感知改变有关。

(4)不合作:与自知力缺乏有关。

(5)社交障碍:与极度兴奋、易激惹有关。

(6)医护合作性问题。①药物不良反应:恶心呕吐、疲乏、思睡、共济失调、震颤等。②电痉挛治疗的并发症:骨折、脱臼、误吸、呼吸暂停等。

2.抑郁发作的护理诊断

(1)生活自理能力下降(缺失):与精神运动迟滞、兴趣减低、无力照顾自己有关。

(2)便秘与尿潴留:与日常活动减少、胃肠蠕动减慢、药物不良反应有关。

(3)情境性自我贬低:与抑郁情绪、自我评价过低、无价值感等有关。

(4)不合作:与自知力缺乏有关。

(5)社交孤立:与抑郁悲观情绪、社会行为不被接受、社会价值不被接受等有关。

(6)绝望:与严重的抑郁情绪、认知功能障碍等有关。

(7)医护合作性问题。①药物不良反应:口干、恶心、视物模糊、步态不稳、运动失调、震颤、体重增加等。②电痉挛治疗的并发症:骨折、脱臼、误吸、呼吸暂停等。

四、护理目标

(一)躁狂发作的护理目标

(1)生活起居有规律,饮水充足,便秘缓解或消失,睡眠恢复正常。

(2)患者过多的活动量减少,机体消耗与营养供给达到基本平衡。

(3)情绪高涨、思维奔逸等症状得到基本控制。

(4)在护理人员的帮助下,患者能控制自己的情绪,学会用恰当的方式表达愤怒,不发生伤害他人或自杀的行为。

(5)建立良好的护患关系并协助患者建立良好的人际关系。

(6)患者了解躁狂发作的相关知识,能恰当表达自己的需求。

(7)在护理人员的协助下,患者的生活自理能力显著改善。

(二)抑郁发作的护理目标

(1)患者摄入营养均衡的食物,体重未下降。

(2)患者在不服用药物时,每晚有6～8小时的睡眠时间,对睡眠有自我满足。

(3)尽早发现便秘与尿潴留的征兆,患者对腹胀、粪便干结、排尿困难等不适能及时叙说。

(4)患者抑郁情绪得到缓解,对治疗有信心。

(5)患者住院期间不伤害自己。

(6)患者能用语言表达对于自我、过去和未来的正向观点,出院前自我评价增强。

(7)患者个人日常生活能自理,能保持床单位的清洁。

(8)患者能愿意并适当与他人交往。

(9)患者能叙述疾病相关知识,用适当的方式宣泄内心的抑郁与愤怒,恰当地表达个人需要,有适当的应对方式。

五、护理措施

情感障碍患者都是独特的个体，尽管他们的医学诊断相同、护理诊断也可能相同，但每一个患者的护理措施却不尽相同。为了更有效地帮助患者，护理措施必须遵循个体化的原则。以下介绍的内容虽有普遍意义，但选用时应考虑患者的个体特点。

(一)躁狂发作的护理措施

1.生活护理

躁狂患者因过度忙碌于自认为有意义的"伟大"的事情，而忽视了最基本的生理需要，因此补充水和营养，加强个人卫生，保证充分休息是非常必要的。

(1)病室环境：提供一个安静的病室环境，空间宽大，室内物品力求简单，注意室内物品颜色淡雅、整洁，可帮助患者安定情绪。冲动或易激惹的患者应分开活动与居住。

(2)维持足够的营养和水分：因为躁狂患者活动多、话多，体力消耗大，容易造成水分和营养的不足。所以应提供患者喜欢吃且高热量、高营养、易消化的食物，定时、定量提供水分和水果，保证水、电解质的平衡。进餐时最好在单独房间，以防止周围环境、人群对患者的影响。患者如果处于极度兴奋状态，可在数人协助或保护下耐心喂食。选择合适的时机向患者讲解饮食无规律、无节制的危害，引导患者能自行控制过度活动和正常进食饮水。

(3)睡眠护理：提供良好睡眠环境；减少日间卧床时间；睡前提供热牛奶，用热水泡脚；教会患者2～3种应对失眠和早醒的方法，如深呼吸、听轻音乐等，遵医嘱运用药物，在药物的帮助下，保证患者足够的睡眠。

(4)个人仪表与服饰：指导患者料理个人卫生和保持服饰整洁，婉转地指正患者异常的打扮和修饰，耐心教育患者，使其服饰符合个人的身份和年龄。

2.患者的特殊护理

躁狂发作者往往有用不完的精力，加上活动增多，急躁不安，易出现破坏行为，不仅使自身体力衰竭，也可伤害到他人或周围的物品，因此做好安全的护理，引导患者朝建设性方向消耗过剩的精力是护理人员很重要的工作。

(1)教育患者自觉遵守和执行安全管理和检查制度。门窗、门锁有损坏及时修理，凡是有患者活动的场所都应有护士看护。对患者及其家属进行安全知识的宣传和教育。

(2)护士态度和蔼，不用刺激性的语言，对患者过激言论不辩论，但不轻易迁就，对其打抱不平的行为必须婉言谢绝。在沟通、治疗和护理中，与患者发生躯体接触时应谨慎，必要时要有他人陪同。

(3)教给患者控制和发泄情绪的技巧，如焦虑时从1数到10，冲动时可做操、跑步、撕纸片等。

(4)护理人员可根据患者病情及医院场地设施等，安排既需要体能又不需要竞争的活动项目，如健身运动、跑步等。引导患者参与他喜爱的活动，如打球、唱歌、跳舞、小手工制作、参与病室卫生的打扫等活动。也可鼓励患者把自己的生活经历"写"或"画"出来，这类静态活动既减少了活动量，又可发泄内心感受。护理人员对患者完成的每一项活动，应及时予以鼓励和肯定，以增加患者的自尊和自信心，使过剩的精力得以发泄，避免破坏性事件的发生。

(5)预防患者的兴奋冲动行为。部分躁狂症患者以愤怒、易激惹、敌意为特征，动辄暴跳如雷、怒不可遏,甚至可出现破坏和攻击行为。护理人员需及时了解每个患者既往发生兴奋冲动行为的原因,评估这些原因是否仍然存在;或是否有新的诱发因素出现,设法消除或减少这些因素。此外,护理人员还需善于早期发现冲动行为的先兆,如情绪激动、挑剔、质问、无理要求增多、有意违背正常秩序、出现辱骂性语言、动作多而快等,以便及时采取预防措施,设法稳定患者情绪,避免冲动行为的发生。对处在疾病急性阶段的患者,应尽可能地满足其大部分要求;对于不合理、无法满足的要求也应尽量避免采用简单、直接的方法拒绝,以避免激惹患者。鼓励患者以可控制和可接受的方式表达与宣泄激动和愤怒情绪。当确定患者有明显的冲动行为先兆时,应立刻按照冲动行为的防范措施处理。一旦患者出现兴奋冲动行为,应安置在安静的隔离房间,加强巡视,班班交接,禁止单人活动,必要时约束于床,认真执行保护约束护理常规。对周围人群做好有针对性的防范措施,对于易受冲动行为损害的人如抑郁、木僵、痴呆等患者加以保护。妥善处理受冲动损害的患者。

(6)解除隔离或约束后,解释进行隔离或约束的必要性,鼓励患者评价约束前后的感觉,并作出行为约定,让其承诺用其他方式表达内心的冲动。

3.心理护理

帮助患者正确认识自我,正确评价自己的能力,协助患者了解挑衅滋事、操纵行为、破坏行为在社会交往中带来的不良影响。为患者创造条件和机会,学习和训练社交技巧,如病区生活会、娱乐活动等场所,使患者建立新型的人际关系,学会关心其他患者,助人为乐。

4.药物疗效的观察及护理

遵医嘱给予药物治疗,保证药物治疗的顺利实施,在用药的过程中,护理人员应密切观察患者的合作性、药物的耐受性,注意观察药物疗效与不良反应。护士应教育患者坚持服用药物,说明服药的重要性和必要性,强化服药意识。对药物不良反应应密切观察,特别是服用锂盐的患者,应注意:血锂浓度的监测;早期发现不良反应,教会患者及家属如何识别不良反应的早期征象;鼓励患者多喝一些淡盐水,增加钠的摄入,有利于肾脏对锂的排泄,保证用药的安全。

(二)抑郁发作的护理措施

1.生活护理

满足患者的生理需求,维持适当的营养、排泄、睡眠、休息活动与个人生活上的照顾。

(1)热情接待新患者:主动介绍病室的医护人员和生活环境,消除其陌生感;以亲切友善的态度关心患者,耐心帮助患者,使患者产生安全感和信任感。

(2)病室环境:病室光线明亮,空气流通,整洁舒适,色彩明快,可提高患者的情绪,增强生活信心。

(3)日常生活护理:协助患者制定和安排每天的生活卫生作息表,内容包括起居、梳理、洗漱、沐浴,鼓励患者在自己能力范围内独立完成每天的卫生洗漱及服饰整理。抑郁患者经常诉说疲劳、无力,最基本的穿衣、叠被等基本生活也感吃力,整日卧床,生活懒散。护理人员应改变患者的消极态度,与患者共同制订计划并协助完成,绝对不能完全包办代替。取得进步及时给予肯定,对独立完成给予称赞,如"你做得很好""你的进步真大"等,通过语言和表情给患者予以支持,帮助患者逐步树立起生活的信心。对木僵患者必须做好基本的生活护理,包括皮肤护理、口腔护理、大小便护理等,防止出现并发症。

(4)保证营养的供给:抑郁常导致食欲不振,自责自罪常导致拒食,因此患者常常营养不良及消瘦。首先必须了解患者不愿进食或拒绝进食的原因,护理人员即可根据不同情况,制订出相应的对策,以保证患者的营养摄入。应选择患者平时较喜欢的食物,可陪伴患者用餐或少食多餐。若患者自罪,认为进食是浪费,可让患者从事一些为他人服务的活动而后进餐,或将饭菜搅拌在一起,让其认为是剩饭以促进患者接受食物等。若患者坚持不肯进食,则必须采取另外的措施如喂食、鼻饲、静脉输液等。

(5)解除便秘:食物应富含纤维素,鼓励其饮水,多活动,如仍未解决,可给予缓泻剂或灌肠。

(6)改善睡眠:抑郁患者最值得关注的睡眠障碍为早醒,比平时至少提前 1 小时醒来,提前 2 小时以上醒来称为严重早醒。早醒会加剧患者的情绪低落,此时患者的情绪为一天中最悲观抑郁的时候,自杀的发生率最高。因此保证患者的睡眠是非常重要的。护理人员应鼓励并陪伴患者白天参加多次、短暂的工娱活动;晚上入睡前喝热牛奶、热水泡脚、热水洗澡、不会客、不谈病情等,创造安静的睡眠环境;对入睡困难和半夜醒来不能再入睡者,可报告医师,遵医嘱使用镇静催眠药物,帮助患者入睡,以减轻患者的紧张和焦虑;还可以教患者一些自我放松的技术,如深呼吸、肌肉的放松活动等;清晨应加强护理巡视,对早醒者应予以安抚,使其延长睡眠时间。或者督促患者起床,并做一些活动,避免患者陷入极度悲观失望之中。

2.患者的特殊护理

自杀观念和行为是抑郁症患者最严重的情况,可出现在疾病的发展期,也可出现在早期和好转期。

(1)能早期识别自杀的先兆:通过患者的情感变化、行为、语言和书写的内容等,早期辨认自杀的意图及可能采取的方式,及时采取有效地阻止措施,防止意外发生。

(2)病室设施安全:加强安全检查,谨慎地安排患者生活和居住的环境,使其不具有自伤的工具。严加管理危险品,如药品、器械、玻璃品、锐利品等,要定位、加锁、交接班,患者入院后、会客后、假出院返回等,均需做好安全检查,严防危险品进入病房。每天整理床铺时注意检查。

(3)重点防护:有自杀、自伤危险的患者安置于重点房间,加强巡视,其活动范围不离开护士的视线,禁止单独活动,禁止在危险场所停留,外出一定有人陪同。

(4)一旦出现自杀、自伤等危险,应立即隔离患者,与医师合作进行抢救。

(5)对自杀后患者应做好心理护理,了解其心理变化,便于制订针对性防范措施。

(6)对有罪恶妄想等思维障碍的患者,应在适当时机,对其病态提出合理解释,并注意反应。

3.心理护理

(1)护理人员相对固定:尽可能固定一位护士照顾患者,以建立信任感,从一对一的人际关系开始。避免竞争性活动。为患者创造机会,改善患者被动消极的交往方式,让患者掌握交往技巧,建立正常的人际关系,主动在病房与病友和工作人员相处。

(2)建立良好的护患关系:护理人员在照顾抑郁患者时,首先要具备温和、接受的态度,要有耐心和信心。抑郁患者往往情绪低落,对任何事物都失去兴趣,甚至有自责、自罪感,意志活动减退等症状,因此护理人员在与患者相处时会备感困难,甚至可能会为自己的无效交流而感到无能为力、沮丧、害怕、生气或愤怒。这就要求护理人员以平常心态接受患者,必须有耐心并相信患者有可能改变这些行为。

由于抑郁患者消极被动,不愿意说话,沉默呆坐,护士很难与其交流,注意应用沟通技巧:①热情接待新患者,主动介绍病室的医护人员和生活环境,消除其陌生感。②以亲切友善的态度关心患者,耐心帮助患者,使患者产生安全感和信任感。③加强心理疏导,每天同患者谈话不少于 2 次,每次不少于 10 分钟,即使患者不说话,也要陪他一会儿。④说话尽量用简单、具体、形象的词语,但应避免使用简单生硬的语言,更要避免使用训斥性的语言,以免加重患者的自卑感。⑤鼓励患者抒发自身的感受,专心倾听患者的述说。患者往往因思维迟钝而言语减少和语速缓慢,应允许患者有足够反应和思考的时间,并耐心倾听,使患者感到工作人员在关心和理解他(她)。不要表现出不耐烦、不关心,甚至嫌弃的表情和行为。鼓励患者的情绪表达或疏泄其心理痛苦或逆境,分担患者的痛苦。也不要过分认同患者的悲观感受,避免强化患者的抑郁情绪。⑥交谈中应选择患者感兴趣的或较为关心的话题,鼓励和引导他们回忆以往愉快的经历和体验,用讨论的方式抒发和激励他们对美好生活的向往。对患者的生活自理或某些功能的恢复,给予肯定和支持,促进患者认识到"知足者常乐"的道理。⑦对缄默不语的患者,护理人员常只能静静地陪伴,以非语言的方式(如眼神、手势、轻轻地抚摸、沉默等)或简单、中性、缓慢的语言传递,表达对患者的关怀和支持,通过这些活动慢慢引导患者注意外界,逐渐表达其自身的感受。非语言沟通技巧可起到意想不到的安抚作用。

(3)增加正性的思考:抑郁症患者常不自觉地对自己或事物保持否定的看法(负性思考),认为"自己不如他人""生活没有希望"等,护理人员必须协助患者确认这些负性思考,然后设法打断这种负性循环,使患者从负性情绪中摆脱出来。护理人员可同患者共同回顾他的优点、长处和成就,取代其负性思考,增加患者对自身或外界的正向认识,培养正性的认知方式;根据患者的兴趣爱好,鼓励其参与有益的活动,使其从负性情感中解脱出来,使其认识到自身存在的价值。教会患者放松技术。引导患者多关注周围及外界的事物。对患者的进步及时表扬鼓励。

(4)建立新的应对技巧:护理人员要训练患者学习新的心理应对方式。在护理过程中,应积极地为患者营造和利用一切个人或团体的人际交往机会,帮助患者改善以往消极被动的交往方式,逐步建立积极健康的人际交往方式,增强社交技巧,逐步建立积极的交往能力。另外,还应改善患者处处需要他人关照和协助的心理,并通过学习和行为矫正训练的方式,改变患者的病态应对方式,建立新的应对技巧,为患者今后重新融入社会,独立处理各种事务创造良好基础。

(5)运用正性的感染力:抑郁患者具有一定的"感染力",要防止抑郁患者之间的交往,医护人员应以饱满的精神去感染患者。

4.保证有效的药物治疗及观察药物不良反应

护士应确保患者每次将药物全部服下,对发现有藏药、吐药意图的患者,应用合适的方法检查其口腔和药杯,服后注意观察其行为。治疗药物的不良反应是患者不能坚持服药的原因,护士应将常见的不良反应告诉患者,让其有心理准备,护士应采取适当措施最大限度地降低药物的不良反应对患者造成的不良影响。

六、护理评价

对情感障碍患者的护理评价应从以下一些方面进行。

(1)患者的基本生理需要,如营养、水分、排泄和卫生等是否得到满足,是否能自行料理日常生活。

(2)患者的睡眠是否改善,能在30分钟内入睡。

(3)患者异常的情绪反应是否得到改善。

(4)患者是否发生了冲动、伤人、自伤、自杀等意外行为,是否造成自身或他人躯体或周围物品的损害。

(5)患者是否学会控制和疏泄自己高涨或抑郁的情绪。

（6）患者自知力恢复情况如何,是否能认识和分析自己的病态行为,对自己的行为负责。

（7）患者是否了解疾病的相关知识,能否正确面对今后的生活、学习和工作。

（8）患者能否正确评价自我,对新的应对方式的接受能力如何,人际交往方式,沟通交流能力是否得到改善。

（9）患者家属是否对疾病的相关知识及如何应对疾病有所了解,掌握一定的照顾患者的方法。

（李　燕）

第十二章
康复科护理

第一节　周围神经疾病

一、概述

周围神经疾病是指周围运动、感觉和自主神经的结构和功能障碍。周围神经疾病的表现多种多样,其分类依赖于解剖结构、病理和临床特征。常见的周围神经病有很多,常见的有 Bell 麻痹、三叉神经痛、Guillain-Barre 综合征等。对周围神经疾病进行康复护理时,首先要明确诊断,了解病因,然后在根据症状的不同有针对性地进行护理干预。康复是周围神经在恢复期中的重要措施,有助于预防肌肉挛缩和关节畸形。

(一)病因

1.特发性

如急性和慢性炎症性脱髓鞘性多发神经病,可能为自身免疫性。

2.营养性及代谢性

慢性酒精中毒、慢性胃肠道疾病、妊娠或手术后等引起营养缺乏;代谢障碍性疾病,如糖尿病、尿毒症、血卟啉病、肝病、黏液性水肿、肢端肥大症、淀粉样变性继发营养障碍和 B 族维生素缺乏,以及恶病质等。

3.药物及中毒

(1)药物如氯霉素、顺铂、乙胺丁醇、甲硝唑等可诱发感觉性神经病,胺碘酮、氯喹、戒酒硫、吲哚美辛、呋喃类、异烟肼、苯妥英、青霉胺、长春新碱可诱发运动性神经病。

(2)酒精中毒。

(3)有机农药和有机氯杀虫剂。

(4)化学品:如二硫化碳、三氯乙烯、丙烯酰胺等。

(5)重金属(砷、铅、铊、汞、金和白金)。

(6)白喉毒素等。

4.传染性及肉芽肿性

如艾滋病、麻风病、莱姆病、白喉和败血症等。

5.血管炎性

如结节性多动脉炎、系统性红斑狼疮、类风湿关节炎、硬皮病等。

6.肿瘤性及副蛋白血症性

如淋巴瘤、肺癌和多发性骨髓瘤等引起癌性远端轴索病、癌性感觉神经元病等，以及副肿瘤综合征、副蛋白血症（如 Poems 综合征）和淀粉样变性等。

7.遗传性

（1）特发性：如遗传性运动感觉神经病、遗传性感觉神经病、Friedreich 共济失调、家族性淀粉样变性等。

（2）代谢性：如卟啉病、异染性脑白质营养不良、Krabbe 病、无 β 脂蛋白血症和遗传性共济失调性多发性神经病（Refsum 病）等。

（二）分类

Sedden 将周围神经病分为 3 类。

1.神经失用

神经失用为暂时的神经功能传导阻滞，通常多见于机械压迫、牵拉伤等，一般在 6 周内神经功能可以恢复。

2.轴索断裂

轴突在鞘内发生断裂，神经鞘膜保存完好，多见于严重的闭合性神经挤压伤，如肱骨干骨折所导致桡神经损伤。轴索断伤时，损伤部位远端神经的感觉、运动和自主神经功能全部丧失，并发生沃勒变性。由于神经膜保存完好，轴突再生时一般不会发生迷路，其神经功能恢复接近正常，但在神经被牵拉的部位，尤其臂丛，可能由于扭转力的关系，被扭转的神经出现结构瓦解，再生时出现轴索迷途，因而交叉支配会不可避免地发生。

3.神经断裂

神经断裂是指神经束或神经干的断裂，即除了轴索、髓鞘外，包括神经膜完全横断，必须经过神经缝合和/或神经移植，否则功能不能恢复。

二、临床表现

（一）活动能力障碍

周围神经疾病表现为弛缓性瘫痪、肌张力降低、肌肉萎缩、抽搐。日常生活、工作中某些功能性活动能力障碍，如臂丛神经损伤者，由于上肢运动障碍可不同程度地影响进食、个人卫生、家务活动以及写字等手精细动作，坐骨神经损伤者可出现异常步态或行走困难。

（二）感觉异常

1.主观感觉异常

主观感觉异常是在没有任何外界刺激的情况下出现的感觉异常。①局部麻木、冷热感、潮湿感、震动感，以麻木感多见。②自发疼痛：有刺痛、跳痛、刀割痛、牵拉痛、灼痛、胀痛、触痛、撕裂痛、酸痛、钝痛等，同时伴有一些情感症状。③幻痛，周围神经损伤伴有肢体缺损或截肢者有时出现幻肢痛。

2.客观感觉丧失

主要有：①感觉丧失，深浅感觉、复合觉、实体觉丧失。②感觉减退。③感觉过敏，即感觉阈值降低，小刺激出现强反应，以痛觉过敏最多见，其次是温度觉过敏。④感觉过度，少见。⑤感觉倒错,如将热的误认为是冷的,也较少见。

(三)反射均减弱或消失

周围神经病损后,其所支配区域的深浅反射均减弱或消失。

(四)自主神经功能表现

(1)皮肤发红、皮温升高、潮湿、角化过度及脱皮等。

(2)有破坏性病损时皮肤发绀、冰凉、干燥无汗或少汗、菲薄,皮下组织轻度肿胀,指甲(趾甲)粗糙变脆,毛发脱落,甚至发生营养性溃疡。

三、主要功能障碍

(一)运动障碍

迟缓性瘫痪、肌张力低、肌肉萎缩。

(二)感觉障碍

局部麻木、灼痛、刺痛、感觉过敏、实体感缺失等,包括:①感觉缺失;②感觉异常;③疼痛。

(三)反射障碍

腱反射减弱或消失。

(四)自主神经功能障碍

局部皮肤光润、发红或发绀、无汗、少汗或多汗,指(趾)甲粗糙、脆裂等。

四、康复评定

(一)运动功能的评定

1.肌力评定

对耐力、速度、肌张力予以评价。

2.关节活动范围测定

注意对昏迷患者可进行瘫痪试验、坠落试验。

3.患肢周径的测量

观察畸形、肌肉萎缩、肿胀的程度及范围,必要时用尺测量或容积仪测量对比。

4.运动功能恢复等级评定

由英国医学研究会(EMRC)提出,将神经损伤后的运动功能恢复情况分为六级,简单易行,是评定运动功能恢复最常用的方法(见徒手肌力测定)。

(二)感觉功能评定

由于传入纤维受损,表现为痛觉、温度觉及本体感觉减退、过敏或异常。感觉功能的测定,除了常见的用棉花或大头针测定触觉、痛觉外,还可做温度觉试验,VonFrey单丝压觉试验,Weber两点辨别觉试验,手指皮肤皱褶试验,皮肤定位觉、皮肤图形辨别觉、实体觉、运动觉和位置觉试验,Tinel征检查等。

对感觉功能的恢复情况,可参考英国医学研究会的分级评定(表12-1)。

(三)反射检查

患者常表现为反射改变,深反射、浅反射减弱或消失,早起偶有深反射亢进。反射检查时需患者充分合作,并进行双侧对比检查。常用反射有肱二头肌反射、肱三头肌反射、桡骨骨膜反射、膝反射、踝反射等。

表 12-1　周围神经病损后感觉功能恢复评定表

恢复	等级	评定标准
0 级	(S_0)	感觉无恢复
1 级	(S_1)	支配区皮肤深感觉恢复
2 级	(S_2)	支配区浅感觉和触觉部分恢复
3 级	(S_3)	皮肤痛觉和触觉恢复,且感觉过敏消失
4 级	(S_3+)	感觉达到 S_3 水平外,两点辨别觉部分恢复
5 级	(S_4)	完全恢复

(四)自主神经检查

自主神经功能障碍,血管扩张,汗腺分泌减少、增强或停止分泌,表现为皮肤潮红、皮温升高或降低、色泽苍白、指甲粗糙脆裂等。常用发汗试验,包括 Minor 淀粉-碘试验、茚三酮试验。

(五)日常生活能力评定

周围神经病损后,会不同程度地出现日常生活活动能力困难。日常生活活动评定对了解患者的能力,制订康复计划,评价治疗效果,安排重返家庭或就业都十分重要。

(六)电生理学评定

评定神经肌电图、直流-感应电检查,对周围神经病损做出客观、准确判断,指导康复并估计预后。常用方法如下。

1.直流感应电测定

应用间断直流电和感应电刺激神经、肌肉,根据阈值的变化和肌肉收缩状况来判断神经肌肉的功能状态。

2.强度-时间曲线

强度-时间曲线是一种神经肌肉兴奋性的电诊断方法。通过时值测定和曲线描记判断肌肉为完全失神经支配及正常神经支配,并可反映神经有无再生。它可对神经损伤程度、恢复程度、损伤的部位、病因进行判断,对康复治疗有指导意义。

3.肌电图检查

对周围神经病损有重要的评定价值,可判断失神经的范围与程度以及神经再生的情况。由于神经损伤后的变性、坏死需要经过一定时间,失神经表现伤后 3 周左右才出现,故最好在伤后 3 周进行肌电图检查。

4.神经传导速度的测定

对周围神经病损是最为有用的。可以确定传导速度、动作电位幅度和末梢潜伏时。既可用于感觉神经,也可用于运动神经的功能评定,以及确定受损部位。

5.体感诱发电位检查

体感诱发电位(SEP)是刺激从周围神经上行至脊髓、脑干和大脑皮质感觉区时在头皮记录电位,具有灵敏度高、对病变进行定量估计、对传导通路进行定位测定、重复性好等优点。对常规肌电图难以查出的病变,SEP 可容易做出诊断,如周围神经靠近中枢部位的损伤、在重度神经病变和吻合神经的初期测定神经的传导速度等。

五、康复治疗

(一)康复治疗目标

早期防治各种并发症(炎症、水肿等);晚期促进受损神经再生,以促进运动功能和感觉功能的恢复,防止肢体发生挛缩畸形,最终改善患者的日常生活和工作能力,提高生活质量。康复治疗应早期介入,介入越早,效果越好。治疗时根据病情的不同时期进行有针对性的处理,包括理疗、肌力训练、运动疗法、日常生活活动能力训练、作业治疗、感觉训练、手术治疗等。

(二)康复治疗原则

(1)闭合性神经损伤常为挫伤所致的神经震荡或轴突中断,多能自愈。应做短期观察,若3个月后经肌电图检查仍无再生迹象方可手术探查。

(2)开放性神经断裂,一般需手术治疗。手术时机及种类需外科医师决定。

(3)神经功能恢复慢,应及早康复治疗,以促进周围神经修复,减缓肌肉萎缩和关节僵硬。

(三)康复治疗

1.早期康复

早期一般为发病后5～10天。首先要针对致病因素去除病因,减少对神经的损害,预防关节挛缩的发生,为神经再生做好准备。

(1)受损肢体的主动、被动运动:由于肿胀、疼痛等因素,周围神经损伤后常出现关节挛缩和畸形,受损肢体各关节早期应做各方向的被动运动,每天1～2次,保证受损各关节的活动范围。若受损范围较轻,要进行主动运动。

(2)受损肢体肿痛的护理:水肿与病损后血液循环障碍,组织液渗出增多有关。可抬高患肢、弹力绷带包扎、做轻柔的向心方向按摩及被动运动或冷敷等。

(3)受损部位的保护:由于受损肢体的感觉缺失,易继发外伤,应注意对受损部位的保护,如戴手套、穿袜子等。若出现外伤,可选择适当的物理方法,如紫外线、超短波、微波等温热疗法。

(4)矫形器的应用:周围神经损伤早期使用夹板,可以防止挛缩畸形发生。例如上肢腕、手指可使用夹板固定。足部肌力不平衡所致足内翻、外翻、足下垂,可用下肢短矫形器,大腿肌群无力致膝关节支撑不稳、小腿外翻、屈曲-挛缩,可用下肢长矫形器矫正。

2.恢复期康复

急性期5～10天,炎症水肿消退后,进入恢复期。早期的治疗护理措施仍可选择使用,此期的重点是促进神经再生、保证肌肉的质量、增强肌力、促进感觉功能。

(1)神经肌肉点刺激疗法:周围神经受损后,肌肉瘫痪,可采用神经肌肉点刺激疗法保护肌肉质量。应注意治疗局部皮肤的观察和护理,防治感染或烫伤。

(2)肌力训练:受损肌肉肌力为0～1级时辅助患者进行被动运动,应注意循序渐进。受损肌肉肌力为2～3级时,进行助力运动、主动运动及器械性运动,但应注意运动量不宜过大,以免肌肉疲劳。随肌力逐渐增强,助力逐渐减小。受损肌肉肌力为3～4级时,可协助患者进行抗阻力练习,以争取肌力的最大恢复。同时进行速度、耐力、灵敏度、协调性与平衡性的专门练习。

(3)作业疗法:根据功能障碍的部位及程度、肌力及耐力情况进行相关的作业治疗,如进行木工、编织、打字、雕刻、缝纫、修理仪器等。注意逐渐增加作业难度和时间,在肌力未充分恢复之前,用不加阻力的方法,要防止由于感觉障碍引起机械摩擦性损伤。

(4)感觉功能训练:如果患者存在浅感觉障碍,可选择不同质地的旧毛巾、丝绸、石子,不同温度的物品分布刺激健侧及患侧皮肤,增加感觉输入。开始训练时让患者睁眼观察、体会,逐渐过渡到让患者闭眼体会、辨别。如存在深感觉障碍,在关节被动运动或肌力训练过程中,应强调局部的位置觉及运动觉训练,让患者在反复比较中逐渐体会。

(5)促进神经再生:可选用神经生长因子、维生素 B_1、维生素 B_6 等药物,以及超短波、微波、红外线等物理因子,有利于损伤神经的再生。

(6)手术治疗:对保守治疗无效而又有手术指征的周围神经损伤患者应及时进行手术治疗。如神经探查术、神经松解术、神经移植术、神经缝合术。

六、康复护理

(一)康复护理目标

1.早期目标

止痛、消肿、减少并发症、预防伤肢肌肉和关节的挛缩。

2.恢复期目标

促进神经再生,恢复肌力,增加关节活动度,促进感觉功能的恢复,对于不能完全恢复的肢体,使用支具,促进代偿,最大限度恢复其生活能力。

(二)康复护理

1.早期康复护理

保持功能位:应用矫形器,石膏托等,将受损肢体的关节保持在功能位。如垂腕时,将腕关节固定于背伸 $20°\sim30°$,垂足时,将踝关节固定于 $90°$。

2.指导日常生活活动训练

在进行肌力训练时,结合日常生活活动训练,如上肢练习洗脸、梳头、穿衣等训练;下肢练习踏自行车、踢球动作等。训练应逐渐增加强度和时间,以增强身体的灵活性和耐力。

3.心理康复护理

周围神经病损患者,往往伴有急躁、焦虑、抑郁、躁狂等心理问题,担心病损后不能恢复、就诊的经济负担、病损产生的家庭和工作等方面的问题。可采用医学教育、心理咨询、集体治疗、其他患者示范等方式来消除或减轻患者的心理障碍,使其发挥主观能动性,积极地进行康复治疗。

4.康复健康教育

对周围神经损伤的患者应做如下的康复健康教育。

(1)使患者和家属了解疾病的概况、病因、主要临床表现,以及各种功能障碍的状态和预后情况等。

(2)向患者及家属介绍康复治疗措施:包括正确的肢体功能位置、如何保持关节活动度、主要的物理治疗以及感觉功能是如何促进和恢复的。

(3)感觉障碍的患者教育:对于感觉障碍的患者要关注夹板内皮肤的完整情况观察以及关节活动度的范围等。

(4)注意保护,防止伤害:教会患者在日常生活活动中,注意保护肢体,防治再损伤。如患手接触热水壶、热锅时,应带厚手套,避免烫伤;外出或日常生活活动时,应避免他人碰撞患肢,必要时佩戴支具使患肢保持功能位。

(5)尽快适应生活:指导患者学会日常生活活动自理,患者肢体功能障碍较重者,应指导患者如何进行生活方式的改变,指导患者如何单手穿衣、进食等。

（6）向患者及家属讲解健康饮食的重要性：要多吃含高蛋白、高热量、高维生素食物。同时注意原发性疾病如高血压、糖尿病的控制情况。

（7）改善心理状态：指导患者减轻或解除因损伤带来的焦虑、忧虑、躁狂等。

七、社区家庭康复指导

（1）继续康复训练指导并鼓励患者在工作、生活活动中尽可能多用患肢，将康复训练贯穿于日常生活活动中，寻求更多的家庭及社会支持以促进患者的功能早日康复。

（2）日常生活指导指导患者在日常生活中、工作中注意保护无感觉区。注意手脚的保护和坐的姿势。对皮肤有自主神经功能障碍者，可在温水内浸泡 20 分钟，然后涂上油膏，每天 1 次，可防止皮肤干燥和皲裂。如果已有伤口，要尽快去医院诊治。

（3）指导作业活动鼓励患者积极地参与家务活动，作业活动，如缝纫、木工、工艺、娱乐等均可在家里进行。

（4）定期随访。

（殷亚梅）

第二节 颅脑损伤

一、概述

颅脑损伤是指头颅部特别是脑受到外来暴力打击所造成的脑部损伤，可导致意识障碍、记忆缺失及神经功能障碍。由于颅脑损伤具有损伤部位的多发性、损伤的复杂性等特点，其康复不仅涉及肢体运动功能的康复，同时更多地涉及对记忆力、注意力、思维等高级中枢功能的康复，因此，更需要家庭成员了解和参与到患者的康复训练和护理中，使患者的功能得到最大限度的恢复。

和康复医疗的其他方面相比，脑外伤康复的发展相对滞后。在美国，脑外伤康复 20 世纪 70 年代进入有组织的阶段，其标志是脑外伤治疗与康复示范中心体系的建立。我国迄今为止尚未建立脑外伤的康复医疗体系，没有脑外伤康复专科医院，综合医院没有脑外伤康复的亚专科设置，跨学科合作团队和学科内团队工作模式尚未有效建立，因此脑外伤康复是康复医疗服务体系的一块短板。治疗体系还必须考虑特殊教育的要求、生活自理能力、职业训练和支持，以及家庭成员的支持等问题。脑外伤者，特别是重型患者的自然病程可能相当长，甚至影响终身。脑外伤的康复期比其他获得性损伤和神经系统疾病的康复时间更长。因此，外伤治疗体系必须认识到康复治疗的长期性。要正确认识脑外伤的自然病程，在不同阶段采用个体化的康复治疗和服务措施，避免不必要和无效的治疗手段。

（一）流行病学

美国每年新增脑外伤患者 5 万人死亡，23 万人住院治疗，8 万人遗留长期残疾，存活的脑外伤残疾者总数达到 530 万人（2％总人口）。根据世界卫生组织的保守估计，1990 年全球新增的脑外伤患者总数可能在 950 万以上。我国脑外伤发病率已超过 100/10 万人口，仅次于西方发达国家,重型脑外伤的病死率和致残率居高不下,总病死率高达 30％～50％。大部分生存下来的颅脑外伤患者,常常遗留不同程度的神经功能障碍,如意识、运动、语言、认知等方面的障碍,给患者及其家庭带来痛苦和沉重的负担。因此,对颅脑损伤患者给予积极的康复训练和护理是十分必要的。

(二)病因

颅脑损伤是创伤中发病率仅次于四肢的常见损伤,其死亡率和致残率均居各类创伤首位。随着社会主义现代化的加速,城市人口更为密集,机动车辆急剧增加,导致交通事故发生频繁;施工规模扩大,房屋建筑向高层发展,使工伤事故增加;体育运动日趋普及,且竞技对抗程度剧烈,运动创伤也有所增多;此外,自然灾害等意外事故也频频发生,因而包括颅脑损伤在内的各种创伤发生率大幅度增加。为此,交通事故、工伤事故、高处坠落、失足跌倒、各种钝器对头部的打击是产生颅脑损伤的常见原因。

(三)临床分类

颅脑损伤可以分为闭合性伤和开放性伤两类。闭合性损伤时,头皮、颅骨和硬脑膜三者中至少有一项保持完整,脑组织与外界不沟通。如果头皮、颅骨和硬脑膜三者均有破损,颅腔与外界沟通,即为开放性损伤。脑组织不仅可因暴力的直接作用产生原发性损伤,如脑震荡、脑挫裂伤、原发性脑干损伤和弥漫性轴索损伤,还可在原发性损伤的基础上产生脑水肿、颅内血肿、脑移位和脑疝等继发性脑损伤,其症状和体征是在伤后逐步出现或加重,严重程度并不一定与原发性损伤的严重程度一致。脑损伤后所致的残疾种类繁多,如意识障碍、智能障碍、精神心理异常、运动障碍、感觉障碍、语言障碍,以及视觉、听力和嗅觉障碍等。

二、临床表现

颅脑损伤患者可因损伤部位和伤情轻重不同而出现多种多样程度不同的神经功能障碍和精神异常,轻者如头痛、眩晕、失眠、烦躁、记忆力减退,重者如意识障碍、智能障碍、感觉障碍、言语障碍和精神心理异常。有些患者甚至长期昏迷不醒,或呈植物状态生存。颅脑损伤能引起的神经功能障碍和精神异常,有些可以逆转而暂时存在,通过适当治疗能获得不同程度的改善,甚至完全恢复;但有些则属不能逆转而长期存在,从而成为长久性障碍。有些患者由于伤后处理不当,如昏迷和瘫痪患者因未能重视合理体位、肢位的维持和及早进行活动,可导致关节肌肉萎缩挛缩和畸形而出现二次性损害。

颅脑损伤的临床表现是由受伤的轻重程度决定的,轻微颅脑损伤可仅有头皮血肿,严重的脑外伤的症状可出现以下表现。

(一)重度颅脑损伤的临床表现

(1)急性期损伤发生至 1 个月,中枢神经系统损伤后 72 小时就开始出现可塑性变化。头痛、恶心、呕吐,头痛呈持续性胀痛,呕吐一般为喷射性呕吐。

意识障碍:遗忘症,易疲劳与精神萎靡或行为冲动亦可出现谵妄状态。

生命体征改变:如血压、心率、呼吸、瞳孔大小等。自主神经功能失调,表现为心悸、血压波动、多汗、月经失调、性功能障碍等。

其他表现:如头晕、目眩、耳鸣、记忆力减退、注意力难以集中、智能减退、失眠等。

颅脑损伤恢复的早期阶段,患者可能表现出行为上的紊乱和心理社会能力方面的功能低下,包括情绪不稳,攻击性行为、冲动和焦虑不安、定向力障碍、挫败感、否认和抑郁等。

（2）恢复期 1～3 个月为中枢神经系统自然恢复期，可塑性尤为明显。

急性期常见症状有所减轻，生命体征趋向稳定。同时既有局灶性症状，如偏瘫、失语等，又有全面性脑功能障碍，如昏迷、认知障碍等。

恢复期和慢性期的精神障碍则多伴有器质性损害的病理基础，如脑瘢痕、囊肿、脑膜粘连、弥漫性神经元退变等，表现为各种妄想、幻觉、人格改变和性格改变（如情绪不稳定、固执、易激惹、易冲动或淡漠、对周围事物缺乏兴趣等），亦可出现记忆衰退、语言含糊、语调缓慢、寡言或计算和判断能力减退等情况。

（3）后遗症期 3 个月以后：①脑外伤后综合征，仍然存在或者出现的一系列神经精神症状，患者表现为头昏、头痛、疲乏、睡眠障碍、记忆力下降、精力及工作能力的下降、心悸、多汗、性功能下降等。神经系统检查没有阳性的体征。②复杂多样的功能障碍，如运动障碍、言语障碍、感觉障碍、心理社会行为障碍等。③长期制动导致的失用综合征，可涉及身体各大系统。

（4）可分为轻度、中度及重度（表 12-2），急性重度颅脑损伤应尽早诊断，尽早干预。①轻度损伤者伤后昏迷在半小时以内，仅有短暂脑功能障碍而无器质性改变。②中度损伤者有脑器质性损伤，昏迷在 12 小时以内，可有偏瘫、失语等症状。③重度损伤者昏迷在 12 小时以上，神经系统阳性体征明显。④特重型损伤者可出现生命危险甚至死亡。

表 12-2 颅脑损伤病情分度

分度标准	轻度	中度	重度
脑 CT	正常	正常/异常	异常
意识丧失（LOC）	0～30 分钟	>30 分钟且<24 小时	>24 小时
意识/精神状态转换（AOC）	一瞬间到 24 小时内	>24 小时，严重程度根据其他标准确定	
创伤后失忆症（PTA）	0～1 天	>1 天且<7 天	>7 天
格拉斯哥昏迷评分 （最好 24 小时内评分）	13～15 分	9～12 分	<9 分

（5）并发症造成的继发性运动功能障碍传统观念认为重型颅脑损伤患者必须静卧或镇静制动，昏迷患者更是长期卧床不起。由于缺少活动，加之关节长期处于非功能位置，久而久之可发生关节活动度受限、关节强直、挛缩变形和肌肉软弱无力，从而产生包括运动功能障碍在内的一系列二次性损害，妨碍功能恢复，导致残疾或使残疾加重。

（二）癫痫

癫痫是颅脑损伤后常见的并发症。各种类型的颅脑损伤皆可导致癫痫发作，但开放性颅脑损伤后癫痫发生率明显高于闭合性颅脑损伤。闭合性颅脑损伤患者中有 1%～5% 发生癫痫；而开放性颅脑损伤患者的癫痫发生率可高达 20%～50%。

三、主要功能障碍

颅脑损伤时大脑皮质常常受累，因而是导致认知功能障碍的重要原因，可出现意识改变、记忆力障碍、听力理解异常、失用症、失认症、忽略症、体象障碍、皮质盲、智能障碍等情况。昏迷是颅脑损伤后的常见症状之一。虽然总的说来颅脑损伤导致的昏迷持续时间多属短暂，但有些患者可以长期昏迷不醒，有些还可以演变为植物状态。

（1）运动障碍包括肢体瘫痪、共同运动、肌张力异常、共济障碍。

（2）感觉障碍包括浅感觉、深感觉障碍。

（3）言语障碍包括失语症和构音障碍。

（4）认知障碍包括意识障碍、智力障碍、记忆障碍、失认症、失用症等。

（5）心理和社会行为障碍包括抑郁心理、焦躁心理、情感障碍及行为障碍等。

（6）日常生活活动能力障碍。

（7）其他障碍如大小便障碍、自主神经功能障碍、面肌瘫痪、延髓麻痹、失用综合征、误用及过用综合征及其他脑神经功能障碍等。

四、康复评定

（一）脑损伤严重程度的评估

1974 年 Fennett 根据患者的睁眼（E）、语言表现（V）和肢体运动（M）三个因素建立了一个判断意识状态的系统，即著名的格拉斯哥昏迷评分标准，用以判断患者的伤情，总分 15 分，8 分以下为昏迷；3～5 分为特重型损伤；6～8 分为严重损伤；9～12 分为中度损伤；13～15 分为轻度损伤。

（二）运动功能评估

评定内容：肌力、肌张力、协调能力、平衡能力、步行能力等。评定方法：徒手肌力评定、Ashworth肌张力（痉挛）分级、指鼻试验和跟-膝-胫试验、定量平衡功能评定、步态分析等。

由于颅脑损伤后常发生广泛和多发性损伤，可出现瘫痪、共济失调、震颤等。其中瘫痪可累及所有肢体，初期多为软瘫，后期多为痉挛。肢体的运动功能常采用 Brunnstrom6 阶段评估法可以简单分为：Ⅰ期-迟缓阶段；Ⅱ期-出现痉挛和联合反应阶段；Ⅲ期-连带运动达到高峰阶段；Ⅳ期-异常运动模式阶段；Ⅴ期-出现分离运动阶段；Ⅵ期-正常运动阶段。

（三）脑神经功能评估

评估患者嗅神经、视神经、面神经、听神经等功能是否出现障碍，检查有无偏盲或全盲、有无眼球活动障碍、面神经瘫痪或听力障碍等。

（四）言语功能评估

失语和构音障碍的评估方法与脑卒中相同。颅脑损伤另有一种常见的言语障碍，即言语错乱，其特点为词汇和语法的运用基本正确，但时间、空间、人物定向障碍十分明显，不配合检查，且不能意识到自己的回答是否正确。

（五）认知功能评估

记忆障碍包括近记忆障碍和远记忆障碍。近记忆障碍可采用物品辨认—撤除—回忆法评估，远记忆障碍可采用 Wechsler 记忆评价试验。知觉障碍可采用 Rivermead 知觉评价表评估。

（六）情绪行为评估

颅脑损伤患者常见焦虑、抑郁、情绪不稳定、攻击性、神经过敏、呆傻等情绪障碍，亦可有冲动、幼稚、丧失自知力、类妄想狂、强迫观念等行为障碍，可做相关的评估。

（七）日常生活活动能力评定

日常生活活动能力（activities of daily living，ADL），MBI 指数，对进食、洗澡、修饰、穿衣、控制大小便、如厕、床椅转移、平地行走及上下楼梯 10 项日常生活活动的独立程度评定，满分100 分，＞60 分有轻度功能障碍，能独立完成部分日常生活活动，需要部分帮助；60～41 分有中度功能障碍，需要极大的帮助方能完成日常生活活动；≤40 分有重度功能障碍，大部分日常生活活动能力不能完成,依赖明显。

五、康复治疗

(一)康复治疗措施

(1)建立相应的康复治疗组由护士、治疗师和医师共同组成。

(2)制订合理的康复计划根据病情和功能状况制订康复治疗计划并实施。

(3)心理康复尽快消除患者和家属的消极情绪,取得患者和家属高度配合。

(4)预防性康复皮肤保护、预防挛缩、鼓励活动。

(5)综合康复对移动、持物、自身照顾、认知、交流、社会适应、精神稳定、娱乐和就业等日常生活的需求牵涉到的基本方面进行指导和训练。

(6)早期介入、综合治疗、循序渐进、个别对待、持之以恒的康复治疗原则。

(二)康复治疗

功能锻炼、整体康复和重返社会是颅脑损伤康复治疗的三大主要任务。由于颅脑损伤的类型、并发症和后遗症较多,康复治疗具有复杂、繁重和需时较长等特点,因此,康复治疗必须贯穿整个颅脑损伤治疗的全过程。在早期就要注意加强康复护理,以减少并发症和后遗症,为今后的康复创造良好的条件;一旦出现精神障碍和肢体功能障碍,就必须及早而有针对性地制订出康复治疗计划。

(1)加强颅脑外伤初期的处理,尽早采取措施避免发生严重的脑缺血、缺氧,严密监测颅内压和血气值,及时排除颅内血肿,控制脑水肿,降低颅内压,防止一切可能发生的并发症,使病情尽快趋于稳定,防止持续性植物状态的发生。

(2)及时给予促神经营养和代谢活化剂或苏醒剂,改善脑组织代谢,促进神经细胞功能恢复,可静脉输注三磷酸腺苷、辅酶A、谷氨酸、核苷酸、吡拉西坦等。

(3)为改善脑血液供应和提高氧含量,行高压氧治疗,并维持营养支持;如果口服和鼻饲还不能达到基本营养要求,可行胃造瘘进食。为防止关节变形和肌肉萎缩,应有计划地摆放体位、定期翻身、关节活动度训练、低中频电疗等物理因子治疗、矫形具治疗,以及推拿、按摩、针灸;预防感染、失水、便秘、尿潴留及压疮等并发症的发生。

(4)运动功能障碍的康复运动功能的训练一定要循序渐进,对肢体瘫痪的患者在康复早期即开始做关节的被动运动,以后应尽早协助患者下床活动,先借助平衡木练习站立、转身,后逐渐借助拐杖或助行器练习行走。

(5)言语障碍训练言语功能的训练,护理人员应仔细倾听,善于猜测询问,为患者提供诉说熟悉的人或事的机会,并鼓励家人多与患者交流。

(6)认知功能障碍训练包括以下。

记忆力训练:记忆是大脑对信息的接收、贮存及提取的过程,记忆恢复主要依赖于脑功能的恢复。训练原则为患者每次需要记住的内容要少,信息呈现的时间要长,两种信息出现的间隔时间亦要长些。可采用记忆训练课(姓名和面容记忆、单词记忆、地址和电话号码记忆、日常生活活动记忆等)和记忆代偿训练(日记本、时间表、地图、清单、标签等)。

PQRST法:此方法为一系列记忆过程的英文字母缩写。P:先预习(preview)要记住的内容;Q:向自己提问(question)与内容有关的问题;R:为了回答问题而仔细阅读(read)资料;S:反复陈述(state)阅读过的资料;T:用回答问题的方式来检验(test)自己的记忆。

编故事法:把要记住的内容按照患者的习惯和爱好编成一个小故事,有助于记忆。也可以利用辅助物品来帮助记忆,如日记本、记事本,鼓励患者将家庭地址、常用电话号码等记录于上,并经常查阅。在训练过程中,康复护理人员应注意:建立固定的每天活动时间,让患者不间断地重复和练习;细声缓慢地向患者提问,耐心等候他们回答;训练从简单到复杂,从部分到全部;利用视、听、触、嗅和运动等多种感觉输入来配合训练;每次训练时间要短,回答正确要及时给予鼓励;多利用记忆辅助物帮助训练,如墙上悬挂时间表、用毛笔写的家属姓名,让患者携带记事本等。

注意力训练:注意力是指将精神集中于某种特殊刺激的能力。可采用平衡功能测评训练仪、猜测游戏、删除游戏、时间感训练等方式进行训练。

平衡功能测评训练仪:利用平衡功能训练仪加强认知注意力训练,通过监视屏向患者提供身体重心变化,利用视觉和听觉反馈信息来实现对身体重心的控制,训练项目中蕴含了注意、记忆、知觉等方面内容,患者通过前后左右方向上的重心摆动及主动调整注意力进行训练。在认知注意力训练中包含了五大注意基本特征的训练:注意维持、警觉、注意转移、注意分配、注意选择、注意广度。

猜测游戏:取一个玻璃球和两个透明玻璃杯,护士在患者的注视下将一杯扣在玻璃球上,让患者指出有球的杯子,反复进行无误后,改用不透明的杯子重复上述过程。

删除游戏:在纸上写一行大写的英文字母如 A、C、G、H、G、U、I,让患者指出指定的字母如C,成功删除之后改变字母的顺序再删除规定的字母,患者顺利完成后将字母写得小些或增加字母的行数及字数再进行删除。

时间感训练:要求患者按命令启动秒表,并于 10 秒时主动停止秒表,然后将时间逐步延长至1 分钟,当误差<2 秒时,让患者不看表,用心算计算时间,以后逐渐延长时间,并一边与患者交谈一边让患者进行训练,要求患者尽量控制自己不因交谈而分散注意力。

感知力训练:感知力障碍主要表现为失认症(半侧空间失认、疾病失认、Gerstman 综合征、视失认、身体失认等)和失用症(结构失用、运动失用、穿衣失用、意念和意念运动性失用等)。可采用对患者进行各种物体的反复认识和使用训练、加强对患者的感觉输入等方式进行训练。

解决问题能力的训练:解决问题的能力涉及推理、分析、综合、比较、抽象、概括等多种认知过程的能力。简易的训练方法包括指出报纸中的信息、排列数字、物品分类等。

指出报纸中的信息:取一张当地的报纸,让患者浏览后,首先问关于报纸首页的信息,如报纸名称、日期、大标题等。回答正确后,请患者找出文娱专栏、体育专栏或商业广告的所在版面。回答无误后,再训练患者寻找特殊信息,如某个电视台的节目预告、气象预报结果、球队比赛得分等。

排列数字:给患者 3 张数字卡,让他由高到低按顺序排好,然后每次给他 1 张数字卡,让其根据数字的大小插进已排好的 3 张卡之间,正确无误后再增加给予数字卡的数量。在排列数字的同时,可询问患者有关数字的各种知识,如哪些是奇数、哪些是偶数、哪些互为倍数等。

物品分类:给患者一张列有 30 项物品名称的清单,要求患者按照物品的共性进行分类,如这些物品分属于家具、食物、衣服。如果患者有困难,可给予帮助。训练成功后,可增加分类的难度,如将食物细分为植物、动物、奶类、豆制品等。

六、康复护理

(一)康复护理目标

(1)稳定病情,并保留身体的整合能力;定期检查和定量评估患者的状态。

（2）实施各种相应措施,调控其心理状态,发现即使极为轻微的进步也应当重视,以此鼓励患者,增强患者康复的信心。

（3）指导、督促功能训练,促进功能恢复,使其具有较好的独立生活能力。

（4）防治各种并发症,最大限度地降低死亡率、致残率,使患者少依赖或不依赖别人,提高日常生活活动能力,使患者具有较好功能的生命质量,重归家庭、社会。

（二）康复护理

指导患者进行全面康复,在功能评定的基础上,合理安排康复治疗计划,制订出切实可行的近期目标、中期目标和远期目标。既要选择适当的运动疗法进行反复训练,又必须进行认知、心理等其他康复训练,并且持之以恒。

1.预防性康复护理

（1）预防压疮:颅脑损伤患者的皮肤保护包括两个方面,一是预防压疮,应用特殊的病床诸如气垫床、水垫床等,定时翻身,保持床单清洁平整干燥,骨突出和易受压部位要垫以棉垫,一旦发现皮肤发红或发生压疮,应及时处理和治疗;二是避免因躁动不安引起的皮肤擦伤,必要时踝部可应用有良好衬垫的石膏夹板进行保护。

（2）预防挛缩:及早进行关节的主动和被动活动,并维持良好的肢位和体位。

（3）鼓励活动:颅脑损伤和其他神经疾病一样,不活动不仅使肌肉力量逐渐丧失,还导致心肺功能障碍。除加强身体的支持治疗外,更重要的是对患者进行适当刺激,鼓励其尽早参与自身照顾活动,如在床上翻身;及早下床坐到椅子上是增强肌力、恢复心肺功能、防止挛缩畸形和缓解皮肤压力等一系列重要康复措施的起始点。

（4）预防并发症:早期功能训练,被动运动和按摩肢体,预防关节挛缩、肩-手综合征、肩关节半脱位、直立性低血压、深静脉血栓形成、肺部感染等并发症。

2.综合康复护理

（1）维持营养,保持水、电解质平衡,以增强体质。

（2）维持合理体位:头的位置不宜过低,以利于颅内静脉血回流。肢体置于功能位,尤其注意防止下肢屈曲挛缩和足下垂畸形。

（3）肢体被动活动和按摩:定时活动肢体各关节,在被动活动时,动作要轻柔,以防损伤关节和发生骨折,具体方法同脑血管意外后康复护理。

（4）患者的促醒:昏迷患者有计划的感觉刺激,每一次与患者的接触过程中直接对患者说话就是一种有益的刺激。在患者耳边放录音机以合适的音量放送其平时熟悉喜爱的音乐、戏曲。

（5）肢体功能康复护理:方法同脑血管意外后康复护理。

（6）日常生活练习:进行日常生活活动练习,以逐步达到生活自理。

3.心理康复护理

颅脑损伤常因突然发生的意外所致,致残率高,患者从过去健康的身体,正常的工作、生活情况下,突然转变为肢体功能障碍,需要他人照顾,身体和心理方面面临了巨大的打击和压力,常表现出情绪低落、意志消沉、抑郁、悲观和焦虑,甚至会产生轻生的念头及其他异常的行为举止。尤其是情绪消极、行为障碍的患者,护理人员应多与其交谈,在情感上给予支持和同情,鼓励患者积极面对现实,树立信心,以积极的态度配合治疗,共同努力恢复和/或代偿其失去的功能,早日回归家庭和社会。对患者进行行为矫正疗法,通过不断地再学习,消除病态行为,建立健康行为,使患者能面对现实,学会放松,逐步消除恐惧、焦虑与抑郁。鼓励患者尽可能做力所能及的事情,逐步学会生活自理。

4.康复健康教育

(1)急性期:颅脑损伤是因外界暴力作用于头部而引起,由于发病突然,患者有不同程度的意识障碍,家属难以接受现状,表现为急躁、恐慌和不知所措。另外多数颅脑损伤患者均有不同程度的原发性昏迷,失去自我表达能力、接受能力,教育对象主要是家属。

内容:颅脑损伤疾病相关知识、病情观察合作要点、饮食指导、体位指导、气管切开护理指导、各种管道护理指导、康复训练指导、输液指导、用药指导,以及对可能出现并发症的预防和处理等。

(2)恢复期:①教育家属及患者树立战胜疾病的信心,正确面对现实,积极配合康复训练,争取早日康复。②在训练过程中讲解相关训练技巧、方法:使其了解功能康复是一个缓慢渐进的过程,需要有足够的信心、耐心,使家属及患者主动协助医护人员对患者实施康复训练,提高患者的康复质量和生活质量。③对自我健康维护的指导:指导患者及家属掌握日常生活自理方面的护理技能,积极进行关节活动训练、言语训练、吞咽训练;学习生活自理,自己洗脸、刷牙、梳头、洗澡等。④指导合理营养:安排清淡、高蛋白、高热能、低脂肪易消化、富含维生素的膳食,提高患者的抵抗力,减少并发症,促进康复,缩短住院时间。⑤患者家属承担着对患者长期照顾的责任,其对相关知识的了解和掌握,直接影响患者的康复和生活质量。如患者后遗智障,根据患者家属在患者出院前对健康教育的需求,把家属纳入健康教育对象,提供他们最需要掌握和了解的相关消息。

(殷亚梅)

第三节　脊髓损伤

一、概述

脊髓损伤是由于各种致病因素引起脊髓结构和功能损害,造成损伤水平以下脊髓功能障碍,包括感觉和运动功能障碍,反射异常及大、小便失禁等相应的病理改变,也就是常见的四肢瘫(颈段脊髓损伤)、截瘫(胸、腰段脊髓损伤),是一种严重致残性损伤。脊髓损伤是一种引起患者生活方式变化的严重疾病,很多患者因此生活不能自理,需要有人照料,如护理不当,还会发生压疮、泌尿系统感染、呼吸系统感染等严重并发症。现代医学在脊髓损伤的药物治疗、手术治疗、康复治疗方面有重大进展。在脊柱脊髓损伤患者的诊治过程中,脊髓损伤康复就显得尤为重要,脊髓损伤康复能够使患者在尽可能短的时间内,用较少的治疗费用,得到最大限度的功能恢复,提高患者的生活质量、减轻家庭、社会负担,为患者回归社会奠定基础。

(一)病因

脊髓损伤的原因依时代及地区、国情或文化习惯的不同而异,过去以战伤、煤矿事故为多,近年来交通事故、工农业劳动灾害事故急剧增加,而运动外伤与日常生活中的损伤亦引起了人们的注意。概括起来有:①外伤(交通事故、坠落、跌倒等)有时伴有脊柱骨折脱位,有时不伴有脊柱损伤而单纯脊髓损伤。②脊柱、脊髓发生的肿瘤及血管畸形。③分布到脊髓的血管阻塞。④脊髓的炎症。⑤脊髓被压迫：韧带骨化、椎间盘突出、变形性退行性脊柱疾病等。⑥其他疾病：先、后天畸形、脱髓性变性疾病、代谢性疾病、脊柱结核等。

（二）构建新型康复服务模式

脊髓损伤者治疗困难，伤后障碍多，并发症多，是残疾人中最为困难的一个群体。目前，我国有脊髓损伤者120多万人，并以每年约1万人的速度递增。为了改善脊髓损伤者的生活质量，我国正在积极构建立足社区的新型康复服务模式"中途之家"。

从2009年起，中国肢残人协会在上海、浙江、河南、广西等省区市的12个单位开展了脊髓损伤者"中途之家"试点工作。借鉴国外和我国台湾地区的康复模式，立足社区，利用现有社会政策和康复资源，实现了机构训练和社区训练相结合、专业指导与病友互助相结合、集中训练与自主训练相结合的新型康复模式。在上海召开的"中途之家"试点工作总结大会上，中国残疾人联合会主席张海迪表示，目前脊髓损伤在世界范围内都是一个医学难题，还没有最好的医疗方法。但试验和实践表明，正确的康复训练可以帮助患者重建功能，提高生活自理能力。"中途之家"成为脊髓损伤者从病床回归到社会途中的"家"，许多脊髓损伤者通过积极的治疗和训练，重新回归社会，潜能得到了发挥，精神也获得了解放。

（三）分类

1.按损伤的部位分

（1）四肢瘫：指由于脊髓腔内脊髓神经组织的损伤造成颈段运动、感觉功能的损害和丧失。四肢瘫引起上肢、躯干、大腿及盆腔脏器的功能损害，不包括臂丛病变或椎管外周围神经的损伤。

（2）截瘫：指椎管内神经组织的损伤造成脊髓胸、腰或骶段的运动、感觉功能损害或丧失，其上肢功能完好，不包括腰骶丛病变或椎管外周围神经的损伤。

2.按损伤的程度分

（1）不完全损伤：如果发现神经损伤平面以下包括最低位骶段保留部分感觉或运动功能，这种损伤为不完全损伤。骶部感觉包括肛门黏膜皮肤连接处和深部肛门的感觉，运动功能检查是用手指肛检确定肛门外括约肌的自主收缩。

（2）完全性损伤：是指骶段感觉、运动功能完全消失。

3.按脊髓功能损害分级

脊髓功能损害分级见表12-3。

表 12-3　ASIA 脊髓功能损害分级

功能损害分级	临床表现（体征）
A.完全性损害	在骶段无任何运动或感觉功能保留
B.不完全性损害	损伤平面以下包括骶节段（$S_1 \sim S_5$）还存在感觉功能，但无运动功能
C.不完全性损害	损伤平面以下存在运动功能，并且大部分关键肌的肌力<3级
D.不完全性损害	损伤平面以下存在运动功能，并且大部分关键肌的肌力≥3级
E.正常	运动和感觉功能正常

二、临床表现

（一）运动障碍表现

表现为肌力、肌张力、反射的改变。

1.肌力改变

主要表现为脊髓损伤平面以下肌力减退或消失,造成自主运动功能障碍。颈段脊髓中央管周围神经组织的损伤导致的运动、感觉功能损伤和丧失称四肢瘫,表现为上肢、躯干、大腿及盆腔脏器的功能障碍。椎管内神经组织的损伤造成脊髓胸、腰或骶段的运动、感觉功能损害或丧失称截瘫,截瘫不涉及上肢功能。

2.肌张力改变

主要表现为脊髓损伤平面以下肌张力的增强或降低,影响运动功能。

3.反射功能的改变

主要表现为脊髓损伤平面以下反射消失、减弱或亢进,出现病理反射。

(二)感觉障碍表现

主要表现为脊髓损伤平面以下感觉(痛温觉、触压觉及本体觉)的减退、消失或感觉异常。

1.不完全性损伤

感觉障碍呈不完全性丧失,病变范围和部位差异明显;损伤部位在前,表现为痛、温觉障碍;损伤部位在后,表现为触觉及本体觉障碍;损伤部位在一侧,表现为对侧浅感觉障碍、同侧触觉及深部感觉障碍。

2.完全性损伤

损伤平面以上可有痛觉过敏,损伤平面以下感觉完全丧失,包括肛门周围的黏膜感觉也丧失。

(三)括约肌功能障碍表现

主要表现为膀胱括约肌和肛门括约肌功能障碍,如尿潴留、尿失禁和排便障碍。脊髓损伤早期膀胱无充盈感,呈无张力性神经源性膀胱,膀胱充盈过度时出现尿失禁。排便功能障碍是因结肠反射缺乏,肠蠕动减慢,导致排便困难,称神经源性大肠功能障碍。如排便反射破坏,发生大便失禁,称弛缓性大肠。

(四)自主神经功能障碍表现

表现为排汗功能和血管运动功能障碍,出现高热及 Guttmann 征,张口呼吸,鼻黏膜血管扩张、水肿而发生鼻塞,心动过缓,直立性低血压,皮肤脱屑及水肿、指甲松脆和角化过度等。

(五)临床综合征

1.中央综合征

病变几乎只发生于颈段,尚存骶部感觉,上肢肌力减弱重于下肢。

2.布朗-塞卡综合征

病变造成较为明显的同侧本体感觉和运动的丧失,对侧的痛温觉丧失。

3.前柱综合征

病变造成不同程度的运动和痛温觉丧失,而本体感觉存在。

4.圆锥综合征

脊髓骶段的圆锥损伤和锥管内的腰神经根损伤,常可引起膀胱、肠道和下肢反射消失。

5.马尾综合征

椎管内的腰骶神经根损伤引起膀胱、肠道及下肢反射消失。

(六)临床并发症表现

呼吸系统并发症、深静脉血栓形成、疼痛、异位骨化、压疮、关节挛缩等。

三、主要功能障碍

(一)运动障碍

表现为肌力、肌张力、反射的改变。

(二)感觉障碍

主要表现为脊髓损伤平面以下感觉(痛温觉、触压觉及本体觉)的减退、消失或感觉异常。

(三)括约肌功能障碍

主要表现为膀胱括约肌和肛门括约肌功能障碍,如尿潴留、尿失禁和排便障碍。

(四)自主神经功能障碍

表现为排汗功能和血管运动功能障碍。

(五)颈段脊髓损伤

四肢瘫;胸、腰段脊髓损伤-截瘫。

(六)日常生活活动能力障碍

严重影响生活质量。

四、康复评定

评定的内容:首先掌握患者的全身状态及心理状态,然后以各种方法判明患者的残疾程度,即残存的恢复能力,并判明妨碍恢复的因素,计算两者之差,即可正确判明其恢复潜力。把一个动作从各个角度分析,使脊髓损伤患者能够完成这些动作并进行训练。

(一)肌力测定

肌力测定通常使用:0级,不能动;1级,能动;2级,良;3级,优;4级,正常。5～6级分级采用徒手肌力检查法。徒手肌力分级评价标准见康复评定章节。

(二)关节活动度测定

不让关节活动,可使肌肉及肌腱短缩,关节周围软组织的柔软性减少或消失,导致关节挛缩,活动范围减少。关节活动范围受限将成为生活动作的极大障碍。使用关节活动度测定仪测定并记录。

(三)感觉测定

感觉评定用于确定感觉平面。大致分为浅部感觉测定、深部感觉测定和固有感觉测定等使用器械或徒手检查并记录。

(四)呼吸测定

脊髓损伤患者(特别是颈髓损伤患者)中,由于储备肺活量低下而引起咳痰能力及耐久性低下,这对功能训练的内容或质量将产生较大的影响。对呼吸型和咳嗽的力量进行评定,对最大呼气及吸气时,胸廓扩张及肺活量进行测定。

(五)功能独立性测定

为了反映脊髓损伤对个体患者的影响,评估患者功能恢复的变化和通过治疗所取得的进步,必须要有一个标准的日常生活能力的测定,即功能独立性测定(functional independence measure,FIM),包括评价入院时、住院中、出院时6个方面的内容、18个项目。每一项按完成情况评为7个等级,最高为7级,最低1级,最后计算FIM总分。FIM基本反映了患者的生活能力及需要借助依赖的程度,体现出脊髓损伤后主要的功能障碍在患者生活能力方面表现。

(六)平衡测定

脊髓损伤的完全麻痹区,因感觉消失,不能辨认位置。平衡测定,大致分为伸腿坐位评定和轮椅上评定。伸腿坐位的测定分为六个阶段来观察姿势保持能力,故主要评定保持时间的长短和徒手抵抗。

(七)其他评定和测定

反射的检查、痉挛的检查、制作支具及轮椅时的评定、住宅构造评定等。

(八)心理社会状况

脊髓损伤患者因有不同程度的功能障碍,患者会产生严重的心理负担及社会压力,对疾病康复有直接影响。要评估患者及家属对疾病及康复的认知程度、心理状态、家庭及社会的支持程度。

五、康复治疗

(一)脊髓损伤康复目标

每个患者的康复目标都有所不同。最有效的康复路线取决于:损伤的类型(疾病或创伤-颈段、胸段或腰段);患者的现有功能水平;患者的需求和个体化目标;患者的社会经济学和环境状态。

(1)完全性脊髓损伤患者的康复目标为维持残存功能,并学会如何在以后的生活中防止并发症(意即如何适应新的生活方式)。这类患者需要足够的心理支持,还要对其房屋进行适应性修改,并提供相应的支具或其他永久性辅助器具以助行走、吃饭、写字等。

(2)不完全性损伤患者康复目标的设定则需针对其想要重获的功能,因为对他们而言,部分功能的恢复更有可能。

(3)短期目标应根据患者的现有情况每周制订1次。长期目标的制订则需参照评定结束后患者的主观愿望,每两周评价1次,如果没有达到目标,就要继续治疗或调整原定目标。

(4)如果能在正确评价的基础上进行有效的训练,最大限度地发挥残存功能,使患者早日回归家庭并重返社会。脊髓损伤后,通过患者及康复工作者的共同努力,依其损伤平面及轻重,其恢复程度只能达到如下的目标。完全性损伤及不完全性损伤的功能预后大不相同,在制订康复目标时要注意损伤水平(平面)以功能最大限度水平(平面)为准。

(二)脊髓损伤外科治疗

外科治疗的主要目标是:①对骨折脱位进行复位,纠正畸形。②椎管减压,有利于脊髓功能恢复。③坚强内固定重建脊柱稳定性。④有利于开展早期康复。颈脊髓完全性损伤存在脊髓受压者减压后还可促进颈脊神经根性恢复,从而改善上肢功能,为进一步提高患者康复水平创造了条件。手术仅是脊柱脊髓损伤治疗的重要环节,而非全部,其主要目的是重建脊柱的稳定性、椎管减压以促进脊髓功能的恢复,为早期康复训练创造条件。在正确及时地急救处理、外科治疗和药物治疗的同时,开展早期康复可以最大限度地减少脊髓损伤并发症,并促进神经功能恢复。如果术后不及早开展康复治疗,外科治疗就失去了其重要意义,这对完全性脊髓损伤患者尤其重要。

(三)脊髓损伤功能训练

1.训练计划

动作训练应尽早开始。伤后尚不能来训练室时,应在床边开始进行动作训练。动作训练要达到的目标,在伤后与回归社会之前的内容有所不同。一般将伤后脊柱骨折脱位治疗的卧床期称为急性期,身边的活动能自立时的训练为离床期,设计好出院后的生活而进行训练为社会回归准备期。

2.关节活动范围(ROM)的训练

(1)急性期关节活动范围的训练:急性期以维持伤前正常的关节活动范围为目标,此时瘫痪为弛缓性,故暴力操作易引起软组织的损伤,有可能形成异位骨化。缓慢活动关节。

(2)离床期关节活动范围的训练:离床期为经内固定及治疗脊柱骨折部位已经稳定,允许坐起的时期。急性期由治疗者被动进行,而离床期则由患者自己动作以扩大关节的活动范围。关节活动范围训练的目的在于动作训练能够顺利地进行,如有关节挛缩阻碍动作训练时则应由康复治疗师积极采取对策。

(3)回归社会准备期关节活动范围的训练:此期的患者即将出院,出院后的健康管理则由患者自己去完成,与排泄及皮肤管理的方法相同,有必要指导患者自己去进行关节活动范围的训练。

3.肌力增强训练

肌力增强训练如同关节活动范围训练,按照各个时期进行。

(1)急性期肌力增强训练:此时的训练在于预防卧床期间产生的肌力下降。训练时以不引起疼痛为准,行等长运动及左右对称性运动。

(2)离床期肌力增强训练:离床期要积极进行肌力强化训练,目的是为了有助于获得各种动作,尤其是脊髓损伤者,要想达到用上肢支撑体重,需要有足够的肌力来达到肩及肘关节的稳定。方法:胸腰髓损伤者用铁哑铃等行逐渐增强训练,颈髓损伤者用重锤、滑轮、橡皮带,或康复治疗师的徒手阻力法,坐位训练及支撑动作,或驾驶增加负荷的轮椅,反复地进行动作训练,以达到肌力的增强。

(3)回归社会准备期的肌力增强训练:此期患者身边动作已能自理,乘坐轮椅的时间已增长,故与入院初期相比已大不相同。训练内容有一对一动作训练及由各种运动而提高肌力及耐力,应积极参与集体训练并与其他患者进行竞争。

4.翻身、支撑、起坐、坐位移动训练

(1)翻身动作训练。为易于完成翻身动作,许多患者利用上肢的反作用来加大上半身的旋转运动量,抓住床栏和床单而使上半身强力旋转。

翻身的训练:不抓物品的翻身方法为交叉两下肢→施行肘伸展双上肢向翻身相反方向水平旋转→肘伸展双下肢努力向翻身方向摆动,旋转→继上身而旋转骨盆,完成翻身。变俯卧位时,先旋转上身,用双肘撑住,然后再旋转骨盆及下肢,完成到腹卧位的翻身动作。

(2)支撑动作训练。支撑动作的必要条件:上肢要有充分的肌力,尤其肩胛带周围的肌力是必需的。四肢瘫者中,斜方肌在使躯干上提时起重要作用,支撑使躯干前倾则三角肌等肩关节屈肌群起重要作用。四肢瘫臀部不能向后上方抬起。腘绳肌的紧张对增加坐位姿势的稳定性是必要的,支撑动作是预防压疮和自己变换姿势和位置的基本动作。

截瘫者支撑动作训练:手撑在大粗隆的侧方,肘伸展,肩胛带下牵,抬起臀部。开始训练时用支撑台,由此便有效上肢长度加长,易于完成上提动作。然而在抬起状态下,臀部向左右前后活动,在抬臀训练动作练习中,在足跟与垫子之间铺上易滑动板而减轻摩擦,由康复治疗师帮助完成。臀部能高抬后练习向高处转移,此时为保护臀部皮肤,要把垫子铺在台上。膝手位(即匍匐爬位)进行骨盆控制的练习,有助于上肢肌力及平衡能力的改善。

四肢瘫者的训练:四肢瘫者中,将失去的姿势予以恢复的能力很重要。为此,运动开始时仅能做些残存能力小的动作,为提高姿势复原的能力,在垫上,轮椅上向前后、左右破坏平衡,然后做恢复姿势的训练。四肢瘫者不能充分抬起臀部时,可在屈膝状态下练习抬起动作。

(3)起坐动作训练。截瘫患者起坐动作的训练:为完成起坐动作需要力量将接近水平的躯干训练到接近于坐位的姿势,起坐后再训练返回水平位的姿势,逐渐减少倾斜的角度。用肘的起坐方法:①仰卧位将头抬起。②头颈部屈曲的同时肩部伸展与内收使肘呈支撑位。③用单侧肘移动体重并伸展对侧肘。④手撑在后方承重,另一侧肘亦伸展,用两手支撑。

截瘫患者翻身起坐的方法:截瘫者的翻身起坐训练。①利用反作用进行动作,准备向翻身相反方向摆动上肢。②上肢用大力气向翻身侧摆动并翻身。③用翻身侧的肘支撑体重,然后在躯体转动时以对侧的手支撑。

四肢瘫痪者的坐位训练:颈髓损伤者坐位训练开始的早期多出现直立性低血压症状,此时用站立斜台慢慢增加直立性低血压的耐受。从将头抬起30°开始,如有不适就立即回到仰卧位。轮椅坐位训练为得到稳定性,为应对直立性低血压,多使用高靠背轮椅。坐位稳定、低血压症状减少后再由高靠背轮椅换至普通型轮椅。

四肢瘫者起坐训练:四肢瘫者起坐动作的方法有数种,根据瘫痪水平和残存肌力,关节活动范围等来选择合适的方法进行训练。为了能够在任何情况下都能坐起,要学会多种方法。①抓住几根绳的起坐方法:利用右前臂将绳子卷起,拉起躯干的同时,左肘靠近躯干并拉起身体,手移向躯干近处,上半身拉成直角;放下绳子,手撑于床面,双手支撑躯干。②抓住床栏的起坐方法:翻向右侧的前臂事先拉住床栏,翻身到半侧卧位,左手背屈钩住床栏,用双上肢用力拉起上身,屈伸头颈部,利用反作用将右肘的位置慢慢地移蹭向下肢侧。

(4)移动与转移动作训练。截瘫者的训练:坐位移动(支撑动作中的移动),在支撑状态下上抬臀部,向前、后、左、右移动,亦可用此方法上下阶梯。

轮椅与床间的转移:①轮椅与床斜对着放,不使用扶手,向轮椅垫的前方移动,在轮椅座位上横向移动。②臀部旋转向床上移动,康复治疗师站在患者的前方辅助及指导。

轮椅与垫子及地面的转移:①从轮椅转移到地面,轮椅与垫子成直角,尽可能接近,转移动作中,重量加于前方而后轮浮起,双手放在扶手上,或单手及肘放在垫上,向前方移动下降,足板为帆布时,用它来下降,完成从轮椅转移到地面。②从垫子上到轮椅的方法:利用上肢及背肌肌力,臀部向后上方抬起,与轮椅成向后并稍斜向接近。尽可能把扶手压在垫子下,臀部上抬并转移,也有先乘坐到帆布上再做的方法。

四肢瘫者的训练:肱三头肌残存者臀部上提的动作不充分时,如同截瘫者将轮椅斜向接近,亦可指导在下肢屈曲位完成转移动作。

(5)坐位平衡训练:截瘫者在无靠背的情况下能保持轮椅的坐位,由背阔肌及残存的骶棘肌的作用,躯干从前倾位回到站立位,则动作易于完成,故有效使用上肢肌力,可大旋转扶手轮(扶轮)。四肢瘫者,躯干的动态平衡难以维持,因而对四肢瘫者要调整轮椅坐垫及靠背的角度与高度,以得到稳定姿势的坐位。由于对轮椅的改善而在某种程度上补充了四肢瘫者平衡能力的不足。

5.步行训练

步行训练、站立:站立对于心理、生理、职业、休闲等均有益。站立可使心脏得到强化,改善周身循环,站立使内脏得到适当的位置关系,改善呼吸及消化功能,有利于尿从膀胱排出,有利于尿路感染的预防,站立使下肢及背部肌肉伸展而减少坐位时承重部位的压力。站立训练首先是由斜台站立开始,逐渐使之达到站立位,这样即可避免直立性低血压引起的眩晕或晕厥。站立在心理上亦居重要地位,利用站立轮椅则可与其他人在同一高度相接触或接近环境。站立可增加社交、休闲和劳动的机会,回到原工作岗位,并提高了在家庭环境内的活动性。

(四)辅助器具康复训练

1.颈髓损伤

根据患者功能情况选配高靠背轮椅或普通轮椅,上颈髓损伤可选配电动轮椅。早期活动时可佩戴颈托,对需要的患者可配制手功能位矫形器、踝足矫形器(AFO)等,多数患者需要进食、穿衣、打电话、书写等自助具,坐便器、洗澡椅可根据情况选用。

2.胸1～4脊髓损伤

常规配制普通轮椅、坐便器、洗澡椅、拾物器。符合条件者可配备截瘫步行矫形器(RGO等)或髋膝踝足矫形器(HKAFO),配合助行架、拐杖、腰围等进行治疗性站立和步行。多数患者夜间需要踝足矫形器(AFO)维持足部功能位。

3.胸5～腰2脊髓损伤

大部分患者可通过截瘫步行矫形器(RGO)或膝踝足矫形器(KAFO)配合步行架、拐杖、腰围等进行功能性步行,夜间使用踝足矫形器(AFO)维持足部功能位。常规配制普通轮椅、坐便器、洗澡椅可根据情况选用。

4.腰3及以下脊髓损伤

多数应用踝足矫形器(AFO)、四脚拐或手杖等可独立步行,但部分患者仍需要轮椅、坐便器、洗澡椅。

六、康复护理

(一)急性期康复护理

此期第一目标是使受伤部位安静固定,同时还要防止压疮、尿路感染、呼吸系统疾病及关节挛缩等并发症;在此基础上在床边进行过渡到下一步离床期的功能训练。

1.抗痉挛体位的摆放

各种原因所致的肢体瘫痪性疾病的急性期,因生命体征不平稳、瘫痪肢体不能活动或肢体制动等原因,患者被迫卧床。此时,为了防止压疮,预防肢体挛缩,维持良好血液循环,应注意正确的肢体摆放位置,并每隔1～2小时翻身1次。

四肢瘫的患者,肩关节应处于外展位,肘关节伸直,前臂外旋,腕背伸,拇指外展、背伸,手指微屈。如病情允许应定期俯卧位,伸展髋关节。踝关节保持垂直。

2.关节被动活动

指导对瘫痪肢体的关节每天应进行1～2次的被动运动,每次每个关节应至少活动20次,防止关节挛缩、畸形。

3.体位变换

脊髓损伤患者应根据病情变换体位,一般每2小时变换1次,变换前向患者或家属说明目的和要求,取得患者的理解和配合。体位变换时,仔细检查全身皮肤状态:有无局部压红、破溃,皮温情况,肢体血液循环情况,并按摩受压部位。对颈髓损伤患者应注意轴向翻身以维持脊柱的稳定性。

4.呼吸及排痰

颈脊髓损伤波及呼吸肌的患者,应协助并指导训练腹式呼吸运动及咳嗽、咳痰能力,预防肺感染,促进呼吸功能。

5.大、小便的处理

脊髓损伤后1～2周内多采用留置导尿管的方法,指导并教会定期开放尿管,一般每3～4小时开放1次,嘱患者做排尿动作,主动增加腹压或用手按压下腹部使尿液排出。应保证每天水摄入量在2 500～3 000 mL,预防泌尿系统感染,以后可根据病情采用间歇导尿法。便秘可用润滑剂、缓泻剂、灌肠等方法。

(二)恢复期康复护理

在恢复期康复护士应配合 PT 师、OT 师监督、保护、辅导患者去实践已学习到的日常生活动作,不脱离整体训练计划,指导患者独立完成功能训练。

1.增强肌力促进运动功能恢复指导

脊髓损伤患者为了应用轮椅、拐杖或自助器,在卧床或坐位时均要重视并协助患者进行肩带肌的训练、上肢支撑力训练及握力训练。肌力Ⅰ级时,给予辅助运动;肌力Ⅱ～Ⅲ级时,可进行较大范围的辅助运动、主动运动及器械性运动,肌力逐渐恢复,可逐步减小辅助力量,肌力达Ⅲ～Ⅳ级时,可进行抗阻力运动。

2.坐位训练

病情重的患者可分为长坐位和端坐位训练,可在床上进行。应在康复治疗师的指导下协助患者完成坐位训练,包括坐位静态平衡训练、躯干向前、后、左、右及旋转活动时的动态平衡训练。在坐位平衡训练中,应逐步从睁眼状态过渡到闭眼状态下的平衡训练。

3.转移训练

转移训练是日常生活及康复锻炼过程中,有目标、有质量、有意义的体位转换及身体移动。转移训练可增强患者回归社会的信心。主动转移可以提高独立生活的能力,减少患者对他人的依赖,但前提是要有足够的上肢肌力。脊髓损伤患者,尤以 T_{12}～L_1 节段水平损伤的患者需强化训练,争取达到非常熟练的程度,获得完全独立转移的能力,包括帮助转移和独立转移训练,是脊髓损伤患者必须掌握的技能。在协助患者进行转移训练前,康复护士应先演示、讲解,并协助患者完成训练。

(1)床-轮椅转移:由床上移动到轮椅或由轮椅移动到床。

(2)坐-站转移:从坐位转移到站立位。患者应该首先具备1或2级站立平衡能力才可以进行坐-站转移训练。要训练使用矫形器坐起站立,先用双手支撑椅子站起,膝关节向后伸,锁定膝关节,保持站立稳定。用膝踝足支具者,锁定膝关节后,可以开始步行。

(3)辅助转移:需要器械帮助,部分或全部需要他人帮助,才能够完成转移动作。

滑板:四肢瘫患者在上肢肌力不足以支撑躯体并挪动转移时,可以采用滑板(牢固的塑料板或木板)垫在臀下,从滑板上将躯体滑动到轮椅,或滑动到床上。

助力:患者如果上肢肘关节屈肌力3或4级,但手腕无力时不能通过滑板完成转移,则可以用于搂住辅助者的头颈或背部,身体前倾;辅助者头置于患者一侧腋下,两手托患者臀部,同时用双膝关节固定患者的两膝,使用腰部后倾的力量将患者臀部拉向自己的躯干,使患者的膝关节伸直并稳定,然后侧身将患者转移到床上或从床转移到轮椅上。

转移训练要点:①做好解释工作,取得配合。②训练时仅给予最小的辅助,并依次减少辅助量,最终患者独立翻身。③据患者的实际肌力和关节控制能力,选择适宜的转移方式。④有脊柱内固定或骨折愈合不充分时,注意不要产生显著的脊柱扭转剪力。⑤转移动作后注意身体下面的床垫和裤子等必须平整,避免造成局部压力过大而导致压疮。⑥辅助转移操作者尽量采用缩短运动阻力臂、分解动作、鼓励患者参与等方式,减少对自己腰部的应力,减少发生肌肉、韧带和关节损伤。

4.站立训练

病情较轻的患者经过早期坐位训练后,无直立性低血压等不良反应即可在康复治疗师指导下进行站立训练。训练时应注意协助患者保持脊柱的稳定性,协助佩戴腰围训练站立活动。患者站起立床,从倾斜20°开始,逐渐增加角度,约8周达90°。

5.步行训练

伤后3～5个月,已完成上述训练,或佩戴矫形器后进行。先在平行杠内站立,要协助患者训练,并注意保护患者安全;后在平行杠内行走训练。可采用迈至步、迈越步、四点步、二点步方法训练,平稳后移至杠外训练,用双拐来代替平行杠,方法相同,训练结束,可获得独立的站立和行走功能。

6.ADL能力训练

指导和协助患者床上活动、就餐、洗漱、更衣、排泄、移动、使用家庭用具等,训练前应协助患者排空大小便,如患者携带尿管、便器等,应在训练前协助患者妥善固定好。训练后,对患者整体情况进行观察,如有不适感及时与康复医师联系,调整训练内容。

(1)对于手不能抓握的患者,需要配合必要的助具,或进行食具改良来协助进食,如在餐饮具下面安装吸盘,以防止滑动,佩戴橡皮食具持物器等。

(2)对于手功能受限的患者在刷牙、梳头时可用环套套在手上,将牙刷或梳子套在套内使用。

(3)拧毛巾时,可指导患者将毛巾中部套在水龙头上,然后将毛巾双端合拢,再将毛巾向一个方向转动,将水挤出。

(4)沐浴时应辅助患者借助长柄的海绵刷擦洗背部和远端肢体。

7.假肢、矫形器、辅助器具使用

康复护士在PT师、OT师指导下,熟悉并掌握其性能、使用方法和注意事项,监督、保护患者完成特定动作,发现问题及时纠正。

8.离床期康复护理训练指导

瘫痪者日常动作的基础是坐位,白天的所有活动都以这种姿势进行。轮椅是其新的腿和脚,同时也是保持这种坐位姿势的装置。已渡过急性期的患者应尽早重新获得坐位功能,争取身边动作的自立,并做好下一步回归社会的准备。

功能训练的要点:为了达到上述目标,在训练室进行集中训练回病房要进一步训练、练习。训练的主要目的是通过积极的残存肌肉的增强和关节活动范围的训练,以促进残存部位的活动。同时,使瘫痪部位的躯干和下肢获得适当的柔软性也很重要。在基本条件齐备之后,即可在轮椅或垫上开始各种动作的训练。

开始指导动作时,即使从安全管理方面着想,康复护士不应离开患者。

(1)起身动作训练指导:健康人能用腹肌和髋关节屈肌的力量立起上身。这些肌肉瘫痪的脊髓损伤者则利用上肢剩余肌肉的作用做些动作。最重要的肌肉是肩关节伸展、内旋及肘关节伸展与颈部屈曲的肌肉。躯干柔软性受损害时,此动作困难。

(2)坐位平衡训练指导:不仅在躯干肌瘫痪的高位胸髓损伤,就连低位胸髓、腰髓损伤,其保持坐位也不能说容易。这是因有髋关节周围肌肉麻痹的缘故。若上身的重心离开髋关节轴,则向前后方向倒下,故上肢的支持很必要。因此,坐位时为使上肢自由,必须练好将重心的位置正好保持在支持面上。

(3)用支撑动作移动身体训练指导:在保持坐位成功之后,下一个目标是移动身体。胸腰髓损伤者移动动作的基本点是两手按在床上而抬起臀部的支撑动作。为了充分地做此动作,需加强肩胛骨下牵肌及肩关节屈曲肌等的力量。

9.回归社区家庭准备期康复指导

此时期能从床上自由地移坐到轮椅,身边动作可以自主,患者在医院内的动作随之增多。从这一期开始应积极地鼓励其外出和外宿。由于接触了社会环境,能使患者本人真正地感觉到今后需要做什么。在这个基础上,针对其回归社会的准备,应规定一些具体的目标。如患者年轻,或无重大阻碍因素,应能达到下列一些指标。

(1)应用性的轮椅操作训练指导:①每段 10～15 cm 的升降。②8～10 m 的登坡能力。③抬高前轮达到平衡。

(2)应用性的转移动作训练指导:①轮椅与平常坐位处之间。②轮椅与汽车之间。③轮椅与床之间。④轮椅与轮椅之间。

(3)在轮椅上能持续做各种活动的耐久性训练指导:功能训练的要点:应用性的转移动作及轮椅操作训练须在离床期后紧接着做面对面的指导。除此以外,在此时期以集体形式作为活动性高的运动训练及室外步行训练。多种运动能使平衡能力和轮椅操作能力得到增强。此外,通过以回归社会为目标的室外步行训练,取得上肢肌力及持久力的提高。

(4)步行能力训练指导:颈髓损伤上肢残留部分功能者,只要无并发症,以轮椅为主的日常生活是能自立的。脊髓损伤者站立、步行有以下好处,即经常使用轮椅者易出现下肢挛缩、骨质疏松、下肢血液循环低下、挛缩致痉挛加重等。如能站立、步行、上下阶梯等则其受益甚大,能有稳定的站立,在社交场面上,对树立自己形象很有作用,其精神效果将是巨大的。对此应加强站立及步行的康复训练。

通过上述集体活动,使其从过去的被动训练转变为由患者自身积极参加的训练。正是这种积极性才是回归社会的第一步。可以认为其心理上的巨大效果,更能超过功能上的训练效果。此外,在出院后继续进行运动活动的也有很多,这不但在保持体力上,而且在脊髓损伤者的生存质量(QOL)方面的意义也是很大的。

10.患者及家属的康复健康教育

教育患者和家属/陪护并取得他们的合作应作为一套完整的康复计划的一部分。康复过程的每一步都应同他们进行讨论并对每一项选择的原因做出解释,这能够让患者更深刻地理解损伤及其结局,从而在康复治疗中更好地配合,还有助于他们以积极的态度解决伤后必须面对的一系列问题。

(1)对家属康复教育:家属是患者的陪护者、监护者和重返社会的支持者,在患者的康复过程中起重要作用。对家属或陪护进行康复技能的健康教育,主要包括疾病的相关知识、康复训练项目、心理护理、日常活动的护理技巧等内容。

家属也会在这场巨变中受创(活动和参与),因此在康复程序中家属扮演着至关重要的角色。

康复护理应该教会家属/陪护:①如何进行关节活动度练习。②如何进行安全转移或辅助转移。③如何预防压疮及肺部疾病。④如何管理膀胱功能及预防尿路感染。⑤如何在日常生活动作训练中寻求辅助患者及训练患者之间的平衡。

家属最初对患者的过度护理及保护是可以理解的。应该让家属/陪护知道患者现有的和能够重获的功能,应该让他们认识到:患者自己做的及尝试的动作越多,他的独立性就越强。积极的、现实的功能预测对患者日后的生活很重要。

(2)自我观察的教育:患者截瘫部位感觉障碍,出现问题不易发现,因此,应教会患者自我观察,以便及早发现,如压迫部位皮肤的颜色、尿道口是否清洁干燥、大小便外观是否正常、肌肉挛缩的程度是否加重等。

(3)皮肤护理教育:脊髓损伤由于卧床时间长,皮肤抵抗力有所减退,要教育患者及家属定时翻身,更换体位,按摩骨突处,保持床单清洁平整,预防压疮形成。做到勤翻身、勤观察、勤按摩、勤换洗。

(4)预防肺部并发症教育:为防止呼吸道分泌物淤积,引发肺部感染,教育患者要经常变换体位,翻身拍背,指导患者正确的胸腹式呼吸入有效的咳嗽排痰,痰液排出困难时,采用体位排痰法或进行雾化吸入。

(5)预防泌尿系统感染教育:留置尿管期间,指导家属每天清洗尿道口2次,每周换尿袋2次,导尿管定时开放,尿管拔除后,训练排尿功能,教会患者自己做膀胱按摩,轻轻按压下腹部,协助排尿,同时鼓励患者多饮水,每天2 000～2 500 mL。为提高患者的自我管理能力,减少尿路感染,提高患者的生活质量,对神经源性膀胱患者进行系统健康教育,教会间隙导尿方法。

(6)肠道的护理教育:指导家属给患者以高纤维素饮食,多食蔬菜、水果,在床上适当增加活动量,促进肠蠕动,指导患者进行顺结肠方向腹部按摩,定时排便,必要时使用缓泻剂,以防便秘或灌肠等确保肠道畅通。

(7)预防失用综合征教育:指导患者保持良好的体位,保持关节的功能位置,预防足下垂,教会患者及家属经常对肢体进行主动和被动活动,以保持关节活动度,防止关节变形、强直、肌肉萎缩;对没有瘫痪的上肢,可利用举哑铃、拉弹簧等方法,增强肌力训练。

(8)功能重建的教育:主要围绕功能锻炼和恢复自理能力两方面,下肢截瘫的患者指导在床上练习自己搬动下肢翻身,练习起坐及坐稳;坐位练习穿脱衣服、鞋子,双上肢撑起躯干;站立练习扶床站立,带支具站立站稳、行走,不带支具站立站稳,从轮椅与床上之间的活动,在轮椅上完成生活需要的动作,如洗漱、进食;截瘫者的练习主要锻炼捏与握的功能,练习捏住汤匙进食,增加力量握住更重的物品。

通过康复健康教育,教会一些生存、生活技能,尽量使其达到最大限度的自理,恢复患者的自尊、自信、自我价值感,为其以后的生存、生活奠定基础,尽快回归家庭、社会。

11.脊髓损伤患者心理康复护理

几乎所有的脊髓损伤的患者因伤残所造成的生活、工作和活动能力的障碍和丧失,产生悲观、焦虑、急躁或绝望情绪,疾病康复受到严重影响。对于脊髓损伤患者产生的各种心理问题,通常运用支持、认知和行为等心理学方法帮助患者尽早渡过心理的危险期,树立康复的信心,使他们顺利回归家庭和社会。同时,在心理康复护理和治疗过程中,还要针对脊髓损伤患者的病情和心理特点,注重心理康复策略。

(1)明确康复训练的价值和意义:帮助脊髓损伤患者正确认识康复训练的重要性,引导他们将注意力集中于康复训练,是患者康复的关键,同时也有利于患者心理能量的正确释放,缓解心理压力。一般情况下,对康复训练意义的评价要切合实际,既不能夸大康复训练的功效,给患者造成"只要积极训练就可以完全康复"的概念;也不能贬低康复训练的作用,认为康复训练无足轻重,有则练之,无则不练,这样会影响患者的康复进程和康复效果。

(2)重建患者的价值取向:残疾并不等于失去自由及一切,也不等于没有作为和价值。但是,患者由于受不合理认知观念的困扰,认为残疾等于失去了一切和做人的尊严,无法享受生活,不能参加工作,不能进行社会交往,家人、社会和朋友不会再接纳自己等。产生这些想法的原因是这部分患者的价值观存在偏差,对残疾本身带有偏见所致。所以,对这部分患者进行心理康复护理的一个主要任务就是重新建立患者的价值取向,正确认识残疾和残疾后的人生价值,树立正确的价值观,重新找回人生的幸福感,坦然面对残疾和未来。

(3)心理康复护理。

震惊阶段的心理康复护理:由于患者情感麻木,思维反应迟钝,所以周围人的关心和安慰,可以给患者积极的支持。合理运用心理防御机制,运用体贴性的语言,向患者正面解释脊髓损伤的知识。收集对患者恢复有利的信息,让他们相信脊髓损伤的恢复仍有希望,缓解患者对残疾的恐惧感,减轻其心理压力。同时,指导家属或朋友给患者更多的关心和照顾。

否认阶段的心理康复护理:对处于否认期的患者,一切要顺其自然,不要操之过急,允许患者有一个适应、领悟的过程,逐渐接受残疾的现实。要认真倾听他们的想法,注意建立良好的医患关系。对有较强自制力又愿意接受帮助的患者,可在患者情绪较平静后,有计划、有策略地逐步向患者透露病情,使其在不知不觉中逐步接受自己的病情。有些不太愿意接受帮助的患者,则鼓励他们多接触病友,逐渐从周围病友、医护人员处了解病情。对于只相信药物治疗、手术治疗,甚至偏方、秘方,对康复治疗不了解、不接受的患者,可举一些错失康复治疗时机的典型病例,实事求是地宣传脊髓损伤的康复知识,使他们明白康复治疗的重要性,早日接受康复治疗。

抑郁或焦虑反应阶段的心理康复护理:有研究认为截瘫患者有自杀意念。由于截瘫患者有自杀意念者大部分发生在抑郁期,所以预防自杀是抑郁期健康教育的重点,一些患者表面装得若无其事,其实可能对自杀已有准备,所以要求医护人员、家属、陪护密切注意患者的情绪变化,防止意外事件的发生。抑郁期患者一般都有自卑心理,无法正确评价自己的价值,对残疾生活过分悲观,所以要引导患者积极面对残疾的现实,让患者逐步明白,残疾并不等于残废,脊髓损伤只要坚持康复,可以重新回归家庭和社会,还可以用角色转换的方式,让患者自己思考,让他放弃轻生的念头。

对抗独立阶段心理康复护理:该期患者的情况比较复杂,心理障碍的关键是与所处社会环境之间协调不当,在行为上表现为不适应,对治疗易产生抵触情绪。要对患者的行为表示同情和理解,不要一味指责。可以和患者将心比心进行交谈,劝患者认真思考一下,假如为了有依靠,自己什么也不动,也不参加康复训练,吃亏的最终是自己。利用社会支持系统共同做好心理康复。

适应阶段心理康复护理:适应期最突出的心理障碍是患者面对新生活感到选择职业困难。多数患者已无法从事原来的工作,需要重新选择。因此求职咨询和职前培训已成为主要问题,治疗者应在这方面给患者提供信息,同时帮助他看到自己的潜能,扬长避短,努力适应环境。其次,患者残疾后多数在医院或家中长期治疗休息,很少接触社会,对重返社会心理压力较大,害怕旁人讽刺和嘲笑,所以在出院之前要帮助他们学习一些人际交往技巧,学会处理残疾生活可能遇到的一些特殊情况,指导他们处理好和家人的关系。

在实际康复过程中以上 5 个阶段的划分也不是绝对的,不是所有的患者都经过全部 5 个阶段,有的患者跨过某一阶段,直接进入另一个阶段,有些患者具有相连两个阶段的心理行为特点。心理康复护理,一定要注意辨别患者的情绪变化,准确判断他们的心理特点,有的放矢,灵活掌握心理康复护理策略,只有这样才能给患者行之有效的帮助。

(殷亚梅)

第四节　脊　柱　裂

一、概述

脊柱裂是指身体后正中线上骨(脊椎骨)和神经(脊髓)由于发育障碍所致愈合不全的状态。它是一种骨骼、神经系统的先天性发育畸形。

脊柱裂主要分为脊柱潜在畸形而无症状的隐性脊柱裂及临床有明显症状的囊性脊柱裂。此病隐性患者较多,故发病率难以统计。囊性脊柱裂在临床上最常见,发病率与人种有关,白种人较多发。以欧洲北部为例,发病率在 4‰,日本则为 0.3‰,国人为 0.2‰～1‰。囊性脊柱裂患儿自然死亡率很高,残存患儿也多遗留严重的后遗症,如脑积水性痴呆、下身瘫痪和大小便失禁等,常常不能生活自理,成为家庭、社会负担。

二、诊断要点

根据临床表现、脊柱 X 线摄片,诊断即可确立。

(一)临床表现

1.囊性脊柱裂

出生后在背部中线有一囊性肿物,随年龄增大而增大,体积小者呈圆形,较大者可不规则,有的基底宽阔,有的有一细颈样蒂。表面皮肤可正常,或菲薄易破,或有深浅不一的皮肤凹陷,啼哭或按压囟门时,囊肿的张力可能增高;若囊壁较薄,囊腔较大,透光试验可为阳性。脊髓、脊膜膨出者均有不同程度的神经系统症状和体征,可表现为程度不等的下肢弛缓性瘫痪和膀胱、肛门括约肌功能障碍。

2.隐性脊柱裂

在背部虽没有包块,但病变区皮肤常有片状多毛区或细软毫毛,或有片状血管痣等。大多数无任何症状,少数可有腰痛、遗尿、下肢无力等。某些患者在成长过程中,排尿障碍日趋明显,直到学龄期仍有尿失禁,这是终丝在骨裂处形成粘连紧拉脊髓产生的脊髓拴系综合征。

(二)辅助检查

1.脊柱 X 线摄片

可见棘突、椎板缺损,穿刺囊腔抽到脑脊液。

2.MRI 检查

可见到膨出物内的脊髓、神经,并可见到脊髓空洞症等畸形。

三、功能评定

(一)运动障碍

脊柱裂造成的主要障碍是运动功能障碍,这种障碍与截瘫平面密切相关,所以对截瘫平面的判定是对脊柱裂患儿评价的基本点,可作为预后预测、分析肢体畸形、决定康复治疗措施的依据。

截瘫的运动障碍与支配肌肉的脊神经有一定的相互关系,是评价的重要内容。

此外,脊柱裂患儿发生下肢畸形和关节挛缩也较多见,畸形发生与瘫痪平面具有对应关系,应进行评价。第3腰髓平面,髋关节可以发生麻痹伴髋关节脱位;第4腰髓平面,髋关节可发生麻痹性髋关节半脱位及足内翻畸形;第5腰髓平面,产生以足内翻为多发的足各种畸形;第1骶髓平面,产生平足畸形;第2骶髓平面,产生爪状趾畸形。

(二)步行障碍

脊柱裂患儿由于脊髓及神经的损害,造成截瘫平面以下的运动功能障碍。截瘫平面不同步行的障碍程度也不同,可根据 Hoffer 步行能力分级分为4级。

1.无行走能力

无实际行走可能。在应用长下肢矫形器(附带骨盆带)及拐杖的前提下可做步行动作,但仅有治疗意义(如防止骨质疏松、压疮等并发症),是一种治疗性步行。平时只能借助轮椅移动。截瘫平面相当于第2胸髓至第1腰髓。

2.非功能性步行

训练时可借助下肢矫形器、拐杖等进行训练性步行。此种步行是康复治疗及防止并发症所必要的,而且行走不能长时间、长距离地进行,在日常生活中,移动时仍需使用轮椅。截瘫平面相当于第1、2腰髓。

3.家庭性步行

于室内借助矫形器可以行走,室外活动则需使用轮椅。截瘫平面为第3、4腰髓。

4.社会性步行

借助下肢矫形器可以在室内、户外进行行走活动,是功能性步行,有实用价值,其行走能力及耐力均达到较高程度,可步行参与某些社会交往活动。相应节段为第4腰髓至第3骶髓。

(三)脑功能障碍

患儿可患有脑积水或小头畸形,因脑发育不全或脑萎缩而出现脑功能障碍的征象(脑征)。主要表现为智力落后;严重脑积水患儿头围可超过正常小儿一倍以上,由于压迫脑组织而影响智力的一定的脑功能。个别严重患儿合并痉挛性脑性瘫痪,小头畸形患儿脑功能障碍常比脑积水患儿更严重。

评价时除对头颅畸形情况进行临床检查判定外,应做小儿智商测定及言语能力等的测定。

四、常用临床处理

(一)终止妊娠

妊娠16~18周抽取羊水检测甲胎蛋白,如呈阳性反应,即表明胎儿有严重脊柱裂畸形而应予以流产。

(二)囊肿切除

对囊性脊柱裂肿物上皮肤完整无神经症状、短时间内无破裂危险的,可在半岁左右手术切除。当肿物中心外皮很薄,随时有破溃危险或发现刚刚溢液而立刻就诊者,则应尽早手术。对局部已破溃感染或成为肉芽面者,必须积极用抗菌药物湿敷,争取早日形成瘢痕愈合,然后手术切除。

(三)脑积水的处理

行侧脑室-腹腔引流术,手术将脑室置一软性导管经皮下引入腹腔,使脑脊液通过导管流入腹腔,从而减轻脑组织受压及损害。

(四)脊髓拴系综合征的治疗

对出现进行性运动、感觉及排尿、排便功能障碍的患儿要考虑到脊髓拴系综合征(tethered cord syndrome,TCS)的可能。可通过磁共振成像检查确诊。

目前治疗方法是对确诊者行手术切断紧张的脊髓马尾终丝,松解粘连的脊髓和脊神经,可望解除症状并防止病情进展。

五、康复治疗与护理

(一)康复治疗目标

康复治疗和训练的主要目标:首先训练患儿自己控制大小便,以利正常生活和学习;其次训练提高自我保护能力,防止压疮等并发症的发生;最后是采取综合康复措施补偿小儿功能缺陷,充分发挥肢体残余功能的代偿作用,使其重建运动功能,达到自己移动和行走,实现自我料理,独立生活,重返家庭和社会,参加学习、工作,享受正常人所具有的生存权利目标。

(二)康复治疗原则

(1)预防躯干、髋关节、膝关节和足部的变形与挛缩。

(2)增强未受损肌肉的肌力,借助矫形器保持发育。至2~3岁头围多可自然停止增大,保留立位。

(3)为了生活自理和重返社会,应借助拐杖和矫形器行走,借助轮椅进行移动。

(4)对于膀胱障碍者,应指导其应用压迫法排尿、间歇导尿和自己间歇导尿,养成不同年龄段定期排尿的生活习惯。

(5)定期泌尿外科门诊随访,定期尿常规和膀胱功能检查。

(三)不同年龄期的康复治疗方法

1.新生儿期

(1)闭锁术后,立即进行物理治疗。

(2)双下肢弛缓性瘫痪,髋关节应取屈曲、外展、外旋位,保持双下肢良肢位并进行关节活动度训练。

(3)膀胱障碍者应用压迫法排尿。

2.婴儿期

(1)鼓励患儿俯卧位,目的是为了获得上肢与躯干的支撑。

(2)翻身、双手支撑、坐位、四爬位等发育阶段,应保持相应的姿势。

(3)四爬位时,应保持髋关节的稳定。

(4)膀胱障碍时,应接受泌尿外科医师的指导。

3.幼儿期

(1)重点是借助拐杖和矫形器进行站立与步行训练。

（2）对于膀胱障碍者,培养其良好的生活习惯,根据膀胱功能状态进行间歇性导尿,入学前应能自己间歇导尿。

（四）其他方法

（1）可采用神经发育学疗法及诱导疗法等运动疗法进行功能训练。

（2）矫形器的应用:①保持立位训练稳定的矫形器。②腰髓水平损伤,借助脊柱长下肢矫形器、骨盆带长下肢矫形器。第3腰髓水平以下损伤,借助短下肢矫形器,第4腰髓水平以下损伤借助矫形鞋。③躯干不能支撑或体弱的患儿,借助坐位保持器具和躯干矫形器,预防和改善脊柱后凸和侧弯。

（殷亚梅）

第五节　痉　　挛

一、概述

痉挛是中枢神经系统损害后出现的肌肉张力异常增高的综合征,是牵张反射亢进的一种临床表现,是一种以速度依赖的紧张性牵张反射亢进为特征的运动功能障碍。痉挛的速度依赖是指伴随肌肉牵伸速度的增加,肌肉痉挛的程度也增高。痉挛可以影响患者的日常生活活动和康复训练,严重痉挛是患者功能恢复的主要障碍,给患者的身心带来很大的痛苦,不利于其身心健康的恢复。

痉挛是一种病理生理状态,由于肌肉的张力增高,从而使随意运动失去了良好的活动背景,运动变得笨拙、吃力、肌肉容易疲劳。并且由于痉挛使肢体长期处于某种体位而导致软组织挛缩,形成畸形。对患者的影响包括:①增加运动的阻力,使随意运动难以完成;②由于阻力增加,运动迟缓,难以控制,难以完成精巧的动作;③由于反应迟钝,动作协调困难,容易摔倒;④强直痉挛,不便护理,容易发生压疮等并发症;⑤影响步态和日常生活活动。

二、分类

痉挛的发生为脑损伤后上运动神经控制系统对下位神经元的抑制作用下降或中断,使得周围的 β、γ 神经元兴奋性升高,从而增加了肌梭对刺激的敏感性,降低反射的阈值,从而出现牵张反射亢进,肌肉痉挛。

（一）脑源性痉挛

一般在发病后3～4周出现。脑干、基底节、皮质及其下行运动径路受损,皆可表现出瘫痪肢体的肌张力持续性增高、痉挛,肢体的协调性下降,精细活动困难,呈现典型的"画圈"行走步态。脑瘫儿双下肢痉挛呈现剪刀步态。

（二）脊髓源性痉挛

一般在发病后4～6个月出现,晚于脑源性痉挛出现的时间。颈、胸、腰段的高位脊髓完全损伤临床表现为痉挛,骶段的脊髓完全性损伤临床表现为迟缓性瘫痪。

（三）混合性痉挛

多发性硬化损伤脑白质和脊髓的轴突而出现痉挛。

三、康复护理评定

（一）病因评估

确定是脑源性痉挛、脊髓性痉挛还是混合性痉挛。评估内容包括体检、痉挛的质和量评价、痉挛的功能评价等。

（二）痉挛程度评定

改良 Ashworth 分级法是临床上评定痉挛的主要方法。手法检查是检查者根据受试者关节被动运动时所感受的阻力来进行分级评定。生物力学评定方法包括钟摆试验和等速装置评定方法。

（三）对痉挛产生的影响进行评估

（1）有无肌肉的挛缩、异常的姿势及关节畸形。

（2）有无功能的下降和活动困难。

（3）有无运动速度下降、协调性运动困难和活动容易疲劳。

（4）有无日常生活活动和社会功能下降。

四、康复治疗

痉挛的表现个体差异较大，制定治疗方案时应因人而异，首先针对每个患者分析其问题特殊所在。单以痉挛不能决定是否治疗，治疗痉挛与否及如何积极实施应以患者的功能状态为指导，加强康复小组协作共同进行。综合多种方法治疗痉挛才能收到较好成效。常用的治疗方案为七步阶梯治疗方案。

（一）解除诱因

痉挛与各种外界刺激有关，因此在治疗前应积极预防诱发肌痉挛的因素，如发热、结石、尿路感染、压疮、疼痛、便秘和加重肌痉挛的药物等。通常诱因解除后，肌痉挛会有明显减轻。

（二）姿势和体位

某些姿势和体位可以减轻肌痉挛。患者应该从急性期开始采取抗痉挛的良好体位，可使异常增高的肌张力得到抑制，如脑血管意外、颅脑外伤的急性期采取卧位抗痉挛模式体位，可减轻肌痉挛；脊髓损伤患者利用斜板床站立，也可减轻下肢肌痉挛。脑瘫患儿的正确抱姿等。

（三）物理治疗

1.电疗

将波宽和频率相同，但出现的时间有先有后的两组方波，分别刺激痉挛肌及其拮抗肌，使两者交替收缩，利用交互抑制和高尔基腱器兴奋引起的抑制以对抗痉挛。经皮神经电刺激疗法是一种使用广泛的低频电疗方法。在痉挛患者的治疗中，主要是通过刺激痉挛肌的拮抗肌收缩，通过交互抑制的原理，降低痉挛肌的张力。

2.冷疗

用冰敷或冰水浸泡痉挛肢体5～10秒，可使肌痉挛产生一过性放松。因为突然的冷刺激常常引起肌肉的紧张和张力的升高，但是持续的冷疗则可以降低神经肌肉的兴奋性，从而降低肌肉张力。

3.水疗

水压对肌肉持久的压迫与按摩有利于肌痉挛的缓解。室温保持在 25 ℃,水温宜在 30 ℃左右。

4.热疗

温热疗法也可以降低神经张力,降低肌肉的张力。如各种传导热(如蜡、砂、泥等)、辐射热(红外线)及内生热(超短波)等。

5.肌电生物反馈

可减少静止时肌痉挛及其相关反应,也可抑制被动牵伸时痉挛肌的不自主活动。利用肌电生物反馈再训练痉挛肌的拮抗肌,也能起到交替抑制的作用。

(四)运动疗法

运动疗法包括主动运动、被动运动和按摩等治疗手法。如肱二头肌痉挛可练习肱三头肌的主动和抗阻收缩;被动屈曲足趾可降低肌张力;深而持久的肌肉按摩,或温和地被动牵张痉挛肌可降低肌张力。

(五)康复工程技术

主要是运用矫形器材预防和治疗痉挛带来的肌肉和关节的挛缩、关节活动度下降及被动牵拉痉挛肌肉以降低张力。如用于内收肌痉挛的外展矫形器,用于屈肘肌痉挛的充气压力矫形器,用于足下垂内外翻的踝足矫形器等。

(六)药物治疗

如单曲林、巴氯芬、A 型肉毒素、神经溶解阻滞技术等。

(七)手术治疗

手术治疗痉挛,不仅可通过对神经进行手术,切断某些神经通路而降低神经的兴奋性,例如脊神经后根切断术、脊髓切开术等,目前已经较少采用;还可通过手术矫正痉挛导致的肢体畸形,从而提高患者的功能和生活质量。

五、护理

(1)积极进行康复教育,预防伤害性刺激,减轻或消除增强和加重痉挛的因素,如压疮、骨折、感染、焦虑或精神过度紧张、不良体位、便秘等。

(2)告知患者控制痉挛有利于预防畸形及挛缩,便于护理,增加耐受力和肢体运动能力。鼓励患者参加静止站立、踏车、散步等活动,以助于减轻肌肉强直。

(3)由于运动阻力增加,患者运动迟缓,难以控制,难以完成精巧的动作,护士应注意协助患者完成;由于躯干的伸肌群收缩会破坏坐位和站立平衡,要防止患者突然摔倒。

(4)不是所有的痉挛都需要治疗。部分患者的轻度痉挛对其功能使用有重要帮助,如下肢的伸肌一定程度的痉挛对下肢伸展的关节的扣锁有一定的辅助作用,但严重痉挛则影响患者活动,应考虑治疗。需向患者解释清楚。

(5)被动运动及按摩时,嘱患者做痉挛肌等长收缩.然后主动放松,再做被动牵张时,能显著减少牵张阻力。视患者情况可行 1 天多次进行被动运动及按摩。

(6)严密观察药物的疗效及不良反应。如单曲林不良反应有无力、头晕、胃肠道反应、肝脏损害;巴氯芬不良反应有头昏、乏力、恶心和感觉异常。告知患者留陪护,防跌倒。

(殷亚梅)

第六节 压 疮

压疮也是康复医学中常见的并发症之一,各种导致运动和感觉障碍的疾病均可引起压疮,如脑卒中、脊髓损伤等。一旦发生压疮,不仅给患者增加痛苦,加重病情,延长康复的时间,严重时可因继发感染引起脓毒败血症而危及生命。因此,必须加强护理,减少压疮的发生。

一、概述

压力性溃疡或压疮是由于身体局部组织长期受压,血液循环障碍,组织营养缺乏,致使皮肤失去正常功能,而引起的组织破坏和坏死。压疮不仅可发生于卧床患者,也可发生于坐位(如坐轮椅)或使用整形外科装置的患者。

压疮发生的原因很多,病理过程复杂,常见的有:①长期保持一种体位的患者身体局部组织受压过久;②皮肤经常受摩擦、潮湿(如排泄物)等物理性刺激;③石膏绷带和夹板使用不当使局部血液循环不良;④全身营养缺乏;⑤继发感染等。

(一)好发人群

各种伤病(如骨折、脊髓损伤、慢性神经系统疾病等)导致患者运动能力下降或丧失而长期卧床、各种消耗性疾病及老年患者,若有低蛋白血症、大小便失禁、营养不良、维生素缺乏等则更易发生。

(二)好发部位

压疮多发生于受压和缺乏脂肪组织保护,无肌肉包裹或肌层较薄的骨隆突及受压部位,95%发生于下半身。根据体位不同,受压点不同,好发部位亦不同(图12-1)。

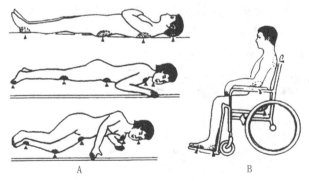

图 12-1 压疮的好发部位

(1)仰卧位好发于枕骨粗隆、肩胛部、肘部、棘突、骶尾部、足跟。

(2)侧卧位好发于耳郭、肩峰、肘部、髂嵴及髂结节部、股骨大转子、膝关节的内外侧、外踝。

(3)俯卧位好发于颧弓及面颊部、肩部、乳房、肋弓、男性生殖器、耻骨、髂嵴、膝部、足趾。

(4)坐位好发于肩胛部、坐骨结节、足跟。长期使用轮椅者以坐骨结节部位发生比例较高。

不良搬运或转移,床或椅垫选择不当,衣物穿着不当等,都可对运动障碍的患者造成因保护不当而直接使患者暴露在致伤外力的作用下,如帮助患者转移过程中不当拖拽,不定期翻身导致皮肤长期受压,不及时清理大小便使皮肤潮湿均可导致压疮。

二、压疮的评估

(一)危险因素的评估

通过评分的方法,对患者发生压疮的危险性进行评估(表 12-4)。当评分≤16 分时,易发生压疮;分数越低,则发生压疮的危险性越高。

表 12-4　压疮危险因素评估表

项目	4分	3分	2分	1分
精神状态	清醒	淡漠	模糊	昏迷
营养状况	良好	一般	差	极差
运动能力	运动自如	轻度受限	重度受限	运动障碍
活动能力	活动自如	扶助行走	依赖轮椅	卧床不起
排泄控制	能控制	尿失禁	大便失禁	二便失禁
血液循环	毛细血管再灌注迅速	毛细血管再灌注减慢	轻度水肿	中度至重度水肿
体温	36.6～37.2 ℃	37.3～37.7 ℃	37.8～38.3 ℃	>38.3 ℃
用药情况	未使用镇静剂或类固醇	使用镇静剂	使用类固醇	使用镇静剂和类固醇

(二)压疮的分期

根据病变发展的严重程度和侵害深度,压疮可分为以下 4 期。

1.淤血红润期(Ⅰ期)

为压疮初期。受压部位出现暂时性血液循环障碍,局部皮肤红、肿、浸润,伴有麻木触痛感。此期病理损害仅累及皮肤的表皮层,临床表现为不能消退的皮肤红斑,但皮肤仍保持完整。

2.炎性浸润期(Ⅱ期)

如红肿部位继续受压,血液循环得不到改善,静脉回流受阻,局部静脉淤血,将导致受压部位局部红肿向外浸润、扩大和变硬,皮肤成紫红色边缘,向外扩展,疼痛加剧并有水疱形成。

3.浅度溃疡期(Ⅲ期)

表皮水泡破溃,可显露出潮湿红润的疮面,有黄色渗出液流出;如发生感染,则疮面有脓液覆盖,致使浅层组织坏死,溃疡形成,疼痛加剧。局部感染组织坏死形成浅层溃疡。

4.坏死溃疡期(Ⅳ期)

坏死组织发黑,脓性分泌物增多,有臭味;感染向周围及深部组织扩展,侵入真皮下层和肌肉层,还可累及骨或关节,可并发骨髓炎及化脓性关节炎;严重的可引起脓毒败血症,危及患者生命。

三、压疮的防治及护理

在压疮的防治中预防胜于治疗,一旦压疮发生往往难以治愈,且可并发如骨髓炎、瘘管、窦道或脓肿形成、异位骨化脓毒性关节炎等。严重影响患者的健康与功能,甚至威胁生命,因此防止压疮的意义十分重要。应特别强调在处理已经发生的压疮时,还应预防其他部位发生新的压疮和已经愈合的压疮复发。预防需要康复医师、护士、治疗师、患者的共同配合,虽然对于长期卧床患者的压疮预防并不容易,但精心科学的护理,可以将压疮的发生降到最低程度。

（一）压疮的预防

预防压疮的关键在于消除与压疮发生有关的各种危险因素。

1.减少对局部皮肤组织的压力

（1）经常更换体位：可防止患者同一部位受到长时间的持续压力，是有效预防压疮的关键。卧床患者一般交替地利用仰卧位、侧卧位、俯卧位；使用轮椅者，应指导其养成经常变换位置的习惯，并且要常做引体向上运动。体位更换一般每 2 小时更换 1 次，必要时每 30 分钟更换1 次；要制订体位变换时间表并在床头建立体位变换记录卡，严格按时间表进行，不得随意更改。卡中应列有翻身时间，体位、值班护士签名等项目。体位更换前后要对压疮多发部位的皮肤认真观察并记录观察结果。翻身后使体位安置妥当，并注意保护骨隆突部皮肤。翻身前后要对压疮好发部位的皮肤进行仔细检查，并记录结果。

（2）保护骨隆突处皮肤：减少骨突出部位的压迫，进行支撑训练。对截瘫患者等需长期依靠轮椅生活的患者，应指导他们练习双手支撑床面，或椅子扶手等将臀部抬高的动作。利用软枕或其他软垫等放置于骨隆突下，使其不直接接触床面，以减轻局部压力；利用床上护架架空盖被，减轻盖被对患者脚部和其他部位的压力；使用特制的床垫如海绵垫、充气垫、充水垫等，以减轻身体对局部的压力。

（3）注意正确固定：对使用石膏、绷带、夹板、牵引器等固定的患者，随时观察局部状况及指（趾）甲的颜色、温度变化，仔细听取患者意见，适当调节松紧，衬垫应平整、柔软；如发现石膏绷带过紧或凹凸不平，立即通知医师，及时调整。

2.保护皮肤

减少皮肤的不良刺激，增强血液循环。保持床铺单位的整洁、干燥、平整，尤其对大小便失禁者更应注意保持床褥和皮肤的干燥，对被排泄物污染的床单要及时更换处理。

（1）增强皮肤血液循环：对长期卧床的患者，每天应进行全范围关节运动，维持关节的活动性和肌肉张力；经常用温水清洗皮肤，还可用少许 50%乙醇对经常受压部位的皮肤及全背皮肤进行按摩，以促进肢体的血液循环。

（2）避免潮湿刺激：患者出汗时，应及时将皮肤擦干，更换干净的衣服；大小便失禁者，可用尿布或接尿器保持会阴部干燥；床铺应保持平整、干燥、干净。

3.避免对皮肤的摩擦力

（1）患者取半卧位时，注意防止身体下滑，使用海绵垫要加套。

（2）为患者更换卧位时，应抬起起患者的身体，避免推、拉的动作；使用便盆时可在便盆上垫软纸或布垫，以防擦伤皮肤。

（3）不能用破损的便器，床上使用时严禁硬塞，应抬起臀部送取便器。

（4）翻身时如有导管要注意保持通畅，切勿扭曲，翻身后再仔细检查。

4.改善患者的全身营养状况

在病情允许情况下，应给以高蛋白、高维生素饮食，增加矿物质锌的摄入，以增强机体抵抗力和组织修复能力，纠正贫血或低蛋白血症。

5.为患者及其家属提供健康指导

使患者及家属获得预防压疮的知识和技能，积极配合并参与护理活动，预防压疮的发生。指导内容包括：正常的皮肤结构及其功能；引起压疮的主要原因；身体易受压的部位；如何自我或由他人协助检查皮肤状况；预防压疮的方法；如何处理已发生的压疮。

(二)压疮治疗及护理

发生压疮后,应积极采取局部治疗为主,全身治疗为辅的综合护理措施。治疗应从整体进行处理,包括一般治疗(消除危险因素)、病因治疗(消除局部压力作用)、压疮疮面治疗。对于Ⅰ、Ⅱ期压疮原则上采用保守疗法,主要有解除压迫、疮面处理和全身管理。Ⅲ、Ⅳ期压疮如保守无效时采取手术治疗。对于疮面,除常规无菌清疮换药外,应利用物理疗法如紫外线,红外线照射等以促进创面愈合。

1.全身治疗

主要是积极治疗原发病,增加营养和全身抗感染治疗等。良好的营养是疮面愈合的重要条件,故应增加患者蛋白质、维生素和微量元素的摄入;遵医嘱抗感染治疗以预防败血症;加强心理护理。

2.清创和局部换药

溃疡形成后可根据伤口情况按外科换药法进行处理,如先用无菌生理盐水清洗伤口,然后用无菌凡士林纱布及无菌纱布覆盖。浅表创面可用新鲜鸡蛋内膜覆盖,有保护创面、促进上皮生长的作用。溃疡深、分泌物多时,可用3%过氧化氢清洗伤口。

3.物理疗法

压疮发生的整个过程中局部可用理疗进行处理。紫外线照射有消炎、止痛、促进上皮生长和组织再生的作用,对Ⅰ、Ⅱ期压疮的治疗效果明显。红外线照射有促进血液循环、增强细胞功能、使疮面干燥、促进肉芽组织生长等功能,能用于创面较深的压疮,也可应用微波、激光等治疗。

4.外科手术治疗

溃疡较深且面积较大、坏死组织较多、用一般方法很难使疮面愈合者,可采用手术疗法,包括切除坏死组织、直接闭合、皮肤移植、皮瓣、肌皮瓣和游离瓣转移等。

(殷亚梅)

第十三章

影像科护理

第一节 CT 检查常规护理

一、CT 普通检查护理

(一)检查前护理

1.信息确认

患者凭检查信息通过 PACS 系统进行预约、登记确认。留取联系电话,遇特殊情况便于通知患者。

2.检查分检

护士或登记员根据检查信息进行分检,指导患者到相应地点等待检查。

3.评估核对

护士仔细阅读检查申请单,核对患者信息(姓名、性别、年龄、检查部位、检查设备等)。详细询问病史,评估患者病情,核实患者信息、检查部位、检查方式,对检查目的要求不清的申请单,应与临床申请医师核准确认。

4.健康教育

护士进行分时段健康教育,特殊患者采取个性化健康教育。讲解检查整个过程、检查所需时间、交代检查注意事项,以及需要患者配合的相关事宜。健康教育形式:口头宣教、健康教育手册、视频宣教等。

5.去除金属异物

指导或协助患者去除被检部位的金属物件及高密度伪影的衣物,防止产生伪影。

6.呼吸训练

护士耐心指导胸、腹部检查患者进行呼吸训练。胸部检查应指导患者先吸一口气,再闭住气,保持胸、腹部不动,防止产生运动伪影;腹部检查可以直接屏气。

7.镇静

对小儿、昏迷、躁动、精神异常的患者,采取安全措施防止坠床,必要时遵医嘱使用镇静药。

8.PACS 系统呼叫

及时应用 PACS 系统呼叫患者到检。

(二)检查中护理

(1)再次核对患者信息,协助患者进检查室、上检查床,避免坠床或跌倒。有引流管者妥善放置,防止脱落。

(2)按检查部位要求设计体位,指导患者勿移动身体变换体位。

(3)检查时注意保暖,避免患者着凉。

(4)做好患者非照射部位的 X 线防护。

(5)检查结束后询问患者情况,协助下检查床。

(三)检查后护理

告知患者及家属取片与报告的时间、地点。

二、CT 增强检查护理

(一)检查前的护理

1.信息确认

患者凭检查信息通过 PACS 系统进行预约、登记确认;在申请单上准确记录患者身高、体重、联系电话。

2.评估核对

护士仔细阅读检查申请单,核对患者信息(姓名、性别、年龄、检查部位、检查设备等),详细询问病史(既往史、检查史、用药史、现病史、过敏史等),评估患者病情,筛选高危人群。核实患者信息、检查部位、检查方式。

3.心理护理和健康宣教

在常规宣教的基础上重点告知增强检查的目的及注意事项、合理水化的重要性,注射对比剂后可能出现的正常现象(口干、口苦、口腔金属味、全身发热、有尿意等)和不良反应(如恶心、呕吐、皮疹等),进行针对性护理,消除患者紧张、焦虑的不良情绪。

指导患者或家属签署碘对比剂使用知情同意书。认真评估血管,安置 18～20G 静脉留置针;注意保护,防止留置针脱出。对比剂常规加温准备。

(二)检查中的护理

(1)高压通道的建立与确认:连接高压注射器管道。试注水,做到"一看二摸三感觉四询问",确保高压注射器、血管通畅。

(2)患者沟通:再次告知检查注意事项,以及推药时的身体感受,缓解患者紧张情绪。

(3)心理安慰:对高度紧张患者在检查过程中护士通过话筒给予安慰,鼓励患者配合完成检查。

(4)严密观察:注射对比剂时密切观察有无局部和全身症状。防止不良反应的发生,做到及时发现、及时处理。

(5)防止渗漏:动态观察增强图像对比剂进入情况,及时发现渗漏。

(6)检查结束后询问患者情况,评估有无不适,协助下检查床。

(7)指导患者在观察区休息 15～30 分钟,如有不适及时告知护士。

(三)检查后的护理

(1)定时巡视:准备护士定时巡视观察区,询问患者有无不适,及时发现不良反应。

(2)合理水化:指导患者进行水化(每小时不少于 100 mL)以利于对比剂的排出,预防对比剂肾病。

(3)拔留置针:观察15～30分钟,患者无不适后方可拔取留置针,指导正确按压穿刺点,无出血方可离开观察区。

(4)告知患者及家属取片与报告的时间、地点,以及回家后继续观察和水化,如有不适及时电话联系。

（戚红美）

第二节　MRI检查常规护理

一、MRI普通检查护理

(一)检查前护理

(1)患者预约:患者凭检查信息通过PACS系统进行预约、登记确认。正确留取患者身高、体重,并记录在申请单上。

(2)检查分检:护士或登记员根据检查信息进行分检,指导患者到相应地点等待检查。

(3)评估核对:护士仔细阅读检查申请单,核对患者信息(姓名、性别、年龄、检查部位等),详细询问病史,明确检查目的和要求;评估患者病情,确认患者信息、检查部位、检查方式的正确;对检查目的要求不清的申请单,应与临床申请医师核准确认。

(4)风险筛查:确认受检查者无MRI检查绝对禁忌证,患者进入机房前需将身上一切金属物品摘除,包括义齿、钥匙、手表、手机、发夹、金属纽扣,以及磁性物质和电子器件。安置有金属节育环的盆腔受检查者,应嘱其取环后再行检查;由于某些化妆品含有微量金属,必要时检查之前卸妆。

(5)消化道准备:腹部脏器检查者于检查前6～8小时禁食、禁水;做盆腔检查者禁止排尿(膀胱内保持少量尿液);并进行严格的呼吸训练。

(6)心理护理和健康宣教:介绍检查的目的、禁忌证、适应证、注意事项、配合、环境及机器情况,过度焦虑紧张可由家属陪同(筛查有无焦虑症、恐惧症等)。告知患者扫描检查大概所需的时间,磁场工作时会有嘈杂声响或发热,均属正常,扫描过程中平静呼吸,不得随意运动,以免产生运动伪影(如吞咽动作易导致颈、胸部检查时出现运动伪影,眨眼和眼球运动易导致头颅、眼眶等检查时出现运动伪影,腹部运动过于明显易导致盆腔检查时出现运动伪影等)。若有不适,可通过话筒和工作人员联系。

(7)对于咳嗽的患者检查前遵医嘱止咳后再安排检查。

(8)婴儿检查前0.5小时不可过多喂奶,防止检查时溢乳导致窒息发生。需行监测麻醉者需禁食、水4～6小时。

(9)镇静准备:对小儿、昏迷、躁动、精神异常的受检者,应在临床医师指导下适当给予镇静处理(10%水合氯醛、苯巴比妥钠、监测麻醉等)。

(二)检查中护理

(1)体位设计:按检查部位要求设计体位,安放线圈,指导患者保持正确的姿势,确保体位不动。严禁患者体位在体内形成回路(两手不能交叉放在一起,双手不与身体其他部位的皮肤直接接触,其他部分的裸露皮肤也不能相互接触,以免产生回路),同时患者皮肤不能直接触碰磁体内壁及各种导线,防止患者灼伤。

(2)患者沟通:再次告诉患者检查时间、设备噪声和发热现象。有特殊需要的患者给予保暖,防止患者着凉。

(3)听力保护:提供听力保护装置(比如耳塞、棉球或 MRI 专用耳麦等),保护受检者听力。

(4)观察病情:检查中注意观察患者有无异常反应。

(5)检查结束后询问患者情况,协助下检查床。

(三)检查后护理

告知患者及家属取片与报告的时间及地点。

二、MRI 增强检查护理

MRI 增强扫描可提供更多的诊断信息,可显示微小病灶,能够更清晰地分辨病灶的性质及范围,有助于明确诊断和鉴别诊断。磁共振增强扫描成功与否直接影响到疾病的诊断,患者配合的好坏是扫描成功的关键因素之一,全程有效的护理干预不但能保证患者安全,而且有利于提高图像质量和诊断效果。

(一)检查前的护理

(1)患者预约:患者凭检查信息通过 PACS 系统进行预约、登记确认;正确记录患者身高、体重,并记录在申请单上,便于计算注射对比剂使用量。

(2)评估核对:护士仔细阅读检查申请单,核对患者信息(姓名、性别、年龄、检查部位、检查设备等),详细询问病史(既往史、检查史、用药史、现病史、过敏史等),明确检查目的和要求;评估患者病情,筛选高危人群;确认患者信息、检查部位、检查方式的正确。对检查目的要求不清的申请单,应与临床申请医师核准确认。

(3)心理护理和健康宣教:在常规宣教的基础上重点告知增强检查的目的及注意事项、合理水化的重要性,注射对比剂后可能出现的正常现象(口干、口苦、口腔金属味、全身发热、有尿意等)和不良反应(如恶心、呕吐、皮疹等),进行针对性护理,消除患者紧张、焦虑的不良情绪。

(4)必要时镇静:对小儿、昏迷、躁动、精神异常的受检者,应在临床医师指导下适当给予镇静处理(10%水合氯醛、地西泮、监测麻醉等)。

(5)建立静脉通道:认真评估血管,安置 22 G 留置针;嘱患者等待中穿刺侧肢体制动,防止留置针脱出。

(6)指导患者或家属签署钆对比剂使用知情同意书。对于危重患者,原则上不做增强检查,如果特别需要,必须由有经验的临床医师陪同。

(7)急救准备:因 MRI 设备的特殊性,应在 MRI 检查室隔壁设立抢救室,常备各种急救药品和仪器,固定放置,定期查对。护理人员应熟悉抢救药品的药理作用、常用剂量及使用方法,熟练使用抢救器械。若患者发生了对比剂不良反应,应及时地进行抢救。并向临床医师说明发生意外不能在机房内实施抢救,必需转移到抢救室处理。

(8)其他内容参照 MRI 普通检查。

(二)检查中的护理

(1)再次沟通:告诉患者检查时间、设备噪声、发热现象以及注射对比剂后可能出现的反应,减轻患者紧张情绪;有特殊需要的患者给予保暖,防止患者着凉。

（2）确保静脉通畅:按要求抽吸钆对比剂,连接高压注射器管道,试注水,做到"一看二摸三感觉四询问";确保高压注射器、血管通畅。

（3）严密观察:注射对比剂时密切观察患者有无局部和全身症状,防止不良反应的发生,及时发现、及时处理。

（4）检查结束后询问患者情况,评估有无不适,协助下检查床。

（5）指导患者到观察区休息 15～30 分钟,如有不适及时告知护士。

（6）其他参照 MRI 普通检查。

（三）检查后的护理

（1）定时巡视:准备护士定时巡视观察区,询问患者有无不适,及时发现不良反应。

（2）合理水化:MRI 对比剂的半衰期为 20～100 分钟,24 小时内约有 90％以原型在尿液中排出。若病情允许,指导患者进行水化(100 mL/h)以利于对比剂的排出,预防肾源性系统纤维化(NSF)的发生。

（3）观察 15～30 分钟患者无不适后方可拔取留置针,指导正确按压穿刺点,无出血方可离开观察区。

（4）告知患者回家后继续观察和水化,如有不适及时电话联系。

（5）发生不良反应的处理方法请参照钆对比剂预防与处理的相关内容。

（6）其他参照 MRI 普通检查。

（戚红美）

第十四章

中医内科护理

第一节 不 寐

一、概述

不寐是指外邪扰动,或正虚失养,导致神不守舍,临床以经常性不能获得正常睡眠为特征的一种病证。多由于饮食不节,情志失常,劳倦、思虑过度及病后、年迈体虚所致。西医学的神经症、更年期综合征、贫血、脑动脉硬化等以不寐为主要临床表现时,可参照本病护理。

二、辨证论治

(一)心胆气虚

虚烦不寐,触事易惊,终日惕惕,胆怯心悸,伴气短自汗,倦怠乏力。舌淡,脉弦细。治以益气镇惊,安神定志。

(二)心脾两虚

不易入睡,多梦易醒,心悸健忘,神疲食少,伴头晕目眩,四肢倦怠,腹胀便溏,面色少华。舌淡苔薄,脉细无力。治以补益心脾,养血安神。

(三)心肾不交

心烦不寐,入睡困难,心悸多梦,伴头晕耳鸣,腰膝酸软,潮热盗汗,五心烦热,咽干少津,男子遗精,女子月经不调。舌红少苔,脉细数。治以滋阴降火,交通心肾。

(四)肝火扰心

不寐多梦,甚则彻夜不眠,急躁易怒,伴头晕头胀,目赤耳鸣,口干而苦,不思饮食,便秘溲赤。舌红苔黄,脉弦而数。治以疏肝泻火,镇心安神。

(五)痰热扰心

心烦不寐,胸闷脘痞,泛恶嗳气,伴口苦,头重,目眩。舌偏红,苔黄腻,脉滑数。治以清化痰热,和中安神。

三、病情观察要点

(1)睡眠总时数、睡眠习惯。

（2）了解睡前是否因饮用刺激性饮料,如浓茶、咖啡、可乐等。

（3）观察体温、脉搏、呼吸、血压。

（4）注意饮食、情志、二便情况。

（5）观察有无引起不寐的诱发因素,如夜尿频、咳嗽、疼痛等。

四、症状护理要点

（一）病室环境
避免噪声,光线柔和,患者入睡时用深色窗帘遮挡。

（二）关注患者心理活动
消除忧虑、焦急紧张等不良情绪。

（三）穴位按摩
睡前对劳宫、涌泉搓揉各 100 下。

（1）心烦不寐伴头重,头晕目眩,目赤耳鸣的患者,可做头部按摩,如太阳、印堂、风池、百会等穴。睡前按压每个穴位 30～50 次。

（2）心脾两虚的患者,睡前按摩背部夹脊穴。

（3）肝火扰心者取涌泉穴。

（4）痰热扰心与心脾两虚者取合谷、足三里。

（5）心肾不交者取肾俞、涌泉穴。

（四）多汗护理
不寐伴潮热盗汗,五心烦热的患者,衣被不宜过暖,汗后及时更换湿衣被。

（五）卧位与吸氧
胆怯心悸,伴气短,倦怠乏力的患者,可给予半坐卧位,吸氧。

（六）耳穴埋籽
主穴:神门、交感、心、脑点等;配穴:肾、脾。

（七）适当使用诱导睡眠的方法
如睡前散步、睡前做放松气功、热水泡脚、静听单调的声音、默念数字、聆听音乐或催眠曲等。

（八）中药泡洗
睡前温水泡洗双足。

（九）拔火罐
取心俞、膈俞、肾俞及胸至骶段脊柱两侧膀胱经循行线。如失眠严重、多汗加涌泉、劳宫穴;头痛、头晕甚者,加太阳穴。

（十）音乐疗法
音乐对本病有显著的疗效。选择平稳、抒情、优美的音乐,如贝多芬的《月光奏鸣曲》、圣·桑的《天鹅》、中国古曲《关山月》、蒙古民歌《牧歌》,或选用《催眠曲》。

（十一）去除其他因素
去除可能会引起不寐的因素,如夜尿频、咳嗽、疼痛等。

五、饮食护理要点

宜进清淡易消化的饮食,晚餐不宜过饱,临睡前不宜进食,饮浓茶、咖啡等兴奋性饮料,忌食辛辣、油腻之品。

(一)心胆气虚

宜食龙眼肉、莲子、大枣等益气补血之品。

食疗方:当归羊肉汤、黄芪粥。

(二)惊悸不安

宜食酸枣仁、温牛奶等镇静安神之品。

食疗方:牡蛎汤。

(三)心肾不交

宜食桑椹蜜、甲鱼等养心益肾之品。

食疗方:百合粥、莲子银耳羹。

(四)心脾两虚

宜食红枣、龙眼肉、茯苓、山药等补心健脾之品。

食疗方:百合粥、柏子仁粥等。

(五)肝火扰心

宜食柑橘、金橘等理气化解郁之品。

食疗方:芹菜萝卜汤。

(六)痰热扰心

宜食山楂、萝卜、杏子等消食导滞化痰之品,可予焦三仙煎水每天代茶饮。

食疗方:枇杷羹。

六、中药使用护理要点

(一)口服中药

口服中药时,应与西药间隔 30 分钟左右。

(1)中药汤剂实证宜偏凉服,虚证宜热服,观察服药后效果及反应。

(2)安神定志类药物宜在睡前 30 分钟至 1 小时服用。

(3)枣仁安神液(胶囊):孕妇慎用,消化不良所致的睡眠差者忌用。

(4)五味子糖浆(颗粒、胶囊):过敏体质者禁用;五味子性酸,胃酸过多者慎用;糖浆剂,糖尿病患者忌用。

(5)天王补心丸:因朱砂有毒,不宜大量服用或久服。

(二)中药注射剂

中药注射剂应单独使用,与西药注射剂合用时须前后用生理盐水做间隔液。

刺五加注射液:以 40～50 滴/分为宜,不宜与维生素 C、双嘧达莫、维拉帕米配伍。

(三)外用药

观察局部皮肤有无不良反应。

药枕:一般选用透气性良好的棉布或纱布做成枕套,药物不可潮湿,否则失效,每天枕之,镇静安神。

七、情志护理要点

(1)创造一个安静、舒适的病室环境,护士态度和蔼、举止大方,使患者产生安全感和舒适感。

严禁在患者面前讲刺激性言语,避免不良情绪刺激。指导患者自我调节的方法,避开不愉快的事情及环境;将思维集中到轻松、愉快的事情上;向信任的朋友发牢骚,坦然诉说心声,发泄不满。

(2)指导患者养成定时就寝的习惯,避免白天黑夜的生物钟颠倒而影响睡眠,睡前避免情绪激动或剧烈活动。

八、健康宣教

(一)用药
遵医嘱服药,不随意增减药量或停药。

(二)饮食
养成良好的饮食习惯,勿暴饮暴食,痰热扰心者睡前不宜进食。

(三)运动
每天适当锻炼身体,增强体质。肝火扰心者就寝前到庭院散步,顺畅气机,有利安眠。

(四)生活起居
按时作息,尽量保持规律生活。心肾不交者勿过劳,节房事。养成良好的睡眠习惯,如按时就寝,睡前不看惊险刺激的小说、影视剧等。

(五)情志
指导患者自我调节,避开不愉快的事情及环境,切忌焦虑于"不寐"事上。睡前可用诱导法、听音乐、催眠曲等方法舒缓情志。

(六)定期复诊
遵医嘱定期复查,当患者出现入睡困难、多梦、睡眠时间缩短等症状加重时,及时就医。

(姜玉萍)

第二节 中 风

一、概述

中风是以猝然昏仆,不省人事,半身不遂,口眼㖞斜,语言不利为主的一种病证。多是在内伤积损的基础上,复因劳逸过度、情志不遂、饮食不节或外邪侵袭所致。急性脑血管病,局限性脑梗死、原发性脑出血、蛛网膜下腔出血可参照本病护理。

中风的证治分类包括:中经络,中脏腑,中风恢复期。

二、中经络的辨证论治

中风中经络主要表现为突然发生口眼㖞斜,语言不利,舌强语塞,甚则半身不遂。

(一)风痰入络
肌肤不仁,手足麻木,口角流涎,手足拘挛,关节酸痛等症。舌苔薄白,脉浮数。治以祛风化痰通络。

(二)风阳上扰

平素头晕头痛,耳鸣目眩,或手足重滞。舌红苔黄,脉弦。治以平肝潜阳,活血通络。

(三)阴虚风动

平素头晕耳鸣,腰酸,言语不利,手指瞤动。舌红苔腻,脉弦细数。治以滋阴潜阳,息风通络。

三、中脏腑的辨证论治

(一)闭证

1.痰热腑实

素有头痛眩晕,心烦易怒,突然发病,半身不遂,口舌喝斜,舌强语謇涩或不语,神志欠清或昏糊,肢体强急,痰多而黏,伴腹胀,便秘。舌黯红,或有瘀点、瘀斑,苔黄腻,脉弦滑或弦涩。治以通腑泄热,息风化痰。

2.痰火瘀闭

突然昏仆,不省人事,口噤不开,两手握固,大小便闭,肢体强痉拘急,面赤身热,气粗口臭,躁扰不宁。苔黄,脉弦滑而数。治以息风清火,豁痰开窍。

3.痰浊瘀闭

突然昏仆,不省人事,半身不遂,肢体松解,面白唇黯,静卧不烦,四肢不温,痰涎壅盛。苔白腻,脉沉滑缓。治以化痰息风,宣郁开窍。

(二)脱证

突然昏仆,不省人事,目合口张,鼻鼾息微,手撒肢冷,汗多,大小便自遗,肢体软瘫。舌萎,脉细弱或脉微欲绝。治以回阳救阴,益气固脱。

四、恢复期的辨证论治

(一)风痰瘀阻

口眼喝斜,舌强语謇或失语,半身不遂,肢体麻木。舌黯紫,苔滑腻,脉弦滑。治以祛风化痰,行瘀通络。

(二)气虚络瘀

肢体偏枯不用,肢软无力,面色萎黄。舌淡紫或有瘀斑,苔薄白,脉细涩或细弱。治以益气养血,化瘀通络。

(三)肝肾亏虚

半身不遂,患肢僵硬,拘挛变形,舌强不语,或偏瘫,肢体肌肉萎缩。舌红脉细,或舌淡红,脉沉细。治以滋养肝肾。

五、病情观察要点

(一)神志、瞳孔的观察

(1)若起病即见神志障碍,则病位深,病情重。

(2)如患者渐至神昏,瞳孔变化,为正气渐衰,邪气日盛,病情加重。

(3)如神志逐渐转清,则中脏腑向中经络转化,病势为顺,预后好。

(4)若瞳孔大小不等,不对称,对光反射、压眶反射迟钝或消失,均为病势逆转,预后差。

(二)生命体征

观察患者的血压、心率、呼吸、血氧饱和度等生命体征的变化,如出现双侧瞳孔不等大、血压急剧上升,心率减慢,呼吸加深等,多为脑疝的早期症状。

(三)观察肢体功能障碍的变化

半身不遂加重,病势转逆;半身不遂不再加重或好转,则病势为顺,预后好。

(四)呼吸道分泌物

丘脑下部和上脑干受损者,早期呼吸道分泌物较多,应注意观察,防止误吸。

(五)吞咽功能障碍

观察中风患者饮水、进食是否有呛咳,防止发生误吸。

(六)皮肤

大小便失禁、半身不遂的中风患者,应注意观察皮肤情况,防止压疮的发生。

(七)二便的观察

(1)中风患者长时间卧床,气血功能障碍,易引起大便秘结,应及时采取改善措施,防止排便努责,加重病情。

(2)观察患者是否发生尿潴留及尿失禁,及时通知医师。

(八)语言功能的观察

观察中风患者语言功能障碍的变化,关注患者的需求。

六、症状护理要点

(一)病室环境

(1)阳闭患者的病室需要安静、凉爽、光线偏暗、温度不宜过高。

(2)脱证患者的病室应温暖、安静、光线柔和、必要时控制探视。

(二)生命体征

注意神志、瞳孔及其他生命体征的变化,定期测量血压,判断患者意识障碍的程度,病情变化时通知医师,及时对症处理。

(三)呼吸道通畅

保持呼吸道通畅,及时清除口腔内分泌物。呼吸道分泌物较多时,可将患者头部偏向一侧,以利痰液、呕吐物排出。

(四)急性期患者

急性期患者宜卧床或床上被动活动,保持肢体功能位置,防止患侧肢体受压、畸形、垂足等情况发生。

(五)吞咽功能障碍的患者

吞咽功能障碍的患者,进食不宜过快,防止呛咳。伴意识障碍者,可选用鼻饲法进食流质、半流质饮食。

(六)清洁护理

1.口腔的护理

神昏者,每天 2 次口腔护理,用生理盐水或中药液清洗口腔;张口呼吸者可用湿纱布盖于口鼻部,以保持口鼻腔湿润;口唇干裂者,应涂抹护唇油。

2.眼睑的护理

眼睑不能闭合者,覆盖生理盐水湿纱布。

(七)皮肤的护理

(1)保持皮肤清洁干燥、床单位清洁平整,及时更换衣被。

(2)肢体功能障碍不能自行翻身的患者,应定时翻身,协助取舒适体位。

(3)受压部位、骨隆突处软垫减压或给予增强型透明贴保护。

(八)二便护理

1.便秘

(1)腹部按摩,可按揉关元、大肠俞、脾俞、气海、足三里等穴区。

(2)行耳穴埋籽。主穴:直肠下段、大肠;配穴:肺、便秘点。

(3)每天清晨饮蜂蜜水。

(4)便秘严重者可用番泻叶泡水代茶饮。

2.二便失禁

注意皮肤护理清洁,便后擦洗会阴及肛周皮肤。发生肛周皮肤红肿的患者可用紫草油外涂,保护皮肤。

3.尿潴留

可按摩中极、关元、气海穴等,虚者加艾灸,必要时留置导尿管。

(九)沟通训练

在与伴有语言功能障碍的中风患者交流时,可通过手势、图片、文字等辅助方法进行沟通,并对其早期进行语言训练。

七、饮食护理要点

(一)总则

(1)饮食以清淡,少油腻、低糖、低胆固醇,易消化的新鲜米面、蔬菜水果为主。

(2)忌肥甘、辛辣等刺激之品,禁烟酒。

(3)少食多餐,进食不宜过快、防止误吸。

(二)中经络

饮食宜清淡,宜食香菇、木耳、冬瓜、梨、桃、山楂等活血化瘀之品,忌食动风之品,如公鸡肉、猪头肉。

食疗方:百合玉竹粳米粥。

(三)中脏腑

昏迷和吞咽困难者,可给予鼻饲饮食,如混合奶、米汤、果汁、豆浆、菜汤、藕粉等。

食疗方:南瓜粥、茯苓粥。

(四)中风恢复期

宜食蛋类、肝类、海参、山楂、木耳、萝卜、玉米、百合、花生、大枣等补养气血、滋补肝肾之品。

食疗方:黄芪桂枝粥(用黄芪、桂枝、白芍、生姜与大米、大枣共煮);山药葛粉羹(用山药、葛根粉、小米煮粥服用)。

八、中药使用护理要点

中药汤剂宜温服,服中药后避免受风寒,汗出后用干毛巾擦干。吞咽困难者可将丸药、片剂研碎后加水服用,神志不清者可选择鼻饲给药法。

(一)口服中药

口服中药时,应与西药间隔 30 分钟左右。

1.华佗再造丸

本品药性偏温,对属肝肾阴虚,火热壅盛者慎用;服药期间如感燥热,可减量或用淡盐水送服。

2.牛黄清心丸

不宜与四环素类抗生素、异烟肼、多巴胺等西药合用,因与之易发生络合和螯合反应;不宜与洋地黄类药物联用,因钙离子为应激性离子,增强心肌收缩力,从而增强洋地黄的作用和毒性。

3.脑心通胶囊

胃病患者宜饭后服;有溃疡出血史者慎用。

4.消栓通络片(胶囊)

服用期间忌生冷、辛辣、动物油脂食物。

(二)中药注射剂

中药注射剂应单独使用,与西药注射剂合用时须前后用生理盐水做间隔液。

1.灯盏细辛注射液

不宜与 5% 葡萄糖、10% 葡萄糖、5% 果糖、10% 果糖、黄芪、盐酸普萘洛尔、川芎嗪、氨茶碱、依诺沙星、盐酸莫西沙星、乳酸左氧氟沙星等配伍。

2.血塞通注射液

易发生变态反应,过敏体质者慎用。不宜与黄芪、异丙肾上腺素配伍;与其他酸性较强的药物配伍易发生浑浊、沉淀,应谨慎选择稀释溶液。

九、情志护理要点

(1)中风患者多心火暴盛,急躁易怒,可采用释放、宣泄法,使患者心中的焦躁、痛苦释放出来,待患者平静后再用说理、开导法说明情绪剧烈波动对病情的影响,让患者学会"制怒",可采取听音乐、练气功等方式舒缓情绪。

(2)对于情绪低落或悲观失望的患者,要给予鼓励和帮助,安排多样化生活,如看电视、听广播、做保健操等。

十、健康宣教

(一)用药

遵医嘱服药,不随意增减药量或停药。

(二)饮食

以低盐、低脂肪、低胆固醇食物为宜,多吃新鲜水果、蔬菜,忌甜腻、辛辣刺激等助火生痰之品;肥胖者控制体重。

(三)运动

选择适宜的锻炼方法,遗留肢体活动障碍者,坚持功能锻炼,锻炼时应有人陪伴,注意安全。

(四)生活起居

起居有常,避寒邪,保持大便通畅,避免过劳,节制房事,定期监测血压。

（五）情志

保持心气平和,多与人交流,可通过听音乐、练书法陶冶情操。

（六）定期复诊

积极治疗原发病,遵医嘱定期复诊,如出现头痛、眩晕、呕吐、血压升高、喉中痰鸣、咳吐不易、肌肉异常跳动、肢体麻木加重等症,应及时就医。

（姜玉萍）

第三节 癫 病

一、概述

癫病是以精神抑郁,表情淡漠,沉默痴呆,语无伦次,静而多喜为特征。多由禀赋不足、七情内伤、饮食失节等因素导致脏腑功能失调,气滞痰结血瘀,蒙塞心神,神明失用而成。精神分裂症的精神抑郁型、躁狂抑郁症的抑郁型可参照本病护理。

二、辨证论治

（一）肝郁气滞

情绪不宁,沉默不语,善怒易哭,时时太息,胸胁胀闷。舌淡,薄白,脉弦。治以疏肝解郁,行气导滞。

（二）痰气郁结

表情淡漠,沉默痴呆,时时太息,言语无序,或喃喃自语,多疑多虑,喜怒无常,秽洁不分,不思饮食。舌红苔腻而白,脉弦滑。治以理气解郁,化痰醒神。

（三）心脾两虚

心思恍惚,梦魂颠倒,心悸易惊,善悲欲哭,肢体困乏,饮食锐减。舌淡苔腻,脉沉细无力。治以健脾养心。

（四）气阴两虚

久治不愈,神志恍惚,多言善惊,心烦易怒,躁扰不寐,面红形瘦,口干舌燥。舌红少苔或无苔,脉沉细而数。治以益气养阴。

三、病情观察要点

（一）精神症状

观察患者有无精神异常的先兆症状,发作的诱发因素、程度及特点。

（二）饮食

观察患者食欲、进食量。

（三）体重

观察体重有无下降情况。

(四)睡眠

是否入睡困难、早醒、睡眠过度及晨醒时有心境恶劣倾向。

(五)思维、活动

观察其思维是否活跃,记忆力有否明显下降,情绪是否低落,有无乏力懒言,是否对各种事情提不起兴趣。

(六)生命体征

注意患者神志、呼吸、体温、血压、心率的变化。

(七)药物

(1)观察抗癫病药物的疗效及毒性作用。

(2)长期服用此类药物,可引起运动障碍、药物性性功能障碍、药物性闭经、药物性肝损害、药物性白细胞减少、药物性皮炎、药物性震颤等,发生此类情况应及时报告医师。

四、症状护理要点

(一)病室安全保护措施

门窗不要安装玻璃,室内用具简单,对躁狂神志不清、妄想逃走、有自杀念头或打人毁物者限制自由,加强巡视,以免发生意外。

(二)生活护理

(1)癫病患者生活自理能力差,护士应协助患者理发、剪指甲、洗脸、刷牙、洗澡、更换衣被等。

(2)夜间加强巡视,防止坠床或不盖衣被着凉。

(三)不寐护理

(1)患者晚间不饮浓茶、咖啡,少看内容刺激的电视、报纸、书刊。

(2)睡前温水泡足 20 分钟,并按摩涌泉(双)、三阴交等穴。

(3)耳穴埋籽。主穴:心、肾、神门、交感;配穴:脑干、皮质下。

(四)食欲缺乏护理

(1)宜进食新鲜清淡少油腻饮食,多食凉拌菜,少食甜食。

(2)饮食多样化,做一些患者平素喜欢吃的食物,尽量做到色、香、味俱佳。

(3)可适当食用山楂、山杏等开胃食品。

(五)便秘护理

(1)患者宜多食富含纤维素的食物,多饮水。

(2)鼓励患者多运动,示范给患者腹部按摩的方法。

(3)耳穴埋籽,主穴:便秘点、交感、大肠、直肠下段穴。肝气郁结证可配穴肝、胆或交感、内分泌;痰气郁结证可配穴脾、肺或神门;心脾两虚证可配穴心、脾或神门、内分泌;气阴两虚证可配穴肺、脾或交感、内分泌。

(4)必要时遵医嘱予患者通便药物,如番泻叶等。

(六)按摩法

(1)急性发作期患者可用拇指、示指大力点按金钟、通海等穴。

(2)恢复期按摩百会、足三里、神门、血海、三阴交等,以得气为度。

(七)生命体征观察

加强患者生命体征的观察,每周定期测量体重,详细记录,躁狂日久者,要防止全身衰竭。

五、饮食护理要点

宜清淡易消化,无骨、刺、硬核,营养丰富的食物,忌食辛辣刺激、肥甘厚味,忌浓茶、咖啡,禁吸烟、饮酒。

(一)肝郁气滞

宜食行气解郁之品,如萝卜、玫瑰花、莲藕、山楂等。

食疗方:柴郁莲子粥(柴胡、郁金、莲子、粳米)。

(二)痰气郁结

宜食化痰解郁之品,如柑橘、枇杷、海带、柚子、金橘等。大便秘结者可多食新鲜水果、蔬菜。

食疗方:竹笋萝卜汤。

(三)心脾两虚

宜食健脾养心之品,如龙眼肉、山药、酸枣、薏苡仁、大枣等。

食疗方:党参琥珀炖猪心、黄芪粥、红枣黑木耳汤。

(四)气阴两虚

宜食益气养阴之品,如山药、栗子、蜂蜜、牛奶、莲藕、荸荠、百合、银耳、甲鱼等。

食疗方:黄芪天冬炖乌鸡。

(五)其他

(1)对于躁动、抢食或拒食患者应寻找原因,根据其特点进行诱导可喂食或鼻饲,以保持营养。

(2)轻症患者或恢复期患者,提倡集体进餐。

(3)餐具要清洁卫生,容易持握、进食方便,应坚固耐用,不易破损。注意餐前后清点数目,发现短缺要及时查找,以免发生意外。

六、中药使用护理要点

(一)口服中药

口服中药时,应与西药间隔 30 分钟左右。

(1)中药汤剂宜温服,打破常规服用方法,合作时可一次服下,鼓励患者自己服下。

(2)补脑丸:宜在餐前或进食时服用;不宜与感冒类药同时服用;孕妇糖尿病患者或正在接受其他药物治疗的患者应在医师指导下服用。

(二)中药注射剂

中药注射剂应单独使用,与西药注射剂合用时须前后用生理盐水做间隔液。

生脉注射液:不宜与氯化钾、复方氯化钠注射液、20%甘露醇、硫酸依替米星、阿莫西林钠克拉维酸钾、盐酸普罗帕酮等配伍。

(三)外用中药

观察局部皮肤有无不良反应。

中药贴敷:使用时取适量药粉用水调成糊状,贴敷于脐。

七、情志护理要点

(1)创安全舒适的病室环境,病室安静整洁,护士举止大方,给患者以安全感和亲切感。严禁在患者面前讲刺激性语言,严禁态度粗暴;不要将过喜或过悲的事情告诉患者。

(2)经常接近患者,与其谈心,了解患者心态,给予其帮助鼓励,尽量满足患者的合理要求。

(3)对认知错觉者如怀疑食物中有人放毒时,可让患者共同进餐,或要求与别人调换食物者,则应设法恰当地满足其要求,以解除其疑虑,取得其信任。

(4)对有自杀自伤轻生念头患者,要做好安全防范工作,多加巡视,必要时日夜专人守护。耐心做好安慰解释工作,使其改变不良心境,树立乐观情绪;也可用转移注意法,引导其思维,从而转变其精神状态。

(5)迫害妄想者常恐惧不安,甚至有出逃的可能。要密切观察患者的行为表现,仔细研究其原因,耐心说服解释,必要时有人陪伴,以减轻其惊恐心绪。

(6)保持乐观、平静的心情,可采用喜胜忧的方法进行心理疏导。

八、健康宣教

(一)用药

长期服药者按时服药及复查,不宜自行停药或减量。家属应看护患者服药,服药后要观察片刻,以免患者用探吐法拒服药物。

(二)饮食

宜选择清热、祛痰、疏肝、安神作用的食品,一般给予普食即可。重视食物的花样品种,尽量注意色、香、味。

(三)运动

鼓励患者适当地参加体力和脑力活动,坚持治疗服药,配合气功及体育疗法,发作未完全控制前,不宜单独外出、游泳、登高、开车等。

(四)生活起居

注意休息,保证充足睡眠。外出时,随身带有注明姓名、诊断、住址及联系方式的联系卡。培养兴趣爱好,如练习书画、听音乐等,转移患者的注意力,消除、淡化不良情绪。

(五)情志

了解家庭及社会环境对患者疾病的影响,有针对性地做好相关人员的工作,取得配合,对患者要关心爱护,对患者的各种病态不可讥笑,不要议论。尽量减少诱发因素。

(六)定期复诊

遵医嘱定时复诊,如出现病情加重时应及时就医。

(姜玉萍)

第四节 头 痛

一、概述

头痛因风寒温热等外邪侵袭、或风火虚阳上扰、痰浊瘀血阻滞,致经气不利、气血逆乱、清阳不升、脑神失养等所致。以患者自觉头部疼痛为主要临床表现。病位在经络、气血及脑髓。脑血管意外、颅内占位性病变、血管神经性头痛、三叉神经痛等可参照本病护理。

二、辨证分型

(一)风寒头痛

头掣痛牵连项,遇风受寒头痛加重,恶风寒,喜以布裹头。舌苔薄白、脉浮紧。

(二)风热头痛

头胀痛如裂,微恶风,面红、目赤,口渴喜饮,排便不畅或便秘,尿赤。舌质红、苔黄,脉浮滑而数。

(三)风湿头痛

头痛如裹,肢体困重,纳呆胸闷,小便不利,大便或溏。舌苔白腻,脉濡。

(四)肝阳头痛

头痛而胀,心烦易怒,失眠,胸胁胀痛,面赤、口苦。舌苔黄,脉弦有力。

(五)痰浊头痛

头痛眩晕,胸脘满闷、呕恶痰。舌苔白腻,脉滑或弦滑。

三、护理要点

(一)一般护理

按中医内科急症一般护理常规进行。伴有发热、脑出血时,绝对卧床休息。疼痛未明确诊断时,慎用镇痛药。

(二)病情观察

观察头痛部位、性质、头痛发作时间及有无呕吐等伴随症状。观察患者神志变化及瞳孔、体温、大小便、舌脉。头痛加重,出现口眼㖞斜、瞳孔大小不等、肢体麻木震颤时,立即报告医师,配合处理。

(三)情志护理

稳定患者的情绪,解除思想顾虑,配合治疗。

(四)饮食护理

以清淡、利湿、易消化为原则,勿过饱,忌食肥腻、黏滑及烟酒刺激之品。

(五)用药护理

遵医嘱按时给药,病情不明时不能给止痛药。

(六)临床辨证护理

头痛剧烈时,遵医嘱给予针刺镇痛。高热性头痛可用冷毛巾敷前额部。出现壮热、项背强直、喷射性呕吐、抽搐时,立即报告医师,配合抢救。伴有恶心、呕吐者,遵医嘱给予针刺。

(七)并发症护理

头痛伴有神志不清。密切观察患者的神志、生命体征、皮肤、尿量、汗出等情况,及时报告医师,给予患者保暖、吸氧、建立静脉通道等抢救准备,并配合治疗原发病。

四、健康指导

指导患者及家属初步掌握缓解头痛的方法,如穴位按摩等;指导患者适当锻炼,注意饮食调理,如遇剧烈头痛时应及时就诊。

(姜玉萍)

第五节 眩 晕

一、概述

眩是指眼花或眼前发黑,晕是指头晕或感觉自身或外界景物旋转,二者常同时并见,故统称为"眩晕"。眩晕的发生多与情志、饮食、体虚年高、跌仆外伤等因素有关。内耳性眩晕、颈椎病、高血压病、脑动脉硬化等可参考本病护理。

二、辨证论治

(一)肝阳上亢

眩晕耳鸣,头痛且胀,每因烦劳或恼怒而加重,面色潮红,性情急躁易怒,胁痛,口苦。舌红苔黄,脉数。治以平肝潜阳。

(二)肾精不足

神疲健忘,腰膝酸软,遗精耳鸣,失眠多梦。偏于肾阳虚者四肢不温,阳痿,阴冷,舌淡苔白,脉沉细;偏于肾阴虚者,五心烦热,舌红少苔,脉弦细。治以补益肝肾。

(三)气血亏虚

头晕眼花,病程长而反复发作,面色苍白,唇甲不华,头发干枯不荣,心悸少寐。舌淡苔白,脉细弱。治以益气养血。

(四)痰浊中阻

眩晕耳鸣,头昏如裹,甚至视物旋转欲倒,胸脘痞闷,呕恶痰涎,身重懒动。舌淡胖苔白腻,脉濡滑。治以燥湿化痰。

三、病情观察要点

(一)眩晕

眩晕的发作时间、程度、诱发因素、伴随症状等。

(1)实证眩晕:多眩晕重,视物旋转,自身亦转,伴有呕恶痰涎,体质偏于壮实者。

(2)虚证眩晕:多头目昏晕但无旋转感,体质偏于虚弱者。

(3)眩晕发作终止后,观察患者有无步态不稳,行动不便等症状。

(二)头痛

观察发作的时间、性质、部位、程度与体位的关系以及头痛时伴随的症状。

1.血管性头痛

多搏动性或跳动性头痛,平卧时加重,直立时稍轻。

2.椎-基底动脉供血不足

多表现头痛伴眩晕。

3.颅内压增高

多表现头痛伴恶心、呕吐。

（三）全身症状

观察血压、睡眠、舌苔脉象、二便等情况的变化。

（四）突发症状

如有突发血压急剧升高、剧烈头痛、恶心、呕吐、视力减退、惊厥或昏迷等,立即通知医师并做好抢救准备。

四、症状护理要点

（一）眩晕

(1)眩晕发作时应立即平卧,头部稍抬高,座椅和床单位应固定,减少搬动,床挡保护。体位改变时动作宜缓慢。

(2)眩晕伴血压增高的患者,应定时监测血压、观察用药后反应,做好记录。

(3)眩晕伴呕吐时,可指压合谷、内关等穴。

(4)实证眩晕:肝阳上亢者可予耳穴埋籽,取肝、胆、目1、目2高血压点等穴,也可耳尖放血5～6滴;痰浊中阻者行耳穴埋籽,取脾、胃、肺、耳尖等穴。

(5)虚证眩晕:肾精不足者可予耳穴埋籽,取交感、神门、降压点、肾等穴;气血亏虚者耳穴埋籽,取脾、胃、内分泌、皮质下、心、额等穴。

(6)颈椎病眩晕的患者,睡眠时应选择低枕,避免深低头动作。

(7)重症眩晕患者应卧床休息,呕吐时宜取半坐卧位,意识不清的患者可将其头偏向一侧,防止呕吐引起窒息。

(8)遵医嘱给予氧气吸入。

（二）头痛

1.耳穴埋籽

主穴:枕、神门、额;配穴:心、肝、肾、皮质下。

2.饮水

颅内压增高性头痛,限制水分摄入;颅内压降低性头痛,鼓励患者多饮水。

五、饮食护理要点

宜低盐、低脂清淡,易消化饮食,饮食有节不宜过饱,忌辛辣刺激、肥甘厚味,肥胖患者应适当控制饮食。

（一）肝阳上亢

宜食海带、紫菜、萝卜、苋菜、芥菜、芹菜等;也可用野菊花、山楂、枸杞子、益母草、桑枝等代茶饮。

食疗方:菊花粥、芹菜凉拌海带。

（二）肾精不足

1.偏阴虚

宜食甲鱼、淡菜、黑木耳、银耳等滋养补品。

食疗方:黑芝麻捣碎煮粥,或桑椹、枸杞煮粥食用。

2.偏阳虚

宜食胡萝卜、胡桃、芋头、扁豆、山药、无花果、白术、芒果、榴莲、羊肉、鹿肉、狗肉等温补之品。

食疗方:核桃仁炒韭菜、参茸鸡肉汤(高丽参、鹿茸、鸡肉)。

(三)气血亏虚

宜食山药、莲子、大枣、胡桃等益气补血之品,忌食生冷。

食疗方:莲子红枣粥、黄芪粥、茯苓粥。

(四)痰浊中阻

宜食薏苡仁、茯苓、赤小豆、山楂、黄瓜、西红柿等燥湿化痰之品,饮食有节,少食肥甘厚味及刺激性食物,可用陈皮泡水代茶饮。

食疗方:薏苡仁冬瓜粥。

六、中药使用护理要点

(一)口服中药

口服中药时,应与西药间隔 30 分钟左右。

(1)中药汤剂:肝阳上亢者宜稍凉服;痰浊中阻者宜热服;气血亏虚与精不足者宜饭前温服。

(2)脑立清胶囊(丸):不宜与四环素类抗生素、异烟肼、多巴胺及含有鞣质的中成药合用,以免发生络合或螯合反应降低药效;不宜与洋地黄类西药合用,以免增强洋地黄的作用和毒性。

(3)牛黄降压片(丸):因其清降力强,虚寒证者不宜使用,腹泻者忌用。

(4)杞菊地黄丸(口服液、胶囊、浓缩丸、片):糖尿病患者不宜服用,服药期间忌酸冷食物。

(5)夏枯草膏(口服液):脾胃虚热者慎用,服药期间忌食辛辣、油腻及刺激性食物,感冒期间暂停服用。

(6)眩晕伴呕吐者中药可凉服,或姜汁滴舌后服用,亦可采用少量多次的服药方法。

(二)中药注射剂

中药注射剂应单独使用,与西药注射剂合用时须前后用生理盐水做间隔液。

(1)川芎嗪注射液:输注过程中与碱性西药注射液配伍析出沉淀。忌与氨苄西林钠、青霉素钠、葡萄糖酸钙、乳酸钠、碳酸氢钠、维生素 B_6、头孢哌酮钠、盐酸普萘洛尔、氨茶碱、右旋糖酐-40、双黄连、穿琥宁、诺氟沙星葡萄糖、丹参、复方丹参等配伍。

(2)天麻素注射液:冻干粉仅可肌内注射,严禁用于静脉。不宜与中枢兴奋药和抗组胺药同用。

(3)静脉使用扩血管药物时,注意监测用药后血压。

(三)外用中药

观察局部皮肤有无不良反应。

1.药枕

芳香气味中草药的药枕之上放置一层薄棉枕或多放几层枕巾;夏季经常晾晒药枕,以免发霉;每 3 个月或半年更换 1 次。

2.贴敷药

每晚贴敷双足涌泉穴,每天更换 1 次。

七、情志护理要点

(1)对肝阳上亢、情绪易激动的患者,应讲明激动对情绪的不良影响,使之能自我调控。也可选择音乐疗法:听一些舒缓悠扬的轻音乐。

（2）对眩晕较重、易心烦、焦虑的患者，介绍有关疾病知识及治疗成功的经验，使其增强信心。

（3）病室环境宜安静，减少探视，避免不良情绪刺激。

八、健康宣教

（一）用药
遵医嘱服药，不可随意增减药量或停药。

（二）饮食
饮食宜低盐低脂、清淡易消化，肥胖者及高血压患者注意控制体重。

（三）运动
避免过劳，适量进行体育运动，如慢步走、打太极拳、练气功等；运动时间不宜选择清晨6～9时，不宜从事高空作业，并应避免游泳、乘船以及各种旋转幅度大的动作。

（四）生活起居
戒烟限酒；保持大便通畅，养成定时排便的习惯；避免头部剧烈运动，行动宜缓慢，不可突然改变体位；定期监测血压。

（五）情志
指导患者选择听音乐、散步、聊天等方式舒缓情志。

（六）眩晕自救
眩晕发作时可闭目就地坐下或立刻卧床休息，避免跌伤，并随身携带自救卡。

（七）定期复诊
遵医嘱定时复诊，若出现剧烈头痛、恶心、呕吐、血压升高时及时就医。

（姜玉萍）

第六节　胸　痹

胸痹是以胸部闷痛，甚则胸痛彻背、短气、喘息不得卧为主症的一种疾病。本病轻者仅感胸闷如窒，呼吸不畅；重者则有胸痛，严重者心痛彻背，背痛彻心，持续不解，伴有汗出、肢冷、面白、唇紫、手足青至节、脉细微或结代等危重证候，甚至危及患者生命。相当于现代医学冠心病、心绞痛的范畴，病位在心。其发病与年龄、嗜食膏粱厚味、过度劳累或者缺乏体力活动、嗜好烟酒、七情内伤等有密切关系。其病机有虚实两方面：实为寒凝、气滞、血瘀、痰阻等痹遏胸阳，阻滞心脉；虚为心脾肝肾亏虚，心脉失养，临床多表现为虚实夹杂。现代医学中的冠状动脉粥样硬化性心脏病、心绞痛、心肌梗死、心肌炎等，可参照本证辨证施护。

一、胸痹的常见证型

（一）心痛发作期

1.寒凝血瘀证

胸痛彻背，感寒痛甚，胸闷气短，心悸，重则喘息，不能平卧，面色苍白，四肢厥冷，舌质淡暗、苔白腻，脉沉细涩。

2.气滞血瘀证

疼痛剧烈,多与情绪因素有关,舌暗或紫暗、苔白,脉弦滑。

(二)心痛缓解期

1.气阴两虚,心血瘀阻

胸闷隐痛,时作时休,口干,心慌气短,劳累后加重,面色少华,头晕目眩,舌质红、少苔,脉沉弱或结或代。

2.气虚血瘀证

胸闷、胸痛,动则尤甚,休息时减轻,乏力气短,舌体胖有齿痕,舌质暗有瘀斑或瘀点、苔薄白,脉弦或有间歇。

3.痰阻血瘀证

胸脘痞闷如窒而痛,或痛引肩背,气短,肢体沉重,形体肥胖,痰多,纳呆恶心,舌质暗、苔浊腻,脉弦滑。

4.气滞血瘀证

胸闷胸痛,时痛时止,窜行左右,疼痛多与情绪有关,伴有胁胀,喜叹息,舌质暗或紫暗、苔白,脉弦。

5.热毒血瘀证

胸痛发作频繁、加重,口苦口干,口气浊臭,烦热,大便秘结,舌质紫暗或暗红、苔黄厚腻,脉弦滑或滑数。

二、常见症状、证候施护

(一)胸闷、胸痛

(1)密切观察胸痛的部位、性质、持续时间、诱发因素及伴随症状,遵医嘱监测脉搏、心率、心律、血压等变化。出现异常或胸痛加剧、汗出肢冷时,立即报告医师。

(2)发作时绝对卧床休息,必要时给予吸氧。

(3)遵医嘱舌下含服麝香保心丸或速效救心丸,必要时舌下含服硝酸甘油,并观察疗效。

(4)遵医嘱穴位贴敷:选取心俞、膈俞、脾俞、肾俞等穴位。

(5)遵医嘱耳穴压豆:选取心、神门、交感、内分泌、肾等穴位。

(6)遵医嘱中药泡洗:选用红花、当归等活血化瘀药物。

(7)遵医嘱穴位按摩:选取内关、神门、心俞等穴位。

(8)遵医嘱中药离子导入:可选择手少阴心经、手厥阴心包经、足太阳膀胱经的背俞穴等穴位。

(9)寒凝血瘀、气虚血瘀者隔姜灸,选取心俞、膈俞、膻中、气海等穴位,每天交替施灸;也可艾条灸,选用足三里、内关等穴位。

(二)心悸、气短

(1)观察心率、心律、血压、脉搏、呼吸频率、呼吸节律,面唇色泽及有无头晕、黑蒙等伴随症状。

(2)遵医嘱穴位贴敷:选取关元、气海、膻中、足三里、太溪、复溜等穴位。

(3)遵医嘱耳穴压豆:选取心、肺、肾、神门、皮质下等穴位,伴失眠者配伍交感、内分泌穴位。

(4)遵医嘱穴位按摩:选取神门、心俞、肾俞、三阴交、内关等穴位,伴汗出者加合谷、复溜穴。

(5)遵医嘱中药泡洗:选用红花、当归、川芎、薄荷、艾叶等药物,伴失眠者配合按摩涌泉穴。

(三)便秘

(1)腹部按摩:顺时针按摩,每次 15～20 分钟,每天 2～3 次。

(2)遵医嘱穴位按摩:虚寒性便秘者选取天枢、上巨虚等穴位;实热性便秘者选取足三里、支沟、上髎、次髎等穴位。

(3)遵医嘱穴位贴敷:可醋调大黄粉、吴茱萸粉或一捻金贴敷神阙穴。

(4)晨起饮温水 200～300 mL(消渴患者除外),15 分钟内分次频饮。

(5)虚秘者服用苁蓉通便口服液;热秘者口服黄连上清丸或麻仁丸;热毒血瘀者遵医嘱大黄煎剂 200 mL 灌肠。

三、胸痹的中医特色治疗与护理

(一)药物治疗

1.内服中药

(1)中药汤剂一般饭后温服。寒凝血瘀者偏热服;热毒血瘀者偏凉服。

(2)如服用人参、黄芪等补气药时,应禁食白萝卜、绿豆等。

(3)根据医嘱按时准确用药,不擅自停药或加药,并观察药物的不良反应。

(4)速效救心丸舌下含服,麝香保心丸、丹参滴丸舌下含服或口服。药品须密闭保存,置于阴凉干燥处。

(5)三七粉、琥珀粉用少量温水调服,或装胶囊服用。

(6)活血化瘀类中成药宜饭后服用,如冠心丹参胶囊、通心络胶囊、血栓通胶囊、银杏叶片、血府逐瘀口服液等。

(7)宁心安神类药物睡前 30 分钟服用,如枣仁宁心胶囊、琥珀粉等。

(8)补益类药饭前服用,如滋心阴口服液、补心气口服液。

(9)成人一般每次服用 200 mL,心力衰竭及限制入量的患者宜浓煎,一般不超过 100 mL,老年人、儿童应遵医嘱服用。

2.注射给药

(1)中药注射剂应单独输注,须使用一次性精密输液器;与西药注射剂合用时,用生理盐水间隔,并注意观察有无不良反应。

(2)使用活血化瘀类药物注意有无出血倾向。常用药物有丹参、丹红、红景天、血栓通、参芎、红花、灯盏细辛、苦碟子等。

(3)密切观察用药反应,尤其对老人、儿童、肝肾功能异常等特殊人群和初次使用中药注射剂的患者应加强巡视和监测,出现异常,立即停药,报告医师并协助处理。

3.外用中药

胸痹外用中药一般有活血化瘀、温经通络、散寒止痛、芳香开窍等作用,如穴位贴敷、中药泡洗、耳穴压豆等中医疗法。使用前注意皮肤干燥清洁,必要时局部清洗。应注意观察用药后的反应,如出现灼热、发红、瘙痒、刺痛等局部症状时,应及时报告医师,协助处理。如出现头晕、恶心、心慌、气促等症状,应立即停药,同时采取必要的处理措施,并报告医师。过敏体质者慎用。

(二)特色技术

1.中药离子导入

(1)遵医嘱实施中药离子导入。

(2)护理评估:评估离子导入部位皮肤情况;孕妇及药物过敏者慎用。

(3)操作前告知患者中药离子导入的过程及注意事项,如有不适,报告医师并做相应处理。

(4)操作环境宜温暖,暴露治疗部位,注意保暖并保护患者隐私。

(5)遵医嘱选择处方并调节电流强度,治疗过程中询问患者的感受,如有不适及时调整电流强度。

(6)观察患者局部及全身的情况,若出现红疹、瘙痒、水疱等,立即报告医师,遵医嘱予以处理。

(7)操作完毕后,记录中药离子导入的皮肤情况及患者感受等。

2.穴位按摩

(1)遵医嘱实施穴位按摩。

(2)护理评估:按摩部位皮肤情况;对疼痛的耐受程度;女性月经期及妊娠期禁用。

(3)操作者应修剪指甲,以免损伤患者皮肤。

(4)操作时用力要均匀、柔和,注意为患者保暖及保护隐私。

(5)操作时要密切观察患者的反应,如有不适应停止按摩并做好相应的处理。

(6)操作完毕后,记录按摩穴位、手法、按摩时间及患者感受等。

3.艾灸

(1)遵医嘱实施艾灸,选用适当的艾灸方式:如艾炷灸、艾条灸、艾盒灸等。遵医嘱取穴,随症配穴,如心俞、膻中、足三里、内关、合谷等。

(2)护理评估:施灸的皮肤情况;患者对艾灸气味的接受程度。注意室内温度的调节,保持室内空气流通。

(3)取合理体位,充分暴露施灸部位,注意为患者保暖及保护隐私。

(4)施灸部位宜先上后下,先灸头顶、胸背,后灸腹部、四肢。施灸过程中询问患者有无灼痛感,调整距离,及时将艾灰弹入弯盘,防止灼伤皮肤。

(5)注意施灸的时间,如失眠者要在临睡前施灸,不要在饭前空腹或饭后施灸。颜面部、大血管部位、孕妇腹部及腰骶部不宜施灸。

(6)施灸后局部皮肤出现微红灼热,属正常现象。如灸后出现小水疱,无须处理,可自行吸收;如水疱较大时,需报告医师,遵医嘱配合处理。

(7)施灸完毕,立即将艾炷或艾条放置熄火瓶内,熄灭艾火。

(8)初次使用灸法者,以小剂量、短时间为宜,待患者耐受后,逐渐增加剂量。

(9)操作完毕后,记录患者施灸的方式、部位、施灸处皮肤及患者感受等情况。

4.中药泡洗

中药泡洗适用于心痛缓解期患者。

(1)护理评估:评估中药泡洗部位的皮肤情况,有皮损者慎用;严重心肺功能障碍、出血性疾病者禁用;药物过敏者慎用;评估下肢对温度的感知度。

(2)操作前要告知患者中药泡洗的过程和注意事项,如有不适,及时和医务人员沟通。

(3)空腹及餐后1小时内不宜泡洗,餐后立即泡洗可因局部末梢血管扩张而影响食物消化。

(4)操作环境宜温暖,关闭门窗,注意为患者保暖和保护隐私。

(5)充分暴露泡洗部位,药液以浸过患者双足踝关节为宜。

(6)足浴时要注意温度适中,最佳温度为 37～40 ℃,防止温度过高烫伤皮肤,或温度过低影响疗效。足浴时间为每次 20～30 分钟,以背部微微出汗为宜,体虚者出汗不宜太多。

(7)治疗过程中观察患者局部及全身的情况,如出现红疹、瘙痒、心悸、汗出、头晕、目眩等症状,立即报告医师,遵医嘱配合处理。

(8)泡洗后以浅色毛巾轻轻拭干皮肤,注意拭干趾间皮肤,趾甲长者给予修剪。

(9)中药泡洗后,嘱患者饮少量温开水。

(10)操作完毕后,记录泡洗的温度、时间、泡洗部位皮肤情况及患者感受等。

5.耳穴压豆

(1)遵医嘱耳穴贴压,准确选择穴位,随症配穴。心悸主穴:心、小肠、皮质下;配穴:心脏点、交感、胸、肺、肝。胸痛主穴:心、神门、交感;配穴:内分泌、肾等穴位。便秘主穴:大肠、三焦、脾、皮质下;配穴:肺、便秘点等。

(2)护理评估:评估耳部皮肤情况,炎症、破溃、冻伤部位禁用;对疼痛的耐受程度;妊娠期禁用。

(3)用探针时力度应适度、均匀,准确探寻穴区内敏感点。

(4)耳部 75% 乙醇擦拭待干。

(5)以王不留行籽或磁珠贴压穴位敏感点,观察患者情况,若有不适,立即停止,通知医师并配合处理。

(6)常规操作以单耳为宜,一般可留置 3～7 天,两耳交替使用。指导患者正确按压。

(7)观察:耳穴贴是否固定良好;症状是否缓解或减轻;耳部皮肤有无红、肿、破溃等情况。

(8)操作完毕后,记录耳穴贴压的部位、时间及患者感受等情况。

6.穴位贴敷

(1)适用于心痛缓解期。

(2)遵医嘱准确选定穴位,按药方将研末的药物用食醋或蜂蜜调成糊状,贴敷于选定穴位,每天 1 次,每次 6～8 小时。

(3)穴位和药物组方按医嘱执行。

(4)护理评估:贴敷部位的皮肤情况;妊娠期禁用。充分暴露贴敷部位,同时注意为患者保暖并保护隐私。

(5)膏药的厚薄要均匀,一般以 0.2～0.3 cm 为宜,并保持一定的湿度。

(6)观察局部及全身情况,若出现红疹、瘙痒、水疱等过敏现象,停止使用,立即报告医师,遵医嘱予以处理。

(7)贴敷期间应避免食用寒凉、过咸的食物,避免烟酒,海味、辛辣食物及牛羊肉等。

(8)操作完毕,记录贴敷的穴位、时间及患者感受等。

四、胸痹的康复与锻炼

(一)康复的意义

胸痹康复是指综合采用主动积极的身体、心理、行为和社会活动的训练与再训练方法,帮助患者缓解症状,改善心血管功能,使其在生理、心理、社会、职业和娱乐等方面达到理想状态,提高生活质量。同时强调积极干预胸痹的危险因素,阻止或延缓疾病的发展过程,减轻残疾,减少再次发作的危险。胸痹康复涵盖心肌梗死、心绞痛、隐匿性冠心病、冠状动脉分流术(CABG)后和经皮冠状动脉腔内成形术后等。胸痹康复治疗措施会影响其周围人群对此病风险因素的认识,从而有利于尚未患此病的人改变不良的生活方式,达到防止疾病发生的目的。

(二)主要功能障碍

胸痹患者除了由于心肌供血不足直接导致的心脏功能障碍之外,还有一系列继发性躯体和心理障碍,包括以下几方面。

1.心血管功能障碍

胸痹患者往往体力活动较少,心血管系统适应性差,导致循环功能降低。通过适当的运动可以改善心血管功能状态。

2.呼吸功能障碍

长期心血管功能障碍可导致肺循环功能障碍,使肺血管和肺泡气体交换的效率降低,吸氧能力下降,诱发或加重缺氧症状。呼吸功能训练是需要引起重视的环节。

3.全身运动耐力减退

胸痹和缺乏运动均导致机体吸氧能力减退、肌肉萎缩和氧化代谢能力降低,从而限制了全身运动耐力。

4.代谢功能障碍

主要是脂质代谢和糖代谢障碍,表现为血胆固醇和甘油三酯增高,高密度脂蛋白胆固醇降低。脂肪和能量物质摄入过多而缺乏运动是基本原因。缺乏运动还可导致胰岛素抵抗,除了引起糖代谢障碍外,还可促使形成高胰岛素血症和高脂血症。

5.行为障碍

胸痹患者往往伴有不良生活习惯、心理障碍等,也是影响患者日常生活和治疗的重要因素。

(三)康复训练基本原则

1.个体化原则

根据年龄、性别、个性爱好、病情程度、病期、相应的临床表现、治疗目标、心理状态和需求,因人而异制订康复方案。

2.循序渐进

即掌握运动技能和学习适应性过程。

3.持之以恒

训练效果的持续须长期锻炼。

4.兴趣的原则

兴趣可以提高患者参与并坚持康复治疗的积极性和主动性。

(四)康复评定

胸痹的康复包括心肌梗死、心绞痛、慢性缺血心脏病、冠脉搭桥和经皮冠脉成形术后的康复。其目标是使患者的活动水平恢复至与其心脏功能相称的最高水平。提高生活质量,控制危险因素,减少复发,降低发病率和死亡率。

胸痹的康复评定包括病史、体格检查、冠心病危险因素的评估、心理社会评定,以及心肺功能的专项评定、行为类型的评定等。心脏功能运动用于确定个体对一定水平用力的反应,定量了解身体和心肌需氧代谢能力,在心率、血压增加时的耐受能力,判定运动处方,指导恢复日常生活活动能力和作业性活动,给冠心病的预后恢复提供依据。

(五)运动实验

1.运动实验的目的

运动实验中一些重要参数的变化能反映心脏和整个身体的状况,包括症状、体征、心脏电生理指标、血流动力学指标和耗氧量、二氧化碳排出量等一系列代谢指标。这些指标为制订治疗性运动训练方案提供了依据,以评定康复的治疗效果。

2.运动实验的方法和负荷

常用的方法有活动平板、功率自行车、上肢功量计或臂腿功量计。采用间断性实验,一般从最小负荷开始分阶段逐渐增大负荷到患者的耐受负荷,从而安全、清楚地观察各级负荷时患者的表现,精确地测定心脏功能和体力活动能力,以便制订康复计划,指导康复治疗。

3.运动实验的禁忌证及停止实验的指征

(1)禁忌证:任何可引起临床症状加重的剧烈运动;急性或近期心肌梗死;急性心力衰竭或加重的慢性心力衰竭;严重动脉狭窄,血压高于 26.6/13.3 kPa(200/100 mmHg)。

(2)停止试验的指征:测定指标发现异常;出现心肌缺血或循环不良的症状、体征,如心绞痛、心律失常、皮肤湿冷、血压下降等;心电图严重异常。

(六)康复治疗

1.康复治疗的分期

根据发病、治疗、护理及康复特征,国际上将冠心病康复治疗分为 3 期。

(1)Ⅰ期:指急性心肌梗死或急性冠脉综合征住院期间的康复。冠状动脉旁路移植术或经皮冠状动脉腔内成形术术后早期康复也属于此列。发达国家此期已经缩短到 3～7 天。经两周运动量达 2～3 代谢当量(METs)。

(2)Ⅱ期:指患者出院开始,至病情稳定性完全建立为止,时间 5～6 周。由于急性阶段缩短,此期的时间也趋于逐渐缩短。6～8 周可达到 6 METs 的运动量,并顺利进入Ⅲ期。

(3)Ⅲ期:指病情处于较长期稳定状态,或Ⅱ期过程结束的冠心病患者,包括陈旧型心肌梗死、稳定型心绞痛及隐匿型冠心病。经皮冠状动脉腔内成形术或冠状动脉旁路移植术后的康复也属于此期。康复时间一般为 2～3 个月,自我锻炼应该持续终生。约需 12 周时间,可达 7～8 METs 的运动量。

2.康复治疗

(1)Ⅰ期康复:治疗目标为低水平运动试验阴性,即可以按正常节奏连续行走100～200 m 或上下 1～2 层楼而无症状和体征。使患者理解本病的危险因素及注意事项,在心理上适应疾病的发作和处理生活中的相关问题。生命体征一旦稳定,无合并症时即可开始循序渐进地增加活动量。康复治疗的基本原则是根据患者的自我感觉,尽量进行可以耐受的日常活动,冠心病知识宣教始终贯穿此期。

床上活动:床上活动一般从肢体活动开始,包括呼吸训练。肢体活动一般从远端肢体的小关节活动开始,从不抗地心引力的活动开始,然后逐步进行抗阻活动。吃饭、洗脸、刷牙、穿衣等日常生活活动可以早期进行。

呼吸训练:呼吸训练主要指腹式呼吸。腹式呼吸的要点是在吸气时腹部浮起,让膈肌尽量下降;呼气时腹部收缩,把肺的气体尽量排出。呼气与吸气之间要均匀连贯,可以比较缓慢,但不可憋气。

坐位训练:坐位是重要的康复起始点,应该从第一天就开始训练。开始坐时可以有依托,例如把枕头或被子放在背后,或将床头抬高。有依托坐的能量消耗和卧位相同,但是上身直立体位使回心血量减少,同时射血阻力降低,心脏负荷实际低于卧位。在有依托坐位适应之后,患者可以逐步过渡到无依托独立坐位。

步行训练:步行训练从床边站立开始,先克服直立性低血压。在站立无问题之后,开始床边步行,以便在疲劳或不适时能及时上床休息。此阶段患者的活动范围明显增大,开始时最好进行心电监护。要特别注意避免上肢高于心脏水平的活动,此类活动明显增加心脏负荷,常可诱发意外发生。

排便:患者大便务必保持通畅。卧位排便时由于臀部位置较高,回心血量增加,使心脏负荷增加,同时由于排便时必须克服体位造成的重力,所以需要额外用力,因此卧位排便对患者不利。而在床边放置简易的坐便器,让患者坐位排便,其能量消耗和心脏负荷均小于卧位排便,也比较容易排便。因此应该尽早让患者坐位排便,但是坐位排便时不可过分用力。如果出现便秘,应使用通便剂。患者腹泻时也要严密观察,因为过度的肠道活动可以诱发迷走神经反射,导致心律失常或心电不稳。

上楼:上、下楼活动是保证患者在家庭活动安全的重要环节。下楼的运动负荷不大,上楼的负荷取决于上楼的速度,必须保证缓慢上楼,一般上一台阶可稍休息片刻,以保证不出现任何不良反应。

心理康复和宣传教育:患者急性发病后会出现焦虑和恐惧感。康复治疗师必须对患者进行医学常识教育,使其了解冠心病的发病特点、注意事项、防止复发的方法。应强调戒烟、保持大便通畅、低盐规律饮食、不乱发脾气等。

康复方案调整与监护:如果患者在训练过程中没有不良反应,运动或活动时心率增加<10次/分,次日训练可以进入下一阶段。运动中心率增加在 20 次/分左右,则需要继续同一级别的运动。心率增加超过 20 次/分,或出现任何不良反应,则应该退回到前一阶段运动,甚至暂时停止运动训练。为了保证活动的安全性,可以在医护或心电监护下进行,在无任何异常的情况下,重复性的活动不一定要连续监护。

出院前评估及治疗策略:当患者顺利达到训练目标后,可以进行症状限制性或亚极量心电运动试验,或在心电监护下进行步行。如果确认患者可连续步行 200 m 无症状及心电图异常,可以安排出院。患者出现并发症或运动试验异常则需要进一步检查,并适当延长住院时间。

(2)Ⅱ期康复:治疗目标为逐渐恢复日常生活活动能力,包括轻度家务劳动、娱乐活动等。提高生活质量。保持并进一步提高心功能水平,由生活完全自理逐渐恢复正常社会生活。运动能力达 6 METs。

治疗方案:常用的锻炼方法是行走。室内外散步,逐渐增加其耐力,每天进行,在活动强度为最大心率的 40%~50%时,一般无须医护监测。而进行较大强度活动时可采用远程心电监护系统监测,或由有经验的康复治疗人员观察康复治疗的进程,确保安全。无并发症的患者在家属帮助下逐步过渡到无监护活动。应循序渐进,安全提高运动负荷。每周门诊随访 1 次,出现任何不适均应暂停运动,及时就诊。这一阶段一般需要 6~12 周。无明显异常表现的患者进行 6~8 周即可到达 6 MTEs 的运动负荷,并顺利进入Ⅲ期康复。

(3)Ⅲ期康复:康复目标是巩固Ⅱ期康复成果,控制危险因素,改善并提高体力活动能力、心血管功能,恢复发病前的生活和工作。完成这期康复计划大约需 12 周,此期的运动试验证实患者可安全完成7～8 METs的运动强度,为了保持身体状况,更进一步提高耐力,改善心血管功能,应继续保证锻炼。运动方式可选择步行、登山、游泳、骑车、慢跑、打太极拳等,近年来肌力练习和循环力量训练是新的有氧训练的方法。左心室功能良好的患者应用这些方法危险性很低,但左心室功能损害患者肌力训练可能出现心功能失代偿,患者可根据自身情况选择适当的训练。训练方式分为间断性和连续性运动。间断性运动是指基本训练期间有若干次高峰靶强度,高峰强度之间强度降低。优点是可以获得较高的运动强度刺激,且不至于引起不可逆的病理性改变。缺点是需要调节运动强度,操作比较麻烦。连续性运动是指训练时期的靶强度持续不变。优点是简便,患者相对比较容易适应。每周的运动总量为2.9～8.4 kJ,每周运动量<2.9 kJ只能达到维持身体活动水平的目的,不能提高运动能力,>8.4 kJ则不再增强训练效应。合适运动量以运动时稍出汗,轻度呼吸加快,早晨起床时感觉舒适,无持续的疲劳和其他不适感为标志。每次运动持续的时间应根据患者的运动耐受情况个体化处理。一般热身运动5～10分钟达到靶心率,中等强度15～20分钟,再进行5～10分钟的整理运动。

判断患者是否可以进行性生活的简易试验有:①上二层楼试验(同时心电监测)。通常性生活心脏射血量约比安静时高50%,这和快速上二层楼的心血管反应相似。②观察患者能否完成5～6 METs的活动,因为采用放松体位的性生活最高能耗4～5 METs。在恢复性生活前应经过充分的康复训练,并得到经治医师的认可。应采用放松姿势和方式,避免进食后进行。

注意事项:①选择适当的运动,避免竞技性运动。②只在感觉良好时运动。如患上呼吸道感染,应待感冒或发热症状和体征消失2天以上再恢复运动。③寒冷和炎热气候要相对降低运动量和运动强度,避免在阳光下和炎热气温下剧烈运动。穿宽松、舒适、透气的衣服和鞋。饭后不做剧烈运动。④患者应定期检查和修正运动处方,避免过度训练。药物治疗发生变化时,要注意相应调整运动方案。参加剧烈运动者应先进行心电运动试验。运动时如出现心绞痛或其他症状,应停止运动,及时就医。⑤训练必须持之以恒,如间隔4～7天及以上,再开始运动时宜稍降低强度。

五、胸痹的健康指导

(一)生活起居指导

(1)环境安静,空气新鲜,温、湿度适宜。

(2)避免劳累、饱餐、情绪激动、寒冷、便秘、感染等诱发因素,戒烟限酒。

(3)起居有常,发作时休息,缓解期适当锻炼,以不疲劳为度。

(4)胸痹患者,一般仍可工作,但应注意:①不参加重体力劳动。②不从事精神紧张的工作,特别是司机、飞机驾驶员等。③不做十分紧张的工作,如加班。④工作中应注意休息,如心率超过110次/分或出现脉律不齐时,应休息;如出现心慌、气短、胸痛时,应立即停止工作。

(二)胸痹病辨证施膳

1.心痛发作期

心痛发作期饮食以流质、半流质温服为宜,不可过饱,可少量多餐,忌食生冷、硬固、肥腻。以免耗伤气血,加重病情。

(1)寒凝血瘀证:饮食以辛温通阳,开痹散寒为原则。宜食温阳散寒、活血通络之品,如羊肉、韭菜、荔枝、山楂、桃仁、薤白、干姜、大蒜、川椒、桂枝等;或热饮姜糖水,饮食宜温热、细软、易消化,少食苦瓜等生冷、寒凉之品。食疗方:薤白粥等。

(2)气滞血瘀证:饮食以疏肝理气,活血通脉为原则。宜食行气活血、易消化之品,如海带、山楂、山药、桃仁、木耳、白萝卜等;少食生冷、辛辣及红薯、豆浆等壅阻气机之品。食疗方:陈皮桃仁粥等。

2.心痛缓解期

(1)气阴两虚,心血瘀阻:饮食以益气养阴,活血通脉为原则。宜进食益气健脾、补益气血之品,要求低盐、高蛋白、高维生素、易消化、营养丰富。如蛋类、银耳、百合、莲子、山药、甘蔗、香菇、木耳、荸荠、藕汁、甲鱼、大枣、奶类、豆类、鱼类、新鲜蔬菜、水果等食品;或以西洋参9 g,水煎代茶饮。脾胃虚弱者宜少食多餐,不可过饱,以防胸痹发展,诱发真心痛。服用补气之品时,禁食萝卜、绿豆等凉性食物。少食含粗纤维的蔬菜以减少肠蠕动。忌辛辣、生冷、油腻食物,戒烟酒。食疗方:山药粥、百合莲子羹、生脉饮、灵芝银耳冰糖羹、人参粳米粥、黄芪粥、莲子粥、大枣炖兔肉等。

(2)气虚血瘀证:饮食以益气养心,活血化瘀为原则。宜食益气活血通络之品,如牛肉、羊肉、鸡肉、山药、木耳、大枣、韭菜、高粱粉等。可用适量葱、姜、蒜等调料,平时可酌情少量饮用山楂酒、红花酒或丹参酒。食疗方:海蜇煲猪蹄、黄芪粥、龙眼肉红枣粥、丹参粥、人参田七炖鸡蛋、田七煲猪脚筋汤、西洋参炖田七等。

(3)痰阻血瘀证:饮食以通阳泄浊、豁痰开结为原则。宜食海参、海蜇、薏苡仁、冬瓜、海带、蘑菇、扁豆、桃仁、柚子、山楂、洋葱、大蒜、柑橘、紫菜、番茄、竹笋、枇杷、白萝卜等,而牛肉、羊肉、鲫鱼、龙眼肉、胡桃肉、饴糖等湿热之品应少吃,以免助湿热之邪熬伤津液,化为痰饮。平时应做到定时、定量、少食多餐,以免损伤脾胃,助湿生痰加速病情发展。肥胖者要饮食有节,控制食量,减轻体重。平常少食甜食,戒酒,忌辛辣、煎炸、油腻之品,饮食宜清淡,低脂、低盐、低胆固醇。食疗方:薏苡仁桃仁粥、山楂荷叶汤等。

(4)气滞血瘀证:饮食以疏肝理气,活血通脉为原则。宜食行气活血、消积除瘀之品,如海带、木耳、山楂等。可食薤白粥、桃仁粥等以行气开郁,特别注意晚餐不可过饱,少食动物脂肪及胆固醇含量过高的食物,适当多食蔬菜水果,忌生冷、辛辣之品。食疗方:田七丹参茶、桃花粥、川芎黄芪粥、玫瑰花粥、党参田七炖鸡、三七红枣鲫鱼汤等。

(5)热毒血瘀证:饮食以清热解毒、活血化瘀为原则。宜食百合、芹菜、苦瓜、绿豆、莲子心、木耳、荸荠、马齿苋等。忌食羊肉、荔枝、龙眼肉等温燥、动火之品。食疗方:绿豆汤、菊花决明子粥、菊花山楂决明饮、芹菜葛根粉粥、何首乌桑葚蒸龟肉等。宜进食低脂肪、低盐、清淡、易消化食物,少食多餐,多食新鲜水果、蔬菜,忌辛甘肥厚之品,戒烟酒,忌浓茶和咖啡等刺激之品。

(三)情志调理

(1)保持情绪稳定,避免不良刺激。

(2)鼓励患者表达内心感受,针对性给予心理支持。

(3)指导患者掌握自我排解不良情绪的方法,如转移法、音乐疗法、谈心释放法等。

(四)自我急救

指导患者及家属在病情突然变化时采取简易的急救措施。家中应备好必需的急救药品和器材(如氧气瓶、注射器等),药品要注意有效期及用法。教会患者和其家属识别危险信号,若心绞痛发作次数增加,持续时间延长,疼痛程度加重,含服硝酸甘油无效者,有可能是心肌梗死先兆,应指导患者及其家属做好家庭救护;当老年人突然出现憋气、嘴唇发绀、剧烈咳嗽、咯粉红色痰、不能平卧等症状时,也应警惕急性心梗的发生。

当病情发作时,应采取以下措施。

(1)应让患者立即卧床休息,不要用力,以降低心肌耗氧量。

(2)使用抗心绞痛的药物,如舌下含服硝酸甘油片,每3～5分钟含1片,以减轻疼痛。

(3)有条件时尽快给患者吸入高浓度(4～6 L/min)氧气。

(4)如病情危重应尽快要求急救中心前来就地抢救,待心率、心律、血压稳定,才轻抬轻搬,送医院继续救治。

(5)如患者面色青紫、抽搐、口吐白沫、意识不清、呼吸微弱或停止,应考虑急性心梗并发严重心律失常导致心搏骤停,立即进行胸外心脏按压和口对口人工呼吸,同时想办法通知医师,为抢救赢得时间。

(姜玉萍)

第七节 呕 吐

一、概述

凡由于胃失和降,气逆于上,迫使胃中之物从口中吐出的一种病证,称为呕吐。多由于外感六淫,内伤饮食,情志不调,禀赋不足等影响于胃,使胃失和降,胃气上逆所致。急性胃炎、胃黏膜脱垂症、神经性呕吐、幽门痉挛、不完全性幽门梗阻、胆囊炎、胰腺炎等出现呕吐时可参照本病护理。

二、辨证论治

(一)外邪犯胃

突然呕吐,胸脘满闷,发热恶寒,头身疼痛。舌苔白腻,脉濡缓。治以疏邪解表,化浊和中。

(二)饮食停滞

呕吐酸腐,脘腹胀满,嗳气厌食,大便或溏或结。舌苔厚腻,脉滑实。治以消食化滞,和胃降逆。

(三)痰饮内停

呕吐清水痰涎,脘闷不食,头眩心悸。舌苔白腻,脉滑。治以温中化饮,和胃降逆。

(四)肝气犯胃

呕吐吞酸,嗳气频作,胸胁胀痛。舌红苔薄腻,脉弦。治以疏肝理气,和胃降逆。

(五)脾胃虚寒

呕吐反复迁延不愈,劳累或饮食不慎即发,伴神疲倦怠,胃脘隐痛,喜暖喜按。舌淡或胖苔薄白,脉弱。治以温中散寒,和胃降逆。

(六)胃阴不足

时时干呕恶心,呕吐少量食物黏液,饥不欲食,咽干口燥,大便干结。舌红少津,脉细数。治以滋阴养胃,降逆止呕。

三、病情观察要点

(一)呕吐

观察呕吐的虚实,呕吐物的性状与气味,呕吐时间等。

1.呕吐的虚实

发病急骤,病程较短,呕吐量多,呕吐物酸腐臭秽,多为实证;起病缓慢,病程较长,呕而无力,呕吐量不多,呕吐物酸臭不甚,伴精神萎靡,倦怠乏力多为虚证。

2.呕吐物的性状

酸腐难闻,多为食积内腐;黄水味苦,多为胆热犯胃;酸水绿水,多为肝气犯胃;痰浊涎沫,多为痰饮中阻;泛吐清水,多为胃中虚寒。

3.呕吐的时间

大怒、紧张或忧郁后呕吐,多为肝气犯胃;暴饮暴食后发病,多为食滞内停;突然发生的呕吐伴有外感表证者,多为外邪犯胃;晨起呕吐在育龄女性,多为早孕;服药后呕吐,则要考虑药物反应。

(二)伴随症状

如出现下述症状,及时报告医师,配合抢救。

(1)呕吐剧烈,量多,伴见皮肤干燥,眼眶下陷,舌质光红。

(2)呕吐频繁,不断加重或呕吐物腥臭,伴腹胀痛、拒按、无大便及矢气。

(3)呕吐物中带有咖啡样物质或鲜血。

(4)呕吐频作,头昏头痛,烦躁不安,嗜睡、呼吸深大。

(5)呕吐呈喷射状,伴剧烈头痛、颈项强直、神志不清。

四、症状护理要点

(一)呕吐

(1)虚寒性呕吐:胃脘部要保暖,热敷或可遵医嘱隔姜灸中脘,或按摩胃脘部。

(2)寒邪犯胃呕吐时,可用鲜生姜煎汤加红糖适量热服。

(3)食滞欲吐者,可先饮温盐水,然后用压舌板探吐。

(4)呕吐后用温热水漱口,保持口腔清洁。

(5)呕吐频繁者可耳穴埋籽:取脾、胃、交感等穴;亦可指压内关、合谷、足三里等穴。

(6)穴位贴敷:取穴足三里、中脘、涌泉、内关、神阙等穴位。

(7)昏迷呕吐者,应予侧卧位,防止呕吐物进入呼吸道而引起窒息。

(二)胸胁胀痛

稳定患者情绪,可推拿按揉肝俞、脾俞、阳陵泉等穴。

(三)不思饮食

可自上而下按揉胃脘部,点按上脘、中脘、天枢、气海等穴。

(四)咽干口燥

可用麦冬、玉竹或西洋参代茶饮。

(五)恶寒发热

做好发热护理,根据医嘱采取退热之法,注意观察生命体征的变化。

五、饮食护理要点

饮食应清淡开胃易消化,禁食辛辣、煎炸、肥甘、生冷、油腻的食物。宜少食多餐。

(一)肝气犯胃

宜食陈皮、萝卜、山药、柑橘等理气降气之品,禁食柿子南瓜、马铃薯等产气的食物。

食疗方:香橙汤(香橙、姜、炙甘草)。

(二)饮食停滞

宜食山楂、米醋等消食化滞,和胃降逆之品。

食疗方:山楂麦芽饮,炒莱菔子粥,山楂粥等。

(三)阴虚呕吐

宜食木耳、鸡蛋、鲜藕、乳制品等益胃生津之品。

食疗方:雪梨汁、荸荠汁、藕汁、西洋参泡水、银耳粥等。

(四)脾胃虚寒

宜食鸡蛋、牛奶、姜、熟藕、山药、红糖等温中健脾之品。

食疗方:姜丝红糖水,紫菜鸡蛋汤。

(五)痰饮内停

宜食温化痰饮,和胃降逆之品,如姜、薏苡仁、山药、红豆等。

食疗方:山药红豆粥。

六、中药使用护理要点

(一)口服中药

口服中药时,应与西药间隔30分钟左右。

1.中药汤剂

(1)取坐位服药,少量频服,每次20～40 mL,忌大口多量服药。

(2)外邪犯胃、脾胃虚寒者宜饭后热服;饮食停滞、痰饮内停者宜饭后温服;肝气犯胃者宜饭前稍凉服。

2.中成药

(1)舒肝丸(片、颗粒):不应与西药甲氧氯普安合用。

(2)沉香化气丸:不宜与麦迪霉素合用。

(3)藿香正气散,保和丸,山楂丸:应在饭后服用。

(二)外用中药

观察局部皮肤有无不良反应。

遵医嘱选穴,穴位贴敷时注意按时更换。

七、情志护理要点

(1)护士应多与患者交谈,了解患者的心理状态,建立友好平等的护患关系。关怀、同情患者,减轻其紧张、烦躁及怕他人嫌弃的心理压力。

(2)教会患者进行自我舒缓情绪的方法,如音乐疗法、宣泄法、转移法等。

(3)鼓励患者多参与娱乐活动,如下棋、读报、看电视、听广播等。

（4）对精神性呕吐患者应消除一切不良因素刺激,必要时可用暗示方法解除患者不良的心理因素。

八、健康宣教

(一)用药
遵医嘱服药,中药汤剂应少量频服。

(二)饮食
饮食应清淡开胃易消化,禁食辛辣、煎炸、肥甘、生冷、油腻的食物。注意饮食卫生,规律进食,少食多餐,逐渐增加食量,不暴饮暴食。

(三)运动
加强身体锻炼,提高身体素质。每天饭前、饭后可用手掌顺时针方向按摩胃脘部 10 分钟。

(四)生活起居
养成良好的生活习惯,注意冷暖,特别注意胃部保暖,以减少或避免六淫之邪或秽浊之邪的侵袭。平日可于饭前饭后按摩内关、足三里等穴,每次 5～10 分钟。

(五)情志
调摄精神,保持心情舒畅,避免精神刺激,防止因情志因素引起呕吐。

(六)定期复查
遵医嘱定时复诊,若出现呕吐频繁,或伴腹胀腹痛无排便,或呕吐带血时需及时就医。

（姜玉萍）

第八节　便　　秘

一、概述

便秘是指粪便在肠内滞留过久,秘结不通,排便周期延长;或周期不长但粪质干结,排出艰难;或粪质不硬,虽有便意,但便而不畅的病证。多由于饮食不节、情志失调、外邪犯胃、禀赋不足所致。各种疾病引起的便秘均可参照本病护理。

二、辨证论治

便秘的证治分为实秘和虚秘两类,实秘辨证分为肠胃积热,气机郁滞 2 型。虚秘的辨证分为脾气虚弱、脾肾阳虚、阴虚肠燥 3 型。

(一)肠胃积热
大便干结,腹胀满,按之痛,口干口臭。舌红苔黄燥,脉滑实。治以清热润肠通便。

(二)气机郁滞
大便干结,欲便不出,或便而不爽,少腹作胀。苔白,脉弦细。治以理气导滞,降逆通便。

(三)脾虚气弱
便干如栗,临厕无力努挣,挣则汗出气短,面色无华。舌淡苔白,脉弱。治以补脾益气,润肠通便。

(四)脾肾阳虚

大便秘结,面色㿠白,时眩晕心悸,小便清长,畏寒肢冷。舌淡体胖大,苔白,脉沉迟。治以温补脾肾,润肠通便。

(五)阴虚肠燥

大便干结,努挣难下,口干少津,纳呆。舌红少苔,脉细数。治以滋阴生津,养血润燥。

三、病情观察要点

(一)排便情况

(1)排便间隔时间,大便性状,大便量,有无排便困难等情况。

(2)伴随症状:有无腹痛、腹胀、头晕、心悸、汗出,有无便后出血,腹部有无硬块,年老体弱伴有其他疾病的患者,要防止出现疝气、虚脱,甚至诱发中风、胸痹心痛等。

(二)便秘的诱发因素

(1)饮食中缺乏纤维素或饮水量不足。

(2)食欲下降或进食量少。

(3)长期卧床,腹部手术及妊娠。

(4)生活环境改变,精神紧张,滥用药物等。

(5)各种原因引起便秘的肠道疾病,如肠梗阻、肿瘤、痔疮等。

四、症状护理要点

(一)大便秘结

(1)实秘者,可推按中脘、天枢、大横、大肠俞等穴位;胃肠实热者可按揉足三里穴;气机郁滞者可按揉中府、云门、肝俞等穴。多日秘结不通,可遵医嘱给缓泻剂,如番泻叶沸水浸泡代茶饮,或用开塞露等通便,必要时遵医嘱给予药物灌肠。

(2)虚秘者,注意防寒保暖,可予热敷、热熨下腹部及腰骶部。或遵医嘱艾灸,取穴:大肠俞、天枢、支沟等。

(3)培养定时排便的习惯,即使无便意,也应坚持每天晨间或早餐后蹲厕。

(4)指导患者顺结肠方向按摩下腹部,每天 1～3 次,每次 10～20 分钟。根据病情增加运动量。

(5)采取最佳的排便姿势,气血虚弱或年老虚羸的患者,排便最好在床上或采用坐式为宜,勿临厕久蹲,用力努挣,防止虚脱。

(6)耳穴埋籽。主穴:脾、胃、大肠、直肠下段、便秘点;配穴:内分泌、交感、肺、肾等。

(二)皮肤护理

便后用软纸擦拭,温水清洗;肛肠疾病引起的便秘,便后可遵医嘱中药熏洗。

五、饮食护理要点

饮食宜清淡易消化,多食富含纤维的粗粮及绿色新鲜蔬菜、水果。禁食辛辣刺激,肥甘厚味,生冷煎炸之品,忌饮酒无度。可每天晨起用温开水冲服蜂蜜 1 杯。

(一)肠胃积热

宜食白菜、油菜、梨、藕、甘蔗、山楂、香蕉等清热通便之品。

食疗方:白萝卜蜂蜜汁。

(二)气机郁滞

宜食柑橘、萝卜、佛手、荔枝等调气之品,可饮蜂蜜柚子茶、玫瑰花茶。

食疗方:香槟粥(木香、槟榔、粳米、冰糖)。

(三)脾气虚弱

宜食山药、白薯、白扁豆粥等健脾益气之品。

食疗方:黄芪苏麻粥(黄芪、苏子、火麻仁、粳米)。

(四)阴虚肠燥

宜食黑芝麻、阿胶、核桃仁等滋阴润燥之品,可研粉以蜂蜜水调服。

食疗方:枸杞子粥、山药粥。

(五)脾肾阳虚

宜食牛肉、羊肉、狗肉、洋葱、韭菜等温性之品,忌生冷瓜果,烹调时加葱、姜等调味。

食疗方:杏仁当归炖猪肺。

六、中药使用护理要点

(一)口服中药

口服中药时,应与西药间隔30分钟左右。

1.中药汤剂

(1)脾虚气弱,阴虚肠燥、脾肾阳虚者,汤药可温服,于清晨或睡前服用效果佳。

(2)肠道实热者,汤药宜偏凉服用,清晨空腹服用效果更佳。

2.中成药

(1)麻仁润肠丸:含鞣质,不宜与抗生素、生物碱、洋地黄类、亚铁盐、维生素 B_1 等同用,孕妇忌服,月经期慎用。

(2)牛黄解毒片(丸、胶囊、软胶囊):性质寒凉,不宜与强心苷类、磺胺类、氨基糖苷类、四环素类等多种药物合用。

(3)三黄片(胶囊):不宜与治疗贫血的铁剂、含金属离子的制剂、维生素 B_1、多酶片等合用,孕妇忌服。

(二)外用中药

观察局部皮肤有无不良反应。

敷脐:外用中药装入布袋置于神阙穴,盖布后热熨,1～2 次/天,每次 30 分钟。

七、健康宣教

(一)用药

遵医嘱服药,切忌滥用泻药。

(二)饮食

清淡易消化,多食富含纤维的粗粮,及绿色新鲜蔬菜、水果。多饮水,不饮浓茶。禁食辛辣刺激,肥甘厚味,生冷煎炸之品,禁忌饮酒无度。

（三）运动

适当运动,避免少动、久坐、久卧。可根据具体情况选用太极拳、五禽戏、气功、八段锦、慢跑、快走等方法。其中腰腹部的锻炼对便秘患者更适合。

（四）生活起居

每天按揉腹部,养成良好的排便习惯,定时如厕,即使无便意,也应定时蹲厕,但勿久蹲,不应超过 3 分钟;勿如厕时看书报;排便时勿过度屏气。

（五）情志

调畅情志,戒忧思恼怒,保持情绪舒畅,克服排便困难的心理压力。

（六）定期复诊

遵医嘱定时复查,若出现腹胀、腹痛,或大便带血、肛门有物脱出时及时就医。

（姜玉萍）

第九节　痢　疾

一、概述

痢疾是以腹痛,里急后重,大便次数增多,痢下赤白脓血为主症的病证。痢疾是夏秋季常见的肠道传染病。病因有外感时疫邪毒和内伤饮食两方面。细菌性痢疾、阿米巴痢疾,以及溃疡性结肠炎、放射性结肠炎、细菌性食物中毒等出现类似本节所述症状者,可参照本病护理。

二、辨证论治

（一）湿热痢

腹痛,里急后重,下痢赤白脓血,赤多白少或纯下赤冻,肛门灼热,小便短赤,或发热恶寒,头痛身楚,口渴发热。舌红苔黄腻,脉滑数。治以清热解毒,调气行血。

（二）疫毒痢

起病急骤,壮热,恶呕便频,痢下鲜紫脓血,腹痛剧烈,口渴,头痛,后重感特著,甚者神昏惊厥。舌红绛苔黄燥,脉滑数或微欲绝。治以清热凉血解毒。

（三）寒湿痢

腹痛拘急,痢下赤白黏冻,白多赤少,里急后重,脘闷,口淡,饮食乏味,头身困重。舌淡苔白腻,脉濡缓。治以温中燥湿,调气和血。

（四）阴虚痢

下痢赤白,日久不愈,或下鲜血,脐下灼痛,虚坐努责,食少,心烦,口干口渴。舌红绛少津少苔,脉细数。治以养阴清肠化湿。

（五）虚寒痢

下痢稀薄,带有白冻,甚则滑脱不禁,腹部隐痛,排便不爽,喜按喜温,久痢不愈,食少神疲,四肢不温。舌淡苔白滑,脉沉细而弱。治以温补脾肾,收涩固脱。

(六)休息痢

下痢时发时止,常因饮食不当、受凉、劳累而发,发时便频,夹有赤白黏冻,腹胀食少,倦怠嗜卧。舌淡苔腻,脉濡软虚数。治以温中清肠,调气化滞。

三、病情观察要点

(一)腹痛、里急后重

观察发作的时间、性质、部位、程度、与体位的关系、缓解的方法及伴随症状。

(1)新病年少,形体壮实,腹痛拒按,里急后重便后减轻者多为实证;久病年长,形体虚弱,腹痛绵绵,痛而喜按,里急后重便后不减或虚坐努责者为虚证。

(2)湿热痢腹痛阵作;疫毒痢腹痛剧烈;寒湿痢腹部胀痛;阴虚痢为脐腹灼痛,或虚坐努责;虚寒痢常为腹部隐痛,腹痛绵绵。

(二)肛门灼痛

与湿热下注、肛周炎症、分泌物刺激有关。

(三)大便次数及性状改变

注意观察大便与腹痛的关系,大便的次数、性质、量、气味、颜色、有无脓血黏冻。

(1)痢下白冻或白多赤少者,多为湿重于热,邪在气分,其病清浅;若纯白冻清稀者,为寒湿伤于气分;白而滑脱者属虚寒。

(2)痢下赤冻,或赤多白少,多为热重于湿,热伤血分,其病较深;若痢下纯鲜血者,为热毒炽盛,迫血妄行。

(3)痢下赤白相杂,多为湿热夹滞。

(4)痢下色黄而深,其气臭秽者为热;色黄而浅,不甚臭秽者为寒。

(5)痢下紫黑色、黯褐色者为血瘀;痢下色紫黯而便质清稀为阳虚。

(6)痢下焦黑,浓厚臭秽者为火。

(7)痢下五色相杂为湿热疫毒。

(四)发热

观察发热程度及伴随症状。

(1)湿热痢若兼有表证则恶寒发热,头痛身楚,热盛灼津则口渴。

(2)疫毒痢热因毒发,故壮热。热盛伤津则口渴,热扰心神则烦躁,热扰于上则头痛。热入营分,高热神昏谵语者,为热毒内闭。

四、症状护理要点

(一)腹痛、里急后重

(1)腹痛时,可指压内关或合谷等穴位。

(2)疫毒痢者,腹痛剧烈,痢下次多,应暂禁食,遵医嘱静脉补液或按揉天枢、气海、关元、大肠俞等穴。

(3)寒湿痢者,腹部冷痛,注意保暖,给予热敷,或用白芥子、生姜各 10 g 共捣烂成膏敷脐部。

(4)虚寒痢者,腹痛绵绵,注意四肢保暖,可给予艾灸天枢、神阙等穴,或食用生姜、生蒜,以温中散寒。

（5）患者里急后重时,嘱患者排便不宜过度用力或久蹲,以免脱肛。

(二)肛门灼痛

（1）保持肛周皮肤清洁,便后用软纸擦肛门并且用温水清洗,如肛门周围有糜烂溃破,可遵医嘱外涂油膏治疗。

（2）肛门灼热、水肿时,可遵医嘱予以中药熏洗。

（3）有脱肛者,清洁后用消毒纱布涂上红油膏或黄连软膏轻轻还纳。

(三)发热

（1）正确记录体温、脉搏呼吸、汗出情况。

（2）保持皮肤清洁,汗出后用毛巾擦拭,并及时更换湿衣被,保持床铺清洁干燥。

（3）协助高热患者做好口腔护理,饭前饭后用银花甘草液、氯己定、生理盐水等漱口,口唇干裂可涂保湿唇膏或油剂。

（4）保证足够液体量,鼓励患者多饮温开水、淡糖盐水,可用麦冬、清竹叶、灯芯草等泡水代茶饮或遵医嘱静脉补液。

（5）高热无汗时,可遵医嘱行物理降温或给予中西药退热,或给予背部刮痧以辅助治疗。观察退热情况,防止抽搐、神昏等险证。

五、饮食护理要点

饮食以清淡、细软、少渣、易消化的流质或半流质为主,鼓励患者多饮温开水或淡盐水,每天总液量为 3 000 mL 左右。不宜饮用牛奶,忌食生冷、辛辣、油腻、硬固、煎炸之品,忌豆类、薯类等产气食品。

(一)湿热痢

宜食清热解毒之品,如铁苋菜、地锦草、马齿苋、西瓜、苹果等。

食疗方:蒜泥马齿苋、薏米粥、陈茗粥(陈茶叶、大米)。

(二)疫毒痢

宜食清热凉血解毒之品,如鲜芦根煎汤代茶饮,痢下次多,应暂禁食。

食疗方:鲫鱼汤。

(三)寒湿痢

宜食温中燥湿,调气和血之品,如粳米、鲈鱼、大枣等。

食疗方:薏米莲子粥、大蒜炖肚条、肉桂粥。

(四)阴虚痢

宜食养阴清肠化湿之品,如黑木耳、茯苓、枸杞子、桑椹、龙眼肉、薏苡仁、莲子及大枣等。

食疗方:绿茶蜜饮、绿豆汤、石榴皮煮粥(石榴皮、粳米)。

(五)虚寒痢

宜食温补脾肾,收涩固脱之品,如山药、莲子、胡桃肉、白扁豆、薏苡仁、生姜、生蒜等。

食疗方:姜汤、桃花粥、豆蔻粥(肉豆蔻、生姜、粳米)。

(六)休息痢

宜食温中清肠,调气化滞之品,如粳米、南瓜、香菇、黄花菜等。

食疗方:参枣米饭、山药饼。

六、中药使用护理要点

(一)口服中药

口服中药时,应与西药间隔 30 分钟左右。

1.中药汤剂

宜饭前服用。若有恶心,服用前可以在舌上滴少许生姜汁。

2.香连浓缩丸(片)

不宜与阿托品、咖啡因等同用,否则会增加生物碱的毒性;忌油腻、生冷之品,禁烟、酒。

3.葛根芩连微丸(胶囊)

泄泻腹部凉痛者忌服。

4.芩连片

泄泻腹部凉痛者忌服。不宜与乳酶生、丽珠肠乐同服。

(二)中药注射剂

中药注射剂应单独使用,与西药注射剂合用时须前后用生理盐水做间隔液。

穿心莲注射剂:不宜与氟罗沙星、左氧氟沙星、乳酸环丙沙星、妥布霉素、红霉素、阿米卡星、维生素 B_6 等同用。

(三)外用中药

观察局部皮肤有无不良反应。

1.保留灌肠

给药前排空二便,取右侧卧位,臀部抬高 10 cm,液面距肛门不超过 30 cm,肛管插入 15 cm左右,药液温度 39～41 ℃,量 50～100 mL,徐徐灌入,灌完后取平卧位,再取左侧卧位,保留60 mm 以上,保留至次晨疗效更佳。

2.中药贴敷

神阙穴,1 次/天,每次贴敷 3～4 小时。注意观察局部皮肤有无发红、瘙痒,或水疱等症状,并及时通知医师。告知患者切忌搔抓,以防止感染。

七、健康宣教

(一)用药

慢性患者应坚持治疗,在医师指导下合理用药。

(二)饮食

不宜过食生冷,不吃变质食物。在痢疾流行季节可以适量食用生蒜瓣,或用马齿苋、绿豆煎汤饮用以预防感染。

(三)运动

宜卧床静养,不可过度活动。指导久病体虚的患者循序渐进地锻炼身体,增强抗病能力和促进康复。

(四)生活起居

注意个人卫生,养成饭前、便后洗手习惯,预防疾病发生和传播。加强水饮食卫生管理,避免外出用餐,防止病从口入。久病初愈,正气虚弱,注意生活起居有节,劳逸结合。

（五）情志

开展多种形式的文娱活动，以丰富生活内容，怡情悦志。

（六）定期复诊

遵医嘱定期复诊，若出现大便次数及性状的改变、腹痛、里急后重等症状时，应及时就医。

（姜玉萍）

第十节 泄 泻

一、概述

泄泻是指排便增多、粪质稀薄或完谷不化，甚至泻出如水而言。古时以大便溏薄而势缓者为泄，大便清稀如水而直下者为泻，现在统称为泄泻。多由脾胃运化功能失职，湿邪内盛所致。急慢性肠炎、肠结核、肠功能紊乱等可参照本病护理。

二、辨证论治

（一）寒湿泄泻

泄下清稀，甚如水样，腹痛肠鸣，脘闷食少，或兼有恶寒发热，鼻塞头痛，肢体酸痛。苔薄白或白腻，脉濡缓。治以芳香化湿，疏表散寒。

（二）湿热泄泻

腹痛即泻，泻下急迫，势如水注，或泻而不爽，粪色黄褐而臭，肛门灼热，烦热口渴。舌红苔黄腻，脉濡数或滑数。治以清热利湿。

（三）食滞肠胃

腹痛肠鸣，泻后痛减，泻下粪便，臭如败卵，夹有不消化之物，脘腹胀满，嗳腐酸臭。苔垢浊或厚腻，脉滑。治以消食导滞。

（四）脾胃虚弱

大便时溏时泄，反复发作。稍有饮食不慎，大便次数即增多，夹见水谷不化，饮食减少，脘腹胀闷不舒。舌淡苔白，脉细弱。治以健脾益胃。

（五）肾阳虚衰

每于黎明之前脐腹作痛，继则肠鸣即泻，完谷不化，泻后则安，形寒肢冷，腹部喜暖，腰膝酸软。舌淡胖苔白，脉沉弱。治以温肾健脾，固涩止泻。

三、病情观察要点

（一）腹泻伴腹痛

观察大便的次数、量、颜色、性状、排便时间、气味及疼痛的性质。

（二）生命体征

观察体温、脉搏、舌象、口渴、饮水、尿量和皮肤弹性的变化。

（三）局部皮肤

观察肛周皮肤有无瘙痒、淹红或破溃等情况。

（四）伴随症状

出现下列症状应及时通知医师给予处理。

（1）眼窝凹陷，口干舌燥，皮肤干枯无弹性，腹胀无力。

（2）呼吸深长，烦躁不安，精神恍惚，四肢厥冷，尿少或无，脉促微弱。

四、症状护理要点

（一）腹泻

（1）急性泄泻，腹泻次数较多或伴发热时应卧床休息。

（2）肾虚泄泻，可遵医嘱给予艾灸。取穴：中脘、神阙、足三里、天枢穴，神阙穴用隔姜灸10～15壮，其余穴灸10～15分钟。也可用小茴香或食盐炒热布包敷肚脐。

（3）寒湿泄泻，可腹部热敷，艾灸神阙、关元足、三里等穴，以止痛消胀缓泻。

（4）耳穴埋籽，主穴：肺、脾、皮质下。配穴：大肠、肾、小肠、胃、三焦等。

（二）疼痛

（1）寒湿困脾，腹中冷痛者可予腹部热敷，并可做腹部顺时针方向按摩。

（2）肠道湿热，肛门灼热疼痛者，可遵医嘱中药熏洗。擦干后可涂抹黄连膏。

（3）一般虚证腹痛不重，常有慢性持续性腹中隐隐不舒，可鼓励患者下床活动，适当锻炼，以通调脏腑，增强体质。

（三）肛周护理

（1）每次便后软纸擦肛门，温水清洗，外敷松花粉，防止发生肛周湿疹。

（2）慢性腹泻者，教会患者做提肛运动。如见脱肛，可用软纸或纱布轻轻托上。

（3）肛门因便次多而糜烂、出血时，应予以清洗后外涂紫草油或护臀膏。

五、饮食护理要点

饮食以清淡、易消化、少渣及营养丰富的流质或半流质为宜。忌食油腻、生冷、辛辣等刺激性饮食。

（一）寒湿泄泻

宜食炒米粉、姜、红糖等温热利湿之品。

食疗方：茯苓粥、桂心粥。

（二）湿热泄泻

宜食西瓜、苹果、茶等防暑祛湿之品。

食疗方：马齿苋粥。

（三）食滞肠胃

可饮酸梅汤、萝卜汤、麦芽汤等消食化滞之品。泄泻较重者，应控制饮食或暂禁食。

食疗方：山楂萝卜粥。

（四）脾胃虚弱

可食豆制品、鲫鱼、黄鱼、鸡、鸡蛋等健脾益气、补益气血之品。定时定量，少食多餐。

食疗方：黄芪粥，或以山药、扁豆、大枣、薏苡仁等做羹食用。

（五）肾阳虚衰

宜食山药、胡桃、狗肉及动物肾脏等补中益气,温补肾阳之品。

食疗方:芡实粥(芡实、干姜、粳米),莲子核桃羹(莲子、核桃仁、白糖)。

六、中药使用护理要点

（一）口服中药

口服中药时,应与西药间隔 30 分钟左右。

1.中药汤剂

寒湿泄泻者宜饭前热服;湿热泄泻者宜饭前凉服;食滞肠胃者宜饭后服;脾胃虚弱、肾阳虚衰者宜空腹热服。

2.中成药

服药期间,禁食辛辣、生冷、煎炸、油腻之品。

(1)启脾丸、参苓白术散:不宜与感冒药一同服用,不宜喝茶和吃萝卜,以免影响药效。

(2)附子理中丸:孕妇慎用。

(3)保和丸:不宜与磺胺类药物等抗生素、碳酸氢钠、氨茶碱、复方氢氧化铝同服。

(4)小檗碱:不宜与活性炭同服。

(5)六合定中丸:不宜与麦迪霉素合用,否则会降低疗效。

(6)清热解毒药:不宜与乳酶生同服。

（二）外用中药

观察局部皮肤有无不良反应。

1.熏洗药液

熏蒸温度 50～70 ℃,每次 10 分钟,药液不可过烫;洗浴温度 40 ℃以下,药液洗 10 分钟,1～2 次/天,熏洗过程中如有变态反应、破溃等,应及时停药,并报告医师。

2.外用膏剂

注意观察局部皮肤,如出现红、肿、热、痒、脱屑等过敏现象,应通知医师给予对症处理。

七、健康宣教

（一）用药

遵医嘱服药。

（二）饮食

忌食油腻、油炸、生冷、辛辣、甜腻之品及含碳酸等的产气饮料。烹调方法以蒸、煮、炖为宜。

（三）运动

适当进行体育锻炼,增强体质。

（四）生活起居

起居有节,顺应四时气候变化,防止外感风寒暑湿之邪。脾胃虚寒者,注意腹部保暖。

（五）情志

调摄精神,保持情绪安定,力戒嗔怒。

（六）定期复诊

遵医嘱定期复查,如出现大便次数增多,不成形或呈稀水样时,应及时就医。

（姜玉萍）

第十一节 胃 痛

一、概述

凡由于脾胃受损,气血不调所引起胃脘部疼痛,称为胃痛,又称胃脘痛。胃痛的发生常由寒邪客胃、饮食伤胃、肝气犯胃和脾胃虚弱所致。急慢性胃炎、胃与十二指肠溃疡等可参照本病护理。

二、辨证论治

(一)胃气壅滞

胃脘胀痛,食后加重,嗳气,纳呆,嗳腐。舌淡苔白厚腻,脉滑。治以理气和胃止痛。

(二)肝胃气滞

胃脘胀痛,连及两胁,攻撑走窜,每因情志不遂而加重,喜太息,不思饮食。苔薄白,脉滑。治以疏肝和胃,理气止痛。

(三)肝胃郁热

胃脘灼痛,痛势急迫,烦躁易怒,嘈杂泛酸,口干口苦,渴喜凉饮。舌红苔黄,脉滑数。治以清肝泄热,和胃止痛。

(四)胃阴不足

胃脘隐痛,或隐隐灼痛。嘈杂似饥,饥不欲食,口干不思饮,咽干唇燥,大便干结。舌质嫩红少苔,脉细数。治以滋阴益胃,和中止痛。

(五)脾胃虚寒

胃脘隐痛,遇寒或饥时痛剧,得温熨或进食则缓,喜暖喜按。面色不华,神疲肢怠,四末不温,食少便溏。舌淡苔薄白,脉沉细无力。治以温中健脾。

三、病情观察要点

(一)疼痛

观察疼痛诱发与缓解因素、疼痛性质、发作时间等。

1.疼痛诱发与缓解因素

遇寒则痛,饥饿时发作,喜温喜按者多为虚寒,或寒邪客胃;饭后疼痛,遇热加重,恶热拒按者多为实热证。情志不畅,肝火内盛者多为实证,或本虚标实。

2.疼痛性质

钝痛主要为感受寒邪,或饮食不节;胀痛多为肝气郁结肝气犯胃,肝胃不和;灼痛多为湿热中阻,脾郁胃热;剧痛难忍,一般方法难以缓解,应考虑外科急腹症。

(二)伴随症状

(1)伴随反复呕吐不消化食物,吐后疼痛缓解,多为饮食失调。

(2)伴随大便溏泄,口淡纳呆,多为脾虚。

（3）伴随烦躁易怒，口干口苦，多为肝气郁滞，肝胆湿热。

（4）伴随呕吐咖啡样物、解黑便甚至血便者，多为消化道出血，应加强护理。

（5）如疼痛突然加剧，同时伴有面色苍白、冷汗时出，烦躁不安、血压下降，要立即通知医师给予紧急处理。

四、症状护理要点

（一）食滞胃痛

可禁食6～12小时，缓解后渐给全流食或半流食。必要时用探吐法催吐。

（二）脾胃虚寒性胃痛

可热敷胃脘部，或艾灸中脘、神阙、足三里等穴，以温中止痛。也可行耳穴埋籽：主穴取胃、脾、肝、三焦、腹，配以神门、膈、贲门等穴。

（三）气滞胃痛

可指压按摩，取穴：中脘，内关，足三里等穴，或用热水袋进行热敷。

（四）大便溏

大便溏，次数增加，应加强肛周皮肤护理，每次便后用温水清洗，并予紫草油外涂肛周。

（五）伴有呕吐

吐后予淡盐水或黄花漱口液漱口。神志不清伴呕吐时，立即采取抢救措施：患者去枕平卧，头偏向一侧，及时清除排出物，保持气道通畅。

五、饮食护理要点

饮食应遵照"定时、定量、定性"的原则，应清淡易消化，避免暴饮暴食、饥饱失常、寒热不调。忌食烟酒、辛辣油炸甜滑、大甘大酸、霉烂变质、生冷坚硬之品。

（一）胃气壅滞

宜食行气化滞消食之品，如萝卜、山楂、燕麦等，可饮大麦茶，焦三仙煎水代茶饮。

食疗方：小米粥、山楂粥等。

（二）肝胃气滞

宜食行气解郁之品，如萝卜、柑橘等。悲伤郁怒时暂不进食。

食疗方：玫瑰薏仁粥。

（三）肝胃郁热

宜食清肝泄热之品，如菊花晶、绿豆汤、荷叶粥等。注意食后不可即怒，怒后不可即食。

食疗方：包菜汁（鲜包心菜、白糖）、豆胆粉（新鲜猪苦胆、黄豆）。

（四）胃阴亏虚

宜食益胃生津之品，如西瓜、梨、甘蔗、莲藕等。多饮水或果汁，可用石斛，麦冬煎汤代茶饮。胃酸缺乏，可饭后吃山楂、话梅、乌梅汤等酸甘助阴。大便干结者，可食蜂蜜、白木耳以养胃润肠通便。

食疗方：四汁蜂蜜饮（芜青叶、胡萝卜、芹菜、苹果、蜂蜜）。

（五）脾胃虚寒

宜食温中健脾之品，如牛奶、鸡蛋、黄鱼、鳗鱼、龙眼、大枣（去皮）等。

食疗方：吴茱萸粥（吴茱萸、粳米适量、生姜、葱白少许）。

六、中药使用护理要点

口服中药时,应与西药间隔30分钟左右。

(1)脾胃虚寒者中药宜热服;肝胃郁热者中药宜凉服;开胃健脾和制酸的中药宜饭前服;消食导泻和有刺激的中药宜餐后服用或同时进食少许;呕吐的患者可少量分次服用,或服用前用生姜涂舌面以减少呕吐。

(2)六味安消胶囊:注意排便情况。

(3)附子理中丸:药后如有血压增高、头痛、心悸等症状,应立即停药。

七、情志护理要点

(1)忧思恼怒、恐惧紧张等不良情志是诱发和加重本病的重要原因。病程较长,反复发作者,容易产生悲观、焦躁的情绪,因此注意观察患者,指导患者避免精神刺激或情绪激动,保持稳定情绪,树立战胜疾病的信心。常用的控制和调节情绪的方法有以情制情法、移情法、升华超脱法、暗示法、开导法、节制法、疏泄法等。

(2)建立良好的护患关系,并争取家属亲友的密切配合。

(3)加强护理宣教、创造优美舒适的休养环境,合理安排患者的生活。

八、健康宣教

(一)用药

严格遵医嘱服药。服药期间,注意饮食宜清淡,忌生冷、辛辣及油腻食物,并保持心情舒畅。慎用对胃肠有刺激的药物,如阿司匹林、红霉素、皮质激素等,以免诱发胃脘痛及出血。

(二)饮食

宜定时定量、少食多餐、以软烂为宜,胃酸多者,不宜食酸性食品。切勿饥饱不一,冷热不均,暴饮暴食。忌烟、酒、浓茶、咖啡等刺激性食物。

(三)运动

加强锻炼,可参加适量的健身运动。

(四)生活起居

起居有节,保证充足睡眠,根据气候变化,适量增减衣被。注意胃脘部保暖,防止受凉而诱发胃脘痛。可采用指压止痛的方法减轻身体痛苦和精神压力。

(五)情志

保持心情舒畅,克制情绪波动。

(六)定期复诊

遵医嘱定期复查,如出现疼痛、呕吐、反酸等症状时,及时就医。

（姜玉萍）

第十二节 水 肿

一、概述

水肿是水液潴留,泛滥肌肤,引起头面、眼睑、四肢、腹背甚至全身水肿为临床特征的一类病证。水肿多与风邪袭表、疮毒内犯、外感水湿、饮食不节、禀赋不足,久病劳倦有关。临床分阳水证和阴水证两大类。肾性水肿、肝性水肿、心源性水肿、营养不良性水肿等可参照本病护理。

二、阳水证的辨证论治

(一)风水相搏

眼睑水肿,继而四肢及全身皆肿,来势迅速,多有恶寒,发热,肢节酸楚,小便不利等症。偏于风热者,伴咽喉红肿疼痛,舌质红,脉浮滑数。偏于风寒者,兼恶寒,咳喘。舌苔薄白,脉浮滑或浮紧。治以疏风宣肺,利水消肿。

(二)湿毒侵淫

眼睑水肿,延及全身,皮肤光亮,尿少色赤,身发疮痍,甚则溃烂,恶风发热。舌红苔薄黄,脉浮数或滑数。治以宣肺解毒,利湿消肿。

(三)水湿浸渍

全身水肿,下肢明显,按之没指,小便短少,身体困重,胸闷,纳呆,泛恶。舌淡苔白腻,脉沉缓。治以运脾化湿,通阳利水。

(四)湿热壅盛

遍体水肿,皮肤绷紧光亮,胸脘痞闷,烦热口渴,小便短赤,或大便干结。舌红苔黄腻,脉沉数或濡数。治以分利湿热。

三、阴水证的辨证论治

(一)脾阳虚衰

身肿日久,腰以下为甚,按之凹陷不易恢复,脘腹胀闷,纳减便溏,面色不华,神疲乏力,四肢倦怠,小便短少,舌淡苔白腻或白滑,脉沉缓或沉弱。治以健脾温阳利水。

(二)肾阳衰微

水肿反复消长不已,面浮身肿,腰以下甚,按之凹陷不起,尿量减少或反多,腰酸冷痛,四肢厥冷,怯寒神疲,面色㿠白,甚者心悸胸闷,喘促难卧,腹大胀满。舌淡胖苔白,脉沉细或沉迟无力。治以温肾助阳,化气行水。

(三)瘀水互结

水肿延久不退,肿势轻重不一,四肢或全身水肿,以下肢为主,皮肤瘀斑,腰部刺痛,或伴血尿。舌紫黯苔白,脉沉细涩。治以活血祛瘀,化气行水。

四、病情观察要点

(一)水肿

观察发生部位、程度、消长规律、皮肤的完整性。

(1)水肿患者初起大部分从眼睑水肿开始,继而发展至头面、四肢及全身水肿。

(2)水湿浸渍证、湿热壅盛证、瘀水互结证,表现为全身水肿,下肢明显。

(3)肾阳衰微证、脾阳虚衰证,表现为水肿反复消长不已,面浮身肿,腰以下为甚。

(二)尿液

尿液的颜色、性质及量。

(1)观察尿液中是否含有大量泡沫。

(2)是否出现少尿(<500 mL/d),或无尿。

(三)胸闷、腹胀

(1)定期测量腹围,并做好记录。

(2)水气凌心表现为气息短促,吐白色泡沫痰、面白唇紫、冷汗肢厥、烦躁心悸。

(3)是否伴有表情淡漠、疲乏无力、腹胀、呼吸深长、胸满气喘、恶心呕吐等。

(四)药物不良反应

糖皮质激素长期大剂量使用容易导致高血压、高血糖、肝功能异常、向心性肥胖,加重或诱发消化道溃疡、精神症状、眼压增高,加重或并发感染,老年人易致骨质疏松、股骨头坏死等。观察应用利尿药后不良反应及尿量的变化,注意观察患者有无因电解质紊乱引起的倦怠感、无力感、恶心呕吐及心律失常等。

五、症状护理要点

(一)水肿

(1)耳穴埋籽,主穴:三焦、肾、脾、肺;配穴:小肠、腹水点、膀胱。

(2)水肿严重者,全身抵抗力降低,体质虚弱,易出汗,及时擦干汗液,避免着凉,勿用碱性沐浴用品,穿纯棉宽松的衣裤,保持床铺平整干燥,经常翻身,避免骨突部位皮肤受压。勤剪指甲,不要用手搔抓皮肤,避免破溃引起感染。皮肤破损处应盖上消毒敷料,以防感染。

(3)重度水肿应卧床休息,伴有大量胸腔积液、腹水的患者,原则上取半卧位;下肢水肿者应抬高下肢。凡有水肿者应注意保暖。

(4)水肿面浮者,赤小豆文火煎煮,赤小豆熟透后,取药液浸泡足膝。

(5)阴囊水肿明显者,可用吊带托起,以免磨破。或用布袋装芒硝直接外敷,每次2~3小时,有消肿止痛的作用。

(6)水肿伴瘀血征象者,取琥珀、生姜、赤小豆研成粉,热水调匀敷于脐,每24小时更换1次,水肿重者可8小时更换1次,一般5天为1个疗程。

(7)穿刺护理:水肿患者穿刺后,应用无菌棉球按压,延长按压时间;对严重水肿者,静脉输液应控制滴速和总入量;对穿刺失败导致局部渗液者,可用50%硫酸镁湿热敷。

(8)湿毒浸淫证的患者,皮肤疮疡痈肿未破者可用金黄膏或新鲜马齿苋、蒲公英捣烂外敷;破溃者,用九一丹撒于患处,以太乙膏贴之,每天2~3次;皮肤湿疮者,可用青黛散外敷。

（二）少尿

（1）准确记录24小时出入量,定期测量体重。

（2）适当控制饮水量:饮水量要视尿量而定,一般以总入量多于前一天总出量500 mL为宜,高热、呕吐、泄泻者可适当增加入量。

（三）胸闷、腹胀

（1）高度水肿致胸闷喘憋者,可取半卧位。遵医嘱吸氧。

（2）腹胀者,忌食易产气的食物。

（四）口腔异味

做好口腔护理,预防口腔感染。饭后、睡前用金银花、淡盐水、甘草液等漱口。

（五）药物不良反应

向患者解释相关药物的作用及不良反应,及时观察并采取对症护理和治疗,并指导患者观察药物不良反应。

六、饮食护理要点

饮食应低盐、低脂、清淡,宜富有营养的优质蛋白及多维生素、粗纤维食物,禁食生冷、油腻、辛辣刺激食物。

（一）风水相搏

宜食疏风宣肺利水消肿之品,如冬瓜、西瓜、茅根、赤小豆、冬瓜汤、玉米须煎水等。

食疗方:冬瓜粥。

（二）湿毒浸淫

宜食宣肺解毒,利湿消肿之品,如苦瓜、冬瓜、黄瓜、马齿苋、赤小豆等。

食疗方:蒲公英粥、赤小豆汤。

（三）水湿浸渍

宜食运脾化湿,通阳利水之品,如茯苓、薏苡仁、赤小豆、生姜、玉米须煎水等。

食疗方:薏苡仁粥。

（四）湿热壅盛

宜食清热利湿之品,如苦瓜、冬瓜、黄瓜、鲜芦根、冬瓜皮等。

食疗方:冬瓜粥。

（五）脾阳衰微

宜食健脾温阳利水之品,如鱼、鸡蛋、牛奶、山药、赤小豆、白扁豆、薏苡仁等。

食疗方:茯苓山药粥、鲤鱼赤小豆汤。

（六）肾阳衰微

宜食温肾助阳,化气行水之品,如鲤鱼、乳类、蛋类、黑芝麻、胡桃等。

食疗方:黑豆鲤鱼汤。

（七）瘀水互结

宜食活血祛瘀,化气行水之品,如核桃、胡桃、桔梗、肉桂、山药等。

食疗方:茯苓山药粥、黄芪鲤鱼汤。

七、中药使用护理要点

(一)口服中药

口服中药时,应与西药间隔 30 分钟左右。

(1)中药汤剂:风水相搏证、水湿浸渍证、肾阳衰微证者中药汤剂宜饭前热服;湿毒浸淫证、湿热壅盛证、瘀水互结证者中药汤剂宜饭前凉服;脾阳虚衰证者中药汤剂宜饭前温服。

(2)黄葵胶囊:宜饭后服用,孕妇忌服。

(3)尿毒清颗粒:忌与氧化淀粉等化学吸附剂合用;服药时忌食肥肉、动物内脏、豆类及坚果果实等高植物蛋白食物。

(4)金水宝胶囊:呼吸道感染者忌用;不宜与桂枝、麻黄等解表类药物同用;服药期间忌辛辣食物。

(5)伴恶心呕吐者,在服药前生姜擦舌或滴生姜汁数滴在舌面,中药汤剂宜少量频服。

(6)口服利尿药宜在清晨服用,以保证患者夜间睡眠充足。

(二)中药注射剂

中药注射剂应单独使用,与西药注射剂合用时须前后用生理盐水做间隔液。

(1)利尿药宜在液末或输注高渗性液体后输注,以增强药物疗效。

(2)舒血宁注射液:本品为纯中药制剂,对银杏过敏者不建议使用此药。对乙醇过敏者慎用。不宜与盐酸普萘洛尔、盐酸肾上腺素、阿昔洛韦同用。

(3)生脉注射液:不宜与维生素 C、氯霉素、磺胺嘧啶钠、复方磺胺甲噁唑、枸橼酸舒芬太尼、多巴胺等配伍。

(三)外用中药

观察局部皮肤有无不良反应。

1.中药外敷

置于神阙穴,或双足涌泉穴,1 次/天,约 8 小时后去掉,1 周为 1 个疗程。

2.药浴

40 ℃时沐浴,汗出即可,每天 1 次。

3.中药保留灌肠

宜在晚间进行,给药前排空二便,取右侧卧位,臀部抬高 10 cm,液面距肛门不超过 30 cm,肛管插入 15 cm 左右,药液温度 39~41 ℃,量 50~100 mL,徐徐灌入,灌肠后先取平卧位,再取左侧卧位,保留60分钟以上。保留至次日晨疗效更佳。

八、情志护理要点

(1)风水相搏证患者,起病急,常有恐惧、忧虑、急躁情绪。对患者要关心体贴,讲解通俗易懂的疾病知识,使患者情绪稳定、积极配合治疗。

(2)对于易心烦、焦虑的患者,介绍相关疾病知识及治疗成功的经验,增强其战胜疾病的信心。

(3)肾阳衰微证、脾阳虚衰证的患者,久病缠绵,不易治愈。患者常有焦虑、抑郁,应做好耐心、细致的心理护理,让患者了解"忧思伤脾,恐则伤肾"的道理,要以乐观从容的态度面对疾病,认识到只有持之以恒地治疗与服药,才能稳定、治愈疾病。

（4）病室保持安静,减少探视,避免不良情绪刺激。

九、健康宣教

(一)用药

遵医嘱服药,勿随意增减药量或停药。使用激素治疗应遵医嘱按时、按量服药,不得擅自减量或停药。用药后要监测血压,注意观察尿量、体重的变化。

(二)饮食

饮食清淡易消化,宜选择低盐低脂优质蛋白饮食。

(三)运动

避免劳累,可进行适量的体育运动,如打太极拳、慢步走。

(四)生活起居

养成良好的生活习惯,劳逸适度;保持口腔清洁,预防口腔感染。保持大便通畅,养成定时排便的习惯;保持皮肤清洁,不要用手搔抓皮肤,预防感染。

(五)情志

保持心情舒畅,指导患者听音乐、散步、聊天以舒缓情绪。

(六)定期复查

遵医嘱定时复诊,若出现少尿、水肿、尿液浑浊、感冒等症状及时就诊。

（姜玉萍）

第十三节 咳　嗽

一、概述

咳嗽是指肺失宣降,肺气上逆,发出咳声,或咳吐痰液的一种肺系病证。有声无痰称为咳,有痰无声称为嗽,有痰有声称为咳嗽。咳嗽的病因有外感、内伤两大类。外感咳嗽为六淫外邪犯肺,内伤咳嗽为脏腑功能失调,内邪于肺,而致肺失宣降、肺气上逆发为咳嗽。上呼吸道感染,急、慢性支气管炎,肺炎,支气管扩张等可参照本病护理。

二、辨证论治

(一)外感咳嗽

1.风寒袭肺

咳嗽声重,痰清稀色白,气急咽痒,鼻塞流清涕,恶寒,发热,无汗,全身酸软。舌苔薄白,脉浮紧。治以疏风散寒,宣肺止咳。

2.风热犯肺

咳嗽频剧,咳痰不爽,痰黄黏稠,鼻塞流黄涕,头痛身热,恶风汗出。舌苔薄黄,脉浮数。治以疏风清热,宣肺止咳。

3.风燥伤肺

干咳无痰,或痰少黏稠,或痰中带有血丝,咳引胸痛,恶风发热,鼻干咽燥。舌红少津,苔薄黄,脉细数。治以疏风清肺,润燥止咳。

(二)内伤咳嗽

1.痰湿蕴肺

咳嗽痰多,尤以晨起咳甚,咳声重浊,痰白而黏,胸闷气憋,痰出则咳缓、憋闷减轻,食欲缺乏、腹胀。舌苔白腻,脉濡滑。治以燥湿化痰,理气止咳。

2.痰热郁肺

咳嗽,痰多质稠色黄,咳吐不爽,甚或痰中带血,胸闷,口干,口苦,咽痛。舌苔黄腻,脉滑数。治以清热肃肺,化痰止咳。

3.肝火犯肺

气逆作咳,阵作,咳时面赤,咳引胸痛,可随情绪波动增减,咽干口苦,常感痰滞咽喉,量少质黏或如絮条。舌苔薄黄少津,脉弦数。治以清肺泻肝,化痰止咳。

4.肺阴亏耗

干咳,咳声短促,痰少黏白,或痰中夹血,或午后潮热,盗汗,日渐消瘦,口干咽燥。舌红少苔,脉细数。治以养阴清热,润肺止咳。

三、病情观察要点

(一)咳嗽的性质

1.干咳或刺激性咳嗽

急性或慢性咽喉炎、喉癌、急性支气管炎初期、胸膜病变等。

2.咳嗽伴咳痰

慢性支气管炎、支气管扩张等。

(二)咳嗽的时间与规律

1.突发性咳嗽

吸入刺激性气体、淋巴结或肿瘤压迫气管或支气管分叉。

2.发作性咳嗽

支气管内膜结核。

3.慢性咳嗽

咳嗽变异型哮喘、嗜酸性粒细胞支气管炎。

4.夜间咳嗽

左心衰竭和肺结核患者。

(三)咳嗽的声音

1.声音嘶哑

声带炎症或肿瘤压迫喉返神经。

2.金属音

纵隔肿瘤、主动脉瘤或肿瘤直接压迫气管所致。

3.声音低微或无力

严重肺气肿、声带麻痹或极度衰弱者。

(四)痰的性质

1.黏液性痰

急性支气管炎、支气管哮喘等。

2.浆液性痰

肺水肿。

3.脓性痰

化脓性细菌性下呼吸道感染。

(五)伴随症状

是否伴有发热、胸痛、呼吸困难、咯血。

(六)脱证表现

年老久病,痰不易咳出,出现体温骤降、汗出、尿少、头晕、心悸、嗜睡、四肢不温等脱证表现时,立即报告医师,配合处理。

四、症状护理要点

(一)剧烈咳嗽

剧烈咳嗽时,协助患者取坐位或半坐位,告知患者有效咳嗽及咳痰的方法及注意事项。

(二)胸痛

频繁咳嗽引起胸痛时,可以手按住胸部痛处,减轻胸廓活动度,减轻胸痛。

(三)黏液痰

痰液黏稠难咳时,可遵医嘱给予药物雾化吸入,雾化后用空心掌自下向上轻叩患者背部协助排痰。

(四)呼吸有浊气

咳痰多、呼吸有浊气时,加强口腔护理,保持口腔清洁。

(五)耳穴埋籽

主穴:肺、气管、平喘等;配穴:交感、神门、大肠等。

(六)拔罐治疗

主穴:大椎、膻中等。痰多者加丰隆;咽痒咳嗽甚者加天突穴温和灸 10～15 分钟;食欲缺乏者加足三里。

(七)穴位按揉

重按风门、肺俞、中府、膻中等穴位 3～5 分钟。外感风热加按风池、大椎、合谷等;燥热咳嗽者加按脾俞、肾俞等;痰多者加按脾俞、胃俞、天突、足三里、丰隆等。

(八)艾灸法

取穴:大椎、肺俞、风门穴。风寒咳嗽加天突、谷穴;痰湿咳嗽加天突、至阳;脾虚者加脾俞;喘甚者加定喘;每天灸 1 次,每次灸 20 分钟。

五、饮食护理要点

饮食以清淡为主,多饮水。忌辛辣、油腻厚味、荤腥、刺激性食物。

(一)外感咳嗽

1.风寒袭肺

宜食葱白、生姜、蒜等辛温、清淡、宣肺止咳之品。

食疗方:姜汁冲白蜜。

2.风热犯肺

宜食梨、枇杷、萝卜、海蜇、荸荠等清凉润肺之品,如咳嗽不止,用金银花、枇杷叶泡水代茶饮。

食疗方:丝瓜汤冰糖炖川贝母。

3.风燥伤肺

宜食梨、荸荠等清凉润肺之品,也可用川贝母桑叶、冰糖研末开水冲服;如干咳无痰或痰中带血,可用白蜜炖梨。

食疗方:冰糖梨粥、玉竹粥、藕粥。

（二）内伤咳嗽

1.痰湿蕴肺

宜食山药、赤小豆等健脾化痰之品。

食疗方:薏米粥、橘红粥。

2.痰热郁肺

宜食梨、白萝卜、柚子、马蹄、冬瓜、丝瓜、苦瓜、川贝母等清热化痰之品。

食疗方:枇杷粥。

3.肝火犯肺

宜食菊花茶、梨、柑橘、萝卜、海蜇、芹菜等清凉疏利之品。

食疗方:麦冬芍药粥。

4.肺阴亏耗

宜食桑椹、黑芝麻、甲鱼、海蛤、银耳、罗汉果、蜂蜜等滋补肺阴、富有营养之品。如干咳无痰或痰中带血,可用梨炖白蜜。

食疗方:沙参山药粥、糯米阿胶粥等。

六、中药使用护理要点

（一）口服中药

口服中药时,应与西药间隔 30 分钟左右。

1.中药汤剂

风寒袭肺宜热服,服药后加盖衣被;风热犯肺宜轻煎温服;风燥伤肺宜轻煎,少量频服;痰湿蕴肺宜饭后服用;痰热郁肺宜饭后稍凉服用;肺阴亏虚宜饭前稍凉服用。

2.急支糖浆

不宜在服药期间同时服用滋补性中药,服药期间忌烟、酒及辛辣、生冷、油腻食物。

3.复方鲜竹沥液

风寒咳嗽者不适用;服药期间,若发热(体温超过 38.5 ℃),或出现喘促气急、咳嗽加重、痰量明显增多者及时就医。

4.复方甘草片

不宜长时间服用,胃炎及胃溃疡患者慎用。

（二）中药注射剂

中药注射剂应单独使用,与西药注射剂合用时须前后用生理盐水做间隔液。

痰热清注射液:静脉滴注时浓度不宜过高,10～20 mL 注射液用 250～500 mL 溶媒稀释为宜;滴速不宜过快,以 40～60 滴/分为宜。忌与维生素 C、甘草酸二钠、丹参、加替沙星、甲磺酸帕珠沙星、阿米卡星、奈替米星、乳酸环丙沙星、依替米星、泮托拉唑、葡萄糖依诺沙星、头孢吡肟、盐酸莫西沙星、阿奇霉素、西咪替丁、吉他霉素、果糖二磷酸钠、头孢匹胺等配伍使用。

(三)外用中药

观察局部皮肤有无不良反应。

1.中药贴敷

选用冬病夏治消喘膏。取穴:肺俞(双侧)、心俞(双侧)、膈俞(双侧),于夏季初伏、中伏、末伏每隔10 天贴 1 次,每次 4～6 小时,连贴 3～5 年。使用时应告知患者敷贴处皮肤可能出现灼热、发痒的情况,观察用药后反应。有明显热证、合并支气管扩张、咯血的患者不宜贴敷。

2.药枕

一般选用透气性良好的棉布或纱布做成枕芯,药物不可潮湿,否则失效,每天侧卧枕之,使用6 小时以上。

七、健康宣教

(一)用药

祛痰、止咳药饭后服,服药后勿立即进食水。

(二)饮食

饮食宜清淡,食用易消化、富有营养的食物,鼓励多饮水,忌辛辣刺激、过咸、过甜、油腻食物。

(三)运动

缓解期鼓励患者坚持锻炼,如散步、慢跑、打太极拳等,以增强体质,改善卫外功能。

(四)生活起居

保持空气新鲜,戒烟,消除烟尘及有害气体的污染,慎起居、避风寒,防止外感时邪。

(五)情志

指导患者选择聊天听音乐、散步等方法自我调理。特别是久病体虚的患者要帮助其树立治疗信心。

(六)定期复诊

遵医嘱复诊,对于持续时间长于 2 周的咳嗽,干咳无痰、痰中带血的患者,宜尽早就诊,明确诊断。

(姜玉萍)

第十四节 感 冒

一、概述

感冒是指感受风邪,出现鼻塞、流涕、打喷嚏、头痛、恶寒、发热、全身不适等症状的一种病证,多由于六淫之邪、时行病毒侵袭人体所致。上呼吸道感染、流行性感冒等可参考本病护理。

二、辨证论治

(一)风寒感冒

倦怠乏力、恶寒发热、无汗、头痛身疼、喷嚏、鼻塞流清涕、咳嗽痰稀白。舌苔薄白,脉浮紧。治以辛温解表。

(二)风热感冒

恶风发热、头胀痛、鼻塞流黄涕、咽痛咽肿、声音嘶哑、咳嗽痰黄。舌红,苔薄黄,脉浮数。治以辛凉解表。

(三)暑湿感冒

见于夏秋季节,周身酸困乏力、身热、无汗或少汗、头晕胀重、鼻塞流涕、胸闷泛恶。舌红,苔黄腻,脉濡数。治以清暑祛湿解表。

(四)气虚感冒

恶寒发热、自汗、头痛鼻塞、咳嗽痰白、倦怠乏力。舌淡苔白,脉浮无力。治以益气解表。

(五)阴虚感冒

发热、微恶风寒、无汗或微汗、头痛咽痛、干咳少痰、手足心热、心烦。舌红,少苔或无苔,脉细数。治以滋阴解表。

三、病情观察要点

(一)外感症状

发热恶寒、鼻塞流涕、打喷嚏、周身不适等。

(1)风寒感冒:恶寒重、发热轻,头痛身疼、鼻塞流清涕。

(2)风热感冒:发热重、恶寒轻,口渴,鼻塞流涕黄稠,咽痛或红肿。

(3)咽部肿痛与否常为风寒、风热的鉴别要点。

(二)汗出

(1)发热、汗出、恶风者属表虚证。

(2)发热、无汗、恶寒、身痛者属表实证。

(三)咳嗽、咳痰

咳嗽的程度、时间与规律;痰液的颜色、性质、量,是否易咳出。

(四)胃肠道反应

有无纳呆、恶心呕吐、腹泻。

(五)用药后反应

若服药后出现大汗淋漓、体温骤降、面色苍白、出冷汗为虚脱,立即通知医师。

四、症状护理要点

(一)病室环境

风寒、气虚者室温可偏高;风热阴虚者室温宜偏凉爽;暑湿感冒者室内避免潮湿。

(二)咳嗽咽痒

应远离厨房、公路、工地等烟尘较多的场所,病室内禁止吸烟。

（三）耳穴埋籽

主穴：肺、气管、肾上腺等。配穴：内鼻、耳尖、咽喉等。

（四）穴位按摩和灸法

主穴：大椎、曲池、足三里等。配穴：风寒型加外关、风池。风热型加印堂、合谷、少商。

（五）刮痧疗法

主穴：风池、合谷、百会、曲池、列缺。配穴：鼻塞不通者配迎香；咽痛配尺泽；热甚配十宣；头痛甚配百会、太阳（双）、印堂。

（六）拔罐法

取穴：肺俞、心俞、膈俞、天突、膻中、神阙，每穴留罐 5～10 分钟，每天 1 次。

五、饮食护理要点

饮食以清淡稀软易于消化为主，多饮水，少食多餐。忌辛辣、油腻厚味、荤腥食物。

（一）风寒感冒

宜食发汗解表之品，如葱、姜、蒜等调味的食物，或予以生姜红糖水热饮。

食疗方：姜葱粥、紫苏粥。

（二）风热感冒

宜食清淡凉润助清热之品，如秋梨、枇杷、藕、甘蔗等，可用鲜芦根煎水代茶饮等。

食疗方：黄豆香菜汤、银翘粥（金银花、连翘、芦根水煎去渣取汁与粳米同煮）等。

（三）暑湿感冒

宜食清热解表、祛暑利湿之品，如冬瓜、萝卜、鲜藿香或佩兰代茶饮等。

食疗方：荷叶粥、绿豆粥等。

（四）气虚感冒

宜食红枣、牛奶等温补易消化之品。

食疗方山药粥、黄芪粥。

（五）阴虚感冒

宜食甲鱼、银耳、海参等滋阴之品。

食疗方：百合粥、银耳粥等。

六、中药使用护理要点

（一）口服中药

口服中药时，应与西药间隔 30 分钟左右。

1.中药汤剂

汤药不宜久煎、风寒感冒宜热服，服药后盖被安卧；风热感冒、暑湿感冒宜凉服。

2.感冒清热冲剂

不宜在服药期间同时服用滋补性中药。

3.清热解毒口服液

风寒感冒者不适用。

4.感冒软胶囊

服药期间如出现胸闷、心悸等严重症状，立即停药。

5.蓝芩口服液

不宜在服药期间同时服用温补性中药;脾虚大便溏者慎用。

6.藿香正气水(软胶囊)

过敏体质者慎用,服药期间忌烟、酒及辛辣生冷食物。

(二)中药注射剂

中药注射剂应单独使用,与西药注射剂合用时须前后用生理盐水做间隔液。

1.双黄连注射液

首次静脉滴注过程中的前 30 分钟应缓慢,不宜与氨基糖苷类(庆大霉素、卡那霉素、链霉素、硫酸妥布霉素、硫酸奈替米星、硫酸依替米星)、大环内酯类(红霉素、吉他霉素)、诺氟沙星葡萄糖、氯化钙、维生素 C、氨茶碱、穿琥宁、刺五加、丹参、川芎嗪等配伍。过敏体质者慎用。

2.柴胡注射剂

只用肌内注射方式给药,严禁静脉滴注或混合其他药物一起肌内注射;月经期、体虚者慎用,无发热者不宜使用。

(三)外用中药

观察局部皮肤有无不良反应。

1.贴敷药

取穴:大椎、神阙等。风热感冒加涌泉(双);风寒感冒加合谷(双),早、晚各 1 次。

2.药浴法

药浴的水位宜在胸部以下,药浴温度 38～40 ℃,药浴时间 10 分钟为宜。饥饿或过饱时不宜全身药浴;心脑血管疾病患者不建议药浴;60 岁以上患者药浴时须有家属陪伴。药浴时注意观察患者生命体征的变化,如出现任何不适,立即停止浸浴并报告医师。泡洗中、后要适量饮水。

3.药枕

一般选用透气性良好的棉布或纱布做成枕芯,药物不可潮湿,否则失效。每天使用 6 小时以上,连续使用 2～3 周。

七、健康宣教

(一)用药

服药期间不宜同时服用滋补性中药;服用发汗药后,注意观察出汗量,防止大汗虚脱,避免汗出当风。

(二)饮食

多饮温开水,饮食有节,忌烟酒及生冷、辛辣、油腻的食物。

(三)运动

感冒期间宜避免过劳,痊愈后加强锻炼以增强体质。

(四)生活起居

慎起居,避风寒,天暑地热之时,切忌坐卧湿地;坚持每天凉水洗脸,冷敷鼻部,增强耐寒能力;流行季节,避免去人口密集的公共场所,防止交叉感染,外出戴好口罩。

(五)情志

保持心情舒畅,多与人聊天,选择性听音乐:头痛者可听贝多芬的《A 大调抒情小乐曲》;消除疲劳者可听《矫健的步伐》《水上音乐》;增进食欲可听《餐桌音乐》等。

(六)定期复诊

遵医嘱定时复诊,若出现服解热药后体温骤降、面色苍白、出冷汗或服药后无汗、体温继续升高、咳嗽、胸痛、咯血,或热盛动风抽搐时及时就医。

（姜玉萍）

第十五节 哮 病

一、概述

哮病是以发作性喉中哮鸣有声,呼吸困难,甚则喘息不得平卧为主要表现的顽固发作性肺系疾病。哮病的病因为脏气虚弱,宿痰伏肺,复因外邪侵袭、饮食不当、情志失调、劳累过度等因素诱发。支气管哮喘和喘息型支气管炎以及其他原因引起的哮喘均可参考本病护理。

二、辨证论治

(一)寒哮

呼吸急促,喉中哮鸣有声,胸膈满闷如塞,咳不甚,痰少、咳吐不爽,口不渴或口渴喜热饮,面色晦滞带青,形寒畏冷。舌淡苔白滑,脉浮紧或弦紧。治以温肺散寒、化痰平喘。

(二)热哮

气粗息涌,喉中痰鸣如吼,胸高胁胀,咳呛阵作,咳痰色白或黄,黏稠厚浊,咳吐不利,烦闷不安,面赤汗出,口苦,口渴喜饮。舌红苔黄腻,脉滑数或弦滑。治以清热肃肺、化痰定喘。

(三)肺虚

气短声低,咳痰清稀色白,喉中常有轻度哮鸣音,每因气候变化而诱发,面色㿠白。舌淡苔薄白,脉细弱或虚大。治以补肺固卫。

(四)脾虚

气短不足以息,少气懒言,每因饮食不当而引发。舌淡苔薄腻或白滑,脉细弱。治以健脾化痰。

(五)肾虚

平素气息短促,动则为甚,腰酸腿软,脑转耳鸣,不耐劳累,下肢欠温,小便清长。舌淡,脉沉细。治以补肾纳气。

三、病情观察要点

(一)发作前症状

如打喷嚏、流鼻涕、干咳,鼻咽、咽部发痒等黏膜过敏表现。

(二)诱发因素

如受寒、过热、饮食不当、疲劳过度、烟酒和异味刺激等。

(三)呼吸道症状

观察患者呼吸频率、节律、深浅及呼气与吸气时间比,观察患者痰的色、质、量,咳痰时的伴随症状,咳痰的难易程度,呼吸道是否通畅。

（四）伴随症状

观察病情变化,哮病发作及持续时间,患者的神志、面色、汗出体温、脉搏、血压等情况,口唇及四肢末梢的发绀程度。

（五）并发症

有无电解质酸碱平衡失调、呼吸衰竭、自发性气胸等。

（六）危重症的观察

(1)发作持续 24 小时以上,出现呼吸困难、发绀、大汗、面色苍白提示病情危重。

(2)患者出现头痛、呕吐、意识障碍时,应观察是否有二氧化碳潴留,配合医师实施治疗、抢救。

四、症状护理要点

（一）病室环境

(1)病室应避免各种变应原,如烟雾、油漆、花草等异味刺激性气体。

(2)寒哮患者病室温度宜偏暖,避风寒。

(3)热哮患者病室应凉爽通风,防止闷热,但应避免对流风。

（二）避免诱发因素

哮病患者应避免寒冷、饮食不节、疲劳、烟酒等诱发因素。

（三）及时处理发作前症状

当哮病患者出现打喷嚏、流鼻涕、干咳、咽痒等发作前症状时,立即通知医师,及时用药,减轻或预防哮病的发生。

（四）体位

(1)哮病发作时给予端坐位或半坐卧位,也可让患者伏于一小桌上,以减轻疲劳。

(2)出现烦躁时应给予床挡保护,防止跌伤。

（五）痰多,痰黏

哮鸣咳痰多,痰黏难咳者,用叩背、雾化吸入等法,助痰排出。

（六）喘息哮鸣,心中悸动

喘息哮鸣,心中悸动者,应限制活动,防止喘脱。

（七）吸氧

遵医嘱给予用氧治疗。

（八）艾灸法

哮病发作时可艾灸肺俞、膈俞 20 分钟,寒哮发作时艾灸天突、膻中、气海等穴。

（九）中药吸入剂

寒哮发作时,用洋金花叶放在纸卷中点火燃烧,作吸入剂用。

（十）拔火罐治疗

热哮取肺俞(双)、大椎、双风门、伏兔、丰隆等穴。

（十一）穴位按揉

足三里、合谷、后溪、昆仑等穴,或指压舒喘穴。

(十二)哮病持续发作

哮病持续发作者,且伴有意识障碍、呼吸困难、大汗、肢冷等症,应立即通知医师,配合抢救。

五、饮食护理要点

饮食宜清淡,富营养,少食多餐,不宜过饱。忌生冷、辛辣、鱼腥发物、烟酒等食物。

(一)寒哮

宜进食温热宣通之品,以葱、姜、胡椒等辛温调味以助散寒宣肺,忌生冷、海腥、油腻等食物。

食疗方:麻黄干姜粥(麻黄、干姜、甘草、粳米煮粥服用)。

(二)热哮

宜食清淡、易消化的半流饮食,多饮果汁,如梨汁。

食疗方:加味贝母梨膏(川贝母、杏仁、前胡、生石膏、甘草、橘红、雪梨熬成糊状服用)。

(三)肺虚

宜食动物肺、蜂蜜、银耳、百合、黄芪膏等补肺气之品。

食疗方:黄芪炖乳鸽、黄芪炖燕窝等。

(四)脾虚

宜食如莲子、山药、糯米、南瓜、芡实等清淡,易消化、补脾之品,注意少食多餐。

食疗方:参芪粥、山药半夏粥。

(五)肾虚

宜食木耳、核桃、胡桃、杏仁等补肾纳气之品。

食疗方:白果核桃粥、五味子蛋(五味子煮汁腌鸡蛋)。

六、中药使用护理要点

(一)口服中药

口服中药时,应与西药间隔 30 分钟左右。

(1)哮病发作时暂勿服药,一般在间歇时服用。如有定时发作者,可在发作前 1～2 小时内服药,有利于控制发作或减轻症状。

(2)寒哮汤药宜热服;热哮汤药宜温服。

(3)固肾定喘丸:过敏体质者慎用。

(4)哮病因痰而起,故哮病合并咳嗽者慎用止咳药,以免痰液淤积,加重病情。

(二)中药注射剂

中药注射剂应单独使用,与西药注射剂合用时须前后用生理盐水做间隔液。

止喘灵注射液:孕妇及高血压病、心脏病、前列腺肥大、尿潴留患者慎用;出现多尿时应立即通知医师,并观察是否发生血容量降低,电解质紊乱。不宜与氨茶碱配伍。

(三)外用中药

观察局部皮肤有无不良反应。

中药敷贴:使用时应告知患者敷贴处皮肤可能出现灼热、发痒的情况,观察用药后反应。有明显热证、合并支气管扩张、咯血的患者不宜贴敷。

七、情志护理要点

(1)病室环境宜安静,减少探视,避免不良情绪刺激。

（2）哮病发作时来势凶猛,患者多表现为惊恐万分,因此发作期首先应稳定患者的情绪,使其积极配合治疗。

（3）慢性反复发作的哮病迁延不愈,患者易悲观、焦虑,护士应关心安慰患者,让患者了解哮病是可以控制和缓解的,稳定患者情绪,以利康复。

（4）与哮病患者共同分析、寻找变应原和诱发因素并设法避免,树立战胜疾病的信心。

八、健康宣教

（一）用药

掌握常用吸入制剂的用法、用量,急性发作时能正确地使用,以快速缓解支气管痉挛。

（二）饮食

宜清淡,忌油腻;宜温和,忌过冷、过热;宜少食多餐,不宜过饱;忌过甜过咸;不吃冷饮及人工配制的含气饮料;避免吃刺激性食物和产气食物。

（三）运动

加强体质训练,根据个人情况,选择太极拳、内养功、八段锦、慢跑、呼吸操等方法长期锻炼,避免剧烈运动。

（四）生活起居

注意气候变化,做好防寒保暖,防止外邪诱发;避免接触刺激性气体及灰尘;忌吸烟、饮酒。随身携带吸入制剂。

（五）情志

保持情绪稳定,勿急躁、焦虑;避免情绪刺激诱发哮喘。

（六）定期复查

遵医嘱定期复诊。

（七）预防

做好哮喘日记,记录发病的症状、发作规律、先兆症状、用药情况及用药后反应;积极寻找变应原,预防哮病复发。

（侯明超）

第十六节　喘　　证

一、概述

喘证是因久患肺系疾病或受他脏病变影响,致肺气上逆,肃降无权,以气短喘促,呼吸困难,甚则张口抬肩,不能平卧,唇甲青紫为特征的病证。多因外感六淫侵袭肺系,或饮食不当、情志失调、劳欲久病所致。肺炎、喘息性支气管炎、肺气肿、肺源性心脏病、心源性哮喘、硅肺及癌症等发生呼吸困难时,可参照本病护理。

二、辨证论治

(一)风寒闭肺

喘咳气急,胸部胀闷,痰多稀薄色白,伴有头痛,恶寒,或伴发热,口不渴无汗。舌苔薄白,脉浮紧。治以宣肺散寒。

(二)表寒里热

喘逆上气,胸胀或痛,鼻煽,咳而不爽、痰吐黏稠,伴有形寒,身热,烦闷,身痛,有汗或无汗,口渴。舌红苔薄白或黄,脉浮数。治以宣肺泄热。

(三)痰热遇肺

喘咳气涌,胸部胀痛,痰多黏稠色黄,或痰中带血,或目睛胀突,胸中烦热,面红,身热有汗、尿赤。舌红苔黄或黄腻,脉滑数。治以清泄痰热。

(四)痰浊阻肺

喘而胸满闷窒,甚则胸盈仰息,咳嗽痰多黏腻色白,咳吐不利,兼有呕恶,纳呆,口黏不渴。苔厚腻,脉滑。治以化痰降逆。

(五)肺气虚

喘促气短,气怯声低,喉有鼾声,咳声低弱,痰吐稀薄,自汗畏风。舌淡苔薄,脉细弱。治以补肺益气。

三、病情观察要点

(一)呼吸形态

(1)是否有呼吸急促,张口抬肩,胸部满闷,不能平卧等。

(2)喘证发作的时间、程度等特点。

(二)咳嗽、咳痰

(1)咳嗽的时间、频次、诱发因素。

(2)咳痰的色、量、性质及咳吐的难易度。

(三)发作时的伴随症状

(1)发热、汗出的情况。

(2)水肿患者观察尿量和皮肤等情况。

(四)生命体征

密切观察患者生命体征及喘息,咳嗽,面色,神志。如出现呼吸困难、神志不清、四肢厥冷、面青唇紫时应立即报告医师,配合处理。

四、症状护理要点

(一)喘憋、气促

(1)空气清新,避免刺激性气味或粉尘,定时开窗通风。

(2)急性发作时绝对卧床休息,取半坐位,鼓励适当活动下肢,防止动脉血栓形成;缓解期注意休息,体位以患者舒适为宜;出现神志恍惚或躁动不安时,加床挡保护,防止跌伤。

(3)遵医嘱吸氧。

(4)拔火罐:主穴取定喘、风门、肺俞,配穴取中脘、肾俞,走罐2～3遍。

（5）穴位按揉：重按肺俞、脾俞、膏肓俞。实证加按风池、风府、迎香、足三里；虚证加按中脘、风池、风府。

（6）刮痧疗法：主穴取大椎、定喘、肺俞、天突，配穴取太渊、天突、内关。先刮主穴，再刮配穴，由轻到重，出现痧痕为度。

（二）咳嗽、咳痰

（1）遵医嘱予清肺化痰的中药雾化吸入，稀释痰液，协助患者漱口、叩背。

（2）如喉中痰鸣，咳痰不畅，应翻身拍背，以助咳痰，必要时给予吸痰。

（三）伴随症状的护理

（1）喘证高热的患者，慎用冰袋和乙醇擦浴进行物理降温，以防邪气郁闭不得宣达，喘作更甚。

（2）因外感诱发的喘证，要注意观察使用解表药后的汗出情况，如出汗较多，应勤换衣被。

（3）长期卧床水肿的患者，准确记录出入量，注意保持皮肤清洁干燥，做好受压部位的皮肤护理。

五、饮食护理要点

饮食宜高热量、高蛋白、多维生素、易消化饮食，少食多餐为宜，忌辛辣、油腻、刺激、生冷和产气的食物，禁吸烟、饮烈性酒，水肿者限制钠盐摄入。

（一）风寒闭肺

宜食海带、大豆、莲子、萝卜等清肺散寒之品。

食疗方：杏仁粥。

（二）表寒里热

宜食梨肉、罗汉果、莲子、薏苡仁、银耳等祛火化痰之品。

食疗方：百合糯米粥。

（三）痰热遏肺

宜食梨肉、大豆、银耳等清肺热，和气平喘之品。

食疗方：银耳莲子粥。

（四）痰浊阻肺

宜食蔬菜、栗子、木耳、大枣等生津化痰之品。

食疗方：薏苡仁粥。

（五）肺气虚

宜食梨肉、杏肉、百合、大枣、花生等清淡甘润，益肺健脾之品。

食疗方：山药茯苓粥。

六、中药使用护理要点

（一）口服中药

口服中药时，应与西药间隔 30 分钟左右。

1.麻黄汤或定喘汤

服用麻黄汤或定喘汤时，不宜同时服用滋补性中药。

2.小青龙颗粒(合剂、胶囊)

高血压、心脏病患者慎服。

3.苦甘颗粒

高血压、心脏病患者慎服。

4.痰饮丸

可导致便秘,应注意观察患者的大便情况。

(二)中药注射剂

中药注射剂应单独使用,与西药注射剂合用时须前后用生理盐水做间隔液。

1.清开灵注射液

注射液稀释后必须在 4 小时以内使用。忌与硫酸庆大霉素、青霉素 G 钾、肾上腺素、重酒石酸间羟胺、乳糖酸红霉素、多巴胺、洛贝林、肝素、硫酸美芬丁胺、葡萄糖酸钙、B 族维生素、维生素 C、硫酸妥布霉素、硫酸庆大霉素、西咪替丁、精氨酸、氨茶碱等药物配伍使用。

2.双黄连注射液

首次静脉滴注过程中的前 30 分钟应缓慢,不宜与氨基糖苷类(庆大霉素、卡那霉素、链霉素、硫酸妥布霉素、硫酸奈替米星、硫酸依替米星)、大环内酯类(红霉素、吉他霉素)、诺氟沙星葡萄糖、氯化钙、维生素 C、氨茶碱、穿琥宁、刺五加、丹参、川芎嗪等配伍,以免产生浑浊或沉淀,过敏体质者慎用。

3.痰热清注射液

静脉滴注时浓度不宜过高,10～20 mL 注射液用 250～500 mL 溶媒稀释为宜;滴速不宜过快,以 40～60 滴/分为宜。忌与维生素 C、甘草酸二钠、丹参、加替沙星、甲磺酸帕珠沙星、阿米卡星、奈替米星乳酸环丙沙星、依替米星、泮托拉唑、葡萄糖依诺沙星、头孢吡肟、盐酸莫西沙星、阿奇霉素、西咪替丁、吉他霉素、果糖二磷酸钠、头孢匹胺等配伍。

(三)外用中药

观察局部皮肤有无不良反应。

中药敷贴:使用时应告知患者敷贴处皮肤可能出现灼热、发痒的情况,观察用药后反应。有明显热证、合并支气管扩张、咯血的患者不宜贴敷。

七、健康宣教

(一)用药

遵医嘱按时服药,不可随意增减药量或停药,正确掌握吸入制剂的方法。

(二)饮食

合理膳食,增加营养,增加机体抵抗力,少量多餐,忌烟、酒。

(三)运动

可进行散步打太极拳等有氧运动,增强体质。

(四)生活起居

戒烟,避免接触刺激性气体及灰尘;注意四时气候变化,随时增减衣被,以防外邪从皮毛口鼻侵入;注意休息,防止过劳。

(五)情志

保持良好情绪,防止七情内伤。

(六)氧疗

如患者有严重慢性缺氧状况,应坚持长期氧疗,提高生活质量。

(七)定期复诊

遵医嘱按时服药,定时来医院复查,出现喘憋气短、乏力等症状及时就诊。

(侯明超)

第十七节 肺 痨

一、概述

肺痨是具有传染性的慢性虚弱疾病,以咳嗽、咯血、潮热、盗汗及身体逐渐消瘦为主要临床特征。本病致病因素分为内因与外因,外因系指痨虫传染,内因系指正气虚弱,两者往往互为因果。肺结核可参照本病护理。

二、辨证论治

(一)肺阴亏虚

干咳少痰或痰中带血,胸痛、潮热、颧红,或有轻微盗汗,口干舌燥。舌红苔薄黄、少津,脉细或兼数。治以滋阴润肺,清热杀虫。

(二)阴虚火旺

呛咳气急,痰少质黏或量多,难咳,时时咯血,色鲜红,午后潮热,五心烦热,骨蒸,颧红,口渴,心烦,失眠盗汗,急躁易怒,胸胁掣痛。舌红干、苔薄黄或剥,脉细数。治以补益肺肾,滋阴降火。

(三)气阴耗伤

咳嗽无力,气短声低,或咯血(色淡红),午后潮热,畏风怕冷,自汗,纳少便溏,面色㿠白,颧红。舌质嫩红,边有齿痕,苔薄,脉细弱数。治以养阴润肺、益气健脾。

(四)阴阳两虚

痰中或见夹血、血色黯淡,咳逆喘息少气,形体羸弱,劳热骨蒸,面浮肢肿,潮热,形寒,自汗。舌光质红少津,脉细数或兼数。治以温补脾肾,滋养精血

三、病情观察要点

(1)发热的时间和热势,观察患者发热规律。患者发热时是否伴有颧红、盗汗、骨蒸发热、手足心热等。

(2)咳嗽发作的性质及程度。

(3)咳痰的量、色、性状。

(4)是否伴有咯血,咯血的量、颜色、性质、出血的速度及意识状态、生命体征。

(5)胸痛患者应观察疼痛的时间、性质,如出现呼吸困难,要立即报告医师。

(6)患者体重的变化。

四、症状护理要点

（1）病室环境安静、整洁、阳光充足、空气新鲜，室内禁止吸烟。防止灰尘及烟味刺激导致咳嗽加重。对于有结核病灶的患者，严格执行呼吸道隔离，病床之间不得少于1.6 m，病室定时消毒。

（2）发热定时测量体温，做好发热护理。

（3）痰多不能自行咳出的患者，可协助翻身拍背，或遵医嘱予清肺化痰中药雾化吸入。

（4）干咳较重时，嘱患者切忌用力，遵医嘱给予止咳药；若呛咳气急、咽痒、口中有血腥味，为咯血先兆，应嘱患者患侧卧位，头偏向一侧，防止窒息。

（5）咯血的护理：①患者可选用半卧位或头侧平卧位，大咯血时应绝对卧床休息。②不要大声讲话；剧烈咳嗽，咯血量多者禁食；咯血停止后或少量咯血时，可行半流食。③准确记录出血量，观察患者咯血时的面色、神志、汗出、肢温及生命体征的变化，出现血脱先兆及时通知医师，准备抢救物品及止血药。

（6）胸痛时指导患者勿用力咳嗽，取舒适体位缓解疼痛。

（7）每周测量体重1次，为肺痨患者提供高热量、高蛋白、富含维生素的饮食。

（8）肺痨盗汗者可用五倍子、飞朱砂敷脐，贴敷过程中注意局部皮肤的观察。

（9）气功疗法：做正卧位内养功，通过平卧、放松、入静、意守、调息等，可调整脏腑、平衡阴阳，改善症状，提高机体免疫力。

五、饮食护理要点

饮食宜清淡易消化，高热量、高蛋白、富含维生素，忌食生冷及肥甘厚腻的食物，宜少食多餐，进食时细嚼慢咽。

（一）肺阴亏虚

宜食百合、鸭梨、银耳、藕汁等滋阴润肺之品。

食疗方：贝母冰糖炖豆腐。

（二）阴虚火旺

宜食甲鱼、鸡蛋、冬瓜、萝卜等滋阴降火之品。

食疗方：冰糖银耳羹。

（三）气阴两虚

宜食鱼、牛奶、红枣、莲子、黑芝麻等补益气血之品。

食疗方：百合猪肺汤（猪肺、百合、党参煮汤）。

（四）阴阳两虚

宜食百合、银耳、人参、甲鱼等滋阴补阳之品。

食疗方：虫草大枣汤（人参、冬虫夏草、大枣、冰糖煮水服用）。

六、中药使用护理要点

强调早期、联合适量、规律、全程化疗的重要性，使患者树立战胜疾病的信心，积极配合治疗。当出现巩膜黄染、肝区疼痛、胃肠不适、眩晕、耳鸣等不良反应时及时与医师联系，勿自行停药。

（一）口服中药

口服中药时,应与西药间隔 30 分钟左右。

（1）滋阴降火、润肺补肾的中药汤剂,可早晚空腹服用。

（2）滋阴益气类药物不宜喝茶及吃萝卜等降气食物。

（3）人参固本丸:宜饭前服用,不宜同时服用五灵脂、皂角制剂,以免影响药效。高血压病患者慎用。

（二）外用中药

观察局部皮肤有无不良反应。

（1）可佩戴安息香保养元气,增强正气。

（2）用雄黄酒擦迎香穴,以达辟秽之功。

（3）用净五灵脂、白芥子、生甘草研末加醋,与蒜捣匀,贴敷于颈椎至腰椎夹脊穴旁开 1 寸半处,1～2 小时,皮肤灼热取之。

七、情志护理要点

（1）病室环境宜安静,减少探视,避免不良情绪刺激。

（2）肺痨患者病情迁延,长期养病并需隔离修养,生活单调乏味,因此应鼓励患者可以通过散步、打太极拳、画画、练书法、听音乐等方式丰富生活,缓解不良情绪。

（3）劝患者禁恼怒,息妄想,树立战胜疾病的信心。

八、健康宣教

（一）用药

坚持服用抗结核药,严格遵医嘱服药,保证治疗的全程、联合、规律,严禁擅自停药、加药或减药,以防复发。服药期间注意不良反应,定期检查肝肾功能。

（二）饮食

宜清淡,养阴清热之品,加强营养,多饮水,忌食辛辣刺激之品。

（三）运动

注意锻炼身体,可进行散步、打太极拳等有氧运动,增强体质。

（四）生活起居

痰培养阳性时,有一定传染性,适当戴口罩隔离;痰培养阴性后,传染性较小。每天增加开窗通风时间。注意气候的变化,防止复感外邪,加重病情。注意休息,防止过劳。养成不随地吐痰的习惯,患者使用的痰具等用具均应消毒。戒烟,远房事。

（五）情志

保持良好心态,避免恼怒、悲伤、恐惧。

（六）定期复诊

遵医嘱定期复查,如出现咳嗽、乏力、消瘦、发热等症状应及时就医。

（侯明超）

第十五章
中医外科护理

第一节 肛 肠 病 证

一、痔

肛肠疾病是指风、湿、热、燥、气虚、血虚等引起的与肛门肠道有关的一系列病证。

其发生常与体质和劳累因素有关,"六淫"之邪乃引发肛肠疾病的主要原因。人体气血亏虚与发病关系密切。临床常见病证有"痔""肛裂""脱肛""肠痈"等。

痔是直肠末端黏膜下和肛管皮肤下的直肠静脉丛发生扩大、曲张所形成的柔软的静脉团。男女老幼皆可发病。根据发病部位的不同,又可分为内痔、外痔和混合痔。内痔生于齿线以上,好发于截石位的3、7、11点处。其症状是便血,痔核脱出,肛门不适感;外痔发于齿线以下,其症状是自觉肛门坠胀,疼痛,有异物感。

西医学中的各期内痔及炎性外痔,均可参照本病辨证施护。

(一)病因病机

内痔的发生主要是由于局部静脉壁薄弱,失去了正常的弹性,加之饮食不节,燥热内生,下迫大肠,以及久坐、远行、负重等,导致血行不畅,血液瘀滞,热与血相搏,结滞不散而成。外痔的发生多因湿热下注或肛门裂伤,毒邪外侵等,导致气血运行不畅,经脉阻滞,或热毒迫血下行,瘀结不散而成。混合痔多因内痔反复脱出,或经产、负重努力,致筋脉横解,瘀积不散而成。

(二)辨证施护

1.内痔

(1)风伤肠络。

症状:大便带血、滴血或喷射状出血,血色鲜红,或有肛门瘙痒。舌红苔薄白,脉浮数。

调护原则:清热解毒,凉血祛风。

调护措施:①用药护理。可用五倍子汤、苦参汤水煎,先利用热气熏肛门,待药液稍凉后再坐浴,每天1～2次;或用药液作热湿敷,具有活血消肿、止痛止痒、收敛作用;可用消痔膏外敷患处;亦可用痔疮锭,塞入肛门内,具有消肿、止痛、止血作用。②饮食护理:饮食宜清淡、易消化,多吃新鲜水果、蔬菜,忌食辛辣刺激食物。可多饮绿豆汤、西瓜水,亦可选用鸡冠花粥:先将鲜鸡冠花45 g洗净,水煎,去渣取汁加水与糯米同煮为粥服食。③生活起居护理:鼓励患者注意休息,多饮水。保持肛门清洁卫生,手纸、内裤要清洁柔软,每天用1:5 000高锰酸钾溶液温水坐浴;养成定时排便的习惯;起床前自行腹部顺时针按摩10~15分钟,以促进肠蠕动;大便秘结者可用番泻叶代茶饮,或用蜂蜜两匙睡前冲服。④病情观察:观察患者的排便情况;大便带血者观察出血的量、色。⑤情志护理:关心、安慰患者,消除患者的紧张、恐惧心理,让患者了解痔疮形成原因,消除不良生活习惯,并养成定时排便的良好习惯。⑥适宜技术:针灸,取长强、承山、百会穴,用泻法。

(2)湿热下注。

症状:便血颜色污浊,量或多或少,肛内肿物外脱,可自行回缩,肛门灼热。舌红苔薄黄腻,脉弦数。

调护原则:清热利湿,凉血止血。

调护措施:①用药护理。同风伤肠络证,亦可用痔疮锭塞入肛内。大便秘结者可用番泻叶代茶饮,或蜂蜜两匙睡前冲服;痔核不能回纳者可给予五倍子散、玉红膏外敷以活血消肿,收敛止痛。也可用清热解毒熏洗剂坐浴,每次用药100 mL,加水至2 000 mL,水温40 ℃左右,坐浴时间20~30分钟。②饮食护理:饮食宜清淡,易消化,多吃新鲜水果、蔬菜,忌食辛辣刺激食物。可用鲜菊花、蒲公英、金银花煎水代茶饮。或常服绿豆粥:先煮绿豆至熟,再加入米熬成粥服用。③生活起居护理:卧床休息,保持肛门清洁卫生,手纸、内裤要清洁柔软,养成定时排便的习惯;起床前自行腹部顺时针按摩10~15分钟,以促进肠蠕动。④病情观察:观察患者的排便情况;大便带血者观察出血的量、色。排便时如痔核脱出,应及时还纳。⑤情志护理:关心、安慰患者,消除患者的紧张、恐惧心理,让患者了解痔疮形成原因,消除不良生活习惯,并养成定时排便的良好习惯。⑥适宜技术:针灸,取长强、二白、承山等穴,用泻法。

(3)脾虚气陷。

症状:肛门下坠感,痔核脱出不能自行回纳,需手法复位,便血色鲜或淡,面色少华,神疲乏力,纳少便溏。舌淡胖边有齿痕,苔薄白,脉弱。

调护原则:补气升提。

调护措施:①用药护理。可用朴硝、花椒加开水泡后熏洗,再外敷消痔膏、五倍子散;痔核脱出者,可用五倍子汤煎剂,先熏后洗或用毛巾蘸药汁乘热敷于患处,熏洗后用手轻轻将痔核托上,回纳后,嘱患者静卧片刻。②饮食护理:饮食宜温热,忌生冷,以精、细、软为主;可服用人参汤、阿胶等补养之品;亦可选用僵蚕莲藕汤:将莲藕洗净,与僵蚕10 g同煮,加红糖调味,吃莲藕喝汤。③生活起居护理:避免久蹲久坐,保持肛门清洁卫生,手纸、内裤要柔软、清洁;指导患者加强锻炼,增强体质,以促进气血畅通;指导患者作提肛运动,便后、睡前做深呼吸,做肛门上提的动作。④病情观察:排便时如痔核脱出,应及时还纳。⑤情志护理:关心、安慰患者,消除患者的紧张、恐惧心理,让患者了解痔疮形成原因,消除不良生活习惯,并养成定时排便的良好习惯。⑥适宜技术:针灸,针刺承山、长强,艾灸百会穴。

(4)气滞血瘀。

症状:肛内肿物呈灰暗色,易脱出,甚或嵌顿,肛管紧缩,坠胀疼痛,甚则肛缘有水肿,触痛明显。舌暗红,苔白或黄,脉弦细涩。

调护原则:清热利湿,活血化瘀。

调护措施:①服药护理。用消痔散敷患处。痔核不能回纳者可给予五倍子散、玉红膏外敷以活血消肿,收敛止痛;也可连续用中药热敷或25%硼酸甘油涂于肛门处,再加热敷,使其还纳;或用芒硝 30 g,开水溶化,先熏后洗。必要时亦可考虑手术治疗。②饮食护理:忌食辛辣刺激食物。可选用木耳粥:先将黑木耳浸泡清洗,与米同煮成粥服用。③生活起居护理:卧床休息,保持肛周清洁卫生,手纸、内裤要清洁柔软。④病情观察:排便时如痔核脱出,应及时还纳。伴有感染或发生嵌顿、或突发血栓外痔者应卧床休息并报告医师。⑤情志护理:关心、安慰患者,消除患者的紧张、恐惧心理,让患者了解痔疮形成原因,消除不良生活习惯,并养成定时排便的良好习惯。⑥适宜技术:针灸,针刺长强、会阳、承山等穴。艾灸,气血瘀积疼痛者,可用艾灸肛周止痛。

2.外痔

(1)湿热下注。

症状:便后肛缘肿物隆起不缩小,坠胀明显,甚则灼热疼痛或有滋水,便干或便溏。舌红,苔黄腻,脉滑数。

调护原则:清热利湿。

调护措施:①用药护理。若局部肿胀明显,可用苦参煎汁先熏后洗患处,每天2～3次。也可用黄金膏或黄连膏外敷。或用马齿苋 60 g 或五倍子 30 g、鱼腥草 15 g、槐花 9 g,煎水熏洗患处。②饮食护理:多饮水,进食清淡多纤维食物,可选用绿豆汤、西瓜水,或以鲜菊花、车前草、蒲公英、金银花水煎代茶。忌食辛辣刺激性食物。③生活起居护理:痔发作期要侧卧休息。保持肛门及会阴部清洁,便后坐浴。④病情观察:外痔伴有感染或发生嵌顿、或突发血栓外痔者应卧床休息并报告医师。⑤情志护理:关心、安慰患者,消除患者的紧张、恐惧心理,让患者了解痔疮形成原因,消除不良生活习惯,并养成定时排便的良好习惯。⑥适宜技术:针灸,主穴长强、会阳、次髎、承山、二白、配中极、阴陵泉。

(2)血热瘀阻。

症状:肛缘可见半月形肿物突起,其色暗紫,肿痛剧烈难忍,肛门坠胀,排便、坐下、走路时加重,局部可触及硬性结节,伴便秘、口渴、烦热。舌紫,苔淡黄,脉弦涩。

调护原则:清热凉血化瘀。

调护措施:①用药护理。用苦参汤熏洗,并外敷消痔膏或黄连膏,必要时可考虑手术治疗。②饮食护理:多饮水,进食清淡多纤维食物。可选用木耳柿饼汤:将黑木耳、柿饼去蒂,红糖适量同置锅中,加水适量煮汤饮用。忌食油腻、辛辣刺激性食物。③生活起居护理:注意休息,避免久立、久蹲和腹部加压;保持大便通畅,避免排便时用力过猛。便后用热水熏洗,以促进血液循环;保持肛周清洁干燥,内裤宜柔软清洁。④病情观察:观察肛缘肿物的形状、颜色;观察患者疼痛的程度及伴随症状。⑤情志护理:护理人员应多关心、安慰患者,消除患者紧张、恐惧心理,保持情绪平稳。讲解痔疮的形成原因,指导患者养成良好生活习惯,防止疾病复发。⑥适宜技术:针灸,可针刺长强、承山等穴。配中极、太冲、血海。

(三)健康教育

(1)保持肛门清洁,指导肛门坐浴,坚持每晚热水或中药液坐浴。

(2)养成定时排便习惯,避免排便时间过长。习惯性便秘患者,多吃粗纤维食物,服适量润肠通便药物改变排便习惯。

(3)保持肛门清洁,避免刺激,便纸宜柔软,不穿紧身裤子和粗糙内裤。

(4)忌久坐、久立或久蹲,不坐太热、太冷、潮湿物体或地面,最好选用软坐垫。

(5)鼓励多饮水,多进蔬菜、水果及多纤维素的饮食,忌烟酒、辛辣等刺激之品。

（6）勿负重远行，防止过度劳倦，进行适当体育锻炼。可指导患者进行提肛运动，对于改善肛门局部血液循环，锻炼肛门括约肌功能有积极的作用。

（7）发现排便困难者，应及时到医院复诊，以防形成肛门狭窄。

二、肛裂

肛裂是指肛门的皮肤及皮下组织裂开，并形成溃疡的炎症性疾病。好发于肛管前后方，两侧极少，男性多见于后方，女性多见于前方。其特点是肛门周期性疼痛，出血，便秘。

（一）病因病机

1.外伤因素

干硬的粪便引起肛管皮肤的损伤，是产生肛裂的基础。

2.感染因素

肛隐窝感染，炎症向肛管皮下部蔓延，致使皮下脓肿破溃而成。

3.肛门内括约肌痉挛因素

由于肛管部位的慢性刺激，使肛门内括约肌处于痉挛状态，黏膜肌层和肛管皮肤弹性减弱，紧张力增强，致使肛管皮肤撕裂。

（二）辨证施护

1.血热肠燥

（1）症状：大便几天一次，质干硬，便时肛门疼痛，滴血或手纸染血，裂口处色红，腹部胀满，小便黄。舌偏红，脉弦数。

（2）调护原则：清热润肠通便。

（3）调护措施：①用药护理，可用朴硝或苦参煎汤坐浴，外用生肌玉红膏或生肌散。②饮食护理：多食蔬菜、水果，忌辛辣刺激性食物。可选用黄花菜木耳汤：先将黄花菜、木耳洗净，拣去杂质，加水煮 1 小时，原汤加白糖调服。③生活起居护理：疼痛严重时嘱患者卧床休息，避免剧烈活动或用力排便，以免血络受损；大便后要清洗肛门，可用 1：5 000 高锰酸钾溶液坐浴，亦可用芒硝，开水溶化后坐浴；注意肛周卫生。④病情观察：观察肛门疼痛的性质、程度与持续时间，大便是否带血、滴血及出血量。⑤情志护理：患者对肛门反复疼痛、出血，会感到紧张、恐惧，护理人员应加强与患者之间的交流，关心、安慰患者，努力消除患者紧张、忧虑情绪，积极配合治疗。⑥适宜技术：针灸，疼痛甚者，可针刺长强、承山等穴，或耳针神门穴、直肠下段穴以镇痛。

2.阴虚津亏

（1）症状：大便干结，数天一行，便时疼痛点滴下血，裂口深红。伴口干咽燥，五心烦热。舌红，苔少或无苔，脉细数。

（2）调护原则：养阴清热，润肠通便。

（3）调护措施：①用药护理，每次便后，用 1：5 000 高锰酸钾溶液坐浴，促进血液循环；亦可用朴硝或苦参煎水坐浴后，用生肌玉红膏或黄连膏外敷。②饮食护理：宜多进滋阴增液之品。可选用桑葚粥：桑葚 50 g，糯米 100 g 入砂锅熬粥，待快熟时加入冰糖。亦可每晚睡前服蜂蜜水 1 杯或每天清晨空腹喝淡盐水 1 杯。忌食辛辣刺激性食物。③生活起居护理：嘱患者休息，多饮水，养成定时排便习惯，便时忌久蹲；便秘时，可给予缓泻剂或润下剂，以保持大便通畅。平时注意肛周卫生，保持局部清洁，减轻刺激。④病情观察：观察肛门疼痛的性质、程度与持续时间，大便是否带血、滴血及出血量。⑤情志护理：护理人员要关心、同情患者疾苦，耐心做好解释工作，消除患者的思想顾虑,积极配合治疗。⑥适宜技术:针灸,疼痛甚者,可针刺长强、承山等穴。

3.气滞血瘀

(1)症状:肛门刺痛明显,便后尤甚。肛门紧缩,裂口色紫暗。舌紫暗,脉弦或涩。

(2)调护原则:行气活血通便。

(3)调护措施:①用药护理,可用七三丹或枯痔散等药搽于裂口,两三天腐脱后,改用生肌白玉膏生肌收口。亦可选用封闭、手术治疗。②饮食护理:应多食蔬菜、水果,防止大便干燥,避免粗硬粪便擦伤肛门,忌辛辣刺激食物。可选用凌霄槐花糯米粥:凌霄花、槐花共研细末,将糯米煮粥,粥熟后调入药末 5 g 服用;若手术治疗,术后宜进流质或软食两天,控制大便 1~2 天。③生活起居护理:保持大便通畅,便时勿久蹲太过用力;内裤宜宽松,手纸宜柔软、洁净,防止机械性损伤;注意肛周卫生,指导患者完成中药坐浴或局部外敷治疗。④病情观察:观察肛门疼痛的性质、程度与持续时间,大便是否带血、滴血及出血量。⑤情志护理:气滞血瘀者,易出现胸闷、烦躁,需加强情志疏导⑥适宜技术:针灸,疼痛甚者,可针刺长强、承山等穴。

(三)健康教育

(1)注意个人卫生,养成每天定时排便的习惯,不要忍便,每天早晨空腹服淡盐水 1 杯。

(2)指导患者预防便秘的方法,坚持腹肌锻炼,排便时避免蹲位时间过长。

(3)发生肛裂及时治疗,防止继发贫血和其他肛门疾病。

三、脱肛

脱肛是指直肠黏膜或直肠全层脱出肛外,少数可发生部分乙状结肠脱出,又称直肠脱垂。多见于体质虚弱者、小儿或老年人。

(一)病因病机

多因体虚劳倦、房欲过度、产育用力、久泻久痢、小儿呼叫耗气或经常便秘而致大便努责,脾肾两虚,中气不足,气虚下陷。每当排便下蹲时即"脱肛"。

(二)辨证施护

1.脾虚气陷

(1)症状:轻者直肠黏膜脱出,便后可自然回纳;长期反复脱出者,直肠黏膜可充血、水肿、糜烂;重者直肠和部分乙状结肠脱出,有时不易回复,须用手推回或卧床休息方能回纳。可伴有少气懒言,纳差乏力,腹胀,溏泻。舌淡、苔淡白,脉沉细。

(2)调护原则:补气,升提,固摄。

(3)调护措施:①用药护理,可用五倍子散或马勃散外敷;亦可用苦参 30 g、五倍子 30 g、枯矾 15 g,石榴皮 60 g,煎水熏洗局部,每天 2 次。②饮食护理:饮食宜偏温热,忌食生冷粗硬食品。可多食蔬菜、香蕉、芝麻、蜂蜜等食物。③生活起居护理:脱垂嵌顿患者应注意卧床休息,脱垂后应指导患者及时复位;复位方法:用温水或中药煎液坐浴,取侧卧位用黄连软膏纱布托住脱出物,轻轻还纳,并用敷料和"丁"字带压迫固定。保持大便通畅,大便时不宜采用蹲位,便秘时给予润下药。平时加强锻炼,增强体质,每天做提肛运动,避免过度劳累、长期负重。④病情观察:观察脱出物的形态、长度,表面是否充血、水肿、糜烂、出血及伴腹痛。如有情况,应及时报告医师,并配合处理。⑤情志护理:患者反复脱肛,易出现焦虑紧张情绪,医护人员要多与患者交谈,指导患者作提肛运动,控制排便次数,消除紧张情绪。⑥适宜技术:针灸,针长强、承山、百会、足三里、提肛穴和肛周皮肤相应外括约肌部位之阿是穴。亦可艾灸或隔姜灸关元、气海穴。

2.湿热下注

(1)症状:脱出的直肠黏膜充血、水肿、糜烂,肛门有灼热感。舌红、苔黄,脉滑数。

(2)调护原则:清热、利湿,固摄。

(3)调护措施:①用药护理,五倍子散或马勃散外敷。苦参20 g、五倍子30 g、枯矾15 g、石榴皮60 g,煎水熏洗,每天2次。②饮食护理:多食西瓜、绿豆、赤小豆等清凉利湿食物,忌辛辣、助火之品。③生活起居护理:参见脾虚气陷证。④病情观察:观察脱出物的形态、长度、表面是否充血、水肿、糜烂、出血及伴腹痛。如有情况,应及时报告医师,并配合处理。⑤情志护理:患者反复脱肛,易出现焦虑紧张情绪,医护人员要多与患者交谈,指导患者作提肛运动,控制排便次数,消除紧张情绪。⑥适宜技术:耳针,取直肠下端、神门、皮质下,捻转1~3秒钟,留针30~60分钟。

(三)健康教育

(1)掌握适宜的排便体位、时间、排便环境和心理影响,多饮水,摄取粗细纤维混合食物,保持大便通畅。

(2)便后如有脱垂,及时还纳,有嵌顿不易还纳时,立即就医。

(3)病愈3个月内禁重体力劳动、负重劳动、剧烈运动及长时间站立、下蹲或半弯腰体位,避免咳嗽、泄泻、便秘,有感染者及时治疗。

(4)每天做提肛运动。

四、肠痈

发生于肠道的痈肿,称为肠痈,是最常见的外科急腹症之一。本病特点是:初期疼痛由中上腹或脐周向右下腹转移,右下腹阑尾点(脐至右髂前上棘连线中1/3和外1/3之交界处)有固定压痛、反跳痛,伴有发热、恶心、呕吐等全身症状。西医学中的急性阑尾炎可按本病辨证护理。

(一)病因病机

多因饮食不节、寒温失调、暴怒忧思、急奔暴走等导致肠道功能失调、传化不利、运化失职、糟粕积滞、湿热蕴结,遂致气血失和,败血浊气壅遏而成肠痈。

(二)辨证施护

1.瘀滞

(1)症状:热象不明显,或仅有微热,脘腹胀闷,嗳气纳呆,气滞重则腹痛绕脐走窜,血瘀重则痛有定处,便秘或泄泻,尿清或黄。舌质正常或有紫斑,苔白,脉多弦紧或涩或细。

(2)调护原则:以行气活血为主,辅以清热解毒。

(3)调护措施:①用药护理,中药汤剂可选择大黄牡丹汤,宜多次温服,并观察腹痛是否减轻,体温是否下降;服用通里攻下药时,应注意大便情况。泻下太过者应报告医师处理,并鼓励患者多饮水。②饮食护理:饮食宜半流质,忌辛辣、鱼虾腥发物。③生活起居护理:嘱患者卧床休息,协助患者取舒适卧位。保持病室安静、舒适,温、湿度适宜。④病情观察:密切观察脘腹部疼痛的部位、性质、程度、持续时间及伴随症状,对症处理。⑤情志护理:关心、同情患者疾苦,耐心解释患者疑问,可通过分散注意力等方法使其消除紧张、恐惧心理,减轻对疼痛的关注。⑥适宜技术:针灸,主穴天枢、上巨虚、阑尾穴。腹胀配大肠俞。操作毫针泻法,适当加强刺激强度,留针30~60分钟,其间应反复间断运针。

2.湿热

(1)症状:湿重于热则微热,腹胀痛不剧,口渴不欲饮,大便溏而不爽,小便短少。舌质淡红,苔薄黄腻,脉弦滑略数。热重于湿则体温多在 38 ℃以上,腹痛较剧,拒按明显,口干欲饮,大便秘结,小便短赤。舌质红,苔黄腻,脉弦滑数。

(2)调护原则:通里攻下,清热利湿,辅以行气活血。

(3)调护措施:①用药护理,若右下腹有局限肿物时,可用双柏散以水蜜调煮成糊状,外敷右下腹,有止痛、消肿和局限炎症的作用。必要时行手术治疗。②饮食护理:忌辛辣食物,进食流质或半流质,可给绿豆汤、银花露、荷叶粥以清热利湿。③生活起居护理:患者应卧床休息,如右下腹有明显反跳痛及局限包块时可取半卧位。保持病房安静、舒适,温、湿度适宜。④病情观察:腹痛性质、部位、持续时间、腹肌紧张度,有无压痛、反跳痛等。⑤情志护理:关心、同情患者疾苦,耐心解释患者疑问,可通过分散注意力等方法使其消除紧张、恐惧心理,减轻对疼痛的关注。⑥适宜技术:电针法,天枢、阑尾穴。电针刺激,强度以患者能耐受为度,每次 30~60 分钟,每天 2 次。

3.热毒

(1)症状:腹痛剧烈,可遍及全腹。热毒伤阴者有高热或恶寒发热,体温多在 39 ℃左右,持续不退,时时汗出,烦渴欲饮,面红目赤,唇干口臭,呕吐不食,两眼凹陷,大便多秘结,小便短赤。舌质红绛而干,苔黄厚干燥,脉弦数;热毒伤阴损阳者,发热不高或可无热,但精神萎靡,肢冷自汗,气促。舌质淡干,苔多黄糙或黄黑,脉沉细而数;肠结腑实者有全腹鼓胀,频频呕吐,无排气排便。舌苔黄厚腻,脉弦滑。

(2)调护原则:通里攻下,清热解毒,辅以行气凉血。

(3)调护措施:①用药护理,右下腹部可用金黄散外敷。湿热证和热毒证肠痈,临床症状严重者,应配合输液,纠正水电解质失衡,并记录 24 小时出入液量。必要时行手术治疗。②饮食护理:呕吐频繁者,暂禁食。③生活起居护理:患者应绝对卧床休息,如无休克应取半坐位,以预防肠间或膈下脓肿发生。④病情观察:观察生命体征及腹部体征,如有面色苍白、四肢厥冷等现象,及时报告医师并做好抢救准备。⑤情志护理:避免情志刺激,使患者处在一个安静的环境当中。⑥适宜技术:穴住注射法,阑尾穴、腹部压痛点。10%葡萄糖注射液,每穴 2~5 mL,深度 0.5~0.8 寸。

(三)健康教育

(1)慎起居,防感冒,培养良好的生活方式。

(2)避免饮食不节及饮食后剧烈运动。

(3)保持良好情绪。

(冯茹茹)

第二节 疮疡病证

疮疡是各种致病因素侵袭人体后引起的体表化脓性疾病,包括急性和慢性两大类,是中医外科范围中最普遍最常见的疾病。其致病因素分外感和内伤两大类。外邪引发的疮疡,尤以热毒、火毒表现为最常见;内伤引起的疮疡,大多因虚致病,且属慢性者居多。临床常见病证有"痈""疖""瘰疬""丹毒"等。

一、痈

"痈"是气血为毒邪壅塞而不通的意思,有"内痈"与"外痈"之分。内痈生在脏腑,外痈生在体表。外痈是发生在皮肉之间的急性化脓性疾患,其特征是局部光软无头,红肿热痛(少数初起皮色不变),结块范围多在6~9 cm,发病迅速,易肿、易脓、易溃、易敛,或有恶寒发热、口渴等全身症状,一般不会损伤筋骨。内痈生于脏腑,如肝痈、肺痈,虽同属痈证范围,但在辨证论治上和外痈多有不同,这里仅介绍外痈。西医学中的体表浅部脓肿、急性化脓性淋巴结炎、蜂窝织炎及卵黄管残留症、脐尿管闭合不全引起的继发性感染等疾病,均可参照本病辨证施护。

(一)病因病机

1.外感六淫

六淫之邪侵袭人体,郁于肌表,经络之气失畅,乃至气血凝滞,不得复返,五气皆能化火化热,火热之邪腐肉为脓,痈证乃成。

2.饮食不节

过食肥甘厚味,脾胃机能失调,传化失司,积滞在内,生湿生浊,郁结不散,化热化火,邪气留阻肌肤,则聚结而成痈肿。

3.外来伤害

体表直接受到损伤,局部瘀阻络脉,气血失运,感染毒邪;或瘀血化火,乃成痈肿。以上三者皆可使营卫不和,气血凝滞,经络壅遏而成痈。并且彼此之间又有关联,如内有湿热蕴结,再复感六淫之邪,或外来伤害者,多易发病。但五气皆能化热化火,痈之成,火热之毒是主要原因。

(二)辨证施护

1.初起期

(1)症状:初起患部结块,形如鸡卵,皮色不变,肿胀,灼热,疼痛,活动度不大;或伴有恶寒发热,头痛,口渴,尿赤,便秘等。舌质红,苔黄燥,脉滑数。

(2)调护原则:清热解毒,消肿散结,内、外治相结合。

(3)调护措施:①用药护理。内治:仙方活命饮加减;外治:外敷金黄膏,或鲜蒲公英、马齿苋捣碎外敷。②饮食护理:饮食宜清淡,多食水果、蔬菜;忌食肥甘、辛辣刺激性食物和海腥发物。可选用银花粥:将金银花50 g煎汤取汁再加入适量水烧开,将洗净的大米放入水中,文火煎成稀粥食用。③生活起居护理:发热口渴者,多饮开水。忌挤压疮面,疮口周围皮肤应经常保持清洁干燥。④病情观察:注意观察疮形、肿势、色泽、疼痛及体温的变化。⑤情志护理:让患者了解痈发生的可能原因及防治措施,消除患者紧张情绪,避免急躁,保持良好的心态。⑥适宜技术:针灸,取委中穴,以三棱针点刺出血,每天1次,或用大蒜捣烂摊于患处约3 mm厚,以艾条隔蒜灸20~30分钟,每天2次,能促进痈的消散;高热者,可针刺合谷、曲池等穴。

2.成脓期

(1)症状:患处皮色转红,肿势高突,疼痛加剧如鸡啄状,按之中软而有波动感,常伴有壮热不退,头痛,食少,口渴,尿赤,便秘等。舌质红,苔黄厚,脉洪数。

(2)调护原则:清热解毒,提脓祛腐;脓肿成熟,应切开排脓。

(3)调护措施:①用药护理。内治:透脓散;外治:切开排脓,保持引流通畅,如有袋脓,应作棉垫压迫疗法,外敷金黄膏或红油膏。②饮食护理。可选用甘草三豆汤:将甘草10 g水煎后去渣加绿豆、赤小豆、黑大豆各30 g,煮至豆烂,吃豆喝汤。忌食肥甘、辛辣刺激性食物和海腥发物。

③生活起居护理:密切注意痈形、肿势、色泽和疼痛的变化;若切开引流,应注意观察排脓是否通畅。④病情观察:注意观察疮形、肿势、色泽、疼痛及体温的变化。⑤情志护理:嘱咐患者休息,避免情绪过激。讲解本病相关知识,使患者心情平静,积极配合治疗。⑥适宜技术:应以刀代药,切开排脓,切开时,一要注意刀口方向,要有利引流;二是刀口必须够大,引流一定要畅通。

3.溃后期

(1)症状:患处脓出毒泄,红肿热痛明显减轻、消失。腐去新生,疮口收敛。亦有溃后脓水稀薄,创面肉芽不生,或四周根盘坚硬不消者。

(2)调护原则:补益气血,调理脾胃。

(3)调护措施:①用药护理。内治:四物汤合四君子汤;外治:局部创口可搽九一丹或二保丹,以提脓去腐;溃后脓尽改用生肌散或生肌玉红膏换药。②饮食护理:注意饮食调理,加强营养,多吃瘦肉和瓜果、蔬菜等;可选用黄芪乳鸽汤补益正气:乳鸽一只,黄芪 30 g,枸杞 15 g 同放碗中加水适量炖熟,吃鸽肉喝汤。忌食肥甘、辛辣食物和海腥发物。③生活起居护理:疮口周围皮肤保持清洁、干燥,以免并发湿疹。④病情观察:记录脓液的色、质、量;注意创口的愈合情况。⑤情志护理:嘱咐患者休息,避免情绪过激。讲解本病相关知识,使患者心情平静,积极配合治疗。⑥适宜技术:针灸,取足三里,用补法,再用艾条直接灸患处,每天 2 次,可促进疮口早期愈合。

(三)健康教育

(1)经常保持局部皮肤清洁。

(2)平素少食辛辣炙博助火之物及肥甘厚腻之品,患病时忌烟酒及辛辣、鱼腥发物。

(3)有全身症状者宜静卧休息,并减少患部活动。

二、疖

疖是指肌肤浅表部位感受火毒,致局部红肿热痛为主要表现的急性化脓性疾病。其特征是好发生于头面、颈、背、臀部,结肿色红,灼热疼痛,突起根浅,肿势局限,范围多在 3 cm 左右,易脓、易溃、易敛。疖有黄白色脓头的叫有头疖;结肿无头的叫无头疖。又依据发病原因的不同,有暑疖、蝼蛄疖和疖病等。

(一)病因病机

1.感受暑毒

夏秋季节,气候酷热干燥或在强烈的日光下曝晒,感受暑毒而成;或天气闷热,汗出不畅,热不外泄,暑湿热毒蕴蒸肌肤,生痒搔抓,破伤染毒而成。

2.热毒蕴结

饮食不节,恣食膏粱厚味、煎炒辛辣之品,以致脾胃运化失常,湿热火毒内生,导致.脏腑蕴毒,复因外感风邪,风湿火热之邪凝聚肌表所致。

3.体虚毒恋

素体禀赋不足、体质虚弱者,由于皮毛不固,外邪易于侵袭肌肤而发病。若伴消渴、肾病、便秘等慢性病以致阴虚内热,或脾胃虚弱者,亦容易染毒发病,病久反复,耗气伤阴,正气益虚,更难托毒,毒又聚结,如此恶性循环,日久不愈。

(二)辨证施护

1.热毒蕴结

(1)症状:初起局部皮肤潮红,次日发生肿痛,根脚很浅,范围局限,多在 3 cm 左右。轻者疖肿只有几个,较重者可多达数十个,可散发全身,或簇集一处,反复发作,缠绵不愈。可有发热,口渴,尿赤,便秘。苔黄,脉数。

(2)调护原则:清热、利湿、解毒。

(3)调护措施:①用药护理。内治:五味消毒饮、黄连解毒汤加减;外治:疖小者用千捶膏外贴或三黄洗剂外搽;大者用金黄散或玉露散,以金银花露或菊花露调成糊状敷于患处;亦可用鲜野菊花叶、马蓝头、丝瓜叶、金丝荷叶、芙蓉花叶任选一种,洗净捣烂敷于患处;若遍体发疖,破流脓水成片者,可用青黛散以麻油调搽。②饮食护理:宜进清淡、清凉解暑之品。选用绿豆薏仁汤:将绿豆、薏苡仁各30 g煮汤代茶饮。忌食肥甘、辛辣刺激性食物和海腥发物,以防助热生火,加重病情。③生活起居护理:做好皮肤护理,保持局部清洁卫生;疖肿溃破后,要观察并保持引流通畅;颜面部疖肿,切忌挤压、碰撞,以免脓毒扩散。④病情观察:注意观察疮形、肿势、色泽、疼痛及体温的变化。⑤情志护理:本病可反复缠绵,患者易产生烦躁情绪,应让患者了解本病的特点、性质及注意事项,以避免或减少本病的反复发作。⑥适宜技术:针灸,取合谷穴,用平补平泻法,或取灵台、委中穴,三棱针点刺出血,每天1次;大蒜捣烂,摊涂患处,用艾条隔蒜灸,或直接用艾条灸患处。

2.暑热浸淫

(1)症状:夏秋季节,暑热汗湿郁于肌肤而生痱子,抓破染毒形成疖,可伴有发热,口渴,尿赤,便秘。苔薄腻,脉滑数。

(2)调护原则:清暑化湿解毒。

(3)调护措施:①用药护理。内治:清暑汤或牛黄解毒丸、六神丸;外治:初起同热毒蕴结证。若脓成则切开排脓,切口宜浅不宜深;溃后用九一丹掺太乙膏盖贴,每天2~3次。②饮食护理:多用清凉解毒饮料及食品,如西瓜、绿豆等。忌食肥甘、辛辣食物和海腥发物。可服用蒲公英粥:将蒲公英50 g煎汁去渣,再与粳米50 g同煮成粥服食。③生活起居护理:注意个人卫生,保持皮肤清洁,做好防暑降温,避免烈日曝晒;严禁挤压面部,以免脓毒弥散。④病情观察:注意观察疮形、肿势、色泽、疼痛及体温的变化。若脓成记录脓液的色、质、量。⑤情志护理:本病可反复缠绵,患者易产生烦躁情绪,应让患者了解本病的特点、性质及注意事项,以避免或减少本病的反复发作。⑥适宜技术:针灸,针刺肺俞穴,后用拔罐法,轻症出血,重症流出黄水,症状立即减轻。

3.体虚毒恋

(1)症状:疖肿较大,易转变成有头疖,常伴口渴唇燥,舌红苔薄,脉细数。若脾胃虚弱染毒所致,散发全身各处,溃脓,收口时间均较长,脓水稀薄,常伴面色萎黄,神疲乏力,纳少便溏。舌淡或边有齿痕,苔薄,脉濡。

(2)调护原则:阴虚内热证宜养阴清热解毒;脾胃虚弱证宜健脾和胃,清化湿热。

(3)调护措施:①用药护理。内治:防风通圣散合参苓白术散;外治:同暑热浸淫证。若脓尽用生肌散收口。内服可用生黄芪、当归、金银花各30 g,生甘草10 g,水煎服。②饮食护理:注意饮食调理,加强营养,多食瘦肉和瓜果、蔬菜等。少食辛辣刺激助火之物及肥甘厚腻之品。亦可用蒲公英50 g洗净切碎,水煎去渣取汁,加入赤小豆30 g同煮至豆烂熟,吃豆喝汤。③生活起居护理:严密观察疖肿变化,保持疮口周围皮肤的清洁、干燥。居室应经常开窗通风,保持室内空气清新。鼓励患者积极锻炼身体,以增强体质。④病情观察:注意观察疮形、肿势、色泽、疼痛及体温的变化。若脓成记录脓液的色、质、量。⑤情志护理:患者往往对疾病缺乏心理准备而忧虑重重,应对患者做耐心解释,使其对疾病有正确的认识,以积极配合治疗。⑥适宜技术:有窦腔时,在窦腔内放入棉捻引流,但不要填塞太慢。

(三)健康教育

(1)注意个人卫生,勤洗澡,勤理发,勤修指甲,勤换衣服。

(2)少食辛辣炙博助火之物及肥甘厚腻之品,患疖时忌食鱼腥发物,保持大便通畅。

(3)患消渴病等应及时治疗。体虚者应积极锻炼身体,增强体质。

三、瘰疬

瘰疬是指多发生在颈部的慢性疾病,因其结核累累如贯珠之状,故名瘰疬。多见于体弱儿童或青年,好发于颈部及耳后。其特点是起病缓慢,初起时结核如豆,不红不痛,缓缓增大,融合成串,成脓时皮色暗红,溃后脓水清稀,挟有败絮样物,此愈彼溃,经久难敛,形成窦道,愈后形成凹陷性疤痕。西医学中的颈部淋巴结结核可参照本病辨证施护。

(一)病因病机

本病多因肝郁气滞、痰湿凝聚,或素因肺肾亏损,虚火内动,痰火凝结于颈项,累累成串则成瘰疬。日久痰湿化热,内燔,溃腐成脓,或染毒掀发,红、肿、灼、痛、肉腐成脓,破溃而成疮。脓水流溢,耗伤气血阴津,以致阴血亏虚,阴虚火旺,则见颧红盗汗,潮热乏力等症。

(二)辨证施护

1.初期

(1)症状:颈部一侧或双侧结核如豆,孤立或成串状,质地坚实,推之活动,不热、不痛、色正常,可延及数月不溃,一般无全身症状。

(2)调护原则:疏肝解郁,化痰散结。

(3)调护措施:①用药护理。内治:逍遥丸合二陈丸,或内消瘰疬丸;外治:外敷阳和解凝膏或冲和膏。②饮食护理:可选用牡蛎粥:将糯米加水适量烧开,待米粒稍熟,加入牡蛎肉、猪肉、米酒、盐、熟猪油煮成粥,加入蒜末、葱末、胡椒粉调匀即可食用。③生活起居护理:做好皮肤护理,勿挤压,注意适当休息。④病情观察:观察肿物的大小、形状、范围、硬度、活动度;局部皮肤温度;患者全身症状。⑤情志护理:指导患者保持乐观情绪,积极配合治疗。⑥适宜技术:针灸,阿是穴、肩井、肘尖、外关、曲池、臂臑。配穴:肺俞、支沟、合谷、足三里、百劳、翳风等。操作:常规消毒后,针刺阿是穴,用周围刺法,进针后用泻法,应多捻捣刺激;同时针曲池沿皮透刺臂臑,用泻法留针10~20分钟,其他穴位用平补平泻法留针10~20分钟,每天1次,10次为1个疗程,疗程间隔7天。

2.中期

(1)症状:结核增大与表皮粘连,或相互融合成块,推之不动,有隐痛或压痛。若液化成脓时,皮肤微红或紫暗发亮,按之有轻微波动感。部分患者有低热,食欲缺乏,乏力等症状。

(2)调护原则:清热化痰,托里透脓。

(3)调护措施:①用药护理。内治:托里消毒散;外治:外敷冲和膏,如脓成未熟可用千捶膏;脓熟宜切开排脓。②饮食护理:可选用芋头粥:先将芋头适量洗净,切成小块大火烧开,再将粳米适量洗净加入锅内,用文火煮熬,待米烂芋熟时,加入白糖适量煮成稠粥即可食用。③生活起居护理:密切注意局部肿块变化,保持皮肤清洁。④病情观察:观察肿物的大小、形状、范围、硬度、活动度;局部皮肤温度;患者全身症状。⑤情志护理:指导患者保持乐观情绪,积极配合治疗。⑥适宜技术:针刺直接刺入肿大的结块,配肝俞、膈俞,每天1次,中等刺激。

3.后期

(1)症状:结核溃破,脓液稀薄,挟有絮样坏死组织,疮口呈潜行性空腔,肉芽苍白不鲜,疮周皮肤紫暗,疮口久不收敛,常此愈彼溃,并可形成窦道。部分患者出现低热,乏力,头晕,食欲缺乏,腹胀便溏等症;或出现盗汗,咳嗽,潮热等症。若脓水转稠,肉芽红润表示将趋收口愈合。

(2)调护原则:益气养血、托里排脓。

(3)调护措施:①用药护理。已溃者先用五五丹或七三丹,再用八二丹药线引流,或药棉嵌入疮口,外敷红油膏或冲和膏。如肉芽鲜红,脓腐已尽时,改用生肌散、白玉膏。如有窦道,可用千金散药线去腐生肌或手术去除坏死组织。②饮食护理:可选用黄芪粥或当归炖鸡等营养之品,阴虚火旺者可食用海藻、海蜇皮、龟、鳖等滋阴散结之品。③生活起居护理:嘱患者卧床休息,保持局部皮肤清洁,避免感染,注意观察疮口脓液引流情况及全身状况。④病情观察:观察脓液的量、色、质;疮周皮肤颜色、温度;疮口愈合情况;患者全身症状。⑤情志护理:因结核破溃成疮,经久难敛,加之出现全身症状,患者常出现焦虑、抑郁及绝望情绪,应及时给予鼓励、支持,帮助患者树立战胜疾病的信心,积极配合治疗。⑥适宜技术:有窦腔时,在窦腔内放入棉捻引流,但不要填塞太慢。

(三)健康教育

(1)保持精神愉快,加强锻炼增强体质。

(2)增加营养,忌食辛辣食物。

(3)积极治疗其他部位的结核病变。

四、压疮

压疮是指患者长期卧床,在躯体的受压部位与摩擦部位形成难愈性溃疡,又称为"席疮"。多见于昏迷、半身不遂、下肢瘫痪等长期卧床的患者,好发于易受压迫及摩擦的部位,如枕骨粗隆、肩胛部、肘部、低尾部、背脊等处。病症初起由于局部组织受压过久,局部皮肤常由红色变为紫色,若不及时处理则可出现水泡,破溃后形成溃烂、坏死,溃后日久易伤及筋骨。护理人员认真做好患者的皮肤护理,则可避免压疮的发生。

(一)病因病机

本病因患者长期卧床不起,久卧伤气,气虚而血行不畅,日久而气血亏虚,复因受压部位气血失于流通,不能营养肌肤,引起肌肤失养而坏死肉腐所致。若再揉擦摩破染毒,热盛肉腐,则会加重病情的发展。

(二)辨证施护

1.初期(气滞血瘀)

(1)症状:压疮初期,因局部皮肤组织受压或受到潮湿刺激后,气血运行失畅,出现红、肿、热、痛、麻木或有触痛。如果红肿部位继续受压,血液循环仍得不到改善,局部静脉瘀血,受压皮肤渐呈紫红色。舌质暗红,苔黄,脉弦涩。

(2)调护原则:行气活血化瘀。

(3)调护措施:①用药护理。黄金膏或黄连膏外敷。皮色紫滞、湿润者,每天用10%黄柏液清洗或用马勃粉敷于创面。②饮食护理:加强营养,给予高维生素、高蛋白、易消化的食物,如西瓜汁、牛奶、豆浆、瘦肉等,以增强机体抵抗力和组织修补能力。③生活起居护理:注意床单整洁、松软,无渣屑,保持患者皮肤清洁干燥;及时除去致病因素,加强预防措施,如增加翻身次数,以防止局部继续受压;大小便失禁、出汗、呕吐患者应及时处理,更换衣被、布垫,用温水擦洗浸渍部位,洗净后局部用爽身粉或六一散外扑。④病情观察:观察患者受压部位皮肤色泽、范围大小、疼痛、疮面大小及腐肉、脓液等变化。⑤情志护理:患者因长期卧床,活动受限,情绪低落,悲观失望,常常对治疗缺乏信心,护理人员要有责任感和同情心,多与患者交谈,解除患者顾虑,使其配合治疗。⑥适宜技术:针灸,在压疮周围或邻近部位取穴,每次留针 15 分钟,用补法,每天 1 次;患者皮肤由红转紫,可用艾灸,开始行灸时距局部 4 cm,以后逐渐远离,以患者能忍受为度,每次灸 20 分钟,每天 2 次,以温通气血。

2.溃疡期(蕴毒腐溃)

(1)症状:局部持续受压或潮湿刺激,静脉回流严重障碍,组织缺血、缺氧,皮肤变成黑色腐肉,出现浅表性溃疡,若黑色腐肉蔓延不止,溃疡日渐深大,流出脓性分泌物,有臭味。溃腐日久伤筋损骨,秽气熏人,甚至引起败血症。

(2)调护原则:内治以补益气血,扶正托毒;外治以清热解毒,活血化瘀。

(3)调护措施:①用药护理。内治:仙方活命饮;外治:创面脓性分泌物多时,可用温热的 1:1 000 高锰酸钾溶液清洗创面,再敷以蛋黄油;如有坏死组织,可用红油膏掺九一丹外敷,每天换药 2 次;渗出液较多者,可用 0.5% 小檗碱溶液局部湿敷,渗液减少后再用红油膏掺九一丹外敷。②饮食护理:加强营养,以增强机体抵抗力和组织修补能力。应给予高蛋白、高热量、高维生素膳食。③生活起居护理:病室保持安静、舒适,空气清新;注意床单清洁、松软;经常翻身,可使用气垫等避免溃疡处受压。④病情观察:应密切观察患者生命体征变化及脓液性质。保持疮面清洁,创面可用生理盐水冲洗,局部用湿敷料,保持湿润,但周围皮肤要保持干燥。⑤情志护理:介绍病情,说明治疗的必要性,取得患者合作,缓解其紧张情绪;向患者讲解发病的原因,帮助患者分散注意力,消除忧虑,配合治疗。⑥适宜技术:有窦腔时,在窦腔内放入棉捻引流,但不要填塞太慢。

3.收口期

(1)症状:创面红活,有新鲜肉芽生长,溃疡逐渐变小、愈合。

(2)调护原则:补益气血。

(3)调护措施:①用药护理。内服四君子汤合四物汤;用白玉膏掺生肌散外敷,每天 1~2 次。②饮食护理:加强饮食调理,多吃高热量、高蛋白、高维生素膳食。可用莲肉糕或海参瘦肉汤,以补益气血,健脾和胃。③生活起居护理:保持床单清洁平整,勤翻身、勤擦洗、勤更换内衣,避免局部再受压。保持创面清洁卫生,避免感染。为患者创造整洁、安静、舒适、安全的休养环境,保持室内空气清新,温、湿度适宜。④病情观察:观察疮面愈合情况。⑤情志护理:压疮将近愈合,重点给患者讲解压疮的发生原因及其预防措施,避免再次发生。同时,加强基础疾病的治疗,增强患者战胜疾病的信心,保持心情舒畅,积极配合,达到完全治愈。⑥适宜技术:遵医嘱外敷治疗。

(三)健康教育

(1)对患者及家属介绍预防压疮的知识。

(2)经常自行检查皮肤,定时变换体位。

(3)保持皮肤及被服的清洁卫生。

(冯茹茹)

第三节 乳房病证

乳房病证的发生常与情绪因素有关,内伤七情乃引发乳房病证的主要原因,冲任失调,经络闭阻不畅是导致多种乳房病证的主要病机。临床常见病证有"乳痈""乳癖""乳岩"等。

一、乳痈

乳痈是由热毒侵入乳房所引起的一种急性化脓性疾病。多见于产后未满月的妇女,尤以初产妇多见,也可在怀孕期或非哺乳期及非妊娠期发生。发于妊娠期的名"内吹乳痈",发于哺乳期的名"外吹乳痈"。

(一)病因病机

1.乳汁瘀积

新产妇乳头较易破碎,乳头畸形或内陷,哺乳时剧痛,影响充分哺乳;或哺乳方法不当,或乳汁过多而婴儿不能吸空,或断乳不当,均可导致乳汁瘀滞,乳络不畅,败乳蓄积,郁久化热,酿脓而成痈。

2.肝胃郁热

情志内伤,肝气郁结,疏泄失职;产后饮食不节,阳明积热,以致乳络壅滞不畅,气滞血瘀而成乳痈。

3.感受外邪

产后体虚汗出受风,或露胸哺乳外感风邪;或乳儿含乳而睡,口中热毒之气侵入乳孔,均可使乳络郁滞不通,化热成痈。

(二)辨证施护

1.初期

(1)症状:乳房肿胀触痛,乳汁瘀积结块,皮色不变或微红,伴有恶寒发热,头痛,口渴,便秘,舌苔薄黄,脉弦浮数。

(2)调护原则:疏肝养血,通乳清肿。

(3)调护措施:①用药护理。内服用瓜蒌 15 g,牛蒡子 15 g,金银花 30 g,蒲公英 15 g,连翘 15 g,陈皮 15 g,水煎服,每天 1 剂;外用金黄膏或玉露膏外敷;或用鲜菊花叶、鲜蒲公英、仙人掌去刺捣烂外敷。②饮食护理:选用黄花菜猪蹄汤,将黄花菜鲜根洗净,与猪蹄同放砂锅中加水适量煮汤吃,不加调料,每天 1 次,连用数天。③生活起居护理:注意休息,病情较重者,应卧床休息。保持患乳局部清洁,暂时停止患侧乳房哺乳,定时用吸乳器吸出乳汁,以免乳汁郁结,同时用乳罩或宽布托起乳房,以利于血液循环。也可先用热毛巾热敷,在患侧乳房上涂少许润滑油,然后先用手轻提乳头数次,以扩张乳头的乳络,再用五指从乳房四周轻柔地向乳头方向按摩,可促使乳汁排泄,但切忌挤压或旋转按压。④病情观察:注意观察患乳肿胀范围、皮肤色泽、疼痛程度,有无肿块、触痛,全身有无寒热。⑤情志护理:介绍病情,消除患者恐惧及焦虑心理,使其配合治疗。⑥适宜技术:遵医嘱局部外敷中药膏。

2.成脓期

(1)症状:肿块逐渐增大,硬块明显,皮肤发红,高热不退,并有持续性搏动性疼痛,肿块中央变软,按之应指有波动感,小便短赤,大便秘结,口渴喜饮,舌苔黄腻,脉弦数。

(2)调护原则:清热解毒,托里透脓。

(3)调护措施:①用药护理。内服选用透脓散;外治若脓肿小而浅者,可用针吸穿刺抽脓,并外敷金黄膏,脓肿形成后应及时切开引流。②饮食护理:如需断乳可用生麦芽60 g,生山楂60 g,煎汤代茶。亦可用蜂房地丁汤:将蜂房15 g,蒲公英、地丁各30 g,加水煎汤,放白糖适量即可饮用。③生活起居护理:嘱患者卧床休息,减少活动。保持乳房卫生,暂停患侧乳房哺乳,定时用吸乳器抽吸,排尽乳房内积乳。乳房用胸罩托起,以减少疼痛;卧位时应取向切口侧卧,以利脓液流出。④病情观察:观察疼痛程度、性质;观察肿块大小、硬度、范围;观察患者全身症状。⑤情志护理:介绍病情,消除患者恐惧及焦虑心理,使其配合治疗。⑥适宜技术:疼痛剧烈时,遵医嘱针刺或注射止痛剂。

3.溃后期

(1)症状:破溃出脓后,则局部肿消痛减,寒热渐退,疮口逐渐愈合。体虚患者,溃后脓汁清稀,收口迟缓,伴有面色少华,倦怠无力,舌淡苔白,脉细无力。亦有传囊乳痈者,即脓出肿痛不减,发热不退,是由脓液波及其他乳络所致。

(2)调护原则:托毒透脓。

(3)调护措施:①用药护理。内服选用四妙汤,若体虚者用托里消毒散;外治用八二丹或九一丹提脓拔毒,并用药线引流,再外敷金黄膏、生肌散或生肌玉红膏等。②饮食护理:选用蒲公英粥,先煎蒲公英、金银花、紫花地丁各30 g,去渣取汁,再入粳米适量煮粥,加白糖调味服用。③生活起居护理:保持局部清洁,注意观察引流是否通畅。保持敷料清洁干燥,若有渗出或污染,应及时更换。引流术后并发乳瘘者,应终止乳汁分泌,常用方法为生麦芽60 g,煎水代茶,每天2次。④病情观察:观察溃后脓液的量、色、质、气味及疮口有无乳汁排出。⑤情志护理:介绍病情,消除患者恐惧及焦虑心理,使其配合治疗。⑥适宜技术:遵医嘱局部外敷中药膏。

(三)健康教育

(1)指导哺乳妇女保持乳头清洁,定时哺乳,每次哺乳后将剩余乳汁吸空。

(2)指导哺乳妇女及时纠正乳头凹陷,防止因乳头内陷、乳汁不畅而反复发作。

(3)防止乳头皲裂,可用自身乳汁涂抹;乳头擦伤、皲裂时,可外涂麻油或蛋黄油。

(4)哺乳期妇女应保持心情舒畅,避免情绪激动。

(5)早期可采用局部热敷,促进血液循环,利于炎症消散。

(6)以胸罩或三角巾托起患乳,脓未成者减少活动牵拉。

二、乳癖

乳癖是一种乳腺组织的良性增生性疾病。其特点是单侧或双侧乳房疼痛并出现肿块。本病的发生常与月经周期及情志变化密切相关。往往好发于中青年妇女,其发病率占乳房疾病的首位,据研究资料发现,本病有一定的癌变危险,尤其对伴有乳癌家族史的患者,更应高度重视。西医学中的乳腺增生病可参照本病辨证施护。

(一)病因病机

1.肝郁痰凝

忧郁愤怒,则肝气郁结,气血运行失常;或思虑伤脾,或肝病犯脾,脾失健运,痰湿内蕴,以致气滞、血瘀、痰凝互结于乳房而成。

2.冲任失调

因肝肾不足,冲任失调,以致气血痰滞,或阳虚痰湿内结,经脉阻塞,而见乳痛、结块,或月经紊乱等。《马培之医案》中亦提出:"乳头为肝肾二经之冲。"肾为五脏之本,肾气化生天癸,天癸激发冲任经脉通盛。若冲任失调,则下不能充胞宫,上无以滋乳房,经脉壅阻,气血不和,并可以影响肝气之疏泄条达;若情志内伤,肝气郁结不舒,气机阻滞则经隧不畅,亦可导致冲任二脉的气血失调,终因气滞、血瘀、痰凝互结于乳房,导致乳癖的发生。

(二)辨证施护

1.肝郁痰凝

(1)症状:多见于青壮年妇女。乳房肿块随喜怒消长,伴有胸闷胁胀,善郁易怒,失眠多梦,心烦口苦。苔薄黄,脉滑。

(2)调护原则:疏肝解郁,化痰散结。

(3)调护措施:①用药护理。用阳和解凝膏掺黑退消外敷,或用生白附子或鲜蟾蜍皮外敷,或用大黄粉以醋调敷。对外用药过敏者应忌用。②饮食护理:多食富含维生素与膳食纤维的蔬菜、水果,适当控制高脂肪食物。可选用全蝎炒鸡蛋佐餐。将香油放铁锅内烧热,全蝎研细末与鸡蛋拌匀,一齐放入锅内煎炒,待蛋熟后即可食用。③生活起居护理:生活起居应有规律,合理安排工作(学习)与休息,注意劳逸结合。④病情观察:观察乳房肿块位置、范围及增大的速度等;观察肿块有无疼痛,肿块的性质及活动度、有无乳头溢液及其色、质、量、月经情况。⑤情志护理:保持心情舒畅,注意情绪稳定,避免精神刺激。⑥适宜技术:针灸,主穴膻中、乳根、屋翳、期门、足三里、太冲,配穴肝俞、内关、丰隆、中脘。毫针泻法。膻中向患侧乳房平刺。

2.冲任失调

(1)症状:多见于中年妇女。乳房肿块月经前加重,经后缓减,伴有腰酸乏力,神疲倦怠,月经失调,量少色淡,或闭经。舌淡苔白,脉沉细。

(2)调护原则:调摄冲任,疏肝活血。

(3)调护措施:①用药护理。用阳和解凝膏掺黑退消外敷,或用生白附子或鲜蟾蜍皮外敷,或用大黄粉以醋调敷。对外用药过敏者应忌用。②饮食护理:饮食宜清淡、易消化,忌辛辣、生冷、肥甘厚味的食物。多食含铁及蛋白质丰富的食物。亦可选用黑豆粥:先水煮黑豆 50 g 至烂,再入粳米 50 g 做粥,粥熟后加红糖适量服用。③生活起居护理:环境整洁、舒适,病室空气流通,温度、相对湿度适宜。④病情观察:观察乳房肿块位置、范围及增大的速度等;观察肿块有无疼痛,肿块的性质及活动度、有无乳头溢液及其色、质、量、月经情况。⑤情志护理:指导患者了解疾病病因、预防及处理,避免过分紧张、担忧,以免加重病情。⑥适宜技术:针灸,主穴膻中、乳根、屋翳、期门、足三里、太冲,配关元,肝俞、肾俞。毫针泻法。膻中向患侧乳房平刺。

(三)健康教育

(1)保持心情舒畅,避免紧张忧郁情绪。

(2)病期要注意休息,适当加强体育锻炼,避免过度疲劳。

(3)保持乳房清洁,注意乳房肿块的变化,防止乳房外伤。

（4）25 岁以上女性要每月自查乳房,适时婚育哺乳。

（5）避免使用含有雌激素的面霜和药物。

三、乳岩

乳岩是乳房恶性肿瘤。其特点是初起乳房部位可触及无痛、无痒、无热、皮色不变而质地坚硬的肿块,常推之不移,表面不光滑,凹凸不平,部分患者可见乳头溢血;晚期乳房表面皮肤可见溃烂,凹似岩穴,凸似泛莲,疼痛连心。久则五脏俱衰,多致不救。本病好发于 40～60 岁妇女,尤以绝经期妇女多见,男性也有发生,但较少见。西医学中的乳腺癌可参照本病辨证护理。

（一）病因病机

（1）乳岩多因六淫内侵,肝脾气郁,冲任失调,脏腑功能失调,以致气滞血瘀、痰凝、邪毒结于乳络而成。六淫乘虚内侵,毒邪内蕴与痰、瘀互结于乳络。

（2）忧思郁怒,七情内伤,则肝脾气逆,肝郁则气血瘀滞,脾伤则痰浊内生,痰瘀互结,阻塞经络,痰瘀结滞于乳房。

（3）冲任失调,脏腑及乳腺的生理功能紊乱,气滞、痰、瘀互结发为乳岩。

（4）肝肾阴虚,阴虚则火旺,火旺则灼津为痰,痰瘀互结乳房亦可成岩。

（二）辨证施护

1.肝郁气滞

（1）证候表现:乳房内单发肿块,不痛不痒,皮色不变,坚硬如石,凹凸不平,与周围分界不清,不易推移,伴有精神忧郁,胸闷不舒,两胁作胀,有时窜痛,胃纳不香。舌质红,苔薄黄,脉沉弦。

（2）调护原则:疏肝解郁,化痰散结。

（3）调护措施:①用药护理。内服逍遥散加味,宜温服。乳岩初起可用阿魏膏外贴,乳岩未溃者可用红灵丹油膏外敷。必要时可行手术治疗。②饮食护理:可给予益气养血、理气散结之品,如山药、薏苡仁、菠菜、大枣、山楂等;也可选择具有化痰、软坚、散结功能的食物,如海带、海藻、紫菜、牡蛎、芦笋、鲜猕猴桃等。忌辛辣刺激食物及胀气之品。③生活起居护理:病室环境宜清静,空气清新,温、湿度适宜。注意劳逸结合,进行适当的活动,以增强体质。④病情观察:乳房局部肿块大小、硬度、皮肤色泽、疼痛程度及腋窝淋巴结等情况。⑤情志护理:指导患者了解疾病知识、治疗过程,消除其思想顾忌;鼓励患者树立战胜疾病的信心,保持情绪稳定,心情舒畅,积极配合治疗。⑥适宜技术:支沟、阳陵、足三里、膻中。配太冲、期门。用平针法,留针 20～30 分钟,隔天 1 次。

2.冲任失调

（1）症状:乳房结块,伴有月经不调,或月经过早停止,或婚后未育或生育过多,胸闷不舒。舌质淡红,苔薄白,脉弦细。

（2）调护原则:调理冲任。

（3）调护措施:①用药护理。选用二仙汤合逍遥散加减。常用仙茅、淫羊藿、知母、黄柏、白术、茯苓、柴胡等。月经紊乱者,加当归、丹参、香附、郁金等;肿块坚硬者,加莪术、石见穿、蜂房、半枝莲等。②饮食护理:饮食宜清淡、易消化,多吃新鲜蔬菜水果。③生活起居护理:避风寒,慎起居,节房事,清心静养,劳逸结合。适当进行体育锻炼,改善患者的生理、心理状态,减少不良刺激,提高机体的抗病能力。④病情观察:观察患者乳房肿块的大小及自觉症状。⑤情志护理:鼓励患者树立战胜疾病的信心,保持情绪稳定,心情舒畅,积极配合治疗。⑥适宜技术:支沟、阳陵、足三里,膻中,配关元,肝俞、肾俞。用平针法,留针 20～30 分钟,隔天 1 次。

3.肝郁化火

(1)症状:乳房肿块,状若堆栗,或似覆碗,坚硬灼痛,凹凸不平,边缘不清,推之不移,皮色青紫而暗,上布血丝,肿块溃烂,深者如岩穴,凸者若泛莲,渗液流津,腐臭,不能收口,伴心烦多怒,头痛失眠,面红目赤,便干溲赤。舌红,苔黄,脉弦数有力。

(2)调护原则:清肝解郁,降火解毒。

(3)调护措施:①用药护理。乳岩破溃者可用红油膏、海浮散外敷。坏死组织脱落后,更换生肌长肉药物,如白玉膏掺生肌散外敷,每天 1～2 次。局部忌重压、忌艾灸和针刺。②饮食护理:给予营养丰富的食物,如鲫鱼、蚕蛹及新鲜蔬菜和水果。忌食辛辣刺激食物及助火生痰之品。③生活起居护理:病室宜安静舒适,病情严重者应绝对卧床休息,保持床铺清洁、干燥。④病情观察:密切观察乳房肿块变化及周围皮肤情况。⑤情志护理:随着病灶向四周扩展,可引起乳房外形的改变,患者易出现悲哀、绝望、焦虑等心理变化,护理人员应关心体贴,及时给予患者真诚的情感支持及精心的照料。⑥适宜技术:支沟、阳陵、足三里,膻中,配行间,肝俞、太冲。用平针法,留针 20～30 分钟,隔天 1 次。

4.肝肾阴虚

(1)症状:乳房结块溃烂流津腐臭,久不收口,伴有身体消瘦,五心烦热,面赤颧红,或晦暗无华,午后潮热,心悸气短,腰膝酸软,月经不调,量少色暗,挟有瘀块。舌红,苔薄,脉细而数。

(2)调护原则:滋补肝肾,化痰逐瘀。

(3)调护措施:①用药护理。乳岩溃后创面出血者,可用棉花蘸桃花散紧塞创口并予加压包扎以止血;创面愈合欠佳者,予以生肌散、白玉膏助其愈合。②饮食护理:宜多食滋阴补血食品,如甲鱼、牡蛎、羊血等。忌食辛辣刺激食物。③生活起居护理:病室通风,空气清新,温、湿度适宜,保持皮肤清洁、干燥,及时更换敷料。长期卧床者,做好皮肤护理,防止压疮的发生。④病情观察:溃后脓液的量、色、质、气味等。⑤情志护理:对情绪紧张恐惧或忧虑消极的患者,护理人员应鼓励其说出心中的感受,给予心理支持,避免各种不良的刺激。⑥适宜技术:支沟、阳陵、足三里,膻中,配太溪,肝俞、肾俞。用平针法,留针 20～30 分钟,隔天 1 次。

5.气虚两亏

(1)症状:晚期,肿块延及胸腋、锁骨上下等处,并伴有头晕目眩,心悸气短,面色苍白,疲乏无力,失眠盗汗,大便溏薄,小便清利。舌淡,苔白腻,脉沉细无力。

(2)调护原则:益气养血,化痰散结。

(3)调护措施:①用药护理。选用人参养荣汤加味,宜温服。常用人参、黄芪、白术、白芍、当归、熟地黄、远志、五味子等,酌加半枝莲、龙葵、白花蛇舌草等清热解毒之品。

②饮食护理:饮食宜清淡、易消化的益气养血食物,少食多餐。③生活起居护理:病久者,因长期消耗,可见全身极度衰弱,应协助做好生活护理,促进患者舒适,提高生存质量。④病情观察:密切观察乳房肿块变化及周围皮肤情况;密切观察患者全身症状。⑤情志护理:患者因长期疾病折磨,常抑郁、悲观,对生活失去信心。护理人员要富于爱心和同情心,多与患者交流,从自己的语言、行为上给予鼓励和帮助,使其以乐观的态度对待人生。⑥适宜技术:支沟、阳陵、足三里,膻中,配关元,气海、脾俞。用平针法,留针 20～30 分钟,隔天 1 次。

(三)健康教育

(1)保证病室安静、整洁、空气清新,温湿度适宜。

（2）生活规律,劳逸结合,适当运动,保证睡眠。

（3）鼓励患者摄取足够的营养,宜进高蛋白、高碳水化合物、高维生素、清淡易消化饮食。

（4）多与患者沟通和交流,减轻患者心理压力,增加安全感,树立信心。

（冯茹茹）

第四节 皮肤病证

一、湿疹

湿疹是一种过敏性炎症性皮肤病。其特点是对称分布,多形损害,剧烈瘙痒,倾向湿润,反复发作,易成慢性等。男女老幼均可发病,无明显的季节性,但冬季常易复发。

（一）病因病机

本病多由于禀赋不足,又外感风湿热毒,内因饮食不节,过食腥发、刺激之物而伤脾生湿,致内外风湿热邪阻滞、浸淫肌肤所致;或情志不遂,肝胆郁火而湿热内阻,发于皮肤而成。急性者多以湿热为主;亚急性者多与脾虚不运、湿邪留恋有关;慢性者多因久病伤血,血虚生风化燥,肌肤失去濡养而成。

（二）辨证施护

1.湿热浸淫

（1）症状:发病急,常对称发生,皮肤很快出现红斑、丘疹、水疱,皮损潮红灼热,瘙痒无休,抓破后流有粘液,皮肤糜烂,最后结痂,脱屑而愈。可伴身热,心烦,口渴,大便秘结,小便短赤。舌红,苔黄腻,脉滑数。

（2）调护原则:清热利湿,祛风止痒。

（3）调护措施:①用药护理。可用苦参、黄柏、地肤子、荆芥、野菊花各 10 g 煎水温洗,再用青黛散麻油调搽;亦可用黄连软膏外搽。②饮食护理:合理搭配饮食,多吃蔬菜、水果,禁食肥甘、辛辣和海腥发物类饮食;保持大便通畅。可选用赤小豆粥:先煮赤小豆 30 g 至熟,再加入白米 50 g 煮粥,或赤小豆浸泡半小时后用精米煮粥服用。③生活起居护理:居住处应通风、干燥;注意皮肤的清洁,勿用肥皂,避免热水烫洗、烈性药物刺激及搔抓。保持床铺衣物清洁、干燥,内衣应柔软,以棉织品为宜。④病情观察:观察湿疹发病部位;局部皮损类型,瘙痒程度,皮损部位皮肤颜色、温度;患者全身症状。⑤情志护理:因湿疹瘙痒无休,患者心烦、易怒、易躁。医护人员对患者要做耐心细致的解释工作,让患者积极配合治疗。⑥适宜技术:针灸,针刺合谷、阴泉、大椎、丰隆穴,以清热疏风利湿止痒,也可在睡前用梅花针叩打风池、百会、四神聪穴,以镇静安神止痒。

2.脾虚湿蕴

（1）症状:发病较缓,皮损潮红,瘙痒,抓后糜烂渗出,可见鳞屑,伴有纳少,神疲,腹胀,便溏溲干,面色萎黄。舌淡胖,苔白腻,脉弦缓。

（2）调护原则:清热化湿,健脾止痒。

（3）调护措施:①用药护理。选用三黄洗剂或黄柏霜。糜烂渗出时,可用鲜马齿苋鲜蒲公英鲜紫花地丁、金银花野菊花等任选一种,煎水湿敷。②饮食护理:饮食宜清淡易消化,多食蔬菜、水果,忌食辛辣及海腥发物等;注意发现能加重或诱发本病的食物,并避免再食用;选用赤小豆薏米粥:先用砂锅煮赤小豆 30 g 至烂,再加入薏苡仁 50 g 煮粥服用。③生活起居护理:保持室内清洁和适宜的温、湿度;注意皮肤卫生,避免刺激搔抓;保持床铺清洁,渗出较多者,要勤换床单、衣被;剧痒影响休息者,睡前服用镇静剂、止痒剂或针灸镇静止痒。④病情观察:观察湿疹发病部位;局部皮损类型、瘙痒程度,皮损部位皮肤颜色、温度;患者全身症状。⑤情志护理:反复瘙痒给患者带来烦恼,导致情绪起伏不定。护理人员应主动向患者讲解本病的有关知识,如常见诱因、饮食禁忌、服药的方法、皮肤护理等,稳定患者的情绪,避免恼怒,增强患者治疗疾病的信心。⑥适宜技术:针灸,剧痒难以入睡时,可针刺合谷、曲池、神门等穴。

3.血虚风燥

(1)症状:病程日久,皮损色暗或色素沉着,剧痒,或皮损粗糙肥厚,呈苔藓样变。伴头昏乏力,腰酸肢软,口干不欲饮、纳差腹胀。舌淡,苔白,脉细弦。

(2)调护原则:养血祛风,清热利湿。

(3)调护措施:①用药护理。可选用各种软膏剂乳剂外搽,如青黛膏、5%硫磺软膏、5%～10%复方松馏油软膏、2%冰片软膏、10%～20%黑豆馏油软膏等。②饮食护理:饮食宜清淡、易消化,多食蔬菜、水果,忌食辛辣及海腥发物等。可选用桑椹百合汤:将桑椹 15 g、百合 15 g 红枣5 枚、青果 10 g 加水适量煎汤饮用。③生活起居护理:保持室内清洁,温、湿度适宜。注意个人卫生,穿着轻软棉质舒适衣裤。注意保持大便通畅。④病情观察:观察湿疹发病部位;局部皮损类型、瘙痒程度,皮损部位皮肤颜色、温度;患者全身症状。⑤情志护理:由于病情反复发作,患者易产生急躁、忧虑心情,应多安慰患者,稳定情绪,解除患者思想顾虑,避免精神紧张,增强治愈疾病的信心。⑥适宜技术:针灸,取合谷、曲池、血海、三阴交、大椎、足三里等穴,用平补平泻法,或用艾条烟熏患处止痒。

(三)健康教育

(1)急性湿疹忌用热水烫洗,忌用肥皂等刺激物洗患处。

(2)湿疹患者应避免搔抓,以防感染。

(3)应忌食辛辣、鱼虾及鸡、鹅、牛、羊肉等发物,亦应忌食香菜、韭菜、芹菜、姜、葱、蒜等辛香之品。

(4)急性湿疹或慢性湿疹急性发作期间应暂缓预防注射各种疫苗和接种牛痘。

二、瘾疹

瘾疹是以皮肤出现鲜红色或苍白色风团,瘙痒剧烈,堆累成片,发无定处,时隐时现,退后不留痕迹为特征的过敏性皮肤病。现代医学中的荨麻疹可按本病辨证施护。

(一)病因病机

1.秉赋不耐

素体先天不足,不耐鱼腥辛辣等食物之刺激,而致皮肤发疹瘙痒。

2.饮食失节

饮食不节,脾湿内生,复感风邪,风湿相搏于肌肤而发病。

3.情志失调

喜怒忧思失宜,导致心情郁闷,内灼血液,血热生风而发病。

六淫所伤

风、寒、湿邪侵袭皮腠,营卫失和,邪郁于肌表不出,从而致发本病。

(二)辨证施护

1.风热犯表

(1)症状:风团色赤,遇热则加重,遇冷则减轻,多夏季发病。舌质红,苔薄黄,脉浮数。

(2)调护原则:疏风,清热,利湿。

(3)调护措施:①用药护理。皮疹处用青蒿、滑石研末外用。皮疹剧痒者,局部可用止痒酊或1‰薄荷油、冰片霜外搽;芒硝30 g,白矾30 g,开水溶化后洗疹,每天数次。②饮食护理:饮食宜清淡,多饮水,多吃新鲜蔬菜、水果,以乌梅、柑、西瓜、冬瓜、苦瓜等清热之品为宜。③生活起居护理:保持室内温、湿度适宜,空气清新、流通。尽量避免搔抓,忌用热水或有刺激性的溶液洗浴,勿穿用化纤类内衣。④病情观察:观察风团颜色、发作与温度的关系。⑤情志护理:由于皮肤瘙痒,患者易烦躁、易怒,医护人员要有耐心,多给患者讲解有关本病发生及预防的知识,让患者对治疗充满信心,保持心情愉快,积极配合治疗,促进疾病早愈。⑥适宜技术:针灸,针刺曲池、足三里、三阴交、血海、风市、内关等穴,留针15~20分钟;配合刺络拔罐,大椎常规消毒后,用三棱针点刺3~5点放血,用大号玻璃罐拔之。

2.风寒束表

(1)症状:疹块色白,瘙痒,遇冷风则加剧,遇热则减轻,冬季多发。舌苔薄白,脉浮紧或迟数。

(2)调护原则:祛风散寒,调和营卫。

(3)调护措施:①用药护理。皮疹剧痒者,局部可用止痒酊或1‰薄荷油、冰片霜外搽;亦可用芒硝30 g,白矾30 g,开水溶化后洗疹,每天数次。②饮食护理:饮食以清淡、易消化为宜,不宜过饱,可给予流质或半流质,忌食生冷,宜服热食;可服姜糖水或姜枣茶以疏风散寒。③生活起居护理:风寒束表在冬季多发,应注意保暖,避免受凉和接触冷水;注意皮肤清洁卫生,不穿化纤类内衣。④病情观察:观察疹块颜色、发作与温度的关系。⑤情志护理:由于皮肤瘙痒,患者易烦躁、易怒,医护人员要有耐心,多给患者讲解有关本病发生及预防的知识,让患者对治疗充满信心,保持心情愉快,积极配合治疗,促进疾病早愈。⑥适宜技术:针灸,主穴曲池、合谷、血海、膈俞、三阴交。加风门、肺俞。可在风门、大椎加用灸法。留针15~30分钟。

3.胃肠湿热

(1)症状:发疹时伴有脘腹疼痛,偶尔恶心呕吐。神疲纳呆,发热,瘙痒,小便短赤,大便秘结。舌红,苔黄腻,脉滑数。

(2)调护原则:祛风解表,通里泻热。

(3)调护措施:①用药护理。选用防风通圣散加减。②饮食护理:饮食宜清淡,多食蔬菜、水果,禁食鱼、虾酒、羊肉等辛辣刺激食物和鱼腥发物。可饮赤小豆绿豆汤。禁食能引起过敏的食物。③生活起居护理:保持室内温、湿度适宜,避免潮湿;不穿化纤类内衣。④病情观察:观察患者伴发症状,若脘腹疼痛严重,及时告知医师。⑤情志护理:让患者对治疗充满信心,保持心情愉快,积极配合治疗,促进疾病早愈。⑥适宜技术:针灸,取穴足三里、三阴交、中脘、大都,以建中养血、清营止痒。

4.血虚风燥

(1)症状:风团反复发作,常迁延数月或数年不愈,瘙痒剧烈,寝食不安,劳累后发作或加重,伴有神疲乏力。舌质淡,苔薄,脉濡细。

（2）调护原则：养血祛风除湿（代表方：当归饮子）。

（3）调护措施：①用药护理。芒硝 30 g，白矾 30 g，开水溶化后洗疹，每天数次；荆芥穗 30 g，捣碎炒热，装布袋内擦患处。②饮食护理：多食新鲜蔬菜和大枣、核桃、桂圆、冰糖梨等益阴养血之品。③生活起居护理：生活要有规律，避免劳累及情绪激动。午后或夜间瘙痒加剧不能入睡时，可适当给予镇静剂或针刺止痒。④病情观察：观察风团发作时间、发作与温度、劳作的关系、患者全身症状。⑤情志护理：皮疹多反复发作、迁延不愈，应使患者避免忧虑、烦躁，保持愉快心情，积极配合治疗。⑥适宜技术：针灸，温灸足三里，每次 15～20 分钟，每天 2 次。

（三）健康教育

（1）找出病因，及时去除。

（2）禁食辛辣、鱼腥等物。

（3）避风寒，调情志，慎起居。

（冯茹茹）

第五节　周围血管病证

一、臁疮

臁疮是指发生于小腿臁骨部位的慢性皮肤溃疡。在古代文献中还有"裤口疮""裙风"（《证治准绳》）、"烂腿"（《外科证治全书》）等名，俗称"老烂脚"。多见于久立久行者，常为筋瘤的后期并发症。主要发于双小腿内、外侧的下 1/3 处。其临床特点是经久难以收口，或虽经收口，每易因损伤而复发，与季节无关。本病相当于西医学的下肢慢性溃疡。

（一）病因病机

本病多由久站或过度负重而致小腿筋脉横解，青筋显露，瘀停脉络，久而化热，或小腿皮肤破损染毒，湿热下注而成，疮口经久不愈。《医宗金鉴·外科心法要诀》谓："臁疮当分内外廉，外廉易治内难痊。外属三阳湿热结，内属三阴虚热缠。法宜搜风除湿热，外贴三香夹纸钱。"

西医学认为，下肢深、浅静脉及交通支静脉的结构异常、肢体远端的静脉压力持续增高是小腿皮肤营养性改变和溃疡的主要机制，而长期站立、腹压过高和局部皮肤损伤是溃疡的诱发因素。

（二）辨证施护

1.湿热下注

（1）症状：小腿青筋怒张，局部发痒、红肿、疼痛，继则破溃，脓水浸淫，疮面腐暗，四周漫肿灼热；伴口渴，便秘，小便黄赤；苔黄腻，脉滑数。

（2）调护原则：清热利湿、和营解毒。

（3）调护措施：①用药护理。内治疗法：选用二妙丸合五神汤加减。常用黄柏、苍术、茯苓、车前子、金银花、牛膝、紫花地丁等。水肿明显者，加茯苓皮、冬瓜皮利湿；胀痛明显者，加木瓜、丝瓜络通络止痛。外治疗法：局部红肿、溃破、渗液较多者，宜用洗药。如马齿苋 60 g、黄柏 20 g、大青叶 30 g，煎水温湿敷，每天 3～4 次。局部红肿，渗液少者，宜用金黄膏薄敷，每天 1 次；亦可加少量九一丹撒布于疮面上，再盖金黄膏。②饮食护理：鼓励患者多饮水，每天约 1 500 mL，可用菊花、金银花泡水代茶饮,以清热解毒。饮食易消化,均衡营养,注意优质蛋白的摄入,如鸡蛋、牛奶、瘦肉等。忌食海腥发物及辛辣刺激、助火食品,如牛羊肉、海鱼、虾、蟹、葱、蒜、辣椒等。③生活起居护理:宜用弹力绷带,并抬高患肢,以利静脉回流,减轻水肿,促使溃疡愈合。④病情观察:观察局部体征;观察全身症状。⑤情志护理:采用暗示疗法、说理开导法,引导患者自觉地戒除不良心理因素,调和情志。⑥适宜技术:静脉手术,包括浅静脉手术、深静脉瓣膜修复或重建术、交通支静脉结扎术、静脉转流术或各种腔内治疗等,目的在于纠正静脉系统的功能不全,减少静脉血的反流,降低肢体远端静脉压力,改善局部组织营养,促进溃疡愈合。

2.气虚血瘀

(1)症状:病程日久,疮面苍白,肉芽色淡,周围皮色黑暗、板硬;肢体沉重,倦怠乏力;舌淡紫或有瘀斑,苔白,脉细涩无力。

(2)调护原则:益气活血、祛瘀生新。

(3)调护措施:①用药护理。内治疗法:选用补阳还五汤合四妙汤加减。常用黄芪、赤芍、当归、川芎、桃仁、红花、地龙、苍术、黄柏、牛膝、薏苡仁。瘀阻甚者,加乳香、没药、延胡索通络。外治疗法:久不收口,皮肤乌黑,疮口凹陷,疮面腐肉不脱,时流污水,用八二丹麻油调后摊贴疮面,并用绷带缠缚,每周换药2次,夏季可换勤些。腐肉已脱而露新肉者,用生肌散外盖生肌玉红膏,隔天一换或每周2次。周围有湿疹者,用青黛散调麻油盖贴。②饮食护理:鼓励患者多饮水,每天约1 500 mL,可用菊花、金银花泡水代茶饮,以清热解毒。饮食易消化,均衡营养,注意优质蛋白的摄入,如鸡蛋、牛奶、瘦肉等。忌食海腥发物及辛辣刺激、助火食品,如牛羊肉、海鱼、虾、蟹、葱、蒜、辣椒等。③生活起居护理:避免久行久立、跷二郎腿,教会患者腿部按摩,两手分别放在小腿两侧,由踝部向膝关节揉搓小腿肌肉。站立时做踮脚运动,或做小腿的踢腿运动。④病情观察:观察局部体征;观察全身症状。⑤情志护理:采用暗示疗法、说理开导法,引导患者自觉地戒除不良心理因素,调和情志。⑥适宜技术:植皮术,经久不愈的溃疡,在溃疡面清洁或溃疡切除后进行植皮,也可在静脉手术完成后植皮,能加快溃疡愈合的速度。但疑有恶变时,应在病理切片证实后,按皮肤癌进行治疗。

(三)健康教育

(1)患足宜抬高,不宜久立久行。

(2)疮口愈合后宜经常用弹力袜或弹力绷带保护之,避免损伤,预防复发。

二、股肿

股肿是指血液在深静脉血管内发生异常凝固,从而引起静脉阻塞、血液回流障碍的疾病。其主要表现为肢体肿胀、疼痛、局部皮温升高和浅静脉怒张四大症状,好发于下肢髂股静脉和股腘静脉,可并发肺栓塞和肺梗死而危及生命。本病相当于西医学的下肢深静脉血栓形成,以往称血栓性深静脉炎。

(一)病因病机

本病主要是因为创伤或产后长期卧床,以致肢体气血运行不畅,气滞血瘀,瘀血阻于脉络,脉络滞塞不通,营血回流受阻,水津外溢,聚而为湿,发为本病。

(二)辨证施护

1.湿热下注

(1)症状:发病较急,患肢粗肿、发热、发红、疼痛,活动受限;舌质红,苔黄腻,脉弦滑。

（2）调护原则：清热利湿、活血化瘀。

（3）调护措施：①用药护理。内治疗法：中药汤剂宜温服。选用四妙勇安汤加味。常用金银花、玄参、当归、甘草等。患肢疼痛重者，重用金银花，加蒲公英；便秘者，加大黄、芒硝（冲服）；全身发热明显者，加生石膏、知母、漏芦；急性患者患肢粗肿胀痛严重者，重用活血化瘀药物。外治疗法：可用芒硝加冰片外敷，方法是芒硝 500 g，冰片 5 g 共研成粉状，混合后装入纱布袋中，敷于患肢小腿肚及小腿内侧，待芒硝结块干结时重新更换，发病后连用数天，可减轻患肢疼痛等症状。饮食以利湿祛瘀之品，如木耳、金针蒸瘦肉，蔬菜鱼片汤、苦瓜等。②饮食护理：宜进食低脂、含丰富纤维素的食物，以保持大便通畅，避免因排便困难引起腹内压增高，影响下肢静脉回流。③生活起居护理：卧床休息，急性期绝对卧床休息 10～14 天，床上活动时避免动作幅度过大，禁止按摩患肢，以防血栓脱落。抬高患肢，患肢宜高于心脏平面 20～30 cm 以促进血液回流，防止静脉淤血；并可以降低下肢静脉压，从而减轻水肿与疼痛。严禁吸烟，以防烟中尼古丁刺激引起静脉收缩，影响血液循环。④病情观察：患肢肤色及皮肤温度变化，每天测量并记录患肢的周径。⑤情志护理：避免情志刺激，保持心情舒畅。⑥适宜技术：遵医嘱中药汤剂熏洗。

2.血脉瘀阻

（1）症状：患肢肿胀，皮色紫暗，固定性压痛，肢体青筋怒张；舌质暗或有瘀斑，苔白，脉弦。

（2）调护原则：活血化瘀、通络止痛。

（3）调护措施：①用药护理。内治疗法：选用活血通脉汤加减。常用丹参、红花、赤芍、当归、牡丹皮、桃仁、黄芪、鸡血藤、何首乌等。疼痛严重者，加王不留行籽、乳香、没药；局部压痛拒按者，加三棱、莪术、水蛭等。外治疗法：可用中药煎汤趁热外洗患肢。可选用活血止痛散，每天 1 次，每次 30～60 分钟。②饮食护理：宜活血祛瘀之品。③生活起居护理：卧床休息，急性期绝对卧床休息 10～14 天，床上活动时避免动作幅度过大。禁止按摩患肢，以防血栓脱落；抬高患肢，患肢宜高于心脏平面 20～30 cm 以促进血液回流，防止静脉淤血，并可以降低下肢静脉压，从而减轻水肿与疼痛；严禁吸烟，以防烟中尼古丁刺激引起静脉收缩，影响血液循环。④病情观察：患肢肤色及皮肤温度变化，每天测量并记录患肢的周径。⑤情志护理：避免情志刺激，保持心情舒畅。⑥适宜技术：遵医嘱中药汤剂熏洗。

（三）健康教育

（1）高血脂患者饮食宜选择清淡、富含维生素及低脂食物，忌食油腻、肥甘、辛辣之品。严格戒烟，积极参加体育锻炼，肥胖者应减轻体重。

（2）对高危患者（血液呈高凝状态）应适当服用活血化瘀中药或抗凝药物。

（3）术后患者应慎用止血药物；可适当垫高下肢或对小腿进行按摩，使小腿肌肉被动收缩；或尽量早期下床活动，以利于静脉血回流。

三、脱疽

脱疽是指发于四肢末端，严重时趾（指）节坏疽脱落，又称"脱骨疽"。其临床特点是好发于四肢末端，以下肢多见。初起患肢末端发凉、怕冷、苍白、麻木，可伴间歇性跛行，继则疼痛剧烈，日久患趾（指）坏死变黑，甚至趾（指）节脱落。部分患者起病急骤，进展迅速，预后严重，须紧急处理。在《灵枢·痈疽》中即有关于本病的记载，曰："发于足趾，名曰脱疽，其状赤黑，死不治；不赤黑不死，不衰，急斩之，不则死矣。"

中医文献中，与"脱疽"相关的病名还有"脉痹"及"筋疽"。脉痹病名，始见于《素问·痹论》，其指出痹"在于脉则血凝而不流",故脉痹涵盖了全身以"血脉瘀阻"为病机的一类疾病,而不单是周围血管疾病。筋疽病名最早见于《刘涓子鬼遗方》,后《外科启玄》等也见之,分别指发于椎旁或踝关节等处的痈疽。而相当部分的糖尿病足患者足部已出现坏疽,但其病足缺血性特征并不明显,且坏疽处可见到肌腱有不同程度的变性、坏死,病足坏死呈湿性。鉴于此,1984年奚九一教授提出了"糖尿病足肌腱变性坏死症"这一概念及"筋疽"的中医病名。

脱疽涵盖了西医学的血栓闭塞性脉管炎、动脉硬化性闭塞症、糖尿病足及急性动脉栓塞等疾病。随着生活习惯的改变,临床上动脉硬化性闭塞症和糖尿病足的发病率明显升高,而血栓闭塞性脉管炎的发病率则相对下降。本节重点介绍血栓闭塞性脉管炎。

(一)病因病机

本病的基本病机是血脉瘀阻,在内由于脾肾阳气不充、气血虚亏或肝肾阴虚,在外则由于烟毒及寒湿损伤。病理产物有瘀血、痰饮、寒浊及热毒。脾肾阳气不足,不能温养四肢,复受寒湿之邪,则气血凝滞,经络阻塞;脾虚生湿酿痰,痰湿重浊黏腻,最易损伤阳气,阻遏气机,致血运失其畅达,久则湿邪化热,湿痰热互结,亦可瘀阻经脉,使血脉滞而不通;肝肾亏虚,阴虚热盛津伤可致血脉涩滞;气血不足则血行无力致血脉瘀阻。血脉瘀阻,四肢气血不充,失于濡养则皮肉枯槁,坏死脱落。

总之,本病的发生以脾肾亏虚为本,寒湿外伤为标,气血凝滞、经脉阻塞为其主要病机。本病的发生还与长期吸烟、饮食不节、环境、遗传及外伤等因素有关。

(二)辨证施护

1.寒湿阻络

(1)症状:患趾(指)喜暖怕冷,麻木,酸胀疼痛,多走则疼痛加剧,稍歇痛减,皮肤苍白,触之发凉,趺阳脉搏动减弱;舌淡,苔白腻,脉沉细。

(2)调护原则:温阳散寒、活血通络。

(3)调护措施:①用药护理。中药汤剂一般宜温服,一般在饭后1小时或空腹时服用效果更佳。选用阳和汤加减。常用药物有熟地黄、麻黄、鹿角胶、白芥子、肉桂、生甘草、炮姜炭等。阳虚甚者,可加制附子、肉桂。慎用麻黄、川草乌。②饮食护理:寒湿阻络者,饮食宜选用温阳健脾之品,如羊肉、狗肉、鸡、姜、葱、薏苡仁、莲子等,但肉类不宜一次进食过多。③生活起居护理:室温宜温,卧床休息并注意放平肢体,禁止下垂,避免摩擦损伤;注意患肢保暖,宜用棉套包裹,可穿较厚的棉袜,要宽大舒适,予以御寒,保持干燥。④病情观察:观察患者疼痛的部位、性质、程度、持续时间,患趾(指)有无坏死、溃疡及脓腐颜色、气味。⑤情志护理:患者因病程长,常出现悲观失望或烦躁易怒,应安慰、鼓励患者,消除悲观、紧张情绪,树立战胜疾病的信心。注意观察患者情绪变化,防止发生意外。⑥适宜技术:隔蒜灸。

2.血脉瘀阻

(1)症状:患趾(指)酸胀疼痛加重,夜难入寐,步履艰难,患趾(指)皮色暗红或紫暗,下垂更甚,皮肤发凉干燥,肌肉萎缩,趺阳脉搏动消失;舌暗红或有瘀斑,苔薄白,脉弦涩。

(2)调护原则:活血化瘀、通络止痛。

(3)调护措施:①用药护理。中药汤剂一般宜温服,一般在饭后1小时或空腹时服用效果更佳。选用桃红四物汤加减。可加活血破瘀、通络止痛效果较强的虫类药。常用药物有当归、川芎、赤芍、延胡索、牛膝、制乳没、蜈蚣、全蝎、土鳖虫等。②饮食护理:宜适当进补具有活血通络的食物,如山楂、葡萄、白菜、芹菜等。③生活起居护理:室温宜温,避免潮湿和寒凉。要保证充足的睡眠,注意保暖,随气候变化及时增减衣服,防止寒邪侵袭。④病情观察:观察患者疼痛的部位、性质、程度、持续时间,患趾(指)有无坏死、溃疡及脓腐颜色、气味;观察患者睡眠质量。⑤情志护理:患者因病程长,常出现悲观失望或烦躁易怒,应安慰、鼓励患者,消除悲观、紧张情绪,树立战胜疾病的信心。注意观察患者情绪变化,防止发生意外。⑥适宜技术:穴位按摩,病在上肢,取穴曲池、合谷、内关、外关;病在下肢,取穴足三里、阳陵泉,由轻而重,每次按摩30分钟,有通络止痛之效。

3.湿热毒盛

(1)症状:患肢剧痛,日轻夜重,局部肿胀,皮肤紫暗,浸淫蔓延,溃破腐烂,肉色不鲜;身热口干,便秘溲赤;舌红,苔黄腻,脉弦数。

(2)调护原则:清热利湿、解毒活血。

(3)调护措施:①用药护理。中药汤剂宜凉服。选用四妙勇安汤加减。常用药有金银花、玄参、当归、甘草。水肿明显者,加冬瓜皮、猪苓、防己;痛剧者,加全蝎、蜈蚣、土鳖虫止痛。本病清热,宜用甘寒解毒清热之品,慎用苦寒清热解毒之品。②饮食护理:宜清淡,如绿豆、赤小豆、薏苡仁粥等,夏季可饮用金银花露及鲜车前草、荷叶、淡竹叶煎汤代水,忌食辛辣、肥甘厚味及鱼腥发物。③生活起居护理:室温宜凉,保持患足局部皮肤清洁,避免感染。④病情观察:观察患者疼痛的部位、性质、程度、持续时间,患趾(指)有无坏死、溃疡及脓腐颜色、气味。⑤情志护理:患者因病程长,常出现悲观失望或烦躁易怒,应安慰、鼓励患者,消除悲观、紧张情绪,树立战胜疾病的信心。注意观察患者情绪变化,防止发生意外。⑥适宜技术:溃烂后,用红油膏纱布掺九一丹少许,脓腐、死骨脱落,创面清洁后,可改用白玉膏掺生肌散外敷。若死骨难以脱落,可先软化坏死组织,分期分批清除之,经治无效,可行手术低位截趾(指)或截肢。

4.热毒伤阴

(1)症状:皮肤干燥,毫毛脱落,趾(指)甲增厚变形,肌肉萎缩,趾(指)呈干性坏疽;口干欲饮,便秘溲赤;舌红,苔黄,脉弦细数。

(2)调护原则:清热解毒、养阴活血。

(3)调护措施:①用药护理。选用顾步汤加减。常用药有黄芪、石斛、当归、牛膝、紫花地丁、太子参、金银花、蒲公英、野菊花。活血慎用桃仁、红花类温燥之品。②饮食护理:宜清淡,多饮水或菊花茶,可适当进食水果,如梨、橘子、苹果等,以通便利尿泄热。发热时可用绿豆、西瓜皮、冬瓜皮,水煎服,以降温。③生活起居护理:室温宜凉,保持患足局部皮肤清洁,避免感染。④病情观察:观察患者疼痛的部位、性质、程度、持续时间,患趾(指)有无坏死、溃疡及脓腐颜色、气味。⑤情志护理:患者因病程长,常出现悲观失望或烦躁易怒,应安慰、鼓励患者,消除悲观、紧张情绪,树立战胜疾病的信心。注意观察患者情绪变化,防止发生意外。⑥适宜技术:有死骨及时清除。

5.气阴两虚

(1)症状:病程日久,坏死组织脱落后疮面久不愈合,肉芽暗红或淡而不鲜;倦怠乏力,口渴不欲饮,面色无华,形体消瘦,五心烦热;舌淡尖红,少苔,脉细无力。

(2)调护原则:益气养阴。

(3)调护措施:①用药护理。选用黄芪鳖甲汤加减。常用药物有人参、生地黄、赤芍、黄芪、炙甘草、桑白皮、鳖甲、秦艽、茯苓、地骨皮、柴胡等。②饮食护理:宜富营养、易消化,以助补养气血,如奶、蛋类、瘦肉、大枣、薏苡莲子等,亦可用人参、黄芪、当归炖鸡、鸭等。③生活起居护理:长期卧床时应做好皮肤护理,避免复感其他病症。每天协助做患肢的屈伸动作、旋转动作,指导患者自行按摩患肢,必要时协助患者进行活动。④病情观察:观察患者疼痛的部位、性质、程度、持续时间,患趾(指)有无坏死、溃疡及脓腐颜色、气味。⑤情志护理:患者因病程长,常出现悲观失望或烦躁易怒,应安慰、鼓励患者,消除悲观、紧张情绪,树立战胜疾病的信心。注意观察患者情绪变化,防止发生意外。⑥适宜技术:遵医嘱疮面贴敷,以助收口。

(三)健康教育

(1)戒烟,并远离吸烟环境,少食辛辣炙煿及醇酒之品。

(2)冬季户外工作时注意保暖,鞋袜宜宽大舒适,每天用温水泡洗双足。避免足部的外伤或感染。

(3)患侧肢体运动锻炼可促进患肢侧支循环形成,方法是患者仰卧,抬高下肢45°～60°,保持20～30分钟,然后两足下垂床沿4～5分钟,同时两足及足趾向下、上、内、外等方向运动10次,再将下肢平放4～5分钟,每天运动3次。但坏疽感染时禁用。

(冯茹茹)

参 考 文 献

[1] 刘爱杰,张芙蓉,景莉,等.实用常见疾病护理[M].青岛:中国海洋大学出版社,2021.

[2] 邹国涛.儿科常见疾病临床诊疗实践[M].北京:中国纺织出版社,2022.

[3] 万霞.现代专科护理及护理实践[M].开封:河南大学出版社,2020.

[4] 张红芹,石礼梅,解辉,等.临床护理技能与护理研究[M].哈尔滨:黑龙江科学技术出版社,2022.

[5] 蔡华娟,马小琴.护理基本技能[M].杭州:浙江大学出版社,2020.

[6] 张晓艳.临床护理技术与实践[M].成都:四川科学技术出版社,2022.

[7] 程娟.临床专科护理理论与实践[M].开封:河南大学出版社,2020.

[8] 张文华,韩瑞英,刘国才,等.护理学规范与临床实践[M].哈尔滨:黑龙江科学技术出版社,2022.

[9] 姜雪.基础护理技术操作[M].西安:西北大学出版社,2021.

[10] 张书霞.临床护理常规与护理管理[M].天津:天津科学技术出版社,2020.

[11] 于红,刘英,徐惠丽,等.临床护理技术与专科实践[M].成都:四川科学技术出版社,2021.

[12] 任潇勤.临床实用护理技术与常见病护理[M].昆明:云南科技出版社,2020.

[13] 姚飞.护理技术理论与实践[M].北京:中国人口出版社,2021.

[14] 尹玉梅.实用临床常见疾病护理常规[M].青岛:中国海洋大学出版社,2020.

[15] 张苹蓉,卢东英.护理基本技能[M].西安:陕西科学技术出版社,2020.

[16] 肖芳,程汝梅,黄海霞,等.护理学理论与护理技能[M].哈尔滨:黑龙江科学技术出版社,2022.

[17] 吴欣娟.临床护理常规[M].北京:中国医药科技出版社,2020.

[18] 赵安芝.新编临床护理理论与实践[M].北京:中国纺织出版社,2020.

[19] 兰洪萍.常用护理技术[M].重庆:重庆大学出版社,2022.

[20] 窦超.临床护理规范与护理管理[M].北京:科学技术文献出版社,2020.

[21] 任秀英.临床疾病护理技术与护理精要[M].北京:中国纺织出版社,2022.

[22] 曾广会.临床疾病护理与护理管理[M].北京:科学技术文献出版社,2020.

[23] 李红芳,王晓芳,相云,等.护理学理论基础与护理实践[M].哈尔滨:黑龙江科学技术出版社,2022.

[24] 高正春.护理综合技术[M].武汉:华中科技大学出版社,2021.

[25] 于翠翠.实用护理学基础与各科护理实践[M].北京:中国纺织出版社,2022.

［26］孙丽博.现代临床护理精要［M］.北京:中国纺织出版社,2020.

［27］翟丽丽,李虹,张晓琴.现代护理学理论与临床实践［M］.北京:中国纺织出版社,2022.

［28］陈荣珠,朱荣荣.妇产科手术护理常规［M］.合肥:中国科学技术大学出版社,2020.

［29］安旭姝,曲晓菊,郑秋华.实用护理理论与实践［M］.北京:化学工业出版社,2022.

［30］王彩芹,刘桂芬,吕甜甜,等.循证护理理论与临床实践［M］.哈尔滨:黑龙江科学技术出版社,2021.

［31］任丽,孙守艳,薛丽.常见疾病护理技术与实践研究［M］.西安:陕西科学技术出版社,2022.

［32］王艳.常见病护理实践与操作常规［M］.长春:吉林科学技术出版社,2020.

［33］王红霞,张艳艳,武静,等.基础护理理论与专科实践［M］.成都:四川科学技术出版社,2022.

［34］赵衍玲,梁敏,刘艳娜,等.临床护理常规与护理管理［M］.哈尔滨:黑龙江科学技术出版社,2022.

［35］王林霞.临床常见病的防治与护理［M］.北京:中国纺织出版社,2020.

［36］张双,孔洁.产科护理纠纷的防范措施［J］.世界最新医学信息文摘,2021,21(39):137-138.

［37］李丽娜,黄立萍.规范化健康教育在神经内科护理中的应用效果观察［J］.现代诊断与治疗,2022,33(6):926-928.

［38］李银鹏.外科护理的护理风险及护理措施［J］.医药卫生 2022,(6):221-224.

［39］王雪枚,霍姿君,张凌云,等.护理学理论与实践在基础医学研究中的应用探索［J］.卫生职业教育,2022,40(15):12-14.

［40］胡保玲,李亚玲,王洁玉,等.我国护理领域中临床实践指南的相关研究情况［J］.中国医药导报,2022,19(5):188-191,196.